Für Herrn Kollegen Wolfgang May

freundlichst überreicht

von

Paul Rabinowitz

München, Nov. 1971

AF799858

Monographien aus dem Gesamtgebiete der Psychiatrie
Psychiatry Series

Band 2

Herausgegeben von

H. Hippius, München · W. Janzarik, Mainz
M. Müller, Rüfenacht/Bern

Die Konzentrationslagerhaft und ihre Folgen

von

Paul Matussek

mit

Rolf Grigat · Hannelore Haiböck · Gert Halbach · Reiner Kemmler
David Mantell · Axel Triebel · Moshe Vardy · Gesine Wedel

Mit 19 Abbildungen und 73 Tabellen

Springer-Verlag Berlin · Heidelberg · New York 1971

Professor Dr. med. Dr. phil. PAUL MATUSSEK, Leiter der Forschungsstelle für Psychopathologie und Psychotherapie in der Max-Planck-Gesellschaft, D-8000 München 23, Montsalvatstraße 19

ISBN 3-540-05214-3 Springer-Verlag Berlin Heidelberg New York
ISBN 0-387-05214-3 Springer-Verlag New York Heidelberg Berlin

Das Werk ist urheberrechtlich geschützt. Die dadurch begründeten Rechte, insbesondere die der Übersetzung, des Nachdruckes, der Entnahme von Abbildungen, der Funksendung, der Wiedergabe auf photomechanischem oder ähnlichem Wege und der Speicherung in Datenverarbeitungsanlagen bleiben, auch bei nur auszugsweiser Verwertung, vorbehalten.

Bei Vervielfältigungen für gewerbliche Zwecke ist gemäß § 54 UrhG eine Vergütung an den Verlag zu zahlen, deren Höhe mit dem Verlag zu vereinbaren ist.

© by Springer-Verlag Berlin · Heidelberg 1971. Library of Congress Catalog Card Number 70-116493. Printed in Germany.

Die Wiedergabe von Gebrauchsnamen, Handelsnamen, Warenbezeichnungen usw. in diesem Werk berechtigt auch ohne besondere Kennzeichnung nicht zu der Annahme, daß solche Namen im Sinne der Warenzeichen- und Markenschutz-Gesetzgebung als frei zu betrachten wären und daher von jedermann benutzt werden dürften.

Herstellung: Konrad Triltsch, Graphischer Betrieb, 87 Würzburg

Vorwort

Wie ein Mensch den Terror der nationalsozialistischen Konzentrationslagerhaft überstehen konnte, beschäftigte seit Kriegsende die Wissenschaft. Die Medizin interessierte sich vor allen Dingen für die Frage nach den vorübergehenden oder bleibenden Gesundheitsschäden der Überlebenden. Deren Erforschung führte aber zu keinem einheitlichen Ergebnis. Das lag nicht zuletzt an der durch ärztliche Gesichtspunkte bedingten Auswahl der Fälle. Entweder sah der Arzt den Kranken wegen der Behandlung irgendeines Leidens oder, was bei den in der Literatur veröffentlichten Fällen häufiger war, wegen einer gutachterlichen Untersuchung.

Um die mit dieser Vorauswahl gegebenen Fehlerquellen zu vermeiden, bemühten wir uns um die Zusammenstellung einer weitgehend auslesefreien Gruppe von ehemaligen KZ-Häftlingen. Es dauerte Jahre, bis wir eine ausreichende Anzahl solcher Personen interviewt hatten.

Die psychiatrische Literatur über die Spätschäden ist nicht nur durch das ärztlich-gutachterliche Auswahlprinzip, sondern auch durch die Beschränkung auf klinisch relevante Tatbestände gekennzeichnet. Das führte zu einer Vernachlässigung klinisch schwerer faßbarer „Randerscheinungen“. Gerade die letzten aber werden in den schriftstellerischen Eigenberichten ehemaliger KZ-Häftlinge besonders stark hervorgehoben. Diese Personen fühlen sich von einer Psychiatrie nicht verstanden, die in einem langjährigen Berentungsverfahren die verschiedensten diagnostischen Etiketten verteilt, ohne auf die aktuellen Schwierigkeiten des Betreffenden eingehen zu können. Wir haben uns daher bemüht, die Auswirkung der Haft auf bestimmte Daseinsbereiche wie Kontakt, Ehe, Beruf und Weltanschauung eigens und unabhängig von der psychiatrischen Diagnose zu untersuchen.

Schließlich sei noch auf die theoretische Implikation unserer Untersuchung hingewiesen. Es war nicht unsere Absicht, zu den zahlreichen Theorien über Wesen und Folgen einer Extrembelastung eine neue, unbewiesene hinzuzufügen. Wir wollten vielmehr durch eine statistische Bearbeitung des Materials eine Reihe von Hypothesen finden bzw. bestimmte Annahmen und Theorien auf ihre Relevanz hin prüfen.

An dieser Stelle sei den ehemaligen KZ-Häftlingen gedankt, die durch ihre Mitarbeit die vorliegende Untersuchung überhaupt erst ermöglichten. Sie haben nicht allein zeitliche Opfer gebracht. Durch die im Interview aktivierten Erinnerungen waren sie nicht selten schwerwiegenderen Belastungen ausgesetzt.

Zu danken habe ich auch den vielen Mitarbeitern, die in der einen oder anderen Weise, für Monate oder Jahre, halb- oder ganztägig, an dem Projekt mitgearbeitet haben. Erwähnt seien in erster Linie die Interviewer und Datenerheber, welche in den Jahren 1958—1962 unter erheblichen Schwierigkeiten und trotz wiederholter Abweisungen in Bayern, Israel und New York das Material für die vorliegende Untersuchung zusammengetragen haben (Dr. Ruben Kohen-Raz, Dr. Stefan Geröly, Dipl.-Psych. Amrei Halbach, Dipl.-Psych. Gert Halbach, Dr. Marie Kalau vom

Hofe, Dr. Liselotte Köhler, Dr. Karl-Heinz Mandel, Dr. Viktoria Mickans, Dr. Moshe Vardy). Bei der Auswertung der Interviews und der Zusammenstellung des Manuskripts sind mit dankenswerter Anerkennung zu erwähnen: Dr. Ludwig Barth, Dipl.-Psych. Gisela Bertulis, Dipl.-Psych. Rolf Grigat, Dipl.-Psych. Hannelore Haiböck, Dipl.-Psych. Gert Halbach, Dipl.-Psych. Reiner Kemmler, Dipl.-Psych. David Mantell, Dipl.-Psych. Axel Triebel, Dipl.-Psych. Gesine Wedel. Jeder hat in dem ihm gesteckten Rahmen sein Bestes gegeben. Es ist daher keine Unterbewertung der kleinen, aber notwendigen Bausteine des Werkes, wenn nur einige Mitarbeiter als Ko-Autoren im Titel genannt werden. Sie haben Entscheidendes und Eigenes, wenn auch im einzelnen schwer Abzuschätzendes, zur Endgestalt des Buches beigetragen. Ihnen gilt mein spezieller Dank.

Schließlich habe ich auch zu danken dem damaligen Präsidenten des Landesentschädigungsamtes Bayern, Herrn Troberg, und seinem Stellvertreter, Herrn Meier. Ohne ihr Entgegenkommen hätten wir nicht die für die Zusammenstellung einer möglichst auslesefreien Gruppe notwendigen Unterlagen erhalten.

München, Januar 1971 Paul Matussek

Inhaltsverzeichnis

KAPITEL 1

Methoden der Untersuchung

I. Gewinnung einer repräsentativen Verfolgtengruppe

Die Zahl der zur Untersuchung herangezogenen ehemaligen Verfolgten mußte wegen der umfassenden Fragestellung, die ein gründliches und deshalb langwieriges Vorgehen erwarten ließ, eingeschränkt werden.

Um eine optimale Untersuchungsgruppe zu erhalten, wurden folgende Kriterien für die Auswahl festgelegt:

a) Es wurden nur ehemalige Verfolgte erfaßt, die heute in Deutschland (München und Umgebung), in Israel oder in New York wohnen.

b) Es wurden nur Personen erfaßt, die wegen ihrer, von den damaligen Machthabern sog. „rassischen" Zugehörigkeit (Juden), wegen ihrer „politischen" Gesinnung (Kommunisten, Sozialisten u. a.) oder ihres „religiösen" Glaubensbekenntnisses (katholische Priester, Zeugen Jehovas) verfolgt wurden [1].

c) Es wurden nur Personen erfaßt, die in Deutschland oder in Osteuropa (vorwiegend Polen) geboren wurden und 1960 nicht älter als 65 Jahre waren.

d) Es wurden nur Personen erfaßt, die während der Verfolgung in Konzentrationslagern oder ähnlichen Internierungslagern inhaftiert waren und die in der Nachkriegszeit Schadensersatzanträge beim Landesentschädigungsamt München eingereicht hatten.

Schadensersatzanträge konnten für folgende Bereiche gestellt werden: Schaden an Gesundheit, Vermögen, Freiheit oder beruflichem Fortkommen. Für die Aufnahme in unsere Untersuchungsgruppe wurde nicht berücksichtigt, ob ein oder mehrere Anträge gestellt worden sind. Dadurch konnten auch Personen einbezogen werden, die keinen Gesundheitsschadensantrag gestellt haben.

Nach den oben aufgeführten Kriterien wurde die Zusammenstellung der Untersuchungsgruppe folgendermaßen durchgeführt: Aus der alphabetisch geordneten Kartei des Landesentschädigungsamtes München wurde von 210 811 erfaßten ehemaligen Verfolgten jede 40. Person ausgewählt. Die dadurch gewonnene Zahl von 5270 Personen wurde weiter reduziert, indem zunächst nur in München lebende ehemalige Verfolgte, die den oben genannten Kriterien entsprachen, berücksichtigt wurden. Es ergab sich daraufhin eine Zahl von 737 Personen.

Diese Gruppe enthielt jedoch — nach dem Grund der Verfolgung aufgeschlüsselt — zahlenmäßig zu stark voneinander abweichende Untergruppen. Deshalb wurde von

[1] Zur kurzen und eindeutigen Bezeichnung dieser Untersuchungsgruppen werden im folgenden weitgehend die Termini „rassisch Verfolgte" oder „aus rassischen Gründen Verfolgte" und entsprechend „politisch Verfolgte" und „religiös Verfolgte" verwendet. Diese Benennung kennzeichnet die Befragten aus der Sicht ihrer Verfolgung.

den in Osteuropa gebürtigen Personen, die sämtlich aus rassischen Gründen verfolgt waren, jeder 7., von den in Deutschland gebürtigen politischen Verfolgten jeder 3., von den in Deutschland gebürtigen rassisch Verfolgten jeder 2. in die endgültige Liste der zu Untersuchenden aufgenommen.

Die Anzahl ehemaliger Verfolgter, die wegen ihres religiösen Glaubensbekenntnisses inhaftiert und durch das bisherige Vorgehen erfaßt worden waren (2 katholische Priester und 2 Zeugen Jehovas), wurde durch eine gezielte Auswahl auf jeweils 10 Personen erhöht. Davon konnten die Unterlagen aus dem Rentenverfahren von je 9 Befragten ausgewertet werden. Evangelische Pastoren, die wir aus Gründen der konfessionellen Parität gern untersucht hätten, konnten beim hiesigen Landesentschädigungsamt nicht gefunden werden.

Nach diesem Vorgehen blieben von 737 in München und Umgebung lebenden Verfolgten 217 übrig. Diese wurden angeschrieben und aufgesucht. 66 von ihnen verweigerten eine Zusammenarbeit mit den Untersuchern oder machten so lückenhafte Angaben, daß diese für die Zwecke unserer Untersuchung unbrauchbar waren. Von 26 dieser 66 Verweigerer waren jedoch zumindest die Entschädigungsunterlagen hinsichtlich medizinischer Fragestellungen auswertbar, so daß sie für das Kapitel „Gesundheitliche Spätschäden“ verwendet werden konnten.

Von den zum Zeitpunkt der Untersuchung in Israel ansässigen ehemaligen Verfolgten hatten wir nur 47 Anschriften zur Verfügung. Das Landesentschädigungsamt Berlin, bei dem wir weitere Anschriften für die nach Israel ausgewanderten Häftlinge hätten erhalten können, verweigerte die Einsichtnahme in das Adressenmaterial und in die medizinischen Unterlagen. Aus diesem Grunde mußten wir uns in Israel von den interviewten Personen weitere Adressen geben lassen. Die danach endgültig erfaßten und ausgewerteten Fälle beschränken sich für diese Gruppe auf 42 Personen.

Ähnliche Schwierigkeiten stellten sich den Untersuchern in New York. Von 70 vorhandenen Anschriften kam es hier nur zu 26 auswertbaren Explorationen. Die übrigen Personen waren verreist, verweigerten ausdrücklich das Interview oder reagierten weder auf schriftliche noch auf telefonische Anfragen.

Demnach bilden insgesamt 245 ehemalige Verfolgte die Gesamtgruppe der Untersuchung. Die soziologischen Merkmale dieser Gruppe lassen sich tabellarisch darstellen (s. Tab. 1).

Alle Untergruppen, die den verschiedenen Untersuchungsbereichen zugrunde liegen, sind in der Gesamtgruppe enthalten und repräsentieren diese in ausreichendem Maße. Die Einzelheiten über die jeweilige Personenauswahl sind den entsprechenden Kapiteln vorangestellt.

Dem Problem der Interview-Verweigerung konnten wir nicht systematisch nachgehen, da sich die entsprechenden Personen jeder Aussprache — auch der über ihre Verweigerung — entzogen. Die am häufigsten geäußerten Argumente waren:

„Ich habe keine Zeit“;
„Ich habe Angst, daß durch das Interview die Schrecken der KZ-Zeit wieder aufgewühlt werden“;
„Mir fehlt nichts. Ich bin gesund. Bei mir gibt es nichts zu untersuchen.“

Das letzte Argument wurde von Personen geäußert, die tatsächlich auch keinen Gesundheitsschadensantrag gestellt hatten. Dieser Zusammenhang ist für uns besonders deshalb wichtig, weil wir annehmen müssen, daß sich unter den Interview-Ver-

Tabelle 1. *Soziologische Merkmale der Gesamtgruppe* (n = 245)

Merkmale	Anzahl
Geschlecht:	
männlich	175
weiblich	70
Alter 1960:	
bis 40 Jahre	55
41 bis 50 Jahre	68
51 bis 60 Jahre	87
über 61 Jahre	35
Verfolgungsgrund:	
„rassisch"	
Juden aus Osteuropa	115
Juden aus Deutschland	71
„politisch"	
Kommunisten	19
Sozialisten	19
andere	3
„religiöse"	
katholische Priester	9
Zeugen Jehovas	9
Herkunftsland:	
Deutschland	131
Osteuropa (Polen)	114
Aufenthaltsland:	
Deutschland	177
Israel	42
USA (New York)	26

weigerern eine Anzahl von vermutlich gesunden Personen befindet. Wie hoch diese Anzahl ist, können wir nicht entscheiden.

Wichtig scheint uns in diesem Zusammenhang der Hinweis, daß die vorliegende Untersuchungsgruppe weder nach allgemein-ärztlichen (Konsultationen bzw. Gutachten) noch nach fachärztlichen (Einstellen auf ein bestimmtes Krankheitsbild) Gesichtspunkten ausgesucht worden ist. Wie wesentlich dieses Vorgehen ist, wird uns später beschäftigen.

II. Datenerhebung

Unser Ziel war eine sorgfältige und möglichst objektive Rekonstruktion des Lebenslaufes jedes in die Befragung einbezogenen Verfolgten. Es wurde angestrebt, ein umfassendes Bild über die individuelle Entwicklung in der Zeit der Verfolgung, über das Verfolgungsschicksal selbst und über die Zeit nach der Befreiung (bis zum Zeitpunkt der Befragung zwischen 1958 und 1962) zu erhalten.

Das Hauptgewicht bei der Erhebung dieser Daten legten wir auf ein tiefenpsychologisches Interview. Zusätzlich wurden Entschädigungsunterlagen — soweit vorhanden — hinsichtlich medizinischer Fragestellungen ausgewertet.

Zur Kontrolle des Interviews und zur Ergänzung des bereits vorhandenen Materials wurde für einen Teil der Untersuchten ein Fragebogen ausgearbeitet und der Rorschach-Test durchgeführt. Die durch diese Methoden erfaßten Problembereiche werden im folgenden ausführlicher dargestellt.

Nach einer brieflichen oder telefonischen Kontaktaufnahme mit den Verfolgten konnten bei insgesamt 219 Personen ein oder mehrere ausführliche Interviews durchgeführt werden. Die Interviewer setzten sich aus psychotherapeutisch geschulten Ärzten und Psychologen zusammen.

Aus den Vorerfahrungen mit ehemaligen Verfolgten zeigte sich, daß im Interview mit besonderen Schwierigkeiten hinsichtlich spezifischer Fragestellungen zu rechnen war. Um den teilweise sehr großen Aussagewiderstand zu verringern und keine Information zu verlieren, wurde in jedem einzelnen Fall versucht,

a) ein Vertrauensverhältnis zu den Befragten herzustellen und
b) spontane Mitteilungen anzuregen.

Aus diesem Grunde wurde auch die Reihenfolge der Fragen im Interview nicht festgelegt. Es sollte der Charakter eines Gespräches erhalten bleiben und nicht der Eindruck des „Ausfragens" entstehen. Oft half erst die nachdrücklich wiederholte Versicherung der Interviewer, nicht im Auftrag von Entschädigungsämtern zu arbeiten, sondern ausschließlich aus wissenschaftlichem Interesse. Denn nicht wenige Interviewte hofften oder befürchteten, wir könnten trotz unserer ausdrücklich betonten rein wissenschaftlichen Fragestellung in irgendeiner positiven oder negativen Weise in den Prozeß der Berentung eingreifen. Wir mußten nachdrücklich und z. T. immer wieder darauf hinweisen, daß keine wie auch immer gemachten Beobachtungen und Mitteilungen an die Untersuchungsbehörde in Form eines ärztlichen Attestes — sei es auf Ersuchen des Betreffenden oder nicht — weitergegeben würden. Wir lehnten daher auch in allen Fällen Gutachten bei ehemaligen KZ-Häftlingen ab. Dadurch konnten wir allen Hoffnungen oder Befürchtungen bei den von uns Untersuchten über die Beeinflussung des Rentenverfahrens entgegentreten. Außerdem wollten wir dem Zwang zum „routinierten" gutachterlichen Urteil entgehen, um für die wissenschaftlichen Fragestellungen unbeeinflußt zu bleiben.

Im folgenden stellen wir die wichtigsten Kategorien der im Interview erfaßten Problembereiche zusammen:

a) Angaben über die Eltern und die Beziehung zu den Familienangehörigen vor der Verfolgung:
   1. Beruf der Eltern.
   2. Lebensstandard der Eltern.
   3. Zugehörigkeitsgefühl der Eltern zum Aufenthaltsland.
   4. Interesse der Eltern an der Umwelt.
   5. Erziehungshaltung der Eltern.
   6. Einfluß jedes Elternteils auf die Familie.
   7. Emotionale Beziehung des Befragten zu den Eltern.
   8. Familienzusammenhalt in schwierigen Situationen.
   9. Position des Befragten in der Geschwisterreihe.
   10. Geschwisterkonstellation.
   11. Beziehung zu den Geschwistern.
   12. Allgemeine Lebensbedingungen in Kindheit und Jugend.
   13. Harmonie des gesamten Familienlebens.
b) Individuelle Entwicklung, Kontakt und Ehe vor der Verfolgung:
   1. Aktivitätsentfaltung in Kindheit und Jugend.
   2. Stimmungslage in Kindheit und Jugend.

3. Beziehung zu gleichgeschlechtlichen Partnern.
4. Beziehung zu gegengeschlechtlichen Partnern.
5. Zeitpunkt der Lösung vom Elternhaus.
6. Allgemeine psychische und soziale Entwicklung.
7. Familienstand vor dem Einsetzen der Verfolgung.
8. Gruppenzugehörigkeit des Ehepartners.
9. Beziehung zum Ehepartner.
10. Kinderanzahl.

c) Berufsausbildung vor der Verfolgung:
1. Schulbildung.
2. Art der Berufsausbildung.
3. Abschluß der Berufsausbildung.
4. Berufserfolg.
5. Eigener Lebensstandard vor dem Einsetzen der Verfolgung.

d) Weltanschauliche Haltung vor der Verfolgung:
1. Zugehörigkeit der Eltern zu politischen, religiösen oder anderen weltanschaulichen Gruppen.
2. Zugehörigkeit des Befragten zu politischen, religiösen oder anderen weltanschaulichen Gruppen.
3. Allgemeine weltanschauliche Orientierung.
4. Beeinflussung des Handelns durch die Weltanschauung.
5. Art und Grad der Identifikation mit einer Weltanschauung.

e) Verfolgungsschicksal:
1. Alter bei Beginn der Verfolgung, Alter bei Inhaftierung, Alter bei Befreiung, Alter zum Zeitpunkt der Befragung.
2. Dauer der gesamten Verfolgung: Dauer der KZ-Haft, der Haft in Zwangsarbeitslagern, in Ghettos, in Zuchthäusern, in Gefängnissen.
3. Name und Art der Haftorte.
4. Umstände und Art der zu verrichtenden Arbeit während der Haft.
5. Ausmaß des Verlustes der Familienangehörigen.
6. Mißhandlungen, Strafen und durchgemachte Krankheiten.
7. Schlimmste Erlebnisse im Konzentrationslager.
8. Schicksal der Familienangehörigen.

f) Persönliche Erlebnisse und Verhaltensweisen während der Verfolgung:
1. Aktivitätsentfaltung während der Haftzeit.
2. Einstellung zu den Mithäftlingen.
3. Kontaktverhalten gegenüber Mithäftlingen.
4. Beziehung zu Wachmannschaften.
5. Lebensbedrohende Erlebnisse während der Haft.
6. Überlebensgründe.

g) Seelische Verfassung nach der Befreiung:
1. Klagsamkeit.
2. Depressive Zustände.
3. Stimmungslabilität.
4. Hypochondrische Beschwerden.
5. Schuldgefühle.
6. Unruhe.
7. Störbarkeit.
8. Ermüdbarkeit.
9. Reizbarkeit.
10. Selbstmitleid.
11. Unzufriedenheit.
12. Schlafstörungen.
13. Antriebsschwäche.
14. Mutlosigkeit.
15. Verstiegenheit.

16. Distanziertheit.
17. Gefühlsansprechbarkeit.
18. Eindeutigkeit des Symptombildes.
19. Verdrängungstendenz.
20. Sexuelle Gestörtheit.
21. Angstträume.
22. Heutige Stimmungslage.

h) Heutige Kontaktproblematik:
1. Umweltsanpassung in den ersten Jahren nach der Befreiung.
2. Feindseligkeit gegenüber den Mitmenschen.
3. Persönliche Kontakte.
4. Beteiligung am Leben der Öffentlichkeit.
5. Einstellung zu den Mitmenschen.
6. Interesse an der Umwelt.
7. Formen der Aggressionsäußerung.
8. Durchsetzungsfähigkeit außerhalb der Familie.

i) Familienleben nach der Befreiung:
1. Zeitpunkt der Wahl des Ehepartners.
2. Gruppenzugehörigkeit des Ehepartners.
3. Beziehung der Ehepartner zueinander.
4. Bezogenheit des Familienlebens auf Vergangenheit oder Zukunft.
5. Harmonie des Familienlebens.
6. Kinderzahl nach der Befreiung.
7. Beziehung zu den eigenen Kindern.
8. Erziehungshaltung.
9. Rollenverhalten in der Familie.

k) Beruf nach der Befreiung:
1. Art der beruflichen Tätigkeiten.
2. Berufsrückgliederung.
3. Berufsverlauf.
4. Berufsniveau im Vergleich zur Vorverfolgungszeit.
5. Heutiger Lebensstandard.

l) Emigration nach der Befreiung:
1. Emigrationspläne.
2. Emigrationsmotive.
3. Zeitpunkt der Ortsveränderungen.

m) Zusammenfassende Beurteilung der Verarbeitung der Verfolgungserlebnisse:
1. „Reifen".
2. „Verzweifeln".
3. „Demonstration".
4. „Verleugnen".
5. „Verzeihen".
6. „Anklagen".
7. „Ideologische Verarbeitung".

Diese Kategorien sind nicht alle auf der gleichen Abstraktionsebene gebildet worden. Ein Teil von ihnen (so z. B. einige Daten aus Kindheit, Jugend und Haftzeit) beziehen sich auf das Erleben der Befragten. Die Gültigkeit dieser Kategorien besteht darin, daß sie die psychische Wirklichkeit des Erlebten widerspiegeln. Ein anderer Teil dieser Kategorien (so z. B. die Daten über die heutige seelische Verfassung und über die Ehe- und Kontaktproblematik) sind aus einer Fülle von Detail-Angaben interpretativ gewonnen worden. Ein letzter Teil (so z. B. Angaben über den Beruf, über Haftdauer, Haftorte, Eheschließung) sind weitgehend objektiver und eindeutiger Natur.

Soweit es uns notwendig erschien, sind diese Unterschiede der Kategorien bei der Interpretation ihrer Zusammenhänge berücksichtigt worden.

Trotz des Interview-Vorgehens ergaben sich einige Unterschiede hinsichtlich der Aussagebereitschaft der Befragten.

Aus der folgenden Tabelle wird deutlich, wie die Aussagebereitschaft der Verfolgten im Interview war:

Tabelle 2. *Aussagebereitschaft ehemaliger Verfolgter im psychologischen Interview (n = 219)*

Zeitraum	Untersuchungsbereich	Aussagewiderstände %	Aussagebereitschaft %	Aussagebedürfnis %	k. A. %
Vorverfolgungszeit	Individuelle Entwicklung	16,4	63	20,6	—
	Familiäre Verhältnisse	28,3	62,1	9,6	—
Verfolgungszeit	Eigenes Schicksal	13,2	42,5	44,3	—
	Schicksal der Angehörigen	34,7	33,8	5,5	21,5
Nach der Befreiung	Körperliche Verfassung	15,5	68,5	16	—
	Seelische Verfassung	11,9	49,3	38,8	—

Aus der Tabelle geht hervor, daß die Aussagebereitschaft nicht immer gleich groß war. Sie variiert von Untersuchungsbereich zu Untersuchungsbereich.

Über die familiären Verhältnisse aus der Zeit vor der Verfolgung und das Schicksal der Angehörigen während der Verfolgung gibt ein Drittel der Befragten nur ungern Auskunft.

Dagegen besteht ein ausgesprochenes Aussagebedürfnis, wenn es um das eigene Schicksal während der Verfolgung und die seelische Verfassung nach der Befreiung geht.

Bei der Auswertung der Interviews stellte sich heraus, daß die Angaben eines Teils der Befragten in einigen Bereichen (mitmenschliche Beziehungen, Partnerschaft, Weltanschauung, seelische Verhaltensweisen) nicht ausreichten. Es wurde daher versucht, mit Hilfe anderer methodischer Verfahren das bisher gewonnene Material anzureichern.

Zu diesem Zweck ist ein Fragebogen konstruiert worden. Dieser aus 39 Fragen bestehende Test ist bei 116 ehemaligen Verfolgten (52,9%) durchgeführt und ausgewertet worden. Sie repräsentieren die Gesamtgruppe von n = 219 Personen in genügend hohem Maße. Detaillierte Angaben zu dem Fragebogen finden sich im Anhang. Auf die Verarbeitung der mit ihm gewonnenen Ergebnisse wird in dem Kapitel „Kontakt zum Mitmenschen und zur Gesellschaft" (s. S. 120) eingegangen.

Bei allen Verfolgten, die Schwierigkeiten hatten, spontane Mitteilungen über ihr Schicksal und dessen Bewältigung zu machen, erwies sich der Rorschach-Test als eine brauchbare Untersuchungsmethode. Er wurde bei 145 ehemaligen Verfolgten (59,2%) durchgeführt. Diese Gruppe von n = 145 Personen repräsentiert die Gesamtgruppe ebenfalls in genügend hohem Maße. Die Auswertung erfolgte durch zwei voneinander unabhängige Psychologen, die auch über den Zweck der Untersuchung und die Zusammensetzung der getesteten Personen nicht informiert waren.

Detaillierte Angaben über die verwendeten Rorschach-Kategorien finden sich im Anhang. Auf die Verarbeitung der mit diesem Test gewonnenen Ergebnisse wird in den Kapiteln „Grundformen psychischer Störungen" (s. S. 109) und „Kontakt zum Mitmenschen und zur Gesellschaft" (s. S. 126) eingegangen.

Die Befragten wurden im Durchschnitt zweimal aufgesucht und insgesamt ca. 5 Std exploriert. Die genaue Verteilung der Befragungsdauer wird aus folgender Tabelle ersichtlich:

Tabelle 3. *Interview-Dauer (n=219)*

Anzahl der Interview-Std	Anzahl der Befragten
1	3
2—3	77
4—6	87
7 und mehr	52
Gesamtzahl	219

Aus dieser Tabelle geht hervor, daß der zeitliche Aufwand für die Datengewinnung sehr groß war. Er erstreckte sich aus diesem Grunde über den Zeitraum von 1958 bis 1962. Da 1960 die größte Anzahl der Interviews erhoben wurde, werden wir diese Stichzahl der Einfachheit halber im folgenden stets angeben, wenn wir uns auf den Zeitpunkt der Datenerhebung beziehen.

Für 170 der insgesamt 245 Personen lagen medizinische Gutachten im Rahmen von Entschädigungsverfahren vor. Nur in 144 dieser 170 Fälle konnten Interviews durchgeführt und ausgewertet werden. Bei den restlichen 26 Personen war eine Interviewaufnahme bzw. Auswertung wegen Todes, Unerreichbarkeit, Ablehnung oder lückenhafter Information nicht möglich. Diese 26 Personen wurden aber für die Bearbeitung von Entschädigungs- und Berentungsverfahren berücksichtigt.

Im Kapitel „Gesundheitliche Spätschäden" beziehen sich die Ergebnisse deshalb im wesentlichen auf die 170 Verfolgten mit ärztlichen Unterlagen aus dem Rentenverfahren oder auf die 144 Verfolgten mit denselben Unterlagen und zusätzlichen psychologischen Interviews. Beide Gruppen repräsentieren die Gesamtgruppe der Untersuchung in ausreichendem Maße.

Eine Sondergruppe von 18 Personen besteht aus sog. Nicht-Antragstellern, d. h. aus ehemaligen Verfolgten, die zwar interviewt wurden, von denen aber keine gutachterlichen Unterlagen vorhanden sind. Diese Personen stellten keinen Antrag auf Entschädigung für erlittenen Gesundheitsschaden. Sie werden in dem Kapitel „Gesundheitliche Spätschäden" (s. S. 41) gesondert betrachtet.

III. Datenverarbeitung

Die Fülle der erhaltenen Informationen und die Vielfalt der Fragestellungen erforderte eine systematische Bearbeitung des gesammelten Materials.

Für die Transposition der qualitativen Informationen in quantitative, zählbare Einheiten wurde eine Vielzahl von Kategorien gebildet, die stets auch als Alternativ-Merkmale (im Sinne von „vorhanden — nicht vorhanden“ oder „stark ausgeprägt — schwach ausgeprägt“) verwendet werden konnten. Diese Formalisierung brachte den Vorteil, sämtliche Kategorien auch in die statistischen Analysen einbeziehen zu können. Den Informationsverlust, der durch diese Vereinfachung in Kauf genommen werden mußte, versuchten wir durch die Erfassung möglichst vieler Gesichtspunkte wieder auszugleichen. Für die Bearbeitung der medizinischen Probleme wurden 710 Kategorien entwickelt, für die psychologischen Probleme 423 (Interview 321, Fragebogen 62, Rorschach-Test 40).

Die Gewinnung und formale Gestaltung der wichtigsten Kategorien soll an folgendem Beispiel demonstriert werden:

Titel: Emotionale Beziehung des Befragten zu seiner Mutter.

Definition: Die gefühlsmäßige Einstellung des Befragten zu seiner Mutter, so wie sie sich vermutlich in der Kindheit gebildet hat und heute noch als das erlebte Mutterbild erinnert wird.

Merkmale: (die bei der Beurteilung dieser Kategorie zu beachten sind): Vielfalt und Differenziertheit der erinnerten Erlebnisse; Zeit, die die Mutter dem Befragten und seiner Erziehung widmete; gemeinsame Interessen und Unternehmungen; Beeinflussung durch die Mutter bei der Auswahl von Freunden und Freundinnen; Einstellung der Geschwister zur Mutter und Einstellung des Befragten zu diesen Geschwistern; Streit- und Konfliktpunkte mit der Mutter; Einstellung des Befragten bei Auseinandersetzungen zwischen Mutter und Vater; Beziehung zu anderen Mutterfiguren (z. B. Lehrerinnen, Tanten u. a.).

Kategorie:
A. Gute emotionale Beziehung zur Mutter:
   a) liebevolle Zuwendung,
   b) Anerkennung, Achtung.
B. Schlechte emotionale Beziehung zur Mutter:
   c) wechselhafte Beziehung,
   d) Ablehnung, Fremdheit.

Diese Form der Kategorienbildung ermöglicht sowohl einen gröberen Vergleich der Merkmale (A u. B) als auch einen differenzierteren (a—d).

Anhand der Kategorien wurden alle Informationen (Interview, Unterlagen aus dem Rentenverfahren, Fragebogen und Rorschach-Test) durch 3 voneinander unbeeinflußte Psychologen (für den psychologischen Bereich) und 2 Mediziner (für den medizinischen Bereich) beurteilt.

Die mittlere Übereinstimmung zwischen den Beurteilern beträgt $r_{phi} = 0{,}72$. Die Streuung in den verschiedenen Bereichen liegt zwischen $r_{phi} = 0{,}61$ und 0,83. Die Höhe dieser Korrelationen wurde von uns in Anbetracht der Komplexität der Daten als ausreichend angesehen.

Die überwiegende Zahl der in diesem Material enthaltenen Merkmale stellen quantitative Variablen dar. Sie wurden für die statistischen Berechnungen, wie bereits erwähnt, in dichotomer Form verwendet. Die Beziehungen zwischen verschiedenen Merkmalen oder Personengruppen wurden mittels Chi-Quadrat-Tests und Korrelationsverfahren erfaßt.

Bei der Darstellung der Ergebnisse der Chi-Quadrat-Tests wurde wegen der besseren Übersichtlichkeit nur deren Signifikanz-Niveau angegeben. Als statistisch bedeutsam werden Befunde mit einem Signifikanz-Niveau von 0,1% (hochsignifikant), 1% (sehr signifikant), 5% (signifikant) und 10% (Tendenz) bezeichnet.

Bei den mittels Korrelationsverfahren berechneten Ergebnissen sind die Korrelationskoeffizienten angegeben worden. Sie entsprechen formal den Pearson-Koeffizienten. Die Korrelationshöhe wird lediglich etwas unterschätzt.

Die Frage nach dem Vorhandensein von Grunddimensionen oder Faktoren bei komplexen Merkmalszusammenhängen wurde mit Hilfe faktorenanalytischer Verfahren (Q- u. R-Analysen) zu klären versucht. Aus der Korrelationsmatrix wurden jeweils mindestens 2 Faktoren extrahiert. Beendet wurde die Extraktion, die nach dem Hauptachsenverfahren durchgeführt wurde, nach dem Unterschreiten des Eigenwertes 1 der Matrix. Sämtliche Faktorenstrukturen, die sich ergaben, wurden nach „simple structure"-Prinzipien (Varimax-Kriterium; Harmann, 1960) rotiert. Diejenige Faktorenstruktur, die durch alle Extraktionen am konstantesten blieb und die größte inhaltliche Plausibilität besaß, wurde als gültig akzeptiert.

Die in R-Analysen eingegangenen Merkmale sind im Anhang aufgeführt. Die Q-Analysen sind nicht explizit dargestellt worden. Sie dienten aber in einigen Fällen als Grundlage für die Zusammenstellung von Gruppen und für die Auswahl repräsentativer Einzelfälle.

Die Faktoren-Analysen ordnen die in sie eingehenden Merkmale nach der jeweiligen Bedeutsamkeit (Ladung) für eine bestimmte Dimension. In unserem Vorgehen einigten wir uns darauf, Merkmale mit einer Ladung ab 0,40 als charakteristisch zu betrachten. Um bestimmen zu können, in welchem Maße jede einzelne Person einen bestimmten Faktor repräsentiert, wurden Faktorenwerte errechnet. Diese Faktorenwerte sind definiert als die Summe der Merkmale, die einen bestimmten Faktor charakterisieren und für die jeweiligen Personen zutreffen. Die Merkmale wurden dabei nicht nach ihrer Ladungshöhe gewichtet. Dadurch wurde ein gewisser Verlust an Information in Kauf genommen, um eine dem Material nicht mehr angemessene Überdifferenzierung zu vermeiden. Für die Gruppenvergleiche schien uns diese Lösung am praktikabelsten.

Als weitere Methoden wurden Extremgruppen-Vergleiche und Einzelfall-Analysen verwendet.

Die Durchführung der Rechenoperationen erfolgte mit Hilfe eines Elektronenrechners (Telefunken TR 4, Programmsprache ALGOL) des Leibniz-Rechenzentrums der TH München.

KAPITEL 2

Belastungen der Konzentrationslagerhaft

Problemstellung

Um die Spätfolgen der KZ-Inhaftierung festzustellen, muß zunächst nach der Belastung während der Haft selbst gefragt werden. Aus den Erfahrungsberichten von Häftlingen (UTITZ, 1948; KRAL, 1951; KOGON, 1954; FRANKL, 1959; BETTELHEIM, 1960) und den Nachuntersuchungen (TARGOWLA, 1950; BENSHEIM, 1960; KLIMKOVA-DEUTSCHOVA, 1961; HERMANN u. THYGESEN, 1964; v. BAEYER, HÄFNER u. KISKER, 1964; EITINGER, 1964, u. a.) wird eines deutlich: Es gibt keine eindeutig zu definierende Belastungseinheit der Konzentrationslagerhaft. Vielmehr wirkten verschiedene Elemente auf verschiedene Persönlichkeiten in verschiedener Weise. Daher konnten wir auch nicht auf die geläufigen Modellvorstellungen zurückgreifen, die aufgrund von Tierexperimenten (BRADY, 1958), der Inneren Medizin (SELYE, 1953) oder der Psychoanalyse (FREUD, 1892; SPITZ, 1960) erarbeitet wurden.

Um nicht die bisherige Literatur aufzählend zu wiederholen, wollen wir uns in diesem Kapitel auf drei Fragen konzentrieren:

1. Welche ihrer Erlebnisse im Konzentrationslager bezeichneten die von uns interviewten Häftlinge 15 Jahre nach ihrer Befreiung als die schwersten?
2. Welche allgemeinen — vom individuellen Erleben der KZ-Häftlinge unabhängigen — Kennzeichen der Belastung kann man ermitteln?
3. Welche Anpassungsweisen ermöglichten das Überleben der Konzentrationslagerhaft?

I. Schwerste Belastungserlebnisse

15 bis 20 Jahre nach dem Konzentrationslager kann nur mehr ein kleiner Teil der belastenden Ereignisse erfragt werden. Die ehemaligen KZ-Häftlinge berichteten oft Folterungen und Entwürdigungen nicht, weil sie Angst vor einer belastenden Reaktivierung damaliger Erlebnisse und Gefühle hatten. Gelegentlich wurden Interviews nur unter dem Vorbehalt zugelassen, daß KZ-Erlebnisse nicht berichtet werden müßten. Viele der Befragten gerieten bei ihren Berichten über die Haftzeit in heftige Erregung. Nicht selten traten in der Nacht nach dem Interview starke Angstträume auf. Die affektive Betroffenheit beeinträchtigte jedoch kaum die Glaubwürdigkeit der Berichte über die Leiden. Stärkere Zweifel traten auf bei den Aussagen der ehemaligen KZ-Häftlinge über ihre Beziehung zu den KZ-Mannschaften. Hier hatte man häufiger den Eindruck, daß bestimmte kooperative Haltungen nicht erzählt wurden, weil der Interviewte sie nicht mit seinem gegenwärtigen Selbstverständnis in Einklang bringen konnte. Auch war differenzierteren seelischen Reaktionsweisen auf die KZ-Wirklich-

keit kaum noch zuverlässig nachzuspüren. Vor allem Hinweise auf kompliziertere Formen der Aggressionsverarbeitung, wie etwa die Identifikation mit dem Angreifer (nach BETTELHEIM, 1960) oder masochistische Einstellungen im Konzentrationslager, sind in den Interviews kaum vorhanden. Sie sind von neueren Verarbeitungsformen überdeckt, die eine Anpassung der ehemaligen Häftlinge an eine Situation darstellt, in der der früher Verfolgte zum potentiellen Ankläger geworden ist.

Drei Leidensthemen wurden von fast allen Befragten genannt:

Todesangst,
körperliche Zermürbung, besonders durch Hunger und Schläge,
Vergiftung der mitmenschlichen Beziehungen.

In den folgenden Schilderungen, die das Erlittene veranschaulichen sollen, werden die drei genannten Grundthemen des Leidens in den verschiedensten Formen sichtbar. Es handelt sich dabei um Angaben auf die Frage nach den schlimmsten Erlebnissen im Konzentrationslager.

„Am schlimmsten war der Hunger dort. Wir aßen auch Verdorbenes. Dadurch war uns dauernd schlecht. Genauso schlimm wie der Hunger waren die Razzien, wo darüber entschieden wurde, ob man nach Auschwitz transportiert und vergast wurde. Mein Mann, der auch im Ghetto lebte, wurde nach Auschwitz gebracht und vergast. Ich selbst kam einige Monate später nach Auschwitz. Das Leben dort war im Gegensatz zum Ghetto ein Paradies. Man hat da richtige Graupensuppe und Margarine bekommen. Die Selektionen waren natürlich fürchterlich. Man hatte deswegen dauernd Angst. Aber immerhin hat man etwas zu essen bekommen. In Auschwitz traten bei mir am ganzen Körper Schwellungen auf, und man brachte mich nach Bergen-Belsen in das Revier. Als ich dort zum Selektieren mit antreten mußte, schminkte man mich, und ich hielt mich mit letzter Kraft aufrecht, so daß ich nicht zum Vergasen ausgewählt wurde. Durch das Vordringen der alliierten Truppen wurde ich befreit."

„Das Gefühl, in solchen Händen zu sein, wo man jede Stunde mit dem Tode rechnet, war am schlimmsten. Ich war schon bald kein Mensch mehr. Ich dachte, ich werde verrückt aus Angst. Sie sagten, jeder Jude hat sein Todesurteil schon in der Tasche. Und dann immer das Aussuchen zum Vergasen ..."

„Man ist nicht mehr als Mensch betrachtet worden. Zur Illustration möchte ich folgende Episode erwähnen: Ich begegnete einmal, als ich mich in einer Arbeitskolonne befand, dem Inhaber eines Restaurants, in dem ich häufig mein Bier getrunken hatte. Dieser hatte mich früher auch immer mit großer Hochachtung empfangen. Jetzt aber begrüßte er mich überhaupt nicht, obwohl ich ihn erkannte, sondern schlug mich mit seiner Peitsche."

„Das Allerschlimmste waren für mich die Mißhandlungen. Ich war dabei besonders schlimm dran, weil ich durch meine Größe und durch meine jüdische Nase der SS leicht auffiel. Ich war der erste, wenn Schläge ausgeteilt wurden."

„Man mußte dauernd mit Schlägen rechnen. Den Hunger konnte man noch aushalten. Aber die Kapos und Blockältesten waren fürchterlich. In Dachau wollte mich ein polnischer, nichtjüdischer Stubenältester auf folgende Weise ersticken: Er stopfte mir einen Schlauch in den Mund, dessen anderes Ende an einem Wasserhahn angeschlossen war. Ich habe mich jedoch gewehrt, und kurz vor dem Tode konnte ich mich aus seinen Händen befreien."

„Ich empfand es am schlimmsten, daß ich dauernd in Gefahr war, wegen Kleinigkeiten zusammengeschlagen zu werden. Es war auch quälend für mich, sehen zu müssen, wenn andere geschlagen wurden. Ich lebte in fortwährender Spannung und Angst, aufzufallen und mißhandelt zu werden. Damals trat darauf erstmals häufig Durchfall auf. Auch heute erleide ich bei Aufregungen leicht Durchfall."

„Das Allerschlimmste in dieser Zeit war erstens die Unsicherheit darüber, was in der nächsten Minute passiert, und zweitens wurde man auch nicht als Mensch behandelt. Man mußte das Leid der anderen ansehen, ohne helfen zu können. Das war manchmal schlimmer als das eigene Leid. Ich habe in der Küche selber gesehen, wie die Politischen zwei Stückchen Margarine in die Suppe bekamen, die Bibelforscher eines und die Juden überhaupt keines. Das Schlimmste im KZ war noch, daß die kranken Eltern zu Hause ohne meine Pflege waren. Dieser Gedanke hat mich am meisten bedrückt. Andererseits habe ich im KZ trotz allem meine schönste Zeit verbracht, weil ich mich damals wirklich für eine Sache eingesetzt habe und die Kameradschaft unvergleichlich gut war."

„Ich fand am störendsten und verwirrendsten die Unsinnigkeit aller Lagervorkommnisse. Das Verhalten der SS ist widersinnig gewesen. Auf der einen Seite wurde das Bemühen demonstriert, eine perfekte Ordnung zu schaffen, die Arbeitskraft optimal auszunützen und den Häftlingen eine „gerechte" Behandlung zukommen zu lassen. Andererseits wurden tagtäglich Tausende in die Gaskammern geschickt. Schläge haben mir nicht soviel ausgemacht. Ich hatte nie das Gefühl, dadurch geschmäht oder entwürdigt zu werden. Ich habe es so aufgefaßt, daß nicht ich die Schläge bekommen habe, sondern irgend jemand, den die SS schlagen wollte wie die anderen auch. Todesangst hatte ich nicht. Nur ein bestimmtes Gefühl der Unruhe. Angst hatte ich eigentlich nur bei Selektionen. Denn da wußte ich, daß es um Leben oder Tod ging. Sonst hatte ich keine Angst. Man hat sich an die Verhältnisse im Lager gewöhnt. Es waren ja auch noch andere da, die dasselbe Schicksal wie ich teilten."

Verschiedene Erlebnisse wurden also als besonders belastend empfunden. Das hing nicht nur von der unterschiedlichen Belastbarkeit der Persönlichkeit in verschiedenen Bereichen ab, sondern auch von der Adaptation an ein konstantes Belastungsniveau:

„Von Angst konnte in Auschwitz keine Rede sein. Die Vernichtung war so nahe, daß gar kein Gefühl mehr dafür vorhanden war. Die menschliche Grenze, in der ein Mensch Angst empfinden kann, war längst überschritten. Man vegetierte nur."

Nach dieser anschaulichen Schilderung ist es auch verständlich, daß das Gefühl für das schlimmste Belastungserlebnis sich änderte, wie etwa in folgender Schilderung einer Frau zum Ausdruck kommt.

„Es war unterschiedlich, was ich als Schlimmstes erlebt habe. Als man mir anfangs die Haare abschnitt, habe ich das als fürchterliche Entwürdigung erlebt. Später in Auschwitz war besonders entwürdigend, als ich mich nackt vor SS-Leuten im Brauseraum waschen mußte, während die Wachmänner sich über Belanglosigkeiten unterhielten. Als die Lagerverhältnisse immer schlimmer wurden, erschien mir so etwas als völlig unwichtig. Im KZ-Lager Weißensee war der Hunger am schlimmsten. Das Gefühl, wie man etwas erlebte, veränderte sich stark."

Bemerkenswert ist, daß in einer gewissen Situation auch anscheinend periphere Belastungen, wie etwa das Abschneiden der Haare, den Charakter des Schlimmsten erhalten können, während sie in anderen Abschnitten der KZ-Zeit als harmlos erlebt werden gegenüber Hunger, Schlägen und Vernichtungsbedrohung. Das heißt: Selbst in extremen Belastungssituationen ist der wirklich erfahrene Belastungsgrad von der Bedürfnis- und Reaktionslage des einzelnen abhängig. Das sei anhand folgender Aussage nochmals verdeutlicht:

„Von menschlicher Beziehung und Kameradschaft konnte in Auschwitz überhaupt keine Rede sein. In Auschwitz war man weder Mensch noch Tier, sondern nur eine Nummer. Die Mithäftlinge waren genauso bestialisch wie die Verfolger, mit denen man an sich gar nicht in Berührung kam."

Zusammenfassend läßt sich sagen: Auf die Frage nach den schlimmsten Erfahrungen der KZ-Zeit wurden einige Belastungssituationen immer wieder genannt. Wie diese jedoch erlebt und verarbeitet wurden, hing von der individuellen Persönlichkeitsstruktur des Häftlings ab.

II. Kennzeichen der Belastung

Die schlimmsten Leiderlebnisse der Häftlinge quantitativ aufzubereiten, erscheint uns wenig sinnvoll. Im folgenden sollen jedoch einige Kennzeichen der Belastung herausgearbeitet werden, die mit heutigen Formen der Lebensbewältigung gruppenstatistisch korreliert werden können. An den bisherigen Versuchen, Belastungs- bzw. Streß-Einwirkungen zu erfassen, konnten wir uns kein Beispiel nehmen. Weder sind die eingangs erwähnten herkömmlichen Streß-Theorien auf die Situation der Nazi-Verfolgten anwendbar, noch erscheinen die berichteten Ansätze hinlänglich differenziert. Selbstverständlich genügt es nicht, auf die Furchtbarkeit des Konzentrationslagers allgemein hinzuweisen, um daraus eine wissenschaftlich befriedigende Begründung von gesundheitlichen Schäden abzuleiten. Ungenügend ist es auch, nur einen Belastungsfaktor, z. B. den Hunger, herauszustellen und damit eine Vielzahl von Folgeerscheinungen des Konzentrationslagers zu erklären. Dies geschah z. B. in den früheren skandinavischen Untersuchungen (HELWEG-LARSEN, HOFFMEYER, KIELER, E. A. THAYSEN, THYGESEN u. WULF, 1955). Sehr unscharf erscheint die Herleitung von BENSHEIM (1960), der bestimmte neurotische Schädigungsbilder den Zeitpunkten der Verfolgung zuordnet. Er hebt eine „Neurose der Geächteten", die aufgrund der Verfolgung von 1933—1939 auftrat, von einer „Neurose der Vernichtung" als Folge der Belastung von 1939 bis 1945 ab.

Aber auch die Wissenschaftler, die mittels komplexerer Ansätze die Auswirkungen der Verfolgungsbelastungen zu erfassen suchten, wie BASTIAANS (1957) und v. BAEYER, HÄFNER u. KISKER (1964), können nur sehr schwache statistische Beziehungen nachweisen. In Einzelfällen stellen sie zwar schlüssig die Verflechtungen verschiedener traumatisierender Erlebnisse während der Verfolgung mit dem Lebenslauf dar, ihre statistischen Ansätze bleiben jedoch sehr global. BASTIAANS' Versuch, mittels einer Sieben-Punkte-Skala das Belastungsausmaß zu quantifizieren und mit dem Ausmaß der Schädigung der Nazi-Opfer in Beziehung zu setzen, konnte nur mäßige Korrelationen erbringen, weil seine Skala sehr heterogene Belastungselemente zusammenfaßte. Derselbe Einwand gilt für die Arbeit von v. BAEYER, HÄFNER u. KISKER (1964), was die Autoren auch selbst bekennen.

In unserer Untersuchung wurde ein Mittelweg zwischen einer kasuistisch-phänomenologischen und einer global-statistischen Analyse der Verfolgtenschicksale gewählt. Es erschien uns nicht angebracht, die schlimmsten Leiderlebnisse der ehemaligen Häftlinge — wobei das von v. BAEYER (1963) hervorgehobene Phänomen der „Annihilierung" übrigens ziemlich selten auftaucht — gruppenstatistisch zu bearbeiten. Die schlimmsten Leiderlebnisse haben hierfür einen zu subjektiven Charakter. Angemessen aber ist, einige objektive und subjektive Belastungsfaktoren zu isolieren, um ihre je verschiedene Einwirkung auf den Lebensverlauf getrennt untersuchen zu können.

Als objektive situationsgebundene Belastungen bezeichnen wir: Arbeitssituationen, Dauer der Verfolgung und Haft, Verlust von Angehörigen, Lagerschwere und Lagerkrankheiten. Als subjektive, personengebundene Variable, durch die die objektive Belastung verschärft oder gemildert werden kann, definieren wir: Verfolgungsgrund, Alter, Geschlecht, Anpassung im Konzentrationslager und Merkmale der Persönlichkeitsentwicklung.

Im folgenden werden die Belastungsvariablen beschrieben, die in der gesamten Untersuchung zur quantitativen Erfassung der destruktiven Einflüsse der Konzentrationslagerhaft Verwendung finden. Sehr breit werden Art und Häufigkeit der Belastungsfaktoren dargestellt. Oft konnte nur ein Ausschnitt hiervon quantitativ indiziert werden. Die breite Darstellung hat jedoch den Sinn, möglichst viel von dem, was die Verfolgten belastete, zur Anschauung zu bringen. Weiterhin soll durch die ausführliche Beschreibung der verschiedenen Belastungsaspekte unser Indizierungsvorgehen einsichtig gemacht werden.

1. Arbeitssituation

Die Schilderung der Arbeitssituation als Index der Belastung kennzeichnet noch am genauesten das individuelle Belastungsschicksal eines Häftlings. Die Arbeitsschwere beschreibt auch besser das Ausmaß der dem einzelnen zugemuteten Last als die Lagerschwere. Denn in schweren Lagern gab es leichte Arbeiten, während in leichten Lagern einem Teil der Häftlinge durch Arbeit das Äußerste abverlangt werden konnte. Deshalb besteht auch eine sehr signifikante Korrelation zwischen dem erinnerten Ausmaß der Lebensbedrohlichkeit der Haft und der Höhe der Arbeitsbelastung ($r = 0{,}30$), nicht dagegen zur Höhe der Lagerbelastung ($r = 0{,}05$).

Die Schwere der Arbeitssituation ist auch deshalb eine sehr brauchbare, individuelle Belastungsgröße, da sie am ehesten durch die Aktivität des einzelnen Häftlings selbst beeinflußt werden konnte. Durch schlaues Taktieren und geschickte Anpassung an die Mentalität der Wachmannschaften konnte der Verfolgte sich leichtere Arbeit verschaffen. Auch das Durchsetzungsvermögen gegenüber den Mithäftlingen war oft ausschlaggebend dafür, ob jemand schwere oder leichte Arbeit leisten mußte.

Ein Häftling schildert das für Auschwitz sehr drastisch folgendermaßen: „Jeden Morgen stellten sie Arbeitsgruppen zusammen. Eine Viertelstunde vor dem Abmarsch kamen die stärksten Häftlinge, packten die Schwächeren am Kragen und warfen sie aus den bevorzugten Gruppen hinaus. Die Stärkeren belegten also die leichteren Arbeitsgruppen, und die Schwachen mußten Arbeiten leisten, deren Schwere bald zur Vernichtung führen konnte."

Das völlige Wertchaos im Konzentrationslager brachte es mit sich, daß die Lagerarbeit allein als Mittel im „Kampf ums Dasein" betrachtet wurde. Ein durchsetzungsfähiger Häftling konnte sich oft eine „günstige" Arbeit erkämpfen, dem schwächeren wurde dagegen eine harte Tätigkeit zugeschoben.

Das traf jedoch nicht immer zu. Es gab nicht nur für den einzelnen ausweglose Situationen, in denen er der völligen Willkür der SS ausgeliefert war, sondern auch bestimmte Lager, in denen allgemein ein eng begrenzter persönlicher Spielraum bestand. So weiß z. B. Eitinger (persönliche Mitteilung 1969) von einem jungen deutschen Juden zu berichten, der in Auschwitz in einer Gruppe religiös Gleichgesinnter lebte, in der er geschützt war. Wegen einer Erkrankung wurde er in das Revier verlegt und damit von seiner Gruppe getrennt. Nach seiner Genesung bekam er einen Platz in einer Baracke ukrainischer Häftlinge zugeteilt. Dort war er völlig isoliert, weil er die Sprache seiner Mithäftlinge nicht verstand. In der ihm völlig fremden Umgebung konnte er trotz größter Bemühungen nicht Fuß fassen, so daß er innerhalb weniger Tage stark abmagerte und starb.

Der Arbeit im Konzentrationslager konnte nur in Ausnahmefällen, z. B. bei Ärzten, ein Sinn abgewonnen werden. Die Unglaubwürdigkeit des von der SS verbreiteten Mottos: „Arbeit macht frei", d. h. gute Arbeit führe zu vorzeitiger Entlassung, wurde von den Häftlingen schnell durchschaut. Meist erschöpfte sich die Tätigkeit in unproduktivem Aktivismus. Die Häftlinge konnten darin nur Schikanen sehen. Gelegentlich wurden sie dort eingesetzt, wo sie Brauchbares leisten konnten, z. B. in Rüstungsbetrieben. Hier mußten sie sich allerdings sagen, daß sie mit ihrer Arbeit die Niederlage des Regimes und damit ihre eigene Befreiung hinausschöben.

Um die Arbeitssituation nun quantitativ in den Griff zu bekommen, wurden sämtliche Arbeiten, die unsere Befragten verrichten mußten, auf ihren mutmaßlichen Belastungsgrad hin von mehreren Bearbeitern eingeschätzt und in vier Schweregrade klassifiziert. Daraus ergeben sich die aus Tabelle 4 ersichtlichen Zuordnungen:

Tabelle 4. *Klassifikation der verschieden schweren Arbeitssituationen*

1 Leichtere Arbeit	2 mäßig schwere Arbeit	3 schwere Arbeit	4 sehr schwere Arbeit
1. Verwaltungsarbeit im Büro	1. leichte Fabrikarbeit	1. Außenarbeit ohne nähere Bezeichnung	1. schwere Erdarbeiten
2. Materialverwaltung	2. handwerkliche Außenarbeiten ohne Vergünstigungen	2. Arbeiten in dem ZAL	2. Forstarbeiten
3. Bibliothek	3. leichte Außenarbeiten wie Aufräumen und Schneeschippen	3. schwere Fabrikarbeit	3. Arbeiten in Steinbruch, Kiesgrube, Moor oder Bergwerk (unter Tage)
4. Arbeiten innerhalb des Gefängnisses	4. Wäscherei	4. Bauarbeiten (Häuserbau, leichtere Straßenarbeiten)	4. Strafkommando
5. Küchenarbeit	5. Krankenpflege	5. Arbeit außerhalb des Gefängnisses	5. schwere Tragarbeiten (bei Frauen)
6. Leichte handwerkliche Arbeiten innen	6. Untersuchungshaft	6. Totengräber	6. Strafbataillon
7. Sonderposten wie Kapo, Blockältester, Vorarbeiter	7. Quarantäne	7. Landwirtschaft	
8. Unterbringung im Priesterblock ohne Arbeit	8. Ghetto-Aufenthalt ohne Arbeit	8. Aufräumungsarbeiten (bei Frauen)	
9. Aufenthalt in Auffanglagern		9. Verlegungstransporte	
10. Einzelhaft ohne Arbeit		10. Aufenthalt in Verstecken	

Tabelle 4 zeigt, daß auch Verfolgungssituationen ohne eigentliche Arbeit (z. B. Einzelhaft ohne Arbeit) miteingeordnet wurden. Dieses Klassifizierungsvorgehen hat den Vorteil, daß für die gesamte Verfolgungszeit ohne Lücke ein individuelles Belastungsmaß für jeden Gefangenen erhoben werden kann. Es trifft natürlich für den Index „Arbeitsschwere" ebenso zu wie für die anderen Belastungsmaße, daß ein solcher Index mit modifizierenden Variablen im Zusammenhang gesehen werden muß. Eine die Belastung modifizierende Größe ist z. B. die Berufsgewöhnung. Es ist naheliegend, daß für einen eingeübten Waldarbeiter „Forstarbeiten" nicht unbedingt als „sehr schwere Arbeit" richtig klassifiziert sind, wohl aber für einen Akademiker, dem körperliche Arbeiten ungewohnt sind.

So wurde also bei der Festlegung der Betroffenheit des einzelnen durch die Arbeit im KZ nicht jedem der allgemeine Grad der Arbeitsschwere angerechnet. Der Schweregrad der Arbeit für den Betreffenden wurde um ein Grad geringer eingeschätzt, wenn a) die Arbeit dem erlernten Beruf gleichkam oder b) der Befragte bei der Arbeit Aufsicht führte. Allgemein wurde der individuelle Belastungsindex genauer bestimmt, indem wir die Dauer der ertragenen Arbeitsschwere berücksichtigten. Die sich dabei ergebenden Verteilungen in „eher leicht" und „eher schwer" durch Arbeit Belastete sind aus Tabelle 5 zu ersehen.

Tabelle 5. *Schwere und Dauer der Arbeitsbelastung (n = 219)*

Haftdauer in Monaten	A davon längere Zeit leichtere und/oder mäßig schwere Arbeit		B davon längere Zeit schwere und/oder schwerste Arbeit		Anzahl der Personen insgesamt	
3—24	25	(11,4%)	14	(6,4%)	39	(17,8%)
25—48	39	(17,8%)	36	(16,4%)	75	(34,2%)
49—72	37	(16,9%)	39	(17,8%)	76	(34,7%)
über 72	17	(7,8%)	12	(5,5%)	29	(13,3%)
Summe	118	(53,9%)	101	(46,1%)	219	(100%)

In Tabelle 5 bedeuten:

Gruppe A: Die durch Arbeit eher leicht Belasteten. Sie mußten bei maximal zweijähriger Haft weniger als 6 Monate schwere und/oder schwerste Arbeit leisten. Bei mehr als zweijähriger Haft wurden diejenigen Häftlinge als eher leicht belastet angesehen, die weniger als 12 Monate schwerste und weniger als 24 Monate schwere und/oder schwerste Arbeitssituationen ertrugen.

Gruppe B: Die durch Arbeit eher schwer Belasteten. Sie hatten bei maximal zweijähriger Haft länger als 6 Monate schwere und/oder schwerste Arbeit zu leisten. Bei länger als zweijähriger Haft wurden diejenigen als eher schwer durch Arbeit belastet angesehen, die mehr als 12 Monate schwere und/oder schwerste Arbeitssituationen ertragen mußten.

Die Dauer der Arbeitsbelastung wurde also zur Indizierung berücksichtigt. Im Verhältnis zu ihrer großen Spannweite konnte sie aber nur einen relativ groben Klassifikationsgesichtspunkt liefern, um eine Zweiteilung in durch Arbeit „leichter" und „schwerer" Belastete zu erreichen.

2. Lagerschwere

Die Lagerschwere als Index für die Schwere der Belastung zu betrachten, ergibt sich zunächst aus der Schilderung der Befragten:

Ein polnischer Jude, der 4 Jahre in Theresienstadt und 5 Monate in Auschwitz war, machte die Erfahrung: „Verglichen mit Auschwitz ist Theresienstadt ein Sanatorium gewesen. Theresienstadt kann man eigentlich kein KZ nennen. Es war eine eigene Ghettostadt mit eigener Verwaltung und Gesetzgebung. Schlimm war dort allerdings die Korruption. Die Monate in Auschwitz waren viel schwerer als die Jahre in Theresienstadt."

Wie eine solche Aussage über Auschwitz durch die subjektive Erfahrung anderer Verfolgter wieder relativiert wird, ist aus der Schilderung einer bereits oben (S. 12) zitierten Verfolgten ersichtlich:

„Das Leben dort (Auschwitz) ist im Gegensatz zum Ghetto (Lodz) ein Paradies gewesen. Man hat da richtige Graupensuppe und Margarine bekommen. Die Selektionen waren natürlich fürchterlich. Man hatte deswegen dauernd Angst. Aber immerhin bekam man etwas zu essen."

Ausdrücke wie „Sanatorium" und „Paradies" verwendeten die ehemaligen Häftlinge vielfach, um den vergleichsweise höllenartigen Charakter anderer Lager herauszustellen. Vom subjektiven Erleben her differenzierten die Häftlinge die Schwere der verschiedenen Lager sehr klar. Da sich aber die Beurteilungsmaßstäbe je nach der aktuellen Bedürfnislage von Person zu Person unterschieden, waren auch die Schwereeinstufungen der Lager subjektiv sehr verschieden. Um die Lagerschwere als Belastungsindex verrechnen zu können, wurden deshalb objektive Kennzeichen herangezogen, die vom „Institut für Zeitgeschichte (München)" in dankenswerter Weise bereitgestellt wurden. Dabei wurden hauptsächlich die Faktoren „Todesquote", „Vernichtungsmethoden", „medizinische Experimente", „Seuchen", „Arbeitsbelastungen" und „Zweckbestimmung des Lagers durch die SS" berücksichtigt. Die Klassifikation der Lager war am klarsten durch die Todesquote möglich.

Bei der Berücksichtigung aller Belastungsfaktoren ergab sich folgende Skala der Lagerschwere:

a) Vernichtungslager (Belcec, Birkenau, Madjanek, Sobibor):
Medizinische Experimente. Arbeit und Seuchen traten als Belastung zurück, da diese Lager der SS zur Massenvernichtung der Häftlinge dienten. Nahezu 100% der Inhaftierten wurden in Gaskammern getötet.

b) Äußerst schwere Konzentrationslager (Auschwitz, Mauthausen, Stutthof, Bergen-Belsen):
Massenvergasungen, Injektionstötungen, Genickschußanlagen, Verhungerungen größten Ausmaßes, Töten durch kaltes Wasser (Totbaden), medizinische Experimente in großem Umfang, Rüstungs- und Fabrikarbeit. Vor allem in Stutthof und Bergen-Belsen starben ab 1943 immer häufiger Häftlinge an Ruhr, Typhus und Fleckfieber. Über 50% der Häftlinge wurden vernichtet.

c) Schwere Konzentrationslager (Sachsenhausen, Ravensbrück, Buchenwald, Flossenbürg, Groß-Rosen):
Erschießungen und Vergasungen kleinerer Häftlingsgruppen standen im Vordergrund. Medizinische Experimente kamen seltener und in kleinerem Ausmaß vor. Die Arbeitsbelastung schwankte zwischen leichterer Fabrikarbeit und schwerster Arbeit im Stollen, Straßenbau und in der Rüstung. Seuchen, vor allem Typhus, waren ab 1944 sehr häufig. 30—50% der Häftlinge wurden vernichtet.

d) Als mäßig schweres Konzentrationslager konnte nur Dachau näher charakterisiert werden:
Kleinere Gruppen von Ausländern wurden erschossen oder vergast. Vereinzelt unternahm die SS ab 1942 medizinische Experimente. Die Arbeitsbelastung war vergleichsweise mäßig schwer. Seuchen traten vor allem 1945 auf. Der SS diente Dachau zeitweise als Sammellager für prominente Häftlinge.

Die vier Klassifikationen der Lager gelten für die Gesamtdauer ihres Bestehens. Da sich aber nach der berüchtigten Wannsee-Konferenz 1942 die Verhältnisse in allen

Lagern schlagartig verschlechterten, wurde von uns das Belastungsausmaß eines Häftlings einen Grad schwerer eingestuft, wenn er die Lagerhaft nach 1942 ertragen mußte. Unsicher wurde die Einstufung der Lagerbelastung für einen Verfolgten, wenn er nicht oder zeitweise nicht in einem der 13 wichtigsten, von uns kategorisierten KZ-Lager inhaftiert war. Insgesamt konnten 38 KZ-Lager oder Außenlager, 72 Zwangslager, 37 Ghettos und 28 Zuchthäuser oder Gefängnisse, die die Verfolgten als Haftorte nannten, nicht nach ihrer Schwere geordnet werden. Diese Unsicherheit fällt allerdings deshalb nicht so sehr ins Gewicht, weil die Befragten in den nichtklassifizierten Lagern meist nur kurz inhaftiert waren. Im allgemeinen wurden diese Haftorte nach Kenntnis historischer Daten und Angaben der Befragten nicht schwerer als das mäßig schwere KZ Dachau eingestuft.

Eine Spezifikation erfuhr der individuelle Belastungsindex durch das Lager, indem die Dauer der ertragenen Lagerschwere berücksichtigt wurde. Es wurden hier dieselben Einordnungsregeln angewandt wie bei der Indizierung der Arbeitsschwere. Dabei ergaben sich die aus Tabelle 6 ersichtlichen Verteilungen in durch das Lager „eher leicht" und „eher schwer" Belastete.

Tabelle 6. *Schwere und Dauer der Lagerbelastung (n = 219)*

Haftdauer in Monaten	A davon längere Zeit in mäßig schweren Lagern	B davon längere Zeit in schwereren Lagern	Anzahl der Personen insgesamt
3—24	27 (12,3%)	12 (5,5%)	39 (17,8%)
25—48	53 (24,2%)	22 (10,0%)	75 (34,2%)
49—72	60 (27,4%)	16 (7,3%)	76 (34,7%)
über 72	15 (6,9%)	14 (6,4%)	29 (13,3%)
Summe	155 (70,8%)	64 (29,2%)	219 (100%)

Die Gruppen in Tabelle 6 bedeuten:

Gruppe A: Die durch Lager eher leicht Belasteten. Sie brachten bei maximal zweijähriger Haft weniger als 6 Monate in schweren und/oder äußerst schweren Lagern zu. Bei mehr als zweijähriger Haft wurden diejenigen Häftlinge als eher leicht belastet angesehen, die weniger als 24 Monate schwere und/oder äußerst schwere KZ-Lager erdulden mußten.

Gruppe B: Die durch Lager eher schwer Belasteten. Sie hatten bei maximal zweijähriger Haft länger als 6 Monate schwere und/oder schwerste Lager zu ertragen. Bei länger als zweijähriger Haft wurden diejenigen Häftlinge als eher schwer belastet angesehen, die mehr als 24 Monate schweren und/oder schwersten Lagersituationen ausgesetzt waren.

Wenn ein Häftling in Vernichtungslagern untergebracht war, wurde er in jedem Falle als durch das Lager eher schwer belastet angesehen.

Die Dauer der Lagerbelastung wurde also zur Indizierung berücksichtigt. Im Verhältnis zu ihrer großen Spannweite konnte sie aber nur einen relativ groben Klassifikationsgesichtspunkt liefern, um eine Zweiteilung in durch die Lager „leichter" und „schwerer" Belastete zu erreichen.

3. Dauer von Verfolgung und Haft

Die Haftdauer wird zumindest von deutschen Ämtern bei der Feststellung einer „Freiheitsentschädigung" berücksichtigt. Dem Verfolgten steht für jeden Monat ein bestimmter Entschädigungssatz gesetzlich zu. Für die durch Haft erlittene „Gesundheitsschädigung" wird eine besondere Rente gewährt.

Dazu ist zu sagen, daß für die unmittelbar sichtbaren Beeinträchtigungen seelischer und körperlicher Art die Schwere der Belastung sicherlich entscheidend gewesen ist. Für seine spätere Rückgliederung in die Gesellschaft hat für den Verfolgten allerdings auch die Dauer seiner durch die Verfolgung bedingten Isolierung eine Rolle gespielt. Wie im Kapitel „Kontakt zum Mitmenschen und zur Gesellschaft" (s. S. 138) gezeigt wird, lassen sich in keinem Lebensbereich so starke Korrelationen zur Länge der Inhaftierung nachweisen wie im Bereich des mitmenschlichen Kontaktes. Die Fülle der Erfahrungen, auch belastender Erfahrungen, die der Verfolgte mit der Umwelt, mit der er sich wieder versöhnen soll, nicht teilen konnte, erweisen sich später als Belastung. Die Verfolgten wurden durch den Zusammenbruch des NS-Systems sehr demonstrativ gegenüber der Majorität der Deutschen bestätigt. Außerdem waren sie für ihren Standpunkt eingetreten und hatten dafür gelitten. Nach 1945 aber konnten und wollten sehr viele der Anhänger und Mitläufer des vergangenen Regimes — zumindest privat — nicht anerkennen, wie unrecht sie selber hatten und wie recht die Verfolgten. Trauer und Schuldbewußtsein schoben sie häufig ab, indem sie die ehemals Verfolgten von neuem als „Außenseiter" ächteten, manchmal sogar als „Kriminelle", von denen sie sich distanzierten. Den Stempel des „Fremden" und „Gezeichneten" mußten die Verfolgten sich um so stärker aufdrücken lassen, je länger sie von der Gesellschaft isoliert waren.

Hinzu kommt, daß einer Inhaftierung der von den Nazis gern als „Volksschädlinge" gebrandmarkten Personen demütigende Diffamierungskampagnen vorausgingen. Diese hatten den Sinn, bestimmte Menschengruppen abzusondern, zu kennzeichnen (z. B. Judenstern) und der Bevölkerung zu entfremden. Der öffentlichen Beschimpfung, dem Boykott und der Diskriminierung schlossen sich handgreiflicher Terror (z. B. Kristallnacht), Untersuchungshaft im Gefängnis — häufig mit Folterungen und Einzelhaft verbunden — und schließlich KZ-Haft an. Die Gesamtverfolgungszeit ging in ihrer Dauer über die Haftzeit also oft hinaus. Das zeigt Tabelle 7.

Als Zeitmerkmale der Belastung werden dort die Haftzeit im KZ-Lager, in Zwangsarbeitslagern (ZAL) und Ghettos sowie die Zeit in Gefängnissen und Zucht-

Tabelle 7. *Dauer und Art der Verfolgungssituation (n = 219)*

Monate	Haftzeit im KZ-Lager	Haftzeit im Gefängnis oder Zuchthaus	Haftzeit im ZAL oder Ghetto	Gesamte Verfolgungszeit
1—6	25 (11,4%)	31 (14,2%)	14 (6,4%)	8 (3,7%)
7—24	94 (42,9%)	19 (8,7%)	29 (13,2%)	5 (2,3%)
25—48	45 (20,6%)	11 (5,0%)	23 (10,5%)	29 (13,2%)
49—72	20 9,1%)	2 (0,9%)	2 (0,9%)	97 (44,3%)
73—96	10 (4,6%)	4 (1,8%)	0 (0,0%)	32 (14,6%)
97—144	6 (2,7%)	0 (0,0%)	0 (0,0%)	48 (21,9%)
entfällt	19 (8,7%)	152 (69,4%)	151 (69,0%)	0 (0,0%)

häusern als Belastungen berücksichtigt. Zusätzlich wird die Gesamtverfolgungszeit aufgeführt.

Aus Tabelle 7 wird ersichtlich, daß die Haftzeiten in Zwangsarbeitslagern, Ghettos oder Konzentrationslagern länger waren als die Haftzeiten in Gefängnissen oder Zuchthäusern. Die gesamte Verfolgungszeit überstieg bei den meisten Häftlingen 4 Jahre. Ferner zeigt sich, daß die am häufigsten im Konzentrationslager verbrachten Zeiträume die Dauer von $^1/_2$—2 Jahren umfassen. Als nächstlängste Zeitspanne folgen Inhaftierungen von 2—4 Jahren.

Wo wir in den folgenden Kapiteln die Korrelationen verrechneten, wurden Haftzeiten und nicht Gesamtverfolgungszeiten berücksichtigt. Die Gesamtverfolgungszeit als einen Belastungsindex korrelativ mit heutigen Störungen zu verrechnen, erschien nicht angebracht, da sie bei den einzelnen Verfolgten ein sehr unterschiedliches, schwer faßbares Gepräge hatte.

4. Vernichtung von Angehörigen

Die Anzahl der umgekommenen Angehörigen eines Verfolgten spiegelt häufig auch die Schwere eines Verfolgungsschicksals wider. Polnische Juden beispielsweise blieben in vielen Fällen als einzige ihrer Familie nur durch Zufall vom Tode verschont. Auch im Konzentrationslager war ihre Situation die schlechteste. Aller nahen Beziehungspersonen beraubt, auf die ihre Zukunftshoffnungen sich hatten richten können, und mit nur geringen Möglichkeiten, sich der deutschen SS sprachlich verständlich zu machen, verfielen sie im Konzentrationslager in die Rolle der Deklassierten unter den Häftlingen. Die Verfolgten, die von der Vernichtung ihrer Angehörigen wußten, konnten meist nicht — auch nicht zeitweise — den totalen Vernichtungswillen des Regimes vergessen.

Eine quantitative Orientierung über die verschiedenen Verfolgungsschicksale von Eltern, Geschwistern, Ehepartnern und Kindern bietet Tabelle 8.

Tabelle 8. *Schicksal der Familienangehörigen der 219 Verfolgten (die Zahlen in eckiger Klammer besagen, wie oft der Tod der Angehörigen miterlebt oder während der Haft erfahren wurde)*

Verwandtschafts-bezeichnung	verfolgt		nicht verfolgt
	am Leben geblieben	umgekommen	
Eltern (Vater, oder Mutter, beide Eltern)	6	119 [69]	94
Geschwister	32	50 [17]	21
Ehepartner	18	45 [16]	22
Kinder	9	28 [18]	22

Die Angaben in Tabelle 8 lassen die individuellen Schicksale nur erahnen. Je nachdem, wie die innere Bindung zu einem Mitglied der Familie aussah, wurden die Verfolgten von seinem Verlust verschieden schwer getroffen. Für Jugendliche war es besonders schwer, wenn sie erfuhren, daß sie in Zukunft ohne ihre Eltern leben mußten.

Andere, denen der Ehepartner den letzten Halt geboten hatte, standen dann am Abgrund der Verzweiflung, wenn dieser Angehörige umkam. Völlig gebrochen waren Juden, die von den Nazis sterilisiert worden waren und nun erfuhren, daß auch noch ihr einziges Kind ermordet worden war.

Viele Verfolgte hatten das Gefühl der „sozialen Depersonalisation" („wer bin ich?", „was soll ich auf dieser Welt?"), wenn sie inmitten der Grauen der KZ-Lager auch noch den Tod der Angehörigen erfahren mußten.

Ähnlich wie TRAUTMANN (1961) fanden wir, daß bei den häufig anzutreffenden „Schuldgefühlen der Überlebenden" das Bewußtsein zu leben dem Gedanken „Sie sind tot" als Widerspruch gegenüberstand. Gerade wenn der Verfolgte kurz vor dem Tod des Vaters oder lieben Freundes irgendein Zerwürfnis gehabt hatte, wurde er in der Haft von dem Selbstvorwurf gequält, an seinem Tod schuldig zu sein. Der Eindruck des täglichen Grauens verdrängte gelegentlich die Trauer über den Verlust des Angehörigen; die Solidarität der Mithäftlinge gab manchmal Trost. Um so bedrückender empfanden es die Häftlinge nach ihrer Befreiung, als keine Angehörigen mehr für sie da waren.

5. Körperliche und seelische Krankheiten

Die Krankheiten im Konzentrationslager gehören einerseits zu den Folgen der dort erlittenen Belastungen. Andererseits stellen sie auch eine ganz spezifische Belastung dar. Bei der mangelnden ärztlichen Versorgung und dem sich in mannigfacher Weise zeigenden Vernichtungswillen der SS, auch der Sanitäter, geriet der Häftling meist in unmittelbare Todesgefahr, wenn er krank wurde und ins Revier kam. Der objektive Wert der Angaben über Krankheiten im Lager ist aber aus folgenden Gründen begrenzt:

1. Es handelt sich um Erinnerungen einzelner Ereignisse, die oft 10 bis 20 Jahre zurückliegen und die somit zwangsläufig lückenhaft sind.
2. Die Krankheitsangaben beruhen größtenteils nicht auf sorgfältigen ärztlichen Diagnosen, sondern auf Eindrücken von Laien. Es ist als eine wohl einmalige Ausnahme anzusehen, daß es französischen Ärzten gelang, im Lager Mauthausen einen Großteil französischer Deportierter zu röntgen und die Mikrofilme den SS-Ärzten zu entwenden (VIC-DUPONT, FICHEZ, WEINSTEIN in MICHEL, 1955).
3. Viele Krankheiten wurden gar nicht erfaßt, z. B. innere Krankheiten wie Leber- und Nierenschäden, Tumore usw.
4. Die Krankheitsangaben wurden größtenteils im Zusammenhang mit einem Entschädigungsverfahren gemacht, bei dem vorwiegend nur solche Krankheiten angegeben wurden, die von den Befragten und Ärzten als unmittelbare Folgen der Inhaftierung angesehen wurden.
5. Man berichtete meist nur von solchen Krankheiten, die eine Bedeutung für die Entschädigungshöhe zu haben schienen. Störungen der Menstruation beispielsweise traten bei fast allen gefangenen Frauen auf (DÖRING, 1967). Da diese aber meistens nach der Befreiung bald wieder abklangen, wurden sie für die ärztliche Schadensdiagnostik als irrelevant erachtet.

Unsere Auszählungen über die körperlichen und seelischen Krankheiten im Lager sind in Tabelle 9 dargestellt. Dabei handelt es sich um Angaben einer Sonderstichprobe von 144 Verfolgten, über die sowohl medizinische als auch psychologische Erhebungen vorlagen.

Übersichten über die gesundheitlichen Schäden während der Verfolgungszeit haben MICHEL (1955), PAUL u. HERBERG (1963), EITINGER (1964), v. BAEYER, HÄFNER u. KISKER (1964) gegeben.

Tabelle 9. *Körperliche und seelische Krankheiten im Lager (n = 144)*

Art der Krankheiten	Männer jünger [a] (n = 42)	Männer älter [b] (n = 65)	Frauen jünger [a] (n = 21)	Frauen älter [b] (n = 16)	Summe (n = 144)
1. Kopfverletzungen durch Mißhandlungen	20 (48%)	36 (55%)	8 (38%)	3 (19%)	67 (46,5%)
2. Seuchen (Typhus, Ruhr, Fleckfieber u. a.)	16 (38%)	14 (22%)	9 (43%)	6 (38%)	45 (31,2%)
3. Lungen-Bronchial-affektionen (Tbc u. ä.)	11 (26%)	21 (32%)	4 (19%)	4 (25%)	40 (27,8%)
4. Herz-Kreislauf-erkrankungen	12 (29%)	16 (25%)	5 (24%)	6 (38%)	39 (27,1%)
5. Rheumatische Beschwerden	11 (26%)	15 (23%)	4 (19%)	7 (44%)	37 (25,7%)
6. Dyspeptische Beschwerden	11 (26%)	14 (22%)	3 (14%)	4 (25%)	32 (22,2%)
7. Hungerdystrophische Symptome	12 (29%)	10 (15%)	8 (38%)	4 (25%)	34 (23,6%)
8. Bakterielle Infektionen	8 (19%)	14 (22%)	6 (29%)	2 (13%)	30 (20,8%)
9. Mißhandlungsverletzungen (außer Kopfverl.)	9 (21%)	9 (14%)	3 (14%)	— —	21 (14,6%)
10. Wirbelsäulen-Beschwerden	4 (10%)	8 (12%)	3 (14%)	5 (31%)	20 (13,9%)
11. Infektionskrankheiten (Malaria, Gelbsucht u. ä.)	3 (7%)	6 (9%)	2 (10%)	1 (6%)	12 (8,3%)
12. Kurzdauernde, hochfieberhafte Infekte	4 (10%)	— —	3 (14%)	2 (13%)	9 (6,3%)
13. Erfrierungen an den Füßen	1 (2%)	1 (2%)	2 (10%)	1 (6%)	5 (3,5%)
14. Menstruations-Störungen	— —	— —	11 (52%)	2 (13%)	13 (35,1%)
15. Ständige Angst	12 (28%)	23 (35%)	9 (44%)	8 (52%)	52 (36,4%)
16. Depressive Verstimmungen	13 (31%)	17 (26%)	7 (31%)	7 (44%)	44 (30,5%)
17. Suicidgedanken	7 (16%)	5 (8%)	1 (6%)	2 (12%)	15 (10,3%)

[a] „jünger" heißt: bei Inhaftierungsbeginn unter 30 Jahre.
[b] „älter" heißt: bei Inhaftierungsbeginn über 30 Jahre.

Die Unterschiede der Krankheitshäufigkeiten in den einzelnen Untersuchungen können hier nicht diskutiert werden. Erst in späteren Kapiteln, in denen die heutige körperliche und seelische Verfassung zu verfolgungsabhängigen (wie Lagerkrankheiten) und verfolgungsunabhängigen Faktoren (wie Persönlichkeitsmerkmalen) in Beziehung gesetzt und mit Ergebnissen anderer Untersucher verglichen werden, sollen die Einflüsse der unterschiedlichen Untersuchungsbedingungen behandelt werden. Unter den Krankheiten, die aus der KZ-Zeit erinnert werden, sind vor allem die Kopfverletzungen durch Mißhandlungen hervorzuheben. Verletzungen des Gesichtsschädels, der Kopfschwarte, Schädelprellungen, Commotionen und leichtere Contusionen, die durch das rücksichtslose Schlagen der SS auftraten, werden auch nach längerer Zeit noch von fast 50% der Befragten genannt. Alle anderen Krankheiten werden von höchstens einem Drittel der ehemals Verfolgten angegeben. Auch die hungerdystrophischen Symptome wie Kachexie, Hungerödeme und Hungerpolyurie, die vielen

Ärzten kurz nach der Befreiung als Lagerkrankheit im Vordergrund zu stehen schienen, werden bei den späteren Erhebungen relativ selten verzeichnet. Wahrscheinlich deswegen, weil ihre Folgen sich als weniger schwerwiegend erwiesen, als man anfangs angenommen hatte.

Charakteristisch für das unterschiedliche Belastungsbild der Geschlechter ist, daß Männer anscheinend häufiger durch Mißhandlungen am Kopf verletzt wurden als Frauen. Frauen dagegen litten im Lager häufiger unter Seuchen, Hungerdystrophie und ständiger Angst. Junge Frauen berichten häufiger über Menstruationsstörungen als ältere, außerdem erlitten sie häufiger Kopfverletzungen durch Mißhandlungen.

Die Korrelation der Erkrankungshäufigkeiten im Lager zur Inhaftierungsdauer und Lagerschwere sind nicht bedeutsam. Dagegen traten bei sehr schwerer Arbeitsbelastung häufiger Lungen- und Bronchialaffektionen und Kopfverletzungen auf.

Die häufigeren Kopfverletzungen bei Häftlingen in schweren Arbeitssituationen unterstützen und veranschaulichen den unten dargestellten Befund der Korrelation zwischen Arbeitsschwere und schlechter Beziehungen des Häftlings zu seinen Wachmannschaften. Wer schwere Arbeit leisten mußte, erlitt besonders häufig Kopfverletzungen, vor allem auch deshalb, weil die Wachmannschaften die durch schwere Arbeiten unterprivilegierten Häftlinge besonders roh schlugen.

Mit der Schilderung eines ehemaligen Häftlings soll schließlich noch einmal der immer wieder berichtete Zusammenhang zwischen der Stärke des Überlebenswillens und der Wahrscheinlichkeit einer Erkrankung im Lager demonstriert werden.

Herr B. war Anstreicher und versuchte mit allen Mitteln, im KZ eine Facharbeit zu bekommen. Er wurde schließlich zu Anstreicharbeiten abkommandiert. Seine Lage charakterisiert er so: „Obwohl die Arbeit schwer war und es keine vernünftigen Arbeitsgeräte und Farben gab, konnte ich mich gut über Wasser halten. Ich rauchte nicht und tauschte meine Zigaretten lieber gegen Lebensmittel. Meinem Vater, mit dem ich zusammen war, ging es umgekehrt. Er war apathisch geworden und mußte schwere Eisenträger schleppen. Ich wollte den Vater immer wieder ermuntern, aber er wollte nicht mehr. Ich warnte ihn vor allem vor dem Krankenrevier, das überfüllt war und aus dem die meisten zur Vergasung abgeschoben wurden. Der Vater hörte nicht auf mich. Er bekam bald die Cholera und starb dann einige Tage später."

6. Verfolgungsgrund

Um verstehen zu können, warum sich die heutige Schicksalsbewältigung der soziologisch verschiedenen Verfolgtengruppen teilweise ähnelt und teilweise unterscheidet, ist ein Blick auf ihr Verfolgungsschicksal erforderlich. Tabelle 10 zeigt in den meisten Belastungskategorien differente Häufigkeiten der Verfolgungsgruppen. Die wichtigsten Befunde sind eingerahmt. (Aus Gründen der übersichtlichen Vergleichbarkeit und der unterschiedlich großen Gruppen geben wir die Prozentzahlen an.) Die Angaben in Prozent zeigt Tabelle 10.

Sieht man einmal von den Belastungswerten ab, die sich durch Zahlen indizieren lassen, so können auch von der Erlebnisseite her verschiedene Belastungen bei verschiedenen Verfolgtengruppen abgegrenzt werden. Die Juden hatten es insofern am schwersten, als die SS ihnen ständig zu spüren gab, daß ihr Leben nicht mehr wert sei als das eines Ungeziefers. Den politischen Häftlingen dagegen gab man zu verstehen, sie hätten ihr KZ-Schicksal ja gewollt und die Chance zur Umkehr gehabt. Den religiös Verfolgten wurden zumindest zeitweise erhebliche Hafterleichterungen gewährt. Auch im persönlichen Kontakt sahen die SS-Wachen sie oft als komisch

Tabelle 10. *Verfolgungsgrund und Belastung (n = 200; 19 Personen ließen sich nicht eindeutig einer der 6 Kategorien zuordnen)*

Belastungsart	polnische Juden männlich (n = 64)	polnische Juden weiblich (n = 34)	deutsche Juden männlich (n = 33)	deutsche Juden weiblich (n = 17)	polit. u. religiös Verfolgte männlich (n = 42)	polit. u. religiös Verfolgte weiblich (n = 10)
längere Zeit schwerere Arbeitsbelastung	38 59%	16 47%	15 (45%)	6 (35%)	14 (33%)	2 (20%)
längere Zeit schwerere Lagerbelastung	18 (28%)	6 (18%)	16 48%	7 41%	10 (24%)	2 (20%)
gesamte Verfolgungszeit länger als 4 Jahre	44 (69%)	27 (79%)	31 94%	15 88%	36 (86%)	9 (90%)
KZ-Haft länger als 3 Jahre	6 (9%)	— —	8 (24%)	3 (18%)	25 60%	2 (20%)
Vater oder Mutter oder beide starben durch Verfolgung	44 69%	27 79%	22 (67%)	12 (71%)	1 (2%)	1 (10%)
Geschwister starben durch Verfolgung	22 (34%)	12 (35%)	9 (27%)	4 (24%)	— —	— —
Ehepartner starben durch Verfolgung	27 (42%)	8 (24%)	5 (15%)	3 (18%)	— —	— —
Kinder starben durch Verfolgung	21 33%	5 15%	3 (9%)	— —	1 (2%)	— —

oder belustigend an, machten sie aber seltener als andere Verfolgtengruppen zur Zielscheibe tödlicher Aggressionen.

Faßt man Männer und Frauen zusammen, so ergibt sich, daß unter den rassisch Verfolgten die polnischen Juden etwas schwerere Arbeitsbelastungen als die deutschen erlitten, die wiederum schwerere Lagerbelastungen und längere Verfolgungs- und Haftzeiten ertragen mußten als die Polen. Durch den Verlust der Familienangehörigen sind die verfolgten Juden aus beiden Ländern sehr häufig betroffen. Unter den polnischen Juden sind die Verlustzahlen noch größer als unter den deutschen Juden.

Die politisch oder religiös Verfolgten hatten leichtere Arbeits- und Lagerbelastungen zu ertragen. Auch der Tod von Angehörigen durch die Verfolgung war bei ihnen seltener. Ihre Verfolgungs- und Haftzeiten dagegen liegen bedeutend höher als die der Juden aus Polen und Deutschland.

Den Belastungswert dieser verschiedenen Gruppenschicksale summarisch gegeneinander abzuwägen, scheint uns nicht möglich. Wie will man beispielsweise den Verlust von Angehörigen gegenüber längeren Haftzeiten abwägen? Bei der Berücksichtigung der unterschiedlichen Belastungen der Verfolgtengruppen soll daher mehr die verschiedene Belastungsart als deren mutmaßliche Höhe beachtet werden. Trotz dieser Einschränkungen erlauben die dargestellten Zahlen die Vermutung, daß die politisch oder religiös Verfolgten — und unter ihnen vor allem die Frauen — geringere Belastungen ertragen mußten als die rassisch Verfolgten aus Deutschland und Polen.

Wie später dargestellt wird, weist die Haftdauer kaum eine signifikante Korrelation zu heutigen Störungen auf. Das wird verständlich, wenn man die gegenläufige

Tendenz von Haftdauer und erfahrener Belastungsschwere berücksichtigt. Die Haftdauer fällt statistisch als Belastungsfaktor weniger schwer ins Gewicht als das in der Haft tatsächlich Erfahrene, weil die extrem schwer belasteten Verfolgten nur zu einem geringen Prozentsatz eine längere KZ-Haftzeit durchmachten. Man muß also annehmen, daß Häftlinge, die dem extremen Terror länger ausgesetzt waren, gestorben sind.

Auch aus der Sicht der Verfolgten selber waren die Juden in der schlechtesten Lage. Sie sahen kaum eine Chance, dem Tod unter den unwürdigsten Umständen zu entgehen. Aus Selbstschutz waren sie gezwungen, jeglichen Ausdruck von Haßgefühlen gegenüber den Wachen zu unterdrücken. Und selbst ihre schwachen Hoffnungen auf ein Überleben des Konzentrationslagers waren meist vermischt mit dem Gefühl, daß sie ein heimatloses und entwurzeltes Leben nach der Inhaftierung erwarte. Ihre materielle Existenzgrundlage war zerstört worden, die Angehörigen waren häufig umgekommen, und es schien die weitere Weltgemeinschaft am Schicksal der Juden nicht sonderlich interessiert, wenn nicht gar offen antisemitisch. Den politisch und religiös Verfolgten hingegen stand nicht ständig der Tod vor Augen. Manche von ihnen bekleideten mittlere oder hohe Stellungen in der Häftlingsselbstverwaltung und hatten so mehr Möglichkeiten als die Juden, sich gegenseitig zu schützen.

Zusammenfassend kann also festgestellt werden, daß sowohl objektiv als auch subjektiv die jüdischen Verfolgten schwerere Belastungen erleiden mußten als die politisch oder religiös Verfolgten.

7. Lebensalter

Zweifellos hatte für den Verfolgten das Alter, in dem der Nazi-Terror über ihn hereinbrach, eine spezifische Belastungsbedeutung. Die Entwicklungspsychologie hat erwiesen, daß es bestimmte Altersperioden mit besonderer Krisenanfälligkeit bei Belastungen gibt. Nur ganz vereinzelt allerdings berichtet der ehemalige Häftling darüber, ob das Verfolgungsschicksal ihn wegen seines Alters schwerer oder weniger schwer traf. Die Persönlichkeitseigenarten und die damit zusammenhängenden spezifischen Anfälligkeiten in den verschiedenen Lebensabschnitten werden stärker gelebt als erlebt. Die folgende Äußerung einer polnischen Jüdin etwa bildet eine Ausnahme:

„Als junges Mädchen war ich sehr draufgängerisch. Ich habe in einer rechtsradikalen zionistischen Jugendgruppe mitgemacht. Die Parole war ‚Blut und Schwert'. Das Ghetto aber hat mir meine Jugend geraubt. Als ich 16 Jahre alt war, wurde ich mit Vater und Mutter im Ghetto einquartiert. Wir mußten dauernd arbeiten und hatten ganz wenig zu essen. Im Ghetto lernte ich meinen späteren Mann kennen. Wenn wir älter gewesen wären, hätten wir mehr leiden müssen. Das Ghetto haben wir gut überstanden, weil wir noch jung waren. Wenn ich als Frau mein Kind im Ghetto geboren hätte — das wäre das Grausamste gewesen. Das Umbringen der Kinder im Ghetto war das Schlimmste."

Die Klage, die schönsten Jahre des Lebens im KZ-Lager verloren zu haben, findet sich in den Protokollen jedoch sehr selten. Das Alter zur Zeit der Verfolgung wird als etwas Selbstverständliches betrachtet. Die Altersstreuung der hier Befragten ist aber groß. Da eine Verfolgungs- und Diffamierungszeit der Inhaftierung oft lange voraus-ging, differieren die Altersverteilungen für diese beiden Belastungssituationen (s. Tabelle 11).

In den Untersuchungen, die berücksichtigen, daß Verfolgung in einem bestimmten Lebensalter besondere Bedeutung hat, wird das Kindes- und Jugendalter hervor-

Tabelle 11. *Lebensalter bei Verfolgungs- bzw. Haftbeginn (n = 219)*

Lebensalter	Bei Beginn der Verfolgung	Bei Beginn der Haft
unter 10 Jahre	3 (1,4%)	1 (0,5%)
11—15 Jahre	20 (9,1%)	10 (4,7%)
16—20 Jahre	34 (15,5%)	30 (13,1%)
21—25 Jahre	37 (16,9%)	37 (16,9%)
26—30 Jahre	44 (20,1%)	44 (20,1%)
31—35 Jahre	41 (18,7%)	49 (23,5%)
36—40 Jahre	17 (7,8%)	18 (8,1%)
über 40 Jahre	23 (10,5%)	30 (13,1%)

gehoben (KOLLE, 1958; BENSHEIM, 1960; v. BAEYER, HÄFNER u. KISKER, 1964). So fand BENSHEIM (1960) bei rassisch Verfolgten eine vierstufige, altersspezifische „Skala der Angst". Kinder, die im Alter von 5—11 Jahren verfolgt wurden, hätten im Lager „animalisch-motorische Primitivreaktionen" entwickelt und später beibehalten. Jugendliche von 12—17 Jahren seien durch die Angst besonders in ihrem „vegetativ-hormonalen" System dauerhaft gestört worden. Die 20—30jährigen Verfolgten entwickelten einen „chronischen Angstzustand depressiver Färbung" oder wurden in „Überkompensation der Angst" zu „Asozialen". Bei den 30—40jährigen kam es unter dem Eindruck der Schrecken der Verfolgung zu einem „chronischen Depressionszustand ängstlich paranoider Färbung". Leider sind diese Annahmen nicht systematisch statistisch untersucht worden. Sie entspringen einem klinischen Eindruck.

Anders sehen v. BAEYER, HÄFNER u. KISKER (1964) die altersspezifischen Störfelder bei Kindern und Jugendlichen. Nach ihrer Erfahrung dürfte die Zerstörung der natürlichen Familienbande in diesem Lebensabschnitt am gravierendsten gewesen sein, wozu nicht nur die Trennung von der Mutter, sondern auch alle Störungen innerhalb des Familienverbandes zu rechnen sind.

Unsere Stellungnahme zu diesen Ergebnissen erfolgt anhand der in den einzelnen Kapiteln dargestellten Befunde.

8. Geschlecht

Unter den befragten Verfolgten waren 155 Männer und 64 Frauen. Hinsichtlich des Ausmaßes der subjektiv erfahrenen Belastung sind die Geschlechter nicht vergleichbar. Die Möglichkeit, äußere Belastungskriterien anzulegen und zu prüfen, ob Männer oder Frauen bei vergleichbarer äußerer Belastung in verschiedenem Ausmaß geschädigt wurden, besteht nicht. Wir verfügen vor allem deshalb über keine gültigen Kriterien, weil bei Männern und Frauen unterschiedliche Maßstäbe angelegt werden müßten. So bleibt zur Klärung der Frage nach der Bedeutung der Geschlechtszugehörigkeit als Belastungsfaktor nur der Weg einer phänomenologischen Analyse der Belastungssituation aufgrund von Selbstaussagen.

Die Verfolgungsmaßnahmen der Nazis in Form von Diffamierung, Mißhandlung, Lebensbedrohung oder Inhaftierung nahmen Männer und Frauen insofern verschieden wahr, als sie sich in unterschiedlichen Bereichen ihrer Lebensmöglichkeiten eingeengt sahen. Für den Mann ist die Auseinandersetzung mit der Staatsgewalt eher etwas Gewohntes. Dennoch war die Verfolgung für ihn wegen der extrem starken Einengung seiner sozialen Expansion schwer zu ertragen. Die faschistischen Machthaber wendeten die Maßnahmen der Entrechtung, Gefangenhaltung und Vernichtung äußerst starr und rigoros an und gaben ihren Feinden nicht die geringste Möglichkeit, sich mit ihnen auseinanderzusetzen. Vor allem im Konzentrationslager, wo die Verfolgten der zwanghaften Kontrolle der SS völlig ausgeliefert waren, wurde gerade männlichen Gefangenen die Isolierung von der Gesellschaft und der Statusverlust zum traumatisierenden Erlebnis.

Die verfolgte Frau dagegen erlebte nicht so bedrückend die Diffamierung durch den Staat und das Beschneiden jeglicher „aggressiver" Expansivität als vielmehr die Einengung ihrer intimen Lebensmöglichkeiten. Für die rassisch verfolgte Frau bedeutete es ein besonders schweres Schicksal, wenn ihre Verfolgung in das Alter zwischen 20 und 30 Jahre fiel, in dem sie normalerweise den Grund für ein eigenes Familienleben hätte legen können, es aber wegen der Rassengesetze nicht konnte. Andere Frauen wurden durch die Verfolgung besonders betroffen, als ihre Familie zerstört, der Mann verschleppt und die Kinder getötet wurden. Sie fühlten sich entborgen und ihres Lebenssinnes beraubt, wenn sie plötzlich ohne die Angehörigen waren, für die zu leben sie gewohnt waren, die ihnen aber auch Halt und Stütze geboten hatten.

Männer und Frauen unterschieden sich in der Aufnahme der Belastungen sehr voneinander. Das zeigte sich am deutlichsten in ihren unterschiedlichen Reaktionen auf die Verletzung ihrer Intimsphäre.

Eine ehemals Verfolgte empfand es als besonders entwürdigend, daß sie nackt vor SS-Leuten baden mußte. Eine Zeugin Jehovas erinnert als besonders degradierend an die völlige Enthaarung. Für eine schon ältere deutsche Jüdin war im KZ-Lager das Grauenhafteste das viele Ungeziefer und die Unsauberkeit.

Diese Arten von Beschämung wurden von den ehemalig gefangenen Frauen im Unterschied zu den Männern, die so etwas nicht für besonders belastend hielten, häufig erwähnt und als eine wesentliche Quelle ihres Leidens angesehen.

Auch jegliches sexuelle Erleben war in der kalten, mechanistischen Atmosphäre des Konzentrationslagers bei Frauen unterbrochen (Trautmann, 1961). Die Angst vor Vergewaltigung durch die SS und die ständige Verletzung ihres Scham- und Intimitätsgefühls ließ sie alles, was mit Sexualität zu tun haben könnte, negieren. Symptomatisch dafür war die durchgängige Amenorrhoe. Die Feststellung Dörings (1967), daß „die Amenorrhoe in den gefürchteten Konzentrationslagern 100%ig gewesen ist", wird durch die uns vorliegenden Berichte bestätigt. Auch Döring ist der Meinung, daß „der unbarmherzige, seelische Druck in diesen Lagern die Ursache der 100%igen Amenorrhoe gewesen sein muß", zumal schon kurz nach der Befreiung die Menstruation meist wieder einsetzte.

Dem männlichen Häftling stellte sich die Frustration sexueller Erlebnisse im Konzentrationslager anders dar als der Frau, da er meist Wege zu Ersatzhandlungen fand. Frankl (1959) und Cayrol (1959) behaupten zwar, daß keinerlei sexuelle Aktivität stattfand: „Wir hatten keine erotischen Träume; unsere physische Gebrechlichkeit, unser Heimgesuchtsein von Hunger, unsere Müdigkeiten, denen sich manchmal noch die glühenden Erinnerungen an Schläge hinzugesellten, machten uns unfähig, auch nur einen Augenblick von einer Frau zu träumen, die wir hätten lieben oder begehren können" (CAYROL, 1959). In den Protokollen der Berichte unserer Befragten finden sich jedoch Schilderungen, die die Erfahrungen von FRANKL und CAYROL ergänzen.

Ein politisch Verfolgter war 4 Jahre in Gefängnissen und Zuchthäusern und über 3 Jahre im KZ Dachau. Er berichtet: „Thema 1 war nicht die Frau, sondern der Hunger. Davon hat man geträumt. Ich habe das Sexuelle nicht vermißt. Ich ging auch nicht ins Lagerbordell. Beim Appell mußte man sagen: ‚Ich will in den Puff.' Alle hörten das. Im Bordell waren die Zellen mit einem Guckloch versehen. Nach einer halben Stunde fing der Wärter an zu schreien: ‚Der Mann muß raus.' Die politisch Verfolgten haben es aus moralischen und religiösen Gründen abgelehnt, ins Bordell zu gehen. Viele gingen hin, um einmal mit einer Frau zu sprechen, obwohl das eigentlich richtige Huren waren. Selbstbefriedigung und Homosexualität waren verbreitet. Im allgemeinen jedoch wurde das Sexuelle zurückgedrängt durch den Hunger, das Frieren, das Arbeiten und die Übermüdung."

Ein anderer sagt, daß er „trotz der Unterernährung sexuelle Betätigung vermißt" hat. Er meint: „Homosexualität lehne ich ab. Das hat im Lager auch nicht überhandgenommen. Homosexualität wurde durch den Terror der Häftlinge selbst verhindert. Viele hatten nachts sexuelle Träume oder trieben Selbstbefriedigung. Im Stillen hatte ich auch den Wunsch, ins Lagerbordell zu gehen. Die Begleitumstände eines solchen Besuches haben mich jedoch davon abgehalten. Die SS-Führer oder -Führerinnen schauten dem Koitierenden oft zu und stießen mit den Stiefeln an die Tür, wenn es ihnen zu lange dauerte. Anfangs besuchten vor allem Ältere und Intellektuelle das Bordell. Viele brachten die Pakete, die sie von zuhause erhielten, den Dirnen mit, die sie dann meist an Hungernde weitergaben."

Ein anderer Verfolgter berichtet: „Schlimm waren auch die 175er. Als die in größerer Zahl eingeliefert wurden, rissen sie die Macht an sich. Einige hatten mit den SS-Leuten sexuelle Beziehungen. Sie wurden auch überhaupt bevorzugt, weil sie keine Staatsfeinde wie die Juden oder die Politischen waren. Als die Homosexualität um sich griff, richtete man einen Puff ein. Die Politischen gingen jedoch nicht hin, weil sie wußten, daß dort nicht Huren, sondern verhaftete oder durch Betrug verführte Mädchen waren.

Sexuelle Bedürfnisse hatten im KZ-Lager nur diejenigen, die den Magen voll hatten, d. h. Kapos, Blockälteste und ähnliche. Die Politischen waren immer diszipliniert. Manche Häftlinge drehten durch und steigerten sich in sexuelle Exzesse und Phantasien. Es kam vor, daß jemand einen Anfall bekam und alles mögliche, auch obszöne Sachen, herausschrie."

III. Anpassungsweisen im Konzentrationslager

Die Formen der seelischen Verarbeitung der Terrorsituation im Konzentrationslager sind recht sichere Anzeichen der späteren Möglichkeiten der Verfolgten, ihr Schicksal zu bewältigen. Die verschiedentlich berichteten Verhaltens- und Haltungscharakteristiken des KZ-Häftlings wie „seelische Primitivierung" (KOGON, 1954), „kultureller Winterschlaf" (FRANKL, 1959), „Regression auf primitiv-infantile Triebregungen" (BETTELHEIM, 1960) verdecken die Vielfalt der Reaktionsweisen. Unter dem extremen Druck dauernder Todesgefahr und totaler Entwürdigung mögen die Häftlinge in ihren Umgangsformen sehr uniform, roh, verkrustet und verpanzert erschienen sein. Innerlich aber waren sie aufs Tiefste aufgewühlt. Die häufig beschriebene Nivellierung der individuellen Differenzen traf nur auf das Äußere zu, nicht auf das Erleben. Auch aus den bisherigen wissenschaftlichen Berichten geht dies hervor.

So beschrieben KRAL (1951), KOGON (1954) und v. BAEYER, HÄFNER u. KISKER (1964) unterschiedliche Reaktionsweisen bei verschiedener Dauer der Haft. Dem Einlieferungsschock, der mit intensiven Angsterlebnissen verbunden war, folgte eine Anpassungsphase, in der der Häftling entweder in ein apathisch-primitiviertes

„Muselmann"-Dasein hinabsank oder aktive Anpassungsformen entwickelte. Damit sind aber die Bewältigungsweisen der Häftlinge nicht ausreichend beschrieben. KOGON (1954) sah, daß hinter der einförmig rauhen Schale des „Konzentrationärs" — für den Außenstehenden kaum bemerkbar — die abgründigsten Konflikte ausgetragen wurden. Auch der zukunftsorientierte Optimismus der unter sich solidarischen politischen Häftlinge war häufig nur eine täuschende Maske. Erst wenn die Leiche eines Selbstmörders aus ihren Reihen vor ihnen lag, so schreibt KOGON, begannen die Kameraden zu ahnen, was in ihm vorgegangen war.

Unechte, nicht tragfähige Haltungen aus der Zeit vor dem Konzentrationslager brachen bald zusammen: „Die sozialen Korsettstangen wurden sofort geknickt" (KOGON). Die äußerste Grenzsituation im Konzentrationslager vermochte nicht, die individuellen Unterschiede einzuebnen. Früher sozial hochgestellte Männer mußten nun beweisen, wie fest sie charakterlich waren. Viele besannen sich auf ihre wahre Stärke, gewannen Einsicht in die wahre Natur des Menschen und wurden dadurch innerlich reifer. KOGON beobachtete das an der „Gewissensverfeinerung", FRANKL (1959) an dem „Aufbrechen einer verdrängten Gottbezogenheit".

Es kann hier nun nicht im entferntesten alles aufgezählt werden, was andere über das Verhalten von KZ-Häftlingen geschrieben haben. Es sei aber hervorgehoben, daß die Erlebnisweisen und Anpassungsleistungen auch bei äußerster Belastung sehr unterschiedlich waren und nicht uniform, wie es die herkömmliche Streßtheorie erwarten ließe. Auch stehen die Erlebnisweise und die Höhe der Anpassungsleistung an die Situation im Konzentrationslager in engerem Zusammenhang mit der Persönlichkeit als mit äußeren Merkmalen wie Schwere der Arbeit, des Lagers, Hunger, Krankheiten u. ä. Wenn die äußeren Bewältigungsformen des Konzentrationslagers auch auf wenige Überlebenstaktiken zusammenschrumpften, so waren doch die erlebten Überlebensgründe vielfältig.

1. Erinnerte Überlebensgründe

Eine Aufzählung der Gründe, die die Befragten am häufigsten für ihr Überleben angaben, erschien möglich und als quantitative Orientierung angebracht. Die Aussagen der Verfolgten über Gründe ihres Überlebens wurden von drei unabhängigen Beurteilern in zwölf Kategorien eingeordnet. Oft äußerten sich die Befragten nicht zu den Gründen ihres Überlebens, oft nannten sie aber auch mehrere Gründe. Im ganzen ist daher die Zahl der Gründe höher als die Anzahl der Befragten, wie aus Tabelle 12 hervorgeht.

Bemerkenswert an der Aufzählung von Überlebensgründen scheint uns die Tatsache zu sein, daß „Disziplin und Selbstbeherrschung" an erster Stelle rangieren, insbesondere auch vor „Zufall oder Glück". Die Bedeutung der inneren Haltung wird noch deutlicher, wenn man bedenkt, daß diese auch bei allen anderen Überlebensgründen — außer „Zufall oder Glück" und „Menschlichkeit der einzelnen Bewacher" — von entscheidener Wichtigkeit ist. Das Bewußtsein, Entscheidendes zu dem, was als „Zufall oder Glück" bezeichnet wird, beigetragen zu haben, erklärt wohl auch die Tatsache, daß kaum einer der Befragten auf äußere Gegebenheiten wie Lagerverhältnisse, Dauer der Haft, Mißhandlungen usw. hingewiesen hat. Daß bestimmte Beziehungen zwischen den erinnerten Überlebensgründen und Persönlichkeitsmerkmalen bestehen, wird im Kapitel „Grundformen psychischer Störungen" (s. S. 113) näher dargestellt.

Tabelle 12. *Überlebensgründe in der Erinnerung (n = 219)*

Überlebensgründe	Häufigkeit
1. „Disziplin und Selbstbeherrschung"	50 (22,8%)
2. „Zufall oder Glück"	44 (20,1%)
3. „Kameradschaft mit Lagergenossen"	43 (19,6%)
4. „Gedanken an die Familie"	31 (14,1%)
5. „Gute Arbeit, guter Posten"	31 (14,1%)
6. „Religiöser Glaube	25 (11,4%)
7. „Aktive Anpassung an die Lagerverhältnisse"	22 (10,0%)
8. „Guter körperlicher Zustand"	18 (8,2%)
9. „Menschlichkeit einzelner Bewacher"	12 (5,5%)
10. „Rückzug auf das eigene Innenleben"	9 (4,1%)
11. „Haß- und Rachegedanken gegen die Nazis"	8 (3,6%)
12. „Glaube an politische Überzeugungen"	3 (1,4%)

Die trockene Aufzählung der am häufigsten genannten Überlebensgründe soll durch Eigenberichte der Verfolgten veranschaulicht werden. Es sind Antworten auf die Frage, auf welche Gründe der einzelne sein Überleben zurückführt:

„Ich war ein ganz gewöhnlicher Häftling. Ich habe nie einen Kapo-Posten gehabt. Ich war sportlich trainiert und hatte einen starken Willen."

„Ich habe alles, was ich zum Essen bekam, auch gegessen und nicht wie andere gegen Zigaretten vertauscht. Außerdem verlebte ich zwischendurch verhältnismäßig gute Zeiten, wenn ich Bekannte oder alteingesessene, privilegierte Häftlinge hatte, die mich vor den grausamen Blockältesten in Schutz nahmen und deren Wort auch Geltung hatte."

„Glück war, daß ich immer wieder auf Leute traf, die mir halfen. Meist waren es Kapos oder Revierangestellte, die meiner früheren sozialistischen Gruppe angehörten. Als ich Flecktyphus und Gelbsucht hatte, retteten sie mir das Leben."

„Ein wesentlicher Grund könnte sein, daß ich eine Frau traf, die erzählte, sie sei meinem Vater begegnet. Das Wissen, daß der Vater noch am Leben war, hat mir die Kraft gegeben, zu überleben. Andererseits war es einfach ein Wunder, daß ich dem Tod entfliehen konnte."

„Ich hatte die Einstellung zu sagen: ‚Was kommt, das kommt.' Ewig lebt man sowieso nicht. Ich hatte aber auch den Wunsch, die Zukunft zu erleben und dachte gar nicht an die Vergangenheit. Was hätte mir das angesichts des Krematoriums auch geholfen? Ich wollte leben und tat alles mit Bedacht. Ich dachte: ‚Immer arbeiten, dann kann nichts passieren.' Ich bin fromm, aber ich habe mehr eine moderne Religion. Wenn Gott will, daß ich lebe, dann lebe ich. Meine Frau hat kein Glück gehabt. Meine Tochter auch nicht. Ich hatte Glück. Ich habe jedoch auch immer etwas getan, ‚pour corrigér la fortune'."

„Ich habe alles durch den Willen zum Durchhalten überwunden. Die schrecklichen Erinnerungen an die Folterungen von Menschen habe ich willentlich dadurch überwunden, daß ich hart wurde wie Stein. Ich habe mir keine Gefühlsregung erlaubt, sonst wäre ich wohl nicht durchgekommen."

„Ich hoffte immer und ließ mich nicht unterkriegen, obwohl die Angst, daß man an die Reihe kommt, ständig vorhanden war. Man stumpfte aber ab und schloß sich völlig ab."

„Als ich einige Wochen in Auschwitz war, wurde mir klar, daß ich etwas tun müßte, um zu überleben. Ich litt vor allen Dingen unter dem Hunger. In einigen Tagen gelang es mir, in das Kartoffelschälkommando zu kommen. Dadurch war ich gerettet."

2. Persönlichkeit des Häftlings und seine Anpassung im Konzentrationslager

Bisher fehlt in der wissenschaftlichen Literatur eine systematische Einschätzung der Bedeutung des Persönlichkeitsfaktors für das Verhalten im Konzentrationslager. Das mag wohl damit zusammenhängen, daß eine bloß oberflächliche Exploration den persönlichen Verhaltensspielraum im Konzentrationslager äußerst eng erscheinen läßt. Eine intensivere Erforschung dieses Problems hielten die meisten Untersucher nicht für erforderlich, da sie sich ja als Gutachter vorwiegend mit den äußerlich sichtbaren und krankmachenden Belastungsformen (Schläge, Krankheit, Hunger u. a.) beschäftigten. Wo aber von einer Anpassungsweise berichtet wurde, half man sich mit Bildern oder relativ groben Kategorien, wie z. B. Muselmann, Primitivierung, animalisches Vegetieren.

In unserer Untersuchung der Verfolgtenschicksale wurden die Prä-KZ-Eigentümlichkeiten der einzelnen Häftlinge und ihre Überlebenstaktiken im Konzentrationslager ausführlich beachtet. Diese Verhaltensweisen stehen untereinander und mit den Bewältigungsweisen des Post-KZ-Schicksals in engem Zusammenhang, wie in den folgenden Kapiteln ausführlich dargestellt wird.

Wegen des extremen Zwangscharakters der KZ-Lagersituation waren die Verhaltensweisen des einzelnen weitgehend auf Anpassungsmodalitäten zum Zwecke des Überlebens eingeschränkt. Es gab zwar verschiedene Wege, sich anzupassen, doch der auf dem einen Weg erzielte Erfolg stand mit dem eines anderen in engem Zusammenhang. Das zeigte sich auch in einer Faktorenanalyse, in der soziologische Charakteristika, Belastungs- und Anpassungsmerkmale (siehe Anhang) von 210 Befragten (bei 9 waren die Angaben unvollständig) miteinander in Beziehung gesetzt wurden. Die sich ergebenden Faktoren wurden bis auf einen wegen ihrer Übereinstimmung mit den Ausführungen von S. 25 (Verfolgungsgrund) vernachlässigt.

Der Faktor — er wird als Faktor „Anpassung im KZ“ bezeichnet — ist von zentraler Bedeutung, da er die strukturellen Beziehungen der verschiedenen Anpassungsmerkmale untereinander aufdeckt (s. Tabelle 13 u. 14):

Tabelle 13. *Faktor der Anpassung im Konzentrationslager*

Merkmal:	„Gelungene Anpassung im KZ-Lager“ (Pol A)	„Nichtgelungene Anpassung im KZ-Lager“ (Pol B)	Ladung
Kontaktverhalten gegenüber den Mithäftlingen	Kontaktinitiative	Kontaktschwäche	0.77
Einstellung zu den Mithäftlingen	Kameradschaftlichkeit	Teilnahmslosigkeit	0.74
Aktivitätsentfaltung während der Haftzeit	Aktives Durchkommen	Passives Durchkommen	0.67
Beziehungen zu Wachmannschaften	Angepaßt gegenüber den Wachmannschaften	Keine Anpassung an die Wachmannschaften	0.39

Wie aus Tabelle 13 hervorgeht, sind die unterschiedlichen Anpassungsleistungen der Häftlinge vor allem auf unterschiedliche Kontaktinitiative und Kameradschaftlichkeit zurückzuführen. Aktive „Durchkommenstaktiken“ und Anpassungsfähigkeit gegenüber der SS tragen — statistisch gesehen — weniger zur Unterscheidung der Häftlinge im Anpassungsfaktor bei. Das entspricht auch der Erwartung, da die Häftlinge ein gewisses Maß an „Gehorsam“ und „strammer Haltung“, ja sogar Unterwürfigkeit (auch wenn sie nur vorgetäuscht war) zeigen mußten, um zu überleben. Die

„Aktivitätsentfaltung während der Haftzeit“ und die „Beziehungen zu Wachmannschaften“ waren daher für die Überlebenden in Wirklichkeit vermutlich weniger variierbar, als das heute erscheint.

Im folgenden sind die Merkmale der gelungenen Anpassung (Pol A) mit den Verhaltensweisen, die ihren Einschätzungen zugrunde lagen, aufgeführt:

Kontaktinitiative (132 Befragte): „Machte aktiv in einer Gruppe von politisch Organisierten mit“, „Hatte regen Kontakt zu religiös Gleichgesinnten“, „Konnte sich verschiedenen Gruppen anschließen“, „Hatte als Vorarbeiter viele Kontakte“, „Sah sich auch in anderen Baracken um.“

Kameradschaftlichkeit gegenüber Mithäftlingen (149 Befragte): „Tröstete Mitgefangene“, „Wies neue Häftlinge ein, wie man sich schützt“, „Sorgte als Blockältester für das Wohl seiner Leute“, „Teilte gelegentlich sein Essen, wenn es anderen zu schlecht ging“.

Aktivität (134 Befragte): „Versuchte immer wieder, über seine Arbeit als Friseur Beziehungen herzustellen und diese für sich und andere auszunützen“, „War als guter Organisator bei Wachleuten beliebt“, „Schmiedete Fluchtpläne und brach einmal aus“, „Suchte sich Arbeit und Lager aus, in denen die Vernichtungsgefahr gering war“, „Trieb Handel im KZ“, „Versuchte auf allen möglichen Wegen eine Arbeit in der Küche zu bekommen, was ihm schließlich auch gelang“.

Angepaßt gegenüber Wachmannschaften (108 Befragte): „Nötigte Bewachern durch kluges und forsches Auftreten Respekt ab“, „Opportunistische Unterwerfung“, „Erwarb Sonderrechte als Vorarbeiter“, „Wurde häufiger durch Bewacher vor Strafen geschützt“.

Die nicht gelungene Anpassung (Pol B) ist durch folgende Verhaltensweisen charakterisiert:

Kontaktschwäche (87 Befragte): „Sonderling“, „Mißtrauen gegenüber allen“, „Suchte nur vorteilhafte Sonderbeziehungen zu Wachmannschaften“, „War mit Kriminellen zusammengesperrt, die er ablehnte“.

Teilnahmslosigkeit (70 Befragte): „Unkameradschaftlichkeit gegenüber Mithäftlingen“, „Immer Außenseiter“, „Sorgte nur für sich“, „Wurde abgelehnt und zog sich zurück“.

Passivität (85 Befragte): „Klammerte sich an Mithäftlinge an“, „Mitläufer unter den politisch Organisierten“, „Völlig apathisch, hoffte auf den Tod“, „Betrachtet sein Überleben als nur vom Glück oder Zufall abhängig“, „Muselmann“, „Versucht sich durch Flucht in die Krankheit zu retten“.

Unangepaßt (111 Befragte): „Wurde häufig bestraft“, „Bekam immer schlechteste Arbeit“, „War gegenüber Bewachern feindlich und stur“, „Wurde immer benachteiligt“, „Häufig Folterung wegen Ungehorsams“.

Weitere Differenzierungen des Anpassungsverhaltens im Konzentrationslager ergeben sich durch die Analyse der Interkorrelationen der Anpassungsmerkmale (siehe Tabelle 14).

Wenn man zunächst von den Faktorenladungen ausgeht, zeigt sich, daß die Überlebenstaktik mit Hilfe der Anpassung an die SS sich am meisten von den anderen Anpassungsweisen unterscheidet. Ihre Faktorenladung fällt deutlich ab (0,39). Recht schwache Beziehung hat sie zur Kameradschaftlichkeit ($r = 0{,}16$). Eine sehr signifikante Korrelation besteht zur allgemeinen Aktivität ($r = 0{,}31$).

Tabelle 14. *Interkorrelationen und Ladungshöhen der Merkmale des Anpassungsfaktors*

	1. Kontakt-initiative	2. Kamerad-schaft	3. Aktivi-tät	4. An-passung	Faktoren-ladung
1. Kontaktinitiative	—	0,46	0,44	0,26	0.77
2. Kameradschaftlichkeit		—	0,31	0,16	0.74
3. Aktivität			—	0,31	0.67
4. Anpassung an die SS				—	0.39

Der relativ hohe Zusammenhang zwischen allgemeiner Aktivität und Anpassung an die SS ist zweiseitig zu lesen. Einerseits war es ein Weg, sich mit den Wachmannschaften zu arrangieren, wenn man sich anpaßte, tüchtig war und sich in der Häftlingsselbstverwaltung aktiv zeigte. Andererseits war ein solches Verhalten nur mit der wohlwollenden Duldung der SS möglich. Die relativ niedrige Korrelation zwischen Kameradschaftlichkeit und dem Eingehen auf die Mentalität und Forderungen der Wachen ist dadurch erklärlich, daß viele Hilfsaktionen zugunsten der Mithäftlinge zum Konflikt mit den Wachen führten.

Die Anpassungstaktik, möglichst gute Beziehungen zu den Wachmannschaften zu unterhalten, zeigt folgende Korrelationen zu den Merkmalen außerhalb des Anpassungsfaktors:

Verfolgte mit angepaßtem Verhalten gegenüber den Wachmannschaften waren häufiger aus Deutschland (1%-Sign.) und hatten leichtere Arbeitsbedingungen (1%-Sign.).

Für diese Korrelationen dürften auch die geringeren Vorurteile der SS-Leute gegenüber deutschen als gegenüber polnischen Juden und ihre bessere sprachliche Verständigung mit Deutschen verantwortlich sein. Von seiten der Häftlinge ermöglichten eine längere Verfolgungszeit, die für deutsche Häftlinge typisch war, und eine leichtere Arbeit das Kennenlernen und Eingehen auf die Wachmannschaften. Durch längere Beobachtung verlor die SS für viele Häftlinge mit der Zeit ihren Schrecken, als sie ihre Schwächen zu erkennen und auszunutzen lernten (s. a. Bettelheim, 1960).

Der Durchsetzungsmodus, der hauptsächlich durch Aktivität gekennzeichnet war, korreliert signifikant nur mit leichterer Arbeitsbelastung.

Verfolgte mit aktivem Durchkommen hatten leichtere Arbeitsbelastungen (5%-Sign.).

Hier gilt wieder eine zweiseitige Interpretation: Einerseits machte die Aktivität des Häftlings sich hauptsächlich in der Erleichterung seiner Arbeitssituation bezahlt, andererseits ließ eine leichte Arbeit dem Häftling Raum für Aktivität.

„Kameradschaftlichkeit" und „Kontaktinitiative" sind für den Anpassungsfaktor am bestimmendsten. Ihre Faktorenladungen sind am höchsten. Auch ihre Interkorrelation ist sehr hoch ($r = 0{,}46$). Im Unterschied zu den Merkmalen „Anpassung an die SS" und „Aktivität" bestehen sowohl bei der Kameradschaftlichkeit wie auch der Kontaktinitiative keine signifikanten Beziehungen zur Schwere der Arbeitssituation (beide: $r = 0{,}0$). Das heißt: Die Häftlinge ließen sich durch Bevorzugung bei der Arbeit nicht zur Unkameradschaftlichkeit korrumpieren. Zwischen der Höhe der Lagerbelastung, Kameradschaftlichkeit und Kontaktinitiative bestehen signifikant negative Beziehungen.

Verfolgte mit Kameradschaftlichkeit (1%-Sign.) und Kontaktinitiative (5%-Sign.) hatten weniger hohe Lagerbelastungen zu ertragen.

Daraus läßt sich ablesen: In extrem schweren Lagern wurden die Häftlinge so stark zu egoistischen Überlebenstaktiken gezwungen, daß sich Solidarität zu Mithäftlingen nur in vergleichsweise leichteren Lagern verwirklichen ließ. Aktivität und Anpassung an die SS waren durch sehr schwere Lagerverhältnisse zwar auch eingeschränkt, aber nicht in dem Ausmaß wie Kontaktinitiative und Kameradschaftlichkeit.

Um eine Übersicht zu erhalten, von welchen Bedingungen die gesamte Anpassungsleistung im Konzentrationslager abhängig ist, wurde für jeden Verfolgten ein einziger Anpassungswert berechnet. Dazu wurden alle 4 Merkmale als gleichwertig betrachtet. Der Häftling, für den nur null, ein oder zwei Merkmale gelungener Anpassung zutrafen, galt als schlecht angepaßt (100 Befragte). Der Häftling mit drei oder vier Merkmalen gelungener Anpassung galt als gut angepaßt (110 Befragte). Bei der Korrelation dieses Globalindices guter Anpassung im Konzentrationslager mit 60 Merkmalen der Prä-KZ-Persönlichkeit, des soziologischen Hintergrundes und der Belastung zeigten fast nur die Persönlichkeitsmerkmale bedeutsame Beziehungen zur Anpassungsleistung. Das Gelingen der Anpassung im Konzentrationslager hängt weder nennenswert ab von Geschlecht, Alter, Verfolgungsgrund, Herkunft oder Familienstand noch vom Verfolgungsschicksal der Angehörigen sowie der Dauer von Verfolgung und Haft.

Daß starke Arbeits- wie auch Lagerbelastungen den Spielraum der Anpassungsmöglichkeiten stark einengten, zeigten schon die signifikanten negativen Beziehungen zu den Einzelmerkmalen der Anpassung (s. S. 34 ff.). Sie finden ihre Bestätigung darin, daß auch signifikant negative Korrelationen von Arbeits- und Lagerschwere zur gesamten Anpassungsleistung bestehen. Aus den Berichten geht jedoch hervor, daß auch der Aspekt der Schicksalswahl zu berücksichtigen ist, indem schwächere und mutlosere Verfolgte sich auch in schwere Arbeitssituationen und Lager abschieben ließen.

Wegen der vielfältigen Beziehungen des Anpassungsvermögens des Häftlings zu Merkmalen seiner Grundpersönlichkeit läßt sich daher auch behaupten, daß eine erfolgreiche Durchsetzungstaktik im Konzentrationslager keine Folge äußerer Schicksalsbedingungen ist, sondern Ausdruck einer durchsetzungsfähigen Persönlichkeit.

Die im Konzentrationslager gut angepaßten, aktiven, kameradschaftlichen und kontaktfähigen Häftlinge hatten folgende charakteristische Erfahrungen und Verhaltensweisen vor ihrer Haft [1]:

Die Mutter war aufgeschlossen und offen (10%-Sign.).
Die Mutter erzog kooperativ (0,1%-Sign.).
Die Beziehungen zu den Geschwistern waren harmonisch (10%-Sign.).
Die psychosoziale Entwicklung verlief harmonisch (5%-Sign.).
Die Lösung vom Elternhaus gelang (5%-Sign.).
Es bestanden gute Beziehungen zu Gleichgeschlechtlichen und Gleichaltrigen (5%-Sign.).
In ihrem Beruf waren sie erfolgreich (5%-Sign.).
Sie beteiligten sich aktiv am öffentlichen Leben (1%-Sign.).
Sie reagierten mit aktiven Gegenmaßnahmen auf das Einsetzen der Verfolgung (0,1%-Sign.).

[1] Die Merkmale sind nach ihrer psychogenetischen Folge, nicht nach ihrer statistischen Bedeutsamkeit geordnet.

Für die im Lager schlecht angepaßten, passiven, unkameradschaftlichen und kontaktarmen Häftlinge waren jeweils die gegenteiligen Erfahrungen aus der Zeit vor ihrer Haft zutreffend. Die Beziehungen innerhalb und außerhalb der Familie waren weniger glücklich und erfolgreich als bei den im KZ-Lager durchsetzungsfähigen Häftlingen.

Mit diesen Ergebnissen werden die psychodynamischen Entwicklungstheorien empirisch erhärtet, die annehmen, daß lebensgeschichtlich späteres Verhalten sich sinnvoll auf Erfahrens- und Bewältigungsweisen früherer Lebensetappen aufbaut. Von 14 Merkmalen über Erfahrungen der Befragten innerhalb ihrer elterlichen Familie, darunter auch über ihr Verhältnis zum Vater, erweist sich die verständnisvolle und liebende Erziehungsweise der Mutter für das spätere Verhalten als am bedeutsamsten. Die Entwicklung eines unverbrüchlichen Vertrauens zur Mutter bildet die Voraussetzung und den Ausgangspunkt eines späteren vertrauensvollen und realitätsgerechten Umgangs mit der weiteren Mitwelt. Frühe Erfahrungen stabiler zwischenmenschlicher Beziehungen sind die Grundlage für befriedigende Kontakte im späteren Leben.

In den Protokollen der Verfolgten, die sich vor und während der Haft gut durchsetzten, finden wir z. B. folgende Beschreibungen von Erinnerungsbildern an die Mutter:

„Zwischen uns bestand eine liebevolle Beziehung. Sie achtete auch immer sehr auf meinen Erfolg."

„Meine Mutter war tatkräftig und temperamentvoll. Durch mein gutes Verhältnis zu ihr übernahm ich diese Eigenschaften."

„Ich verstand mich mit meiner Mutter sehr gut. Die Harmonie mit ihr hat mir die Vertrauensgrundlage für ein langes Leben gegeben, wenn die Mutter auch schon früh die Nazis umgebracht haben."

„Wenn es in Auschwitz ganz schlimm wurde, dachte ich an meine Mutter. Das gab mir das Vertrauen und die Kraft, das KZ heil zu überleben."

Es zeigte sich, daß diejenigen Häftlinge sich nicht unterkriegen ließen, für die eine „gute" Beziehung zur Mutter in der Erinnerung Realität war. Durch einen „guten" Rückblick schafften sie sich eine historische Dimension ihres Lebens, die die Grundlage einer Hoffnung für die Zukunft bildete. Ein Verfolgter drückt das so aus:

„Im KZ dachte ich, nachdem ich ein so hoffnungsvolles Leben begonnen habe, lohnt es sich, das KZ zu überstehen, denn danach kann ich zeigen, was in mir steckt."

Zum „Erinnerungshof" des kooperativen Einklangs zwischen Mutter und Kind gehören das aufgeschlossene, offene Wesen der Mutter, die vorwiegend harmonischen Beziehungen zu den Geschwistern und der allgemeine Eindruck, daß die psychosoziale Entwicklung geglückt verlief. Zwischen diesen Variablen bestehen Wechselbeziehungen, deren Abhängigkeit aus der Erinnerung der Verfolgten nicht mehr entflochten werden konnte. Man kann jedoch zusammenfassend sagen, daß die im Lager durchsetzungsfähigen Häftlinge auf eine Kindheit zurückblickten, in der ihre wesentlichen Bedürfnisse befriedigt worden waren.

Eine zufriedenstellende Kindheit ermöglichte dann auch erfolgreiche Bewältigungsweisen außerhalb der Familie. Die Lösung vom Elternhaus gelang ihnen. Sie gehörten ja auch nicht zu denen, die es besonders schwer hatten. In Wiederholung ihrer Geschwisterbeziehungen bekamen sie leicht Kontakt zu Freunden bzw. Freundinnen. Die Umwelt nahm sie gern auf, Erfolg im Beruf und sozial integrative Aktivität konnten sich ausbilden.

Bemerkenswert ist, daß von der Spätpubertät an hinsichtlich sthenisch-aktiver Verhaltensweisen die größten Unterschiede in der Persönlichkeitsentwicklung zwischen den im Lager durchsetzungsfähigen und nicht durchsetzungsfähigen Häftlingen hervortreten. Nicht etwa einfühlsamer Umgang mit dem anderen Geschlecht oder ein harmonisches Eheleben sind Variablen, die die Durchsetzung im KZ-Lager vorausbestimmen, sondern Berufserfolg, Aktivität in der Öffentlichkeit und Initiative bei Einsetzen der Verfolgung. Alles das, was sie brauchten, um das Lager möglichst wenig geschädigt zu überleben, d. h. Kontaktinitiative, Kameradschaftlichkeit, Aktivität und Anpassungsbereitschaft wurde schon vor der Verhaftung in der Auseinandersetzung mit der Berufswelt und der Gesellschaft eingeübt und vorgeformt. Das Selbstvertrauen und die Sicherheit, die sie dadurch gewannen, zeigte sich dann bei Einsetzen der Verfolgung. Sie nahmen das ihnen von den Nazis zugedachte Schicksal nicht passiv hin, sondern griffen zu aktiven Gegenmaßnahmen in Form von Fluchtversuchen oder Widerstand bei der Verhaftung und den Verhören.

Als Fortsetzung der schon früh so unterschiedlich begonnenen Lebenslinie, aber auch als Auswirkung der verschieden großen Schädigungen durch das KZ sind somit die heutigen unterschiedlichen Einstellungs- und Verhaltensweisen der im Lager gut und schlecht Angepaßten zu betrachten. Auch heute sind die im Lager durchsetzungsfähigen Häftlinge hochsignifikant expansiver, zuversichtlicher, froher und vertrauensvoller als diejenigen, die sich durch die Verfolgung schwerer treffen ließen und mutlos die Schikanen der Nazis ertrugen.

Im einzelnen wird darauf in den folgenden Kapiteln eingegangen.

KAPITEL 3

Gesundheitliche Spätschäden

Problemstellung

Die bisherige medizinisch-wissenschaftliche Literatur über die Spätschäden nach der KZ-Haft ist zunächst dadurch gekennzeichnet, daß die Untersucher die ehemaligen Häftlinge entweder in der ärztlichen Sprechstunde oder in der Gutachtersituation sahen. Damit ist eine entscheidende Vorauswahl getroffen, die sich ausschließlich auf Kranke bzw. Sich-krank-Fühlende erstreckt.

Man könnte den Auswahlfaktor mit seinen falschen Schlußfolgerungen verschmerzen, wenn es sich herausstellen sollte, daß die Anzahl der Nicht-Kranken relativ klein ist. Schwerwiegender dürfte dann die Tatsache ins Gewicht fallen, daß die Ergebnisse der umfangreichsten Untersuchungen bei Begutachtungen gefunden wurden. In dieser Situation mangelte es vielen Untersuchern, die in wenigen Jahren Hunderte von Gutachten zu erstellen hatten, nicht nur an der für eine sorgfältige Anamneseerhebung und Untersuchung notwendigen Zeit. Es fehlte auch an einer Kontrolle der Phänomene, die MATUSSEK (1961) als „Zwang zur Symptomanpassung" bezeichnete. Hierunter ist die Tatsache zu verstehen, daß der Antragsteller seine Beschwerden im allgemeinen unter dem Aspekt schildert, der ihm in seinem laienhaften Verständnis für eine möglichst schnelle und wirksame Erreichung seines Zieles — nämlich die optimale Berentung — der richtige zu sein scheint. Damit meinen wir nicht eine bewußt-tendenziöse Verfälschung der Symptome — obwohl auch dies vorkommt —, sondern die in jeder ärztlichen Untersuchung zunächst übliche Einstellung: Wer wegen Magenschmerzen zum Arzt geht, wird nur das zur Sprache bringen, was seiner Ansicht nach mit dem störenden Symptom zusammenhängt.

Alle Gutachter aber, ob mit viel oder wenig Zeit, ob mit detaillierter Befunderhebung oder nicht, standen unter dem Zwang, eine klare Entscheidung über die Verfolgungsbedingtheit des zu beurteilenden Leidens zu fällen. Der Gutachter mußte sich also eine eigene Theorie darüber bilden, ob und wie ein kausaler Zusammenhang zwischen Krankheit und KZ-Haft besteht. Mit anderen Worten: Der Gutachter mußte oftmals entscheiden, bevor das Problem wissenschaftlich entscheidungsreif war. Dieses Phänomen spiegelt sich in den großen Diskrepanzen der Befunde und Theorien über Spätschäden nach KZ-Inhaftierung wider. v. BAEYER, HÄFNER u. KISKER haben die Widersprüche in der Literatur ausführlich dargestellt und mit Recht hervorgehoben, daß die Unterschiede nicht allein von dem Zeitraum der Untersuchung und verschiedenen Untersuchungsmethodik abhängen können. Sie fühlen sich allerdings außerstande, weitere Gründe für die Diskrepanzen zu nennen. Wir neigen zu der Annahme, daß die Gutachtersituation, in der die meisten Befunde und Theorien der bisherigen medizinischen Literatur gewonnen wurden, für die so weit auseinanderklaffenden Ansichten verantwortlich gemacht werden muß. Damit ist eine zweite Problemstellung dieses Kapitels hervorgehoben: Die Gegenüberstellung der in der Gutachtersituation und Interviewsituation erhobenen Befunde.

Ein drittes Problem betrifft die bei ehemaligen KZ-Häftlingen dargestellten Diagnosen. Hier geht es vor allem um die Frage, ob bei diesem Personenkreis ein spezifisches Symptombild von Spätschäden eine spezielle Diagnose erfordert. Einige Autoren nehmen es an und sprechen deswegen auch von einem „KZ-Syndrom" (HERMANN u. THYGESEN, 1954; THAYSEN u. THAYSEN, 1955; STRÖM, EITINGER, GRÖNVIK, LÖNNUM, ENGESET, OSVIK u. ROGAN, 1961; PAUL, 1963), von einem „Syndrom der Asthenie" (SEGELLE u. ELLENBOGEN, 1954; TARGOWLA, 1955; FICHEZ, 1957; RICKET u. MANS, 1958) oder einer „KZ-Neurose" (BENSHEIM, 1960). Wir werden also zu fragen haben: Welche Symptome zeigen sich ungefähr 15 Jahre nach der Befreiung, und wie soll man sie nennen?

Das vierte Problem dieses Kapitels ist die Frage nach den Belastungsfaktoren, die mit dem heutigen Symptombild in Beziehung stehen. Im allgemeinen wird die Frage relativ pauschal beantwortet. Man führt die heutige Krankheit allein auf die durchgemachte KZ-Haft zurück und differenziert die Belastung wenig oder gar nicht. Wo man es aber — wenigstens teilweise — versuchte, wurden keine Signifikanzen errechnet, so daß es unklar blieb, ob und wie bedeutsam bestimmte Beziehungen sind.

Diese Unterlassung wirkt besonders schwer bei der Beurteilung der Beziehungen der Zusammenhänge zwischen jetziger Erkrankung und Prä-KZ-Persönlichkeit. Allgemeine Ausdrücke wie „Vor der Inhaftierung nie krank gewesen", „Keine Auffälligkeiten in der Entwicklung", „Neurotische Kindheitsentwicklung" o. ä. können nur wenig aussagen über die Bedeutung von Persönlichkeitsfaktoren für das, was im Lager als Belastung erlebt wurde.

Im folgenden wollen wir versuchen, die Beziehung der heutigen Symptombilder zu den verschiedensten soziologischen und psychologischen Merkmalen, auch solchen der persönlichen Entwicklung, korrelationsstatistisch zu bestimmen.

Als abschließendes Problem dieses Kapitels soll ferner die Frage abgehandelt werden, von welchen Faktoren die Berentung der Spätschäden bei ehemaligen KZ-Häftlingen abhängt.

Die Ergebnisse dieses Kapitels wurden anhand folgender Personengruppen gewonnen (Tabelle 15):

Tabelle 15. *Übersicht der im Kapitel „Gesundheitliche Spätschäden" erfaßten Personen (n = 188)*

Personengruppe	Anzahl
Personen mit ärztlichen Gutachten aus dem Entschädigungsverfahren:	170
Davon sind psychologische Interviews vorhanden bei: 144	
Personen ohne ärztliche Gutachten aus dem Entschädigungsverfahren: (mit psychologischen Interviews)	18
Gesamtzahl	188

Von den 245 insgesamt erfaßten Verfolgten wurden 188 ausgewählt. Sie setzen sich zusammen aus 170 Personen, die einen Antrag auf Entschädigung von Krankheitsfolgen der KZ-Haft gestellt haben (Antragsteller), und 18 Personen, die einen solchen Antrag nicht gestellt haben (Nicht-Antragsteller). Von den übrigen 57 Personen der Gesamtgruppe waren die medizinischen Unterlagen aus dem Entschädigungsverfahren nicht zugänglich. Sie konnten deswegen für die Probleme dieses Kapitels nicht berücksichtigt werden.

Von den 170 Antragstellern wurden die Unterlagen aus dem Entschädigungsverfahren hinsichtlich medizinischer Stellungnahmen ausgewertet. Die Ergebnisse wurden den aus dem Interview gewonnenen gegenübergestellt, wobei allerdings bei 26 Personen wegen Todes, längerer Abwesenheit, Unerreichbarkeit oder Ablehnung kein Interview durchgeführt werden konnte oder die Ergebnisse so spärlich waren, daß sie für die Auswertung nicht in Frage kamen. Für die Bearbeitung der Berentungsfragen dagegen wurden die medizinischen Berichte dieser 26 Personen nicht verwendet.

Die Gruppe der von uns interviewten 144 Antragsteller repräsentiert die Gesamtgruppe von 245 Verfolgten in hohem Maße (s. Anhang S. 265).

Zur Bestimmung der Spätschäden wählten wir eine faktorenanalytische Methode, wie wir sie im Kapitel 1 „Methoden der Untersuchung“ näher beschrieben haben. Das geschah deswegen, weil wir die zahlreichen symptomstatistischen Tabellen (Minkowski, 1946; Hermann u. Thygesen, 1954; Helweg-Larsen, Hoffmeyer, Kieler, Thaysen u. Thaysen, Thygesen u. Wulff, 1955; Richet, Gilbert-Dreyfus, Fichez u. Uzan, 1955; Bastiaans, 1957; Richet u. Mans, 1958; Eitinger, 1961; Engeset, 1961; Klimkova-Deutschova, 1961; Döring, 1963; v. Baeyer, Häfner u. Kisker, 1964) durch eine Untersuchung ergänzen und erweitern wollten, die nicht einfach nach der prozentualen Häufigkeit einzelner Symptome, sondern nach den mehreren Symptomen zugrundeliegenden Dimensionen fragt. Dieses Verfahren bot sich um so mehr an, als die meisten bisherigen Untersuchungen jeweils nur die in das eigene Fachgebiet fallenden Symptome sorgfältig genug feststellten und zur Diagnosenstellung benutzten.

Das bezieht sich insbesondere auf die Verschiedenheit von psychischen und körperlichen Symptomen. Meistens haben die Autoren, die vorwiegend körperliche Leiden zu begutachten hatten, nur unzureichend die psychischen Symptomatologie beurteilt und umgekehrt. Wo es aber geschah, wie in den Untersuchungen von Eitinger (1961), wurden die einzelnen Symptome aus dem körperlichen und seelischen Bereich zwar registriert und auch in ihrer prozentualen Häufigkeit bestimmt, aber nicht die Frage gestellt, ob und welche Symptome in einem inneren Zusammenhang stehen. Dadurch geriet man zu leicht in Gefahr, einen willkürlich gesetzten Spielraum von Symptomen als „KZ-Syndrom“ zu bezeichnen.

Wir stellten uns deswegen die Frage: Welche Krankheitsdimensionen setzen sich bei einer gemeinsamen Verrechnung von körperlichen und seelischen Symptomen bei ehemaligen KZ-Häftlingen durch? Diesen Krankheitsdimensionen dürfte man dann das größte Gewicht — jedenfalls in statistischer Hinsicht — unter den Spätschäden zubilligen.

I. Spätschäden nach KZ-Inhaftierung

1. Personen ohne Gesundheitsschäden

Aus den im Kapitel „Methoden der Untersuchung“ genannten Gründen können wir die Frage nach dem prozentualen Anteil gesunder ehemaliger KZ-Häftlinge nicht genau beantworten. Unter den 66 Interview-Verweigerern (s. „Methoden der Untersuchung“, S. 2) befanden sich mit Sicherheit 7 Personen, die eine Kooperation mit uns deshalb ablehnten, weil sie sich gesund fühlten und deswegen an unserer Untersuchung nicht interessiert waren. Wir können nur vermuten, daß diese 7 Personen nicht die einzigen von den 66 waren, die aus denselben Gründen ein Interview ablehnten. Eine genaue Stellungnahme über die Interview-Verweigerer aus „Gesundheitsgründen“ ist daher nicht möglich. Wir können nur mit Sicherheit sagen, daß eine weitaus größere Anzahl von Personen das Interview aus anderen Gründen verweigerten. Auch auf die Gesamtzahl der ehemaligen KZ-Häftlinge bezogen, neigen wir aus später näher erläuterten Gründen zu der Annahme, daß die Anzahl der gesund gebliebenen ehemaligen KZ-Häftlinge sehr niedrig ist.

Nur von 18 Personen der untersuchten Gesamtgruppe (245) wurde kein Antrag auf Gesundheitsschaden gestellt. Es handelt sich um 16 Juden und 2 Priester. 12 Juden sind emigriert, 3 nach USA und 9 nach Israel. Die übrigen 4 leben heute in Deutschland. Im psychologischen Interview äußerten sie auf Befragen folgende Beschwerden (Tabelle 16):

Tabelle 16. *Anzahl der von 18 Nicht-Antragstellern genannten körperlichen und seelischen Beschwerden*

körperliche Beschwerden	abs. Zahl	seelische Beschwerden	abs. Zahl
Dyspeptische Beschwerden	5	Angstträume	6
Wirbelsäulenbeschwerden	3	Nervosität, Reizbarkeit	5
Kopfschmerzen	2	Depressive Verstimmungszustände	4
Augen- u. Gehörstörungen	2	Angstzustände	3
Lungen-Bronchial-Beschwerden	1	Gedächtnisstörungen	1
Magenbeschwerden	1	Müdigkeit	1
Rheumatische Beschwerden	1		
Gynäkologische Beschwerden	1		
Sterilisation	1		
Gesamtzahl	17	Gesamtzahl	20

Aus der Tabelle ergibt sich, daß die Personen, die keinen Antrag auf Rente für evtl. Gesundheitsschäden stellten, keineswegs beschwerdenfrei waren. Bei einem Vergleich mit der Gesamtgruppe der Antragsteller zeigt sich aber, daß die durchschnittliche Häufigkeit der somatischen Beschwerden mit 3,1 Beschwerden pro Person (im Interview) bei Antragstellern wesentlich höher liegt als bei Nicht-Antragstellern (0,9 Beschwerden pro Person). Man kann also festhalten: Gemessen an der Anzahl der Beschwerden sind Nicht-Antragsteller körperlich gesünder als Antragsteller. Dies gilt auch für den psychischen Bereich. Antragsteller klagen mit 3,8 Beschwerden pro Person (im Interview) wesentlich häufiger als Nicht-Antragsteller (1,1 Beschwerden pro Person). Die Werte der Antragsteller sind jedoch Durchschnittswerte der Gesamtgruppe aller Antragsteller. Möglicherweise verringern sich die Unterschiede zwischen beiden Gruppen, wenn nur Antragsteller mit niedrigen Erwerbsminderungs-Sätzen (EWM-Sätze) zu einem Vergleich herangezogen werden. Von 170 Antragstellern haben 16 (9,4%) einen EWM-Satz unter 25% für verfolgungsbedingte Gesundheitsschäden erhalten. Ein solcher wird nach dem Gesetz einer gesundheitlichen Verfassung gleichgestellt, die als im Bereich der durchschnittlichen Verarbeitung liegend angesehen wird, d. h. keinen „Krankheitswert" besitzt. Es besteht aus diesem Grund kein Anspruch auf eine Entschädigung.

Um den „Krankheitswert" der gesundheitlichen Beschwerden von Nicht-Antragstellern noch näher bestimmen zu können, vergleichen wir diese Gruppe mit denjenigen Antragstellern, die den niedrigsten EWM-Satz (unter 25%) erhalten haben. Die Vergleichsbasis bilden die im Interview genannten subjektiven Beschwerden.

Aus der folgenden Tabelle ist die Häufigkeit der Beschwerden von Antragstellern (mit EWM-Satz unter 25%) zu ersehen (Tabelle 17):

Tabelle 17. *Körperliche und seelische Beschwerden von 16 Personen mit einem verfolgungsbedingten Erwerbsminderungssatz unter 25%*

körperliche Beschwerden	abs. Zahl	seelische Beschwerden	abs. Zahl
Herz-Kreislauf-Beschwerden	7	Angstträume	9
Vegetative Beschwerden	5	Mißtrauen Kontaktstörungen	9
Kopfbeschwerden	5	Innere Unruhe, Reizbarkeit	8
Magenbeschwerden	5	Schlafstörungen	8
Lungen-Bronchial-Beschwerden	4	Depressive Verstimmungen	7
Zahnbeschwerden	3	Angstzustände	6
Wirbelsäulenbeschwerden	3	Müdigkeit, Apathie	5
Rheumatische Beschwerden	2	Gefühl der Isoliertheit	5
Gehör- und Sehstörungen	2	Gedächtnis- u. Konzentrationsstörungen	4
Darmbeschwerden	2	Paranoide Ideen	3
Extremitätenverletzungen nach Mißhandlung	2	Haßgefühle	2
Urologische Beschwerden	1	Vitalstörungen	1
Gynäkologische Beschwerden	1		
Gesamtzahl	42	Gesamtzahl	67

Aus der Tabelle geht hervor, daß die 16 Antragsteller ebenfalls über wesentlich mehr Beschwerden somatischer und psychischer Art klagen als die Nicht-Antragsteller. Besonders hoch ist bei den Antragstellern die Zahl der seelischen Beschwerden. Wie im Abschnitt III (s. S. 78) diskutiert wird, werden gerade psychische Störungen sehr niedrig berentet, so daß zu erwarten ist, daß sich Personen mit ausschließlich psychischen Beschwerden im Bereich der untersten Rentensätze befinden.

Nicht-Antragsteller unterscheiden sich also hinsichtlich ihrer subjektiven Beschwerden deutlich von allen Antragstellern. Selbst diejenigen Antragsteller, die die niedrigsten, nicht einmal mehr zu einer Entschädigung führenden EWM-Sätze zugesprochen bekommen, klagen über wesentlich mehr Beschwerden als Nicht-Antragsteller. Da wir jedoch sowohl die Antragsteller als auch die Nicht-Antragsteller medizinisch nicht begutachtet haben, können keine absolut zuverlässigen Aussagen über die unterschiedlichen „Krankheitswerte“ der gesundheitlichen Verfassung beider Gruppen gemacht werden.

Man kann jedoch aus den angeführten Zahlen die Annahme ableiten, daß Nicht-Antragsteller aufgrund der geringeren Häufigkeit ihrer Beschwerden im allgemeinen gesünder sind als Antragsteller und kaum Aussicht auf eine Rente gehabt hätten. Ob dieser Sachverhalt die Nicht-Antragsteller veranlaßt hat, auf einen Gesundheitsschadensantrag zu verzichten, oder ob es andere Motive gewesen sind, soll durch eine nähere Betrachtung dieser Personen geklärt werden.

Die Gruppe der 18 Nicht-Antragsteller läßt sich in zwei Untergruppen aufteilen:

a) Gesunde Personen

Unter den 18 Personen befinden sich 4 ehemalige Verfolgte, die über keine irgendwie gearteten Beschwerden und Folgen der Inhaftierung klagen. Es handelt sich dabei um 1 Priester und 3 Juden. Der Priester war 4 Jahre unter schweren Bedingungen inhaftiert und ist durch einen Hörschaden beeinträchtigt, den er aber nicht auf seine KZ-Zeit zurückführt. Da er sonst keinerlei Beschwerden hat, sieht er keine Veranlassung, einen Gesundheitsschadensantrag zu stellen.

Die 3 anderen Verfolgten sind ein Kriminalbeamter, ein Rechtsanwalt und ein Kellner. Der Kriminalbeamte und der Rechtsanwalt hatten eine insgesamt nur kurze Haftzeit mit relativ leichten Arbeitsbedingungen. Der Kellner, ein gelernter Schlosser, war zwar 2 Jahre inhaftiert — u. a. auch kurze Zeit in Auschwitz —, hatte aber immer einen erträglichen Posten, der ihm seiner Ansicht nach das nahezu beschwerdenfreie Überleben ermöglichte.

b) Kranke Personen

Die restlichen 14 Personen fühlen sich nicht gesund und führen alle ihre Beschwerden auf das Konzentrationslager zurück. Trotzdem stellen sie keinen Gesundheitsschadensantrag.

Bei 7 Personen läßt sich diese Tatsache nicht genau klären, da sie darüber keine oder eine nur unvollständige Auskunft geben, wie z. B.: „Ich lege keinen Wert auf die Entschädigung“ oder „Mein Rechtsanwalt ist schuld, daß ich keinen Antrag auf Gesundheitsschaden gestellt habe“.

Die übrigen 7 Befragten, die sich krank fühlen und ihre Beschwerden für verfolgungsbedingt halten, lehnen einen Antrag auf Rente ausdrücklich ab. Bei ihnen wird eine Motivation sichtbar, die als zwei extreme Varianten der Einstellung zur KZ-Vergangenheit interpretiert werden kann.

1. Betonung der KZ-Vergangenheit. Charakteristisch für diese Variante sind 3 ehemalige Verfolgte. Sie weisen in einer besonders prononcierten Form auf ihre Vergangenheit als KZ-Häftling hin. Sie sind bemüht, wegen ihrer Inhaftierung im Konzentrationslager möglichst viel persönliche Anerkennung und Prestige zu erhalten, was ihnen aber nur dann möglich erscheint, wenn sie sich ihr Leiden nicht bezahlen lassen. Jedes wie auch immer geartete Angewiesensein auf den ehemaligen Verfolger — etwa in Form eines Rentenverfahrens mit seinen zeitraubenden und bürokratischen Maßnahmen — wird strikt abgelehnt.

„Für mich als Priester spielt das Geld als Entschädigung der Folgen keine Rolle. Ich halte einen solchen Antrag für unpriesterlich, und ich halte es auch nicht für die richtige Auffassung, sich für seine Leiden bezahlen zu lassen.“ Er ist der Ansicht, daß die bei ihm aufgetretenen Symptome, wie Magenbeschwerden (Ulcus), depressive Verstimmungszustände, Angstträume und Nervosität, in engem Zusammenhang mit der Verfolgungsbelastung stehen.

Ein Jude will von dem Geld, „das die Deutschen für mein Blut zahlen würden“, nichts annehmen, „jedenfalls so lange nicht, bis alle entschädigt worden sind.“ Nach seiner Sterilisierung während der Inhaftierung leidet er heute unter dyspeptischen Symptomen, depressiven Verstimmungszuständen, Angstträumen und Nervosität.

Ein ebenfalls aus rassischen Gründen verfolgter Akademiker meint: „Ich lege keinen Wert auf Anerkennung eines Gesundheitsschadens. Den ständigen Kampf mit den Ärzten wollte ich mir ersparen. Ich leide häufig unter quälenden Angstzuständen, die von den kleinsten Dingen ausgehen, z. B. wenn jemand an die Tür klopft, ein Telefon klingelt oder wenn Menschen schreien. Es ergreift mich plötzlich eine panikartige Katastrophenstimmung. Ich höre dann immer das schreckliche Gebrüll der Deutschen bei unserer Verfolgung. Ich hatte schon die Absicht, eine Psychoanalyse zu beginnen, doch ich befürchtete, daß es mich innerlich zu tief aufwühlen würde.

Meiner Meinung nach spielt auch Geld für die Bewältigung der KZ-Folgen keine Rolle. Es erscheint mir sogar bedenklich, Geld dafür anzunehmen. Man könnte nämlich hinter dem Angebot Deutschlands, mit Geld die KZ-Folgen zu entschädigen, eine nicht akzeptierbare Haltung vermuten. Die berechtigten Forderungen seitens der Verfolgten werden mit Geld eigentlich nur äußerlich beglichen, innerlich schiebt man aber die ganze Sache dadurch von sich ab. Die sog. Wiedergutmachung ist etwas, was Deutschland noch nicht leisten kann.“

2. *Verleugnen der KZ-Vergangenheit.* Sie läßt sich am ehesten durch die Tatsache bestimmen, daß diese Personen sich möglichst wenig mit ihrer KZ-Vergangenheit beschäftigen, vor allen Dingen nicht mit anderen darüber sprechen wollen:

Eine heute in Israel lebende Jüdin berichtet: „Das einzige, unter dem ich heute leide, ist Migräne, sonst bin ich völlig gesund. Deswegen habe ich auch keinen Antrag gestellt, ich lege keinen Wert darauf. Natürlich verliert man die Erinnerung nicht, man kann es nicht vergessen. Aber ich versuche, nicht daran zu denken. Ich will nicht daran denken und auch nicht mehr darüber sprechen.“

Ein anderer rassisch Verfolgter meint:

„Ich habe auf die Berentung verzichtet, weil es mir zu mühsam war. Wahrscheinlich würde man mir nicht einmal glauben, daß ich im KZ war. Alles muß man doch belegen und bezeugen. Das kann ich nicht, es würde alles nur wieder aufwühlen. Sie können sich das vielleicht nicht vorstellen, aber ich habe sogar schriftlich auf eine Berentung verzichtet.“

Ein heute in Israel lebender Jude äußert sich folgendermaßen:

„Ich glaube nicht, daß ich eine Rente bekommen könnte. Ich kümmere mich auch nicht darum. Außerdem habe ich den Eindruck, daß sich die Öffentlichkeit viel zu sehr um die Leiden der KZ-Zeit kümmert. Das sieht man deutlich an dem zur Zeit laufenden Eichmann-Prozeß.“ Obwohl er durch Zwangsarbeit ein Fingerglied verloren hat, unter dyspeptischen Beschwerden und gelegentlich depressiven Verstimmungszuständen leidet, verneint er irgendwelche Folgen der Inhaftierung. An die KZ-Erlebnisse denkt er kaum noch. Er meidet auch Zeitungsartikel, die mit diesem Thema zu tun haben.

Eine Jüdin erklärt gleich zu Beginn des Interviews, daß sie nicht gerne über ihre Verfolgung spricht. Sie sagt:

„Das, was ich zu erzählen hätte, ist nicht interessant für die Forschung. Wissen Sie, die Erinnerung ist zu schwer, als daß man so ohne weiteres darüber reden könnte.“ Auf die Frage nach ihrem Gesundheitszustand meint sie, daß sie unter keinen irgendwie gearteten Symptomen leide. Im Laufe des Interviews erzählt sie jedoch spontan: „Ich fühle mich heute noch nicht wohl, ständig bin ich von einer inneren Unruhe getrieben. Seit Jahren habe ich Alpträume von der SS und der Lagerpolizei. Manchmal weine ich auch stundenlang, ohne zu wissen, warum.“

Man kann aufgrund dieser Schilderungen annehmen, daß diese Personen sich um die Bewältigung ihrer furchtbaren Erfahrung durch Verdrängung bemühen und auch daher solchen Untersuchungen aus dem Wege gehen, die notwendigerweise zu einem Aufrollen der Vergangenheit führen. Sie verzichten lieber auf eine Rente, damit das mühsam erzielte Gleichgewicht nicht irritiert wird.

Zusammenfassend läßt sich sagen:

Aufgrund der oben geschilderten methodischen Schwierigkeiten (Verweigerung der Mitarbeit) ist die Angabe eines genauen Prozentsatzes von „gesunden" ehemaligen KZ-Häftlingen nicht möglich. Wir sind jedoch der Ansicht, daß ihr Prozentsatz sehr niedrig ist. Allerdings ist dabei, wie in den einzelnen Kapiteln noch gezeigt werden wird, zweierlei zu bedenken: Einerseits ist die Bezeichnung „gesund" sehr relativ. Auch die sog. Gesunden sind nicht frei von Symptomen, die mit großer Wahrscheinlichkeit — jedenfalls teilweise — mit der KZ-Haft zusammenhängen. Auf der anderen Seite haben gesund gebliebene Häftlinge im allgemeinen überdurchschnittlich günstige Lagerbedingungen vorgefunden oder herstellen können.

2. Befunde in der Gutachter- und in der Interviewsituation

Wir haben den Effekt der Gutachtersituation schon 1961 für eine wesentliche Beeinträchtigung einer umfassenden Diagnostik angesehen. v. Baeyer, Häfner u. Kisker haben diese Bedenken ausführlich gewürdigt und technische Anweisungen gegeben, wie man den gerade bei dieser Personengruppe zu erwartenden Schwierigkeiten in der Gutachtersituation zu begegnen hat.

Wir glauben aber, daß auch der beste Gutachter nur in den seltensten Fällen dazu in der Lage ist, den als „Zwang zur Symptomanpassung an die Untersuchungssituation" (Matussek) genannten Effekt zu eliminieren. Die Annahme können wir dadurch bestätigen, daß wir die spontan geäußerten körperlichen und seelischen Beschwerden aus der Gutachter- und Interviewsituation einander gegenüberstellen (s. Tabellen 18 u. 19).

Wir haben absichtlich die Beschwerden und nicht die Diagnosen zur Grundlage des Vergleichs gemacht, da die verschiedenen Gutachter bei ein und denselben Beschwerden verschiedene Diagnosen stellten.

Aus diesen Tabellen geht hervor:

In der Gutachtersituation werden wesentlich mehr körperliche Beschwerden angegeben als in der Interviewsituation. Das hängt sicherlich damit zusammen, daß der Interviewer nicht ausdrücklich nach körperlichen Beschwerden fragte, während der Gutachter wegen der Berentungsfrage hauptsächlich auf diese eingestellt war.

In der Interviewsituation wurden wesentlich mehr psychische Beschwerden genannt als körperliche Störungen. Charakteristischerweise ist der Unterschied zwischen der Gutachter- und der Interviewsituation bei den Beschwerden am wenigsten ausgeprägt, die im Selbstverständnis des Kranken mit körperlichen Schädigungen zusammenhängen können. Das ist vor allen Dingen bei Gedächtnis- und Konzentrationsstörungen wie auch bei Müdigkeit und Apathie der Fall.

Auffallend dagegen ist die hohe Differenz zugunsten der Interviewsituation bei „Mißtrauen", „Menschenscheu" und „Kontaktstörungen", die vom Gutachter nur bei 4,2%, im Interview aber bei 43,4% der Fälle festgestellt wurden. Bemerkens-

Tabelle 18. *Körperliche Beschwerden (n = 144)*

Beschwerden	Angaben bei medizin. Untersuchungen	Angaben bei psycholog. Interviews	Signifikanz-niveau [a]
Vegetative Beschwerden	86 (59,7%)	48 (33,7%)	h.s.
Zahnbeschwerden	53 (36,8%)	19 (13,3%)	h.s.
Rheumatische Beschwerden	48 (33,7%)	24 (16,8%)	s.s.
Herz-Kreislauf-Beschwerden	95 (66,0%)	68 (47,2%)	s.s.
Kopfbeschwerden	64 (44,4%)	42 (29,3%)	s.s.
Leber-Gallen-Beschwerden	35 (24,3%)	16 (11,2%)	s.s.
Urologische Beschwerden	24 (16,8%)	8 (5,6%)	s.s.
Wirbelsäulenbeschwerden	48 (33,7%)	30 (20,8%)	s.
Gehör- und Seh-Beschwerden	35 (24,3%)	21 (14,1%)	s.
Lungen-Bronchial-Beschwerden	57 (39,6%)	41 (28,7%)	s.
Darmbeschwerden	27 (18,7%)	13 (9,1%)	s.
Magenbeschwerden	61 (42,6%)	50 (34,8%)	—
Beschwerden nach Mißhandlungs-verletzungen	22 (15,3%)	19 (13,3%)	—
Neurologische Beschwerden	11 (7,6%)	8 (5,6%)	—
Chron.-anginöse Halsbeschwerden	9 (6,3%)	0 (0%)	—
Durchblutungsbeschwerden (nach Erfrierungen)	5 (3,5%)	4 (2,8%)	—
Hautausschläge	1 (0,7%)	0 (0%)	—
Gynäkologische Beschwerden (von 38 Frauen)	14 (37,8%)	10 (27,0%)	—

[a] Der Unterschied zwischen den Angaben aus den medizinischen Untersuchungen und den psychologischen Interviews wurde mit dem Vier-Felder-Chi-Quadrat-Test auf Signifikanz geprüft (h.s.: 0,1%-; s.s.: 1%-; s.: 5%-Signifikanzniveau).

Tabelle 19. *Seelische Beschwerden (n = 144)*

Beschwerden	Angaben bei medizin. Untersuchungen	Angaben bei psycholog. Interviews	Signifikanz-niveau [a]
Mißtrauen, Menschenscheu, Kontaktstörungen	6 (4,2%)	62 (43,4%)	h.s.
Gefühl der Isoliertheit	2 (1,4%)	54 (37,8%)	h.s.
Angstträume	28 (19,4%)	75 (52,5%)	h.s.
Haßgefühle	0 (0%)	31 (21,6%)	h.s.
Paranoide Ideen	1 (0,7%)	21 (14,7%)	h.s.
Innere Unruhe, Reizbarkeit	41 (28,5%)	72 (50,2%)	h.s.
Depressive Verstimmung	43 (29,9%)	61 (42,6%)	s.
Schlafstörungen	45 (31,3%)	46 (32,2%)	—
Angstzustände	29 (20,1%)	33 (22,9%)	—
Gedächtnis- und Konzentrations-störungen	32 (22,2%)	39 (27,3%)	—
Müdigkeit, Apathie	30 (20,8%)	36 (25,2%)	—
Vitalstörungen	11 (7,6%)	9 (6,3%)	—
Suicidgedanken	6 (4,2%)	5 (3,5%)	—

[a] Der Unterschied zwischen den Angaben aus den medizinischen Untersuchungen und den psychologischen Interviews wurde mit dem Vier-Felder-Chi-Quadrat-Test auf Signifikanz geprüft (h.s.: 0,1%-; s.s.: 1%-; s.: 5%-Signifikanzniveau).

wert ist auch die Tatsache, daß in der Gutachtersituation Haßgefühle überhaupt nicht registriert bzw. festgehalten wurden, während immerhin 21,6% im Interview davon sprachen. Man könnte nun der Ansicht sein, daß Haßgefühle für die Ausgestaltung klinisch-relevanter Symptome bedeutungslos sind. Eine solche Einstellung berücksichtigt jedoch weder die mögliche Korrelation zu anderen psychischen Symptomen, wie etwa Mißtrauen oder Menschenscheu, noch die hier besonders interessierende Tatsache, daß der Kranke in der Gutachtersituation diesen Punkt gar nicht erwähnt. Damit aber dürfte ein wesentlicher Faktor eines vollständigen Symptombildes außer acht gelassen worden sein.

Dies wird noch deutlicher, wenn man die Interviewsituation mit der psychiatrischen Untersuchungssituation vergleicht, da die letztere von allen medizinischen Untersuchungssituationen dem Interview noch am nächsten kommt. Bei dem Vergleich der Personen, die sowohl interviewt als auch psychiatrisch untersucht wurden, ergibt sich, daß in der Interviewsituation folgende Beschwerden häufiger genannt werden:

Gefühle der Isoliertheit	(1%-Sign.)
Haßgefühle	(1%-Sign.)
Mißtrauen, Menschenscheu und Kontaktstörungen	(10%-Sign.)
Paranoide Ideen	(10%-Sign.)

Man kann aus den Befunden ersehen, daß sich der Untersuchte in der Gutachtersituation nicht so frei fühlte, um alles, was er an Veränderungen seiner Persönlichkeit seit der KZ-Zeit registriert hat, auch ungehemmt dem Gutachter sagen zu können. Welcher Antragsteller hält den Untersucher, vor allen Dingen den deutschen, für so objektiv und einsichtig, daß er ihm seinen Haß, der die Person des Arztes nicht ausspart, anvertrauen kann, und zwar in einer Situation, wo der Antragsteller vom Arzt etwas haben will, nämlich eine für die Berentung möglichst günstige Beurteilung seines Gesundheitsschadens?

Das verschiedene Verhalten hinsichtlich der vorgetragenen Beschwerden bei verschiedenen Untersuchungssituationen legt den Schluß nahe, daß für die Diskrepanz der Befunde und der damit zusammenhängenden Divergenz der Diagnosen in der bisherigen Literatur die Verschiedenartigkeit der Untersuchungssituation eine nicht unerhebliche Rolle spielt.

Man ging stillschweigend von der Voraussetzung aus, daß der Untersuchte bei jeder Untersuchung über dieselben Beschwerden in gleicher Weise klagen könne. Ein solches „Apriori“ ist methodisch am bedenklichsten bei dem Beschwerdenkatalog, der zu dem Begriff des sog. „KZ-Syndroms“ zusammengefaßt wurde. Denn hier handelt es sich fast ausnahmslos um Beschwerden, die durch zwei Eigenarten charakterisiert sind: Zunächst sind es vorwiegend Erschöpfungssymptome, die der Erwartung des Untersuchers und Untersuchten hinsichtlich der Spätfolgen nach extremen Belastungen entsprechen. Andererseits sind es Symptome, die nur geschildert und objektiv schwer kontrolliert werden können, zumindest was das Ausmaß betrifft. Möglicherweise liegt hierin der Grund, daß Hermann u. Thygesen (1954) und Eitinger (1961) physiologische, von den übrigen Untersuchern nicht bestätigte Befunde zur Stützung ihrer These herangezogen haben (Gewichtsverlust bzw. neurologische Symptome), die die Subjektivität der Schäden kompensieren sollten.

3. Krankheitsdimensionen bei Spätschäden ehemaliger Verfolgter

Die im letzten Abschnitt geschilderten Differenzen der Beschwerden in zwei verschiedenen Untersuchungssituationen legen es nahe, beide Beschwerdenreihen in eine faktorenanalytische Untersuchung eingehen zu lassen. Wir wollen mit Hilfe dieser statistischen Operation versuchen, die strukturellen Beziehungen zwischen den körperlichen und seelischen Beschwerden aus zwei verschiedenen Untersuchungssituationen zu erfassen.

Unberücksichtigt blieb dabei die Tatsache, daß die Zeitpunkte der ärztlichen Erstuntersuchungen teilweise recht beträchtlich divergieren. Die ärztlichen Untersuchungen wurden zwischen 1946 und 1960, die Interviews zwischen 1958 und 1962 durchgeführt. Wir konnten diesen Faktor jedoch vernachlässigen, weil aus den uns zur Verfügung stehenden ärztlichen Unterlagen hervorging, daß eine laufende Kontrolle der medizinischen Beschwerden durchgeführt und keine statistisch signifikante Veränderung des Beschwerdebildes festgestellt wurde. Mit anderen Worten: Die Beschwerden, die dem ärztlichen Gutachter 1946 genannt wurden, bestanden auch noch 1960. Damit ist gesagt, daß die in der Literatur häufig vertretene Annahme, bestimmte körperliche und seelische Erkrankungen würden erst nach einem mehr oder weniger langen Intervall auftreten bzw. nur einige Jahre nach der Befreiung bestehen, um später für immer zu verschwinden, an den Beschwerden und Krankheiten unseres Materials nicht bestätigt werden konnte.

Daß wir Beschwerden und nicht Diagnosen verrechneten, hatte zwei Gründe: Zunächst einmal sind bei ein und demselben Beschwerdenbild von verschiedenen Ärzten verschiedene Diagnosen — vor allem hinsichtlich der psychischen Spätschäden — gestellt worden. Sodann hatten wir die Diagnose nicht durch eigene Untersuchung geklärt. Wir erhielten lediglich die Beschwerden geschildert. Hätten wir aber die Diagnosen mit den Beschwerden verrechnet, wäre das Ergebnis verfälscht worden.

Wir mußten aus technischen Gründen (s. Anhang) allerdings die Symptome auslassen, die weniger als 15% ausmachen, so daß wir 14 somatische und 12 psychische Merkmale von 144 ehemaligen Häftlingen (106 ♂, 38 ♀) in die Faktorenanalyse einbezogen. Außerdem haben wir Alter und Geschlecht mit verrechnet. Wir hatten dadurch die Aussicht festzustellen, ob bestimmte Beschwerden alters- bzw. geschlechtsbedingt sind. Weitere Variablen in die Analyse aufzunehmen, erschien auf Grund bisheriger faktorenanalytischer Untersuchungen mit klinischen Daten wenig sinnvoll, weil dadurch das Symptombild zugunsten außerklinischer Daten verschoben worden wäre. Alle anderen Variablen, d. h. die von uns in Betracht gezogenen subjektiven und objektiven, psychologischen und soziologischen Merkmale wurden korrelationsstatistisch bzw. mit dem Chi-Quadrat-Test in Beziehung zu den gefundenen Faktoren gesetzt. Es ergeben sich bei der geschilderten Verrechnung folgende 4 Faktoren:

Tabelle 20. *Vier-Faktoren-Struktur der psychischen und somatischen Beschwerden*

Faktoren	
Faktor I:	Psychophysisches Syndrom (Erschöpfungszustand)
Faktor II:	Gynäkologische Erkrankungen
Faktor III:	Innere Erkrankungen
Faktor IV:	Psychisches Syndrom (Mißtrauen)

Faktor I: „Psychophysisches Syndrom"

Wir nennen diesen Faktor „Psychophysisches Syndrom", weil es sich hier um Beschwerden handelt, die sowohl im körperlichen als auch im seelischen Bereich erlebt werden. Dadurch steht dieser Faktor in Gegensatz zu den 3 übrigen. Bei diesen sind rein körperliche (gynäkologische und innere) Erkrankungen und rein seelische Störungen anzutreffen.

Tabelle 21. *Merkmale des „Psychophysischen Syndroms" (Faktor I)*

Merkmale	Ladung
Kopfbeschwerden	0.61
Gedächtnis- und Konzentrationsstörungen	0.58
Müdigkeit, Apathie	0.56
Depressive Verstimmungszustände	0.53
Angstträume	0.49
Schlafstörungen	0.49
Innere Unruhe, Reizbarkeit	0.39
Vegetative Beschwerden	0.38
Vitalstörungen	0.38

Wenn man diesen Faktor nicht aufgrund der Tatsache beschreibt, daß sowohl körperliche als auch seelische Symptome auftreten, so läßt er sich inhaltlich am ehesten als depressiv gefärbter Erschöpfungszustand bezeichnen. Er hat die größte Ähnlichkeit mit dem als „KZ-Syndrom", „Syndrom der Asthenie" und „KZ-Neurose" beschriebenen Symptomkomplex. Völlig decken sich die Symptome nicht, wie aus Tabelle 39 zu ersehen ist. Wir haben in ihr die Symptome miteinander verglichen, die die verschiedenen Autoren unter dem Begriff „KZ-Syndrom" bzw. verwandten Namen beschrieben haben. Dabei konnten nur solche Autoren berücksichtigt werden, die die Beschwerden zahlenmäßig belegt haben.

Es ist unfruchtbar, über die Bezeichnung dieses Syndroms zu streiten, weil sich eine einheitliche Nomenklatur ohnehin nicht durchsetzen wird. Verschiedene Ärzte werden je nach ihrer Fachrichtung und persönlichen Ausbildung entweder die durchgemachten Belastungen (KZ-Syndrom, KZ-Neurose u. ä.) oder die Beschwerden (Asthenie, Psychasthenie, Erschöpfungszustand, depressive Erschöpfung) oder auch beides („asthénie postconcentrationnaire et troubles psychiques") einbeziehen.

Allerdings ist zu berücksichtigen, daß die Bezeichnungen, die den Eindruck erwecken, als hätten wir es mit einem für die ehemaligen KZ-Häftlinge charakteristischen Syndrom zu tun, irreführend sind. Denn dieses inhaltlich noch am ehesten als „depressives Erschöpfungssyndrom" zu kennzeichnende Symptombild kommt weder bei allen ehemaligen KZ-Häftlingen als Spätschäden vor, noch läßt es sich nur bei ehemaligen KZ-Häftlingen beobachten. PAUL (1963) hat ein ähnliches Syndrom bei ehemals Verfolgten beobachtet, die nicht im Konzentrationslager waren. v. BAEYER, HÄFNER und KISKER haben einen Erschöpfungszustand bei einer Kontrollgruppe von jungen Rekruten gefunden. Außerdem braucht die Belastung, nach der solche Erschöpfungszustände zu beobachten sind, keineswegs immer eine äußere zu

Tabelle 22. *Übersicht über die Beschwerdenhäufigkeit bei verschiedenen Untersuchungen an ehemaligen Verfolgten*

Autoren:	Klimkova-Deutschova, E.:	Hermann, K., u. Thygesen, P.:	Eitinger, L.:	Hermann, K., u. Thygesen, P.:	Paul, H.:
Unters.-Zeitraum:	1945—1961	1951—1953	1957—1961	1964	1958—1962
Personen:	200 ehemalige KZ-Häftlinge und Angehörige von Kampfeinheiten	120 ehemalige Widerstandskämpfer (mit KZ-Haft)	100 in deutschen KZs, norweg. u. japan. Lagern inhaftierte Personen	225 ehemalige Widerstandskämpfer (mit KZ-Haft)	50 ehemalige (nicht im KZ inhaftierte) Verfolgte verschiedener nationaler Herkunft
Herkunft der Fälle:	Entschädigungsbegutachtung	Nachuntersuchung im Auftrag einer Unfallversicherungsanstalt (Überprüfung der Entschädigung)	Nachuntersuchung im Auftrag des Kriegsinvalidenverbandes (Überprüfung der Entschädigung)	Nachuntersuchung zu wissenschaftlichen Zwecken	Entschädigungsbegutachtung
Beschwerden	%	%	%	%	%
Mattigkeit	40		85		
Nervosität, Mattigkeit			78		
Gedächtnisschwäche	14,5	87	78	57	88
Dysphor. Verstimmung			72		
Gefühlslabilität		36	70		92 (Stimm. Beeintr.)
Schlafstörungen	41		61	65	84
Angst	36	62	55		68 (am Tage)
Insuffizienzgefühle			54		
Verlust an Initiative			54		
Kopfschmerzen	53,5		53		98
Veget. Beschwerden	42		48		

4*

Schwindelgefühle	24		43		92
Angstträume	10		36	67	82
Depressionen	34,5	67	36		
Zittern	23		21		
Alkoholmißbrauch			19		
Verminderte Alkoholverträglichkeit			14		50
Diff. Schmerzen und Parästhesien			14		
Tinnitus			11		
Affekt. Labilität (Reizbarkeit)	25	73		80	100
Überempfindlichkeit gegen Lärm		43			68
Mangel an Konzentrationsvermögen		78		62	
Höhenschwindel					80
Schwierigkeiten im sozialen Kontakt					66
Neigung zum Weinen				über 90	66
Leichte Ermüdbarkeit					64
Vermehrtes Schwitzen				71	56
Hypersomnie w. d Tages	12				
Hypertension	57				
Störung d. element. Posturalreflexe	18				

sein, wie etwa KZ-Haft, Verfolgung oder Rekrutenzeit. Es können auch innere Belastungsmomente sein, über die allerdings der Betreffende unter Umständen nur wenig weiß. v. BAEYER (1961) hat die inneren Gründe für einen Erschöpfungszustand bei einem durchschnittlichen psychiatrischen Kranksein treffend als „Selbstwidersprochenheit des Leistungswillens" charakterisiert. Daß er diese Komponente auch bei ehemaligen KZ-Häftlingen vorfindet und sie auf die instinktive Abwehr gegen jegliche Arbeit nach jahrelangem arbeitsmäßigem Terror zurückführt, stimmt mit unseren Befunden überein.

Die Erschöpfungsreaktion ist nicht nur ein vorübergehendes Durchgangsstadium unmittelbar nach der Befreiung, wie v. BAEYER, HÄFNER u. KISKER (1964) vermuten, sondern kann auch ein Symptom sein, das noch 15 Jahre nach der Befreiung besteht. Es scheint uns daher auch nicht gerechtfertigt zu sein, ein Erschöpfungssyndrom lediglich als oberflächliche, vorübergehende Erscheinung zu deuten, die die eigentliche, durch die KZ-Lagerbelastung gesetzte Persönlichkeitsveränderung verdeckt. Für das Bestehenbleiben solcher Symptome spielen nicht nur die Prä-KZ-Persönlichkeit und die KZ-Belastung, sondern auch die gegenwärtige innere und äußere Lebenssituation eine Rolle.

Gestützt wird diese Annahme durch die Tatsache, daß in dem Symptomkatalog des Faktors I zwar Angstträume, aber nicht eine im Alltag erlebte Angst von Bedeutung sind. Theoretisch könnte es genau umgekehrt sein, weil ja auch Angstzustände in der Beschwerden-Tabelle ausdrücklich genannt sind, und zwar sowohl in der Gutachter- als auch der Interviewsituation (bei beiden etwa gleich häufig, ca. 21%). Aus der Tatsache, daß bei dieser Krankheitsdimension die Angstträume vor der Tagesangst prävalieren, kann man schließen, daß bestimmte Probleme mehr im Unbewußten als im Bewußtsein abreagiert werden.

Wenn man das berücksichtigt, verwundert es auch nicht, daß es sich bei den sog. „KZ-Träumen" zwar meistens, aber keineswegs immer um Erlebnisse aus einem Nazi-KZ handelt. Selbst Kommunisten, die Rußland als Paradies der Freiheit erleben und den im Konzentrationslager durchgestandenen Nazi-Terror als Inbegriff der Unmenschlichkeit am eigenen Leibe erfahren haben, können im Traum Gefangene eines kommunistischen Lagers sein, wie wir es bei einigen Explorationen feststellen konnten. Die Befragten hatten zunächst immer nur von KZ-Träumen gesprochen und damit angedeutet, daß es sich um Wiederholungen schrecklicher Erfahrungen im Konzentrationslager gehandelt hätte. Als wir bei einer Besprechung mit einem ehemaligen KZ-Häftling unerwartet fragten, ob es sich immer nur um KZ-Lager aus der Nazi-Zeit handelte, fragte der Interviewte erstaunt: „Woher wissen Sie, daß es auch Konzentrationslager aus kommunistischen Ländern sind?" Wir konnten diesem Phänomen jedoch nicht systematisch nachgehen.

Es genügt, hier festzustellen, daß das Unterdrückt- und Gequältwerden, soweit es in dem relativ häufigen Symptom der KZ-Träume erscheint, keine einfache Wiederholung der Erlebnisse aus dem Konzentrationslager ist. Es ist immer auch ein persönlichkeitsspezifischer Modus der Auseinandersetzung mit vergangenen und gegenwärtigen Konflikten.

Eine Übersicht (Abb. 1) über die Häufigkeitsverteilung der Beschwerdemerkmale des Faktors I („Psychophysisches Syndrom") zeigt, wie häufig bestimmte ehemalige Häftlinge an den Symptomen, die als Merkmale in den Faktor eingehen, erkrankt sind.

Die Verteilung zeigt, daß dieser Faktor, der von allen vier Faktoren noch die größte Ähnlichkeit mit den in der Literatur als „typisch" bezeichneten Spätschäden der KZ-Zeit hat, keineswegs so häufig auftritt, wie gelegentlich angenommen wird. Wie aus der Verteilung der 9 Beschwerdenmerkmale des Faktors I hervorgeht (s. Abb. 1), vertritt nur 1 ehemaliger KZ-Häftling das „Psychophysische Syndrom" in reiner Form. Das heißt: Diese Person klagt über alle 9 Beschwerden des psychophysischen Syndroms. Dagegen sind es immerhin 6 Personen, die über kein Merkmal dieses Faktors klagen. Die weitere Betrachtung der Beschwerdenverteilung ergibt, daß die größte Häufung von Beschwerdenmerkmalen (nämlich 7, 8 und 9) nur von 27 ehemaligen Verfolgten (18,7%), die mit der geringeren Anzahl (0,1 und 2) dagegen von 37 Personen (25,7%) repräsentiert werden.

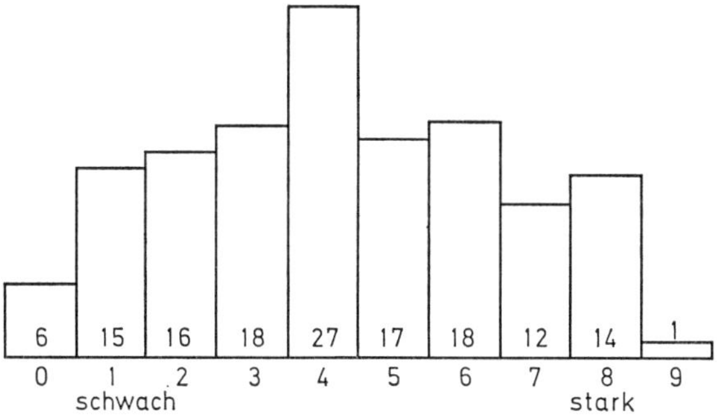

Abb. 1. Verteilung von 144 Personen über die 9 Merkmale des Faktors „Psychophysisches Syndrom"

Sicher ist die Anzahl der Beschwerden, die bei diesem Faktor identisch ist mit der Anzahl der subjektiv geäußerten, jedoch medizinisch nicht absolut objektiv kontrollierten Beschwerden, kein unbedingtes Maß für die Schwere der Erkrankung. Aber die annähernde „Normalverteilung" der Beschwerdenhäufigkeit zeigt, daß der in der KZ-Literatur vielbeschriebene Faktor des „KZ-Syndroms" in reiner Form bei dieser nicht unter ärztlichen Gesichtspunkten ausgewählten Gruppe keinesfalls so häufig anzutreffen ist, wie es oftmals hingestellt wird (Eitinger, 1961). Vor allen Dingen muß bei diesem Faktor die Vermutung ausgesprochen werden, daß das Symptombild nicht allein mit der Verfolgung zusammenhängt. Ob die Vermutung stimmt, werden wir in einem späteren Abschnitt behandeln (s. S. 59 ff.).

Faktor II: „Gynäkologische Erkrankungen"

Tabelle 23. *Merkmale der „Gynäkologischen Erkrankungen" (Faktor II)*

Merkmale	Ladung
Weibliches Geschlecht	0.79
Gynäkologische Beschwerden	0.76
Keine Zahnbeschwerden	0.44

Aus den Merkmalen dieses Faktors geht hervor, daß eine geschlechtsspezifische Erkrankung, vor allem durch gynäkologische Beschwerden der verschiedensten Art charakterisiert, bei ehemaligen KZ-Häftlingen zu beobachten ist.

Der Faktor setzt sich aus 3 interkorrelierenden Merkmalen zusammen. Es war klar, daß „weibliches Geschlecht" und „gynäkologische Beschwerden" (Cyclusstörungen, Adnexitis, Parametritis u. a.) in einem Faktor auftreten; denn nur Frauen können gynäkologische Beschwerden haben. Allerdings klagen nicht alle Frauen über gynäkologische Beschwerden.

Das Vorhandensein des Merkmals „keine Zahnbeschwerden" ist ungewöhnlich. Man kann es jedoch als negative Bestätigung der Geschlechtsspezifität des Faktors verstehen. „Zahnbeschwerden" korrelieren mit dem Merkmal „männliches Geschlecht". Dieser Befund erklärt sich dadurch, daß Männer häufiger als Frauen im Konzentrationslager Kopf- und Gesichtsverletzungen erlitten haben und deswegen nach der Befreiung häufiger über Zahnbeschwerden klagten.

Was nun die „gynäkologischen Beschwerden" betrifft, so verdient diese Erkrankungsform besondere Beachtung. Es wären hier immerhin folgende Befunde möglich gewesen:

Einerseits hätte ein geschlechtsspezifischer Faktor bei Männern gefunden werden können, z. B. Herzbeschwerden. Andererseits könnten ja Frauen auch mit anderen „geschlechtsspezifischen" Krankheiten (z. B. Kopfschmerzen) reagieren als mit Störungen der Genitalorgane. Daß die Frauen aber mit gynäkologischen Beschwerden reagieren, weist auf die schon lange bekannte Tatsache hin, daß Frauen unter dem emotionellen und physischen Druck einer Lagersituation in erster Linie mit gynäkologischen Beschwerden (z. B. Amenorrhoe) reagieren. Der Befund geht aber insofern über die in der Haftzeit beobachteten Störungen hinaus, als es sich bei den Beschwerden unserer Personengruppe um Spätschäden meist irreparabler Art handelte.

An einem ausgewählten Krankheitsmaterial stellte DÖRING (1963) bei 74 (93,7%) von 79 zwischen 1958 und 1961 untersuchten ehemaligen weiblichen KZ-Häftlingen gynäkologische Beschwerden fest. Bei unserer weitgehend unausgelesenen Personengruppe von 38 Frauen klagen immerhin fast die Hälfte (44,7%) über gynäkologische Beschwerden. Das unterstreicht die Tatsache, daß Frauen eher mit Gesundheitsschäden der Genitalorgane reagieren als Männer.

Faktor III: „Innere Erkrankungen"

Diese Krankheitsdimension setzt sich aus folgenden Merkmalen zusammen (Tabelle 24):

Tabelle 24. *Merkmale der „Inneren Erkrankungen" (Faktor III)*

Merkmale	Ladung
Herz-Kreislauf-Beschwerden	0.62
Leber-Gallen-Beschwerden	0.56
Lungen-Bronchial-Beschwerden	0.50
Alter (1960 — über 45 Jahre)	0.47

Auch bei diesem Faktor, der einen Typus von Spätschäden ehemaliger KZ-Häftlinge darstellt, sind ausschließlich körperliche Beschwerden vorhanden. Es handelt sich einerseits nur um interne Erkrankungen und andererseits um einen altersspezifischen Faktor.

Was nun die einzelnen Erkrankungen betrifft, so besteht einerseits ein Zusammenhang zwischen Herz-Kreislauf-Beschwerden, Lungen-Bronchial-Beschwerden und Alter, andererseits ein Zusammenhang zwischen Leber- und Gallen-Beschwerden und Herz-Kreislauf-Beschwerden.

Dieser Befund dürfte insofern nicht überraschen, als Herz-Kreislauf-Beschwerden sowohl mit Lungen-Bronchial-Beschwerden und Alter in mannigfacher Weise zusammenhängen (z. B. Emphysem) als auch mit Leber- und Gallen-Beschwerden einhergehen können (z. B. Stauungsleber). Keine signifikante Beziehung besteht zwischen Leber-Gallen-Beschwerden, Lungen-Bronchial-Beschwerden und Alter. Es ist ferner bemerkenswert, daß sich keine anderen internen oder sonstigen körperlichen Krankheiten bei einer gemeinsamen Verrechnung aller psychischen und somatischen Beschwerden als Krankheitstyp durchsetzen konnten. Das ist immerhin beachtlich, wo doch 42% der untersuchten und begutachteten Personen über Magenbeschwerden, 36% über Zahnbeschwerden oder 23% über Wirbelsäulenbeschwerden klagten.

Was nun das Alter betrifft, so haben wir es bei der internen Erkrankung insofern mit einer altersspezifischen Erkrankung zu tun, als die genannten Symptomkonstellationen bei ehemaligen KZ-Häftlingen bevorzugt in höheren Lebensabschnitten auftreten. Hier wäre eine Parallele zum Faktor II zu sehen, bei dem ein geschlechtsspezifischer Faktor herausgestellt werden konnte.

Die Verteilung der drei somatischen Beschwerden bei der gesamten Gruppe ergibt folgendes Bild (Abb. 2):

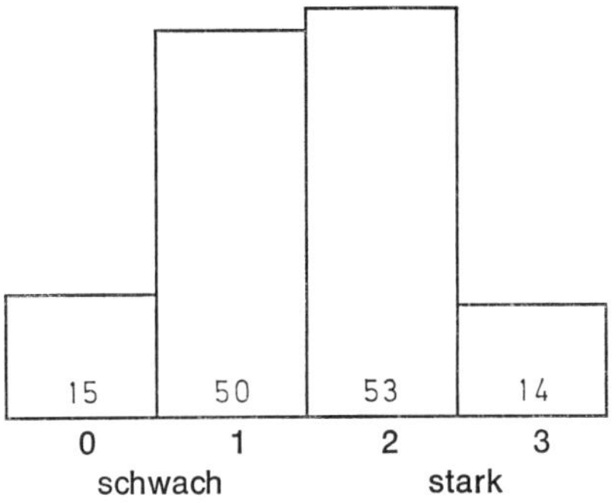

Abb. 2. Verteilung von 132 Personen über die 3 Merkmale des Faktors „Innere Erkrankungen". Das Merkmal „Alter", das den Faktor mit konstituiert, wird in die Abbildung nicht mit einbezogen, da es kein Beschwerde-Merkmal darstellt. Das betrifft 12 Personen, die unter 45 Jahren waren und außerdem keine der drei Beschwerden aufwiesen.

Die Darstellung zeigt, daß in fast gleicher Häufigkeit die extremen Positionen repräsentiert sind. 15 Personen unserer Gesamtgruppe klagen überhaupt nicht über die Beschwerden des Faktors III, während 14 über alle 3 Beschwerden klagen.

Faktor IV: „Psychisches Syndrom“ (Mißtrauen)

Dieser Faktor ist durch folgende Merkmale gekennzeichnet:

Tabelle 25. *Merkmale des „Psychischen Syndroms“ (Faktor IV)*

Merkmale	Ladung
Mißtrauen	0.65
Gefühl der Isoliertheit	0.48
Paranoide Ideen	0.48

Im Gegensatz zu den vorhergehenden Faktoren enthält dieser Faktor ausschließlich psychische Symptome. Man könnte ihn auch als „soziale Erkrankung“ bezeichnen, weil seine Merkmale das Verhältnis des Einzelnen zu den Mitmenschen wiedergeben. Mißtrauen korreliert mit dem Gefühl der Isoliertheit und paranoiden Ideen. Nicht signifikant ist die Relation zwischen dem Gefühl der Isoliertheit und paranoiden Ideen. Beide Merkmale, die voneinander unabhängig sind, gruppieren sich um das Symptom „Mißtrauen“. Hier könnte eine klinisch leicht zu übersehende, für die gegenwärtige Situation ehemaliger KZ-Häftlinge aber wichtige Akzentuierung liegen.

Die eine Person ist mißtrauisch, besonders Deutschen gegenüber, und sie begibt sich aufgrund dieses Mißtrauens in die Isolierung, obwohl sie starke Kontaktwünsche (s. Kap. „Kontakt zum Mitmenschen und zur Gesellschaft, S. 124) hat. Hier ist das Mißtrauen mit paranoiden Ideen gekoppelt. Die andere Person ist ebenfalls mißtrauisch, distanziert sich deswegen von den Mitmenschen, reagiert jedoch aufgrund der selbstgewählten, den anderen nicht suchenden Distanz nicht paranoid.

Während man das mit paranoiden Ideen einhergehende Mißtrauen als neurotisch ansehen kann — hier gehen Eigenschaften der Prä-KZ-Zeit mit ein —, dürfte die zweite Art des Mißtrauens mehr als ein „Lerneffekt“ der KZ-Situation zu interpretieren sein.

Das Wesentliche bei diesem Faktor ist die Tatsache, daß er sich aus einem Gesamt von körperlichen und seelischen Beschwerden als eigener Krankheitstypus durchsetzt. Die von Venzlaff (1958), v. Baeyer, Häfner u. Kisker (1964) u. a. so stark betonte, erlebnisreaktive Störung des mitmenschlichen Kontaktes auf die KZ-Haft findet in der Herausarbeitung dieser Krankheitsdimension eine wichtige Bestätigung.

Bemerkenswert ist ferner, daß von den zahlreichen psychischen Symptomen, die in der Beschwerdenliste aufgeführt sind, sich nur das Mißtrauen als einziger Faktor durchgesetzt hat. Das ist um so auffallender, als darunter auch depressive Verstimmungen und Angstsymptome anzutreffen sind, die in den Symptomstatistiken eine so große Rolle spielen.

Die Verteilung der Merkmale des Faktors IV ergibt sich aus Abb. 3:

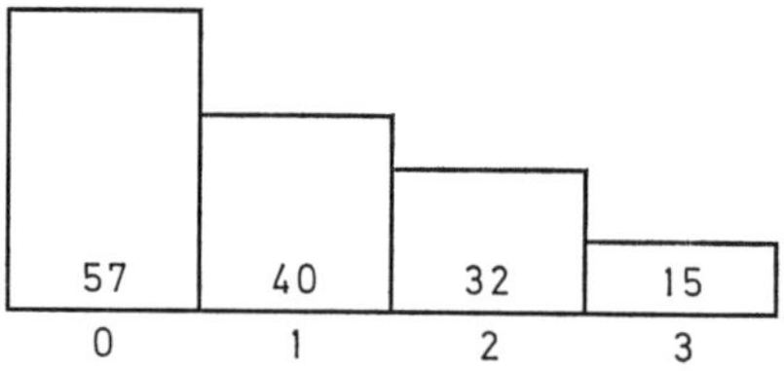

Abb. 3. Verteilung von 144 Personen über die 3 Merkmale des Faktors „Psychisches Syndrom“

Keines der Merkmale ist bei 57 Personen (39,6%) vorhanden, mindestens eines davon bei 40 Personen (27,7%). Mehr als 2 Merkmale werden von insgesamt 47 Personen (32,6%) repräsentiert.

Zusammenfassung

1. Der Anteil der beschwerdefreien ehemaligen KZ-Häftlinge ist in der nicht nach ärztlichen Gesichtspunkten ausgesuchten Gruppe relativ klein.

Neben den beschwerdefreien gibt es auch eine Anzahl ehemaliger KZ-Häftlinge mit einer relativ niedrigen Anzahl von Beschwerden. Obwohl diese Beschwerden offenbar mit der KZ-Zeit zusammenhängen, stellen diese Häftlinge keinen Antrag auf Entschädigung des Gesundheitsschadens. Die Motivation dieses Verhaltens wird in zwei extremen Haltungen gesehen, die als Betonung der KZ-Vergangenheit bzw. Verleugnung der KZ-Vergangenheit interpretiert werden.

2. Eine Gegenüberstellung der in der Gutachter- und Interviewsituation geschilderten Beschwerden zeigt die Symptomabhängigkeit von der Untersuchungssituation. Deswegen wurden die Beschwerden beider Situationen der faktorenanalytischen Verrechnung zugrundegelegt.

3. Eine Faktorenanalyse wurde durchgeführt, um die Frage nach dem inneren Zusammenhang der seelischen und körperlichen Beschwerden zu klären. Es sollten damit die hinter den Einzelsymptomen liegenden Krankheitsdimensionen erfaßt werden.

Die Verrechnung ergab 4 Faktoren, die in erster Linie dadurch gekennzeichnet sind, daß es sich einmal um ein psychophysisches Syndrom, zweimal um rein körperliche Erkrankungen und dann wieder um ein rein psychisches Symptombild handelt. Alter und Geschlecht konnten als krankheitsdisponierende Faktoren nachgewiesen werden.

Das Vorhandensein verschiedener Krankheitsdimensionen deutet darauf hin, daß es keine einheitliche Krankheitsreaktion auf die KZ-Zeit gibt. Vor allen Dingen sind diagnostische Ausdrücke wie „KZ-Syndrom", „KZ-Neurose" u. ä. irreführend.

II. Entstehungsbedingungen der Krankheits-Syndrome

In diesem Abschnitt sollen die faktorenanalytisch gefundenen Krankheitsdimensionen in Beziehung zu den Gegebenheiten gesetzt werden, die möglicherweise für die Wahl des Symptombildes von Wichtigkeit sind. Denn es ist ja zu fragen, warum sich bei dem einen Häftling psychische Symptome, bei dem anderen Herz-Kreislauf-Beschwerden oder irgendein anderes Leiden als Spätschäden entwickelten. Wir verwenden im folgenden absichtlich nur Krankheitsdimensionen und nicht Einzelbeschwerden (außer bei „Geschlecht"). Es hat sich gezeigt, daß Einzelbeschwerden überhaupt keine oder nur sehr wenige statistisch gesicherte Beziehungen zur KZ-Belastung und zu Merkmalen aus der Vorverfolgungszeit aufweisen. Das besagt aber keinesfalls, daß überhaupt keine Beziehungen zwischen Einzelbeschwerden und der Belastung bestehen. Nur sind die Krankheitsdimensionen, die ja umfassendere Kategorien darstellen und mehrere strukturell zusammengehörende Einzelbeschwerden enthalten, besser geeignet, die Beziehung zwischen Spätschäden und KZ-Belastung bzw. Persönlichkeitsentwicklung sichtbar zu machen.

Die Beziehungen der Merkmale zu den faktorenanalytisch gewonnenen Krankheitsdimensionen wurden auf folgende Weise hergestellt:

Durch Berechnung der Faktorenwerte (s. Kap. „Methoden der Untersuchung“, S. 10) wurde für jede der in die Faktorenanalyse eingegangenen Personen festgestellt, wie stark sie einen Faktor repräsentiert bzw. nicht repräsentiert. Aufgrund des Repräsentationsgrades konnten für jeden Faktor zwei Personengruppen gebildet werden. Die eine Gruppe bestand aus denjenigen, welche den Faktor stark, die andere aus jenen, die den Faktor schwach bzw. gar nicht repräsentierten. Mit Hilfe von Vierfelder-Chi-Quadrat-Tests konnten nun die Erkrankungsdimensionen mit den verschiedensten Belastungsarten, soziologischen Merkmalen und lebensgeschichtlichen Daten der untersuchten Personen in Beziehung zueinander gesetzt werden.

Im folgenden sollen die statistisch gesicherten Ergebnisse dargestellt und diskutiert werden. Obwohl die vorgefundenen bedeutsamen Beziehungen keinesfalls im Sinne kausaler Zusammenhänge interpretiert werden dürfen, erscheinen kausale Beziehungen nicht generell unwahrscheinlich zu sein. Wir weisen jedoch bei der Diskussion der Befunde nur dort auf mögliche kausale Zusammenhänge hin, wo sie vom klinischen Gesichtspunkt aus plausibel erscheinen.

1. Soziologische Merkmale

Die Verteilung der untersuchten Personengruppe auf die einzelnen soziologischen Kategorien ist aus der nachstehenden Tabelle zu ersehen:

Tabelle 26. *Soziologische Merkmale (n = 144)*

Merkmale	Anzahl	%
Geschlecht:		
männlich	106	73,6
weiblich	38	26,4
Alter 1960:		
bis 40 Jahre	21	14,6
41—45 Jahre	19	13,2
46—50 Jahre	24	16,4
51—55 Jahre	35	24,3
56—60 Jahre	20	13,9
über 61 Jahre	25	17,4
Verfolgungsgrund:		
rassisch	104	72,2
politisch	30	20,8
religiös	10	7,0
Herkunftsland:		
Deutschland	73	50,7
Osteuropa	71	49,3
Aufenthaltsland:		
Deutschland	118	81,9
Israel	18	12,5
USA	8	5,6

a) Geschlecht

In der Faktorenanalyse der Beschwerden haben sich „Gynäkologische Erkrankungen" (Faktor II) als eigene geschlechtsspezifische Erkrankungsdimension ergeben. Aus der Korrelationsmatrix zeigten sich darüber hinaus noch weitere Beziehungen des weiblichen Geschlechts zu bestimmten körperlichen und seelischen Beschwerden nach der Befreiung. So klagen Frauen heute häufiger als Männer über:

Vegetative Beschwerden (1%-Sign.)
Angstzustände (1%-Sign.)
Herz-Kreislauf-Beschwerden (5%-Sign.)
Leber-Gallen-Beschwerden (5%-Sign.)

Bei Männern fanden sich häufiger:

Zahnbeschwerden (5%-Sign.)
„Psychisches Syndrom" (Faktor IV) (10%-Sign.)

Aus diesen Befunden ergibt sich ein sehr komplexes, aber nichtsdestoweniger eindeutiges Bild über die gesundheitliche Verfassung der Geschlechter.

Die gesundheitlichen Beschwerden bei Frauen bestehen vor allem aus Störungen der Geschlechtsfunktionen. Zusätzlich haben Frauen häufiger Angstzustände und vegetative Beschwerden als Männer, darüber hinaus auch mehr Herz-Kreislauf- und Leber-Gallen-Beschwerden. Damit erweisen sich Frauen als umfassender und stärker geschädigt als Männer, was weniger auf eine unterschiedliche Belastung, als vielmehr auf eine geschlechtsspezifische Reaktionsweise zurückzuführen ist. Erstaunlicherweise wird diese Tatsache in der bisherigen Literatur so gut wie gar nicht berücksichtigt.

b) Alter

Als ein wesentliches Merkmal des Krankheitssyndromes „Innere Erkrankungen" (Faktor III) hat sich das Alter bei der faktorenanalytischen Zusammenfassung der Beschwerden erwiesen.

Die meisten ehemaligen Verfolgten, die heute unter diesen Erkrankungen leiden, waren im Jahre 1960 über 45 Jahre alt. Es wurde daraus der Schluß gezogen, diese Erkrankungen als ein altersspezifisches Syndrom anzusehen. Inwieweit das Alter dabei im Sinne einer Ursache oder lediglich einer Disposition verstanden werden muß, kann nicht näher bestimmt werden.

Bei der Faktorenanalyse haben sich außer bei Faktor III („Innere Erkrankungen") keine weiteren Beziehungen zwischen Alter und Krankheitssyndrom ergeben. Allerdings ist hierbei zu berücksichtigen, daß bei der faktorenanalytischen Verrechnung das Alter nur in einer bestimmten Alternativ-Verteilung (Verfolgte unter 45 Jahre und über 45 Jahre), d. h. nur in grober Differenzierung, verwendet wurde. Möglicherweise spielt das Alter für die übrigen Syndrome ebenfalls eine wichtige Rolle, wenn man es in differenziertere Altersklassen aufschlüsselt. Ein solches Vorgehen lieferte uns folgende Befunde:

Verfolgte, die im Jahre 1960 unter 40 Jahre alt waren, repräsentieren häufiger das „Psychophysische Syndrom" (Faktor I) als diejenigen, die 1960 über 60 Jahre alt waren (1%-Sign.).

Im Altersbereich bis 45 Jahre ist dieses Syndrom (Faktor I) häufiger zu finden als im Bereich über 56 Jahre (5%-Sign.).

Insgesamt klagen alle Personen unter 50 Jahren (1960) häufiger über das „Psychophysische Syndrom“ (Faktor I) als alle Älteren (1%-Sign.).

„Gynäkologische Erkrankungen“ (Faktor II) verteilen sich gleichmäßig über alle Altersbereiche.

Das „Psychische Syndrom“ (Faktor IV) verteilt sich gleichmäßig über alle Altersbereiche mit Ausnahme der extremen Altersabschnitte. Bei Personen unter 40 Jahren (1960) ist das Syndrom häufiger zu finden als bei Personen über 60 Jahren (5%-Sign.).

Diese Befunde weisen darauf hin, daß das Alter auch für die übrigen Syndrome mit Ausnahme der „Gynäkologischen Erkrankungen“ (Faktor II) von Bedeutung ist. Das „Psychophysische Syndrom“ (Faktor I) ist in der Mehrzahl für Personen unter 50 Jahre (1960) typisch. Das „Psychische Syndrom“ (Faktor IV) differenziert lediglich zwischen den extremen Altersbereichen. Es unterscheiden sich hier nur Personen unter 40 Jahren (1960) von solchen über 60 Jahren.

Bevor diese Befunde interpretiert werden, d. h. der Einfluß des Alters auf die Krankheitssyndrome richtig eingeschätzt werden kann, erscheint es notwendig, zunächst noch die Verteilung der verschiedenen Verfolgtengruppen auf ihr jeweiliges Alter zu überprüfen. Möglicherweise sind Alter und Verfolgungsgrund eng miteinander gekoppelt, so daß Beziehungen zwischen bestimmten Altersbereichen und Krankheitssyndromen auch auf Zusammenhängen zwischen Verfolgungsgrund und Krankheitssyndrom beruhen können.

Die Prüfung ergibt, daß das Alter und der Verfolgungsgrund tatsächlich in bestimmter Weise miteinander in Beziehung stehen. Bis zu einem Alter von 45 Jahren setzen sich die Personen fast ausschließlich aus rassisch Verfolgten zusammen. Auch im Altersbereich 46 bis 55 Jahre überwiegen noch rassisch Verfolgte. Politisch Verfolgte bilden hier die zweitgrößte Gruppe. Der Altersbereich über 56 Jahre besteht zur einen Hälfte aus rassisch Verfolgten, zur anderen Hälfte aus politisch und religiös Verfolgten. Die Mehrzahl der politisch Verfolgten findet sich im Altersbereich der 46jährigen und Älteren. Religiös Verfolgte gehören fast ausschließlich zum Altersbereich über 56 Jahre (1960).

Man kann also festhalten, daß sowohl das Alter als auch der Verfolgungsgrund beim psychophysischen Syndrom eine wichtige Rolle spielen. Welches der beiden Merkmale dabei jedoch von größerer Bedeutung ist, kann nicht entschieden werden. Ebenso muß die Frage nach den kausalen Beziehungen zwischen diesen Merkmalen und dem Krankheitssyndrom unberücksichtigt bleiben. Die Zusammenhänge sind dafür zu komplex.

Verfolgte mit inneren Erkrankungen sind durch keinen spezifischen Verfolgungsgrund gekennzeichnet. Alter und Verfolgungsgrund sind bei ihnen also nicht gekoppelt. Daraus kann man ableiten, daß das Alter für die Ausformung der inneren Erkrankungen von größerer Bedeutung ist als der Verfolgungsgrund.

Personen mit dem psychischen Syndrom — rassisch und politisch Verfolgte — differenziert das Alter nur in den extremen Bereichen. Verfolgte unter 40 Jahren (1960) repräsentieren das Syndrom häufiger als Verfolgte über 60 Jahre.

c) Verfolgungsgrund

Die von uns untersuchten Personen verteilen sich nach dem Grund ihrer Verfolgung und KZ-Inhaftierung in folgende Gruppen:

1. Rassisch Verfolgte 72,2%.

2. Politisch Verfolgte 20,8%.
3. Religiös Verfolgte 7,0%.

Ihre Beziehung zu den faktorenanalytisch gewonnenen Krankheits-Syndromen stellt sich wie folgt dar:

Aus rassischen Gründen Verfolgte leiden häufiger am „Psychophysischen Syndrom" (Faktor I) als politisch und religiös Verfolgte (1%-Sign.).

Aus rassischen Gründen Verfolgte litten häufiger unter dem „Psychischen Syndrom" (Faktor IV) als religiös Verfolgte (5%-Sign.).

Die Verfolgungsgruppen unterscheiden sich nicht bezüglich der „Gynäkologischen Beschwerden" (Faktor II) und „Inneren Erkrankungen" (Faktor III).

Die Gruppe der religiös Verfolgten ist insgesamt am wenigsten gesundheitlich geschädigt. Das kann durch den weiteren Befund verdeutlicht werden:

Religiös Verfolgte repräsentieren weniger häufig das „Psychische Syndrom" (Faktor IV) als politisch Verfolgte (5%-Sign.).

Diese Befunde lassen sich folgendermaßen interpretieren: Während alle drei Gruppen gleich stark von den rein körperlichen Erkrankungen betroffen sind, heben sich die Beschwerden der Juden in erster Linie durch ein gehäuftes Auftreten des Faktors I („Psychophysisches Syndrom") von religiös und politisch Verfolgten ab. In zweiter Linie sind Juden auch durch den Faktor IV („Mißtrauen") stärker gestört als religiös Verfolgte, die ihrerseits weniger mißtrauisch sind als politisch Verfolgte.

d) Herkunftsland

Die untersuchte Personengruppe gliedert sich nach dem Herkunftsland auf in Verfolgte aus Osteuropa (49,3%) und Deutschland (50,7%), die sich auf die vier Krankheits-Syndrome in folgender Weise verteilen:

Verfolgte osteuropäischer Herkunft klagen häufiger über das „Psychophysische Syndrom" (Faktor I) (5%-Sign.).

Verfolgte aus Deutschland klagen häufiger über „Innere Erkrankungen" (Faktor III) (5%-Sign.).

Verfolgte osteuropäischer und deutscher Herkunft sind in gleich häufiger Weise von „Gynäkologischen Erkrankungen" (Faktor II) und dem „Psychischen Syndrom" (Faktor IV) betroffen.

Beide Gruppen unterscheiden sich also voneinander bezüglich zweier Krankheits-Syndrome. Verfolgte osteuropäischer Herkunft klagen häufiger über das Erschöpfungs-Syndrom und Verfolgte aus Deutschland häufiger über innere Erkrankungen. v. Baeyer, Häfner u. Kisker (1964) stützen unsere Ergebnisse insofern, als sie ebenfalls eine Reihe von Beschwerden, welche im Faktor I enthalten sind, bei osteuropäischen Verfolgten häufiger registrierten. Es handelt sich dabei um Kopfschmerzen, Schwindel, Angstträume, Schlafstörungen und Reizbarkeit. Da diese Ergebnisse jedoch nicht statistisch geprüft und auch ohne Einbeziehung der körperlichen Befunde festgestellt worden sind, ist ein Vergleich nur bedingt möglich.

e) Heutiges Aufenthaltsland

Wegen der geringen Personenzahl wurden die Personen aus USA und Israel gemeinsam verrechnet. Dabei ergaben sich folgende Befunde:

Heute in Deutschland lebende Verfolgte klagen in größerer Zahl über „Innere Erkrankungen“ als Verfolgte in den USA und Israel (1%-Sign.).
Alle anderen Syndrome diskriminieren bezüglich des heutigen Aufenthaltslandes nicht.

Der hochsignifikante Befund, nach dem in Deutschland Lebende stärker von inneren Krankheiten betroffen sind, hängt wahrscheinlich damit zusammen, daß für diese Personen eine Auswanderung wegen ihrer Erkrankung nicht in Frage kam.

v. Baeyer, Häfner u. Kisker (1964), die ebenfalls Verfolgte aus verschiedenen Ländern (Israel, Frankreich, USA) untersucht haben, stellen eine geringere Häufigkeit psychosomatischer Symptome (Kopfschmerzen, Magen-Darm-Beschwerden, Reizbarkeit, emotionelle Labilität) bei den in Deutschland lebenden Verfolgten fest. Unsere Ergebnisse widersprechen diesen Feststellungen insofern nicht, als wir eine Häufung innerer Erkrankungen bei den in Deutschland lebenden Personen gefunden haben.

v. Baeyer, Häfner u. Kisker (1964) deuten die Möglichkeit einer soziokulturell bedingten Färbung der Symptome an, wobei sie jedoch auf die Unzuverlässigkeit der Befunde wegen der Gefahr einer Vorauslese hinwiesen. Auch wir können diese Möglichkeit nicht ausschließen, halten aber eine andere Interpretation für naheliegender: Das Wagnis einer Auswanderung konnten nur jüngere und körperlich gesündere Personen auf sich nehmen. Die in Deutschland verbliebenen Verfolgten sind älter und körperlich kränker (s. hierzu Kap. Emigrationsmotivation u. Lebensbewältigung jüdischer Verfolgter, S. 227).

2. Verfolgungsbelastung

a) Arbeitsschwere

Die Schwere der Arbeit im Konzentrationslager erwies sich durch folgende Beziezung als wichtiger Belastungsfaktor:

Verfolgte, die unter schwerem Arbeitsstreß im Konzentrationslager standen, klagen heute häufiger über das „Psychophysische Syndrom“ (Faktor I) und über das „Psychische Syndrom“ (Faktor IV) (5%-Sign.).

Diese Befunde sind in zweifacher Hinsicht bedeutsam:

1. Die Arbeitsschwere stellt einen besseren Indikator der Belastung im Lager dar als die Lagerart selbst.

2. Die Arbeitsschwere steht nur in Beziehung zu psychophysischen und psychischen Störungen. Eigentlich würde man eine schwere Arbeit eher in Verbindung mit rein körperlichen Schädigungen bringen. Das ist jedoch nicht der Fall.

Man kann daraus schließen, daß die beiden psychischen Reaktionsformen unter unseren 4 Faktoren in Beziehung zu schwerer Arbeitsbelastung im Konzentrationslager stehen. Sowohl das „Erschöpfungs-Syndrom wie auch das „Syndrom des Mißtrauens“ stehen in eindeutiger Beziehung zur Arbeitsschwere. Ob es nun Gründe dafür gibt, daß gerade diese Personen besonders schwere Arbeit zu leisten hatten, muß noch geprüft werden.

b) Lagerschwere

Wie aus dem Kapitel „Verfolgung und Belastung“ zu ersehen ist, setzt sich die Lagerschwere als Belastungsindex aus verschiedenen einzelnen Belastungen zusammen. Bringt man ihn in Beziehung zu den faktorenanalytisch gewonnenen Krankheits-Syndromen, so ergeben sich wie bei der Inhaftierungszeit keine signifikanten Unterschiede.

Dieser Befund besagt nicht, daß die Schwere des Lagers keinen Einfluß auf das Krankheitsgeschehen gehabt hat, sondern nur, daß bei geringerer Lagerschwere die Erkrankungshäufigkeit bei Überlebenden genauso hoch war wie bei großer Lagerschwere.

c) Einfluß der Inhaftierungsdauer

Von der untersuchten Personengruppe war die eine Hälfte zwischen 3 und 48 Monaten, die andere über 48 Monate inhaftiert.

Keine der 4 Krankheits-Dimensionen wies eine statistisch bedeutsame Beziehung zur Dauer der Inhaftierung auf. Selbst Extremgruppenvergleiche erbrachten keine Unterschiede.

Dieses Ergebnis besagt, daß die gesundheitlichen Schädigungen in Form der faktorenanalytisch gewonnenen Syndrome keinesfalls häufiger auftraten, je länger die Inhaftierung gedauert hat. Die Wahrscheinlichkeit, während einer kurzen Inhaftierungszeit einen gesundheitlichen Schaden zu erleiden, war genauso groß wie nach einer längeren Haftzeit.

Diese Befunde überraschen insofern, als in der Gutachter-Praxis die Dauer der Inhaftierung — verständlicherweise — als krankheitsbestimmender Faktor hingestellt wird. Auch Richet und Mans (1963) messen der Zeit eine entscheidende Bedeutung bei. Sie nehmen an, daß die Inhaftierung den Alterungsprozeß beschleunigt hätte und 1 Jahr KZ-Haft einem Alterungsprozeß von 4 Jahren entsprechen würde. Diese recht willkürlich aufgestellte Formel wird durch unsere Befunde nicht bestätigt. Denn wäre die Dauer von so entscheidender Wichtigkeit, müßten sich hinsichtlich der von uns errechneten Dimensionen irgendwelche Differenzen im Hinblick auf die Inhaftierungsdauer ergeben.

d) Verlust von Familienangehörigen

Das Ausmaß der persönlichen Betroffenheit durch Verfolgung und Inhaftierung wird auch durch den Verlust von engsten Familienangehörigen beeinflußt. Das Wissen um den Tod derselben konnte die Hoffnung auf ein Überleben zunichte machen und die Zukunft meist als sinnlos erscheinen lassen. Diese Einstellung machte sich in Apathie und Passivität bemerkbar, welche die äußere Belastung zweifellos um ein Vielfaches verstärkte. Es ergaben sich folgende Befunde:

Verfolgte, die das „Psychophysische Syndrom" (Faktor I), das „Psychische Syndrom" (Faktor IV) und „Gynäkologische Erkrankungen" (Faktor II) repräsentieren, haben im KZ-Lager häufiger als diejenigen, die die Syndrome nicht repräsentieren, ihre Angehörigen (Eltern, Geschwister, Ehepartner und Kinder) verloren (1%-, 5%- u. 10%-Sign.).

Verfolgte mit „Inneren Erkrankungen" (Faktor III) haben im Lager weniger häufig ihre Angehörigen verloren (10%-Sign.).

Aus diesen Befunden ergibt sich, daß die Personen mit „Inneren Erkrankungen" — allerdings nur der Tendenz nach — am geringsten betroffen waren von Verlusten im Familienverband. Das Wegfallen dieser psychischen Belastung muß auf dem Hintergrund der im letzten Abschnitt dargestellten Befunde gesehen werden, der das Fehlen jeglicher psychischer Beschwerden, aber die Bedeutung der Hungerdystrophie zeigt.

Am eindeutigsten von dem Verlust von engen Familienangehörigen waren die Personen des Faktors I vor Faktor IV und Faktor II betroffen. Auch hier zeigt sich die schon bei der Diskussion der Arbeitsschwere dargestellte Tatsache — allerdings in deutlicher Abstufung der Zuverlässigkeit zwischen Faktor I und Faktor IV —, daß die Personen mit psychischen Störungen stärker von einem wesentlichen Teilmoment der Gesamtbelastung betroffen sind.

e) Krankheiten im Konzentrationslager

Die Belastungen im KZ drücken sich auch in Form der durchgemachten Krankheiten aus. Bei der Verrechnung ihrer Beziehungen zu den faktorenanalytisch gewonnenen Krankheits-Dimensionen lassen sich folgende Befunde feststellen:

Verfolgte, die das „Psychophysische Syndrom" (Faktor I) repräsentieren, litten im Konzentrationslager häufiger unter:

Herz-Kreislauf-Erkrankungen (5%-Sign.)
Depressiven Verstimmungszuständen (5%-Sign.)
Ständiger Angst (5%-Sign.)
Kopf- und Gesichtsverletzungen (10%-Sign.)
Suicidgedanken (10%-Sign.)

Verfolgte, mit „Gynäkologischen Erkrankungen" (Faktor II) waren im Konzentrationslager häufiger betroffen von:

Amenorrhoe (10%-Sign.)

Verfolgte mit „Inneren Erkrankungen" (Faktor III) erlitten im Konzentrationslager häufiger:

Hungerdystrophie (1%-Sign.)
Lungen-Bronchial-Affektionen (1%-Sign.)
Infektionskrankheiten (i.e.S.) (1%-Sign.)
Bakterielle Infektionen (5%-Sign.)
Dyspeptische Beschwerden (5%-Sign.)
Hochfieberhafte Infekte (10%-Sign.)

Verfolgte, die das „Psychische Syndrom" (Faktor IV) repräsentieren, klagten im Konzentrationslager über:

Hochfieberhafte Infekte (5%-Sign.)
Depressive Verstimmungszustände (5%-Sign.)
Infektionskrankheiten i.e.S. (10%-Sign.)
Kopf- und Gesichtsverletzungen (10%-Sign.)
Mißhandlungsverletzungen an Extremitäten (10%-Sign.)

Die eindeutigsten Beziehungen zwischen Lagerkrankheiten und Spätschäden ergeben sich bei den „Inneren Erkrankungen" (Faktor III).

Personen mit inneren Erkrankungen hatten sehr viel stärker unter Hungerdystrophie, Lungen-Bronchial-Affektionen und Infektionskrankheiten zu leiden als die anderen. Auffallend ist ferner, daß nur bei dieser Krankheitsdimension anamnestisch die Hungerdystrophie erinnert bzw. angegeben wurde. Außerdem fehlt hier auch jeder Hinweis auf psychische Symptome, genauso wie bei Frauen mit „Gynäkologischen Erkrankungen" (Faktor II). Da es unwahrscheinlich ist, daß nur diese Personengruppen unter hungerdystrophischen Störungen gelitten haben, muß die Angabe der Lagerkrankheiten offenbar auch die subjektiv rückwirkende Wertung der einzelnen Krankheiten widerspiegeln. Sicher werden alle genannten Krankheiten auch vorhanden gewesen sein. Aber welche erinnert und genannt werden, dürfte auch von der Persönlichkeit abhängen. Danach kann man interpretieren:

Ehemalige Verfolgte mit einem Erschöpfungssyndrom als Spätschaden hatten schon in der Lagersituation mehr psychische Beschwerden als körperliche Krankheiten. Außer Herz-Kreislauf-Erkrankungen — die interessanterweise nicht mit den inneren Erkrankungen der Nachkriegszeit in Beziehung stehen, die offenbar eine altersabhängige Reaktion sind — und Kopfverletzungen hatten diese Personen vorwiegend unter Angst, Depressionen und Suicidgedanken zu leiden. Während die heute Mißtrauischen auch Depressionen hatten, sind Angst und Suicidgedanken bei Personen des Faktors I („Psychophysisches Syndrom") zu finden. Beide Symptome könnten damit zusammenhängen, daß sie nicht nur wegen ihrer im vorangegangenen Abschnitt nachgewiesenen schweren Arbeit, sondern auch wegen stärkerer Mißhandlungen (Kopf- und Gesichtsverletzungen) mehr zu ertragen hatten als andere Häftlinge. Daher Angst und Selbstmordgedanken. Es ist aber auch zu fragen, ob diese Personen aufgrund ihrer Persönlichkeitsstruktur unfähig waren, sich leichtere Arbeit zu verschaffen und somit indirekt die „schlimmste Lagerbelastung", nämlich die Arbeit, mit „provozierten". Daß sie ferner heute noch unter allen, nur teilweise erfaßten Lagerkrankheiten die genannten psychischen Beschwerden erinnern, dürfte auch im Zusammenhang mit ihrem heutigen Zustand stehen, bei dem Angst und Depressionen wichtige Teilkomponenten des Syndroms sind.

Daß hier Persönlichkeitsunterschiede eine Rolle spielen, geht auch daraus hervor, daß die Personen mit dem Syndrom „Mißtrauen" zwar unter schwerem Arbeitsstreß standen — möglicherweise aufgrund der gleichen Unfähigkeit wie Personen des Faktors I — und ferner im Lager schwer mißhandelt wurden (Extremitätenverletzungen), im Lager aber keine Angst und Selbstmordabsichten hatten. Auch hier muß man diesen Befund im Zusammenhang mit dem heutigen Symptombild sehen. Beide Symptome spielen bei diesen Personen heute keine nachweisbare Rolle.

Abschließend sei noch erwähnt, daß bei einer Kontrolle der Anamnesen hinsichtlich seelischer und körperlicher Erkrankungen 88,9% der Fälle angegeben haben, vor der Inhaftierung nie ernstlich krank gewesen zu sein. Dieser Befund läßt sich verschieden interpretieren. Die wahrscheinlichste Interpretation ist, daß auf dem Hintergrund der Krankheiten der Nach-KZ-Zeit die Krankheiten der Vor-KZ-Zeit als unwesentlich erschienen und dadurch entweder nicht erzählt oder nicht erinnert wurden. Sicherlich wird in einzelnen Fällen auch die Sorge eine Rolle gespielt haben, daß bei Angabe früherer Erkrankungen die gegenwärtig bestehenden nicht als verfolgungsabhängig anerkannt werden und für eine Berentung nicht mehr in Frage kommen. Bei denjenigen, die Krankheiten aus der Vor-KZ-Zeit angaben (7,6%), haben sich alle Erkrankungen in der Nach-KZ-Zeit verschlimmert. Einzelne Beobachtungen, nach denen bestimmte Erkrankungen (z. B. Ulcus) durch die KZ-Zeit verschwunden sind, dürfen nach unseren Erfahrungen nicht überbewertet werden.

3. Entwicklungseinflüsse der Kindheit und Jugend

Die Frage nach der Bedeutung bestimmter Einflüsse der Entwicklung vor der KZ-Inhaftierung auf spätere Erkrankungen ergab sich schon aus einigen oben dargestellten Befunden. Dort wurde auf die Tatsache aufmerksam gemacht, daß möglicherweise gewisse Persönlichkeitseigenarten für die Belastungsart im Konzentrationslager verantwortlich waren. Diese so wichtige Frage ist außer von BASTIAANS (1957) in der gesamten KZ-Literatur nicht empirisch untersucht worden. Das hängt zum großen Teil sicher mit den oben erwähnten Schwierigkeiten in der Untersuchungssituation zusammen. Auch unser methodisches Vorgehen setzt einer detaillierten Antwort bestimmte Grenzen. Innerhalb dieser Grenzen ergaben sich allerdings recht aufschlußreiche Hinweise:

Verfolgte mit dem „Psychophysischen Syndrom (Faktor I) zeigen im Gegensatz zu denen, die das Syndrom nicht repräsentieren, nachstehende Befunde:

Der Vater und die Mutter fühlten sich der Minorität zugehörig (5%-Sign.).

Der Lebensstandard der elterlichen Familie entsprach einem materiellen Wohlergehen (5%-Sign.).

Die Erziehungshaltung des Vaters war kooperativ (10%-Sign.).

Der Vater war der Umwelt gegenüber offen und aufgeschlossen (10%-Sign.).

Die emotionale Beziehung zur Mutter war schlecht (10%-Sign.).

Die Befunde liefern ein Bild von einer insgesamt ungestörten, normalen Entwicklung unter guten allgemeinen Lebensbedingungen. Dieses Bild trifft jedoch offensichtlich nur für den äußeren Rahmen der Entwicklung zu. In scharfem Kontrast dazu steht nämlich die emotional wechselhafte, gelegentlich sogar durch Ablehnung gekennzeichnete Mutter-Kind-Beziehung. Allerdings ist dieser Befund nur als Tendenz zu bewerten. Inwiefern sich diese relativ gestörte Mutterbeziehung auf die Ausprägung der Persönlichkeit auswirkte, ist schwer zu beurteilen, da weitere Informationen nicht erschlossen werden konnten. Es ist jedoch zu vermuten, daß sich die schlechte Mutter-Kind-Beziehung in Richtung einer geringeren psychischen Stabilität auswirkt. Dies könnte bei extremer äußerer Belastung in Form einer größeren Anfälligkeit für psychische Beschwerden zum Ausdruck kommen. Diese Annahme wird durch weitere Befunde über die Bedeutsamkeit von Mutter-Kind-Beziehungen gestützt, die im Kapitel „Grundformen psychischer Störungen“ dargestellt werden.

Verfolgte mit „Gynäkologischen Erkrankungen“ (Faktor II) waren

im Verhältnis zu Frauen ohne gynäkologische Beschwerden vor der Inhaftierung trotz heiratsfähigen Alters unverheiratet oder lebten in kinderlosen ehelichen Gemeinschaften (jeweils 5%-Sign.).

Dieser Befund läßt zwar keine weitreichenden Interpretationen zu, wohl aber an folgende Möglichkeiten denken: Frauen, welche unter gynäkologischen Erkrankungen als Spätschäden leiden, waren bereits vor der Verfolgung in ihrer geschlechtsspezifischen Rolle beeinträchtigt.

Verfolgte mit „Inneren Erkrankungen“ (Faktor IV) kennzeichnen folgende Merkmale:

Die Berufsausbildung vor der Verfolgung war häufiger abgeschlossen (1%-Sign.).

Der Vater fühlte sich der Majorität zugehörig (1%-Sign.).

Die Lebensführung wurde durch keine explizite Weltanschauung vor der Verfolgung beeinflußt (5%-Sign.).

Der eigene Lebensstandard vor der Verfolgung entsprach einem materiellen Wohlergehen (10%-Sign.).

Diese Ergebnisse sagen über die familiären Verhältnisse nur aus, daß diese Personen unter einem *majoritätsbezogenen väterlichen* Einfluß standen. Das wird verständlich, wenn man bedenkt, daß diese Befragten vorwiegend deutscher Herkunft waren. Mehr Rückschlüsse lassen die beiden übrigen Befunde zu, insbesondere der hochsignifikante, welcher auf die abgeschlossene Berufsausbildung vor der Verfolgung hinweist.

Dieses Resultat legt die Vermutung nahe, daß äußere Sicherheit bis zu einem gewissen Grad zu einer größeren inneren Stabilität beigetragen hat. Bedeutsam wäre das insofern, als dadurch die Anfälligkeit für psychische Störungen durch die Verfolgungsbelastung vermindert oder abgewehrt werden könnte. Personen dieses Faktors haben ja nur körperliche, aber keine seelischen Störungen.

Der Phase der Existenzsicherung kann daher im Zusammenhang mit der Verfolgung und den beruflichen Möglichkeiten nach der Befreiung eine nicht zu unterschätzende Bedeutung zugeschrieben werden. Einerseits konnte man mit abgeschlossener Ausbildung und Berufserfahrung in vieler Hinsicht die persönlichen Bedingungen im Konzentrationslager verbessern, andererseits erleichterte der Einstieg in die gewohnte Berufssituation nach der Befreiung die Wiedereingliederung in die Gesellschaft.

Personen, die das „Psychische Syndrom" (Faktor IV) haben, sind im Unterschied zu denen, die es nicht haben, durch folgende Merkmale charakterisiert:

Der Vater war der Umwelt gegenüber eingeengt und verschlossen (5%-Sign.).

Die Wahl des ersten Ehepartners vor der Verfolgung erfolgt innerhalb der Berufsgruppe (5%-Sign.).

Die Beziehungen zu den Geschwistern waren vorwiegend harmonisch (10%-Sign.).

Die eigene psychisch-soziale Entwicklung verlief harmonisch (10%-Sign.).

Diese Befunde geben Aufschluß über eine als ungestört erlebte Entwicklung und ein harmonisches Verhältnis der Kinder untereinander. Über die Eltern-Kind-Beziehung wird zwar nichts ausgesagt, trotzdem scheinen Störungen vorhanden zu sein. Das ergibt sich aus dem Befund über den Vater. Offensichtlich hat er durch einige auffällige Persönlichkeitszüge zu Kritik und Opposition herausgefordert. Daraus kann man gewisse Folgerungen auf gestörte Autoritätsbeziehungen ziehen, die sich besonders während der Verfolgungs- und Inhaftierungszeit für die betreffenden Personen negativ ausgewirkt haben.

Es liegt die Interpretation nahe, daß sich die solchermaßen geprägten Personen gegen das extrem autoritäre Verhalten der Verfolger innerlich auflehnten. Die Folge davon war nach außen hin (den Verfolgern gegenüber) eine mangelnde soziale Beweglichkeit und Umstellungsfähigkeit. Diese Interpretation wird noch durch den Befund gestützt, daß diese Personen häufiger als andere an frühen Verhaltensweisen (aus der Zeit vor der Verfolgung) festhalten (5%-Sign.). Möglicherweise provozierten sie dadurch eine schlechte Behandlung in Form von Mißhandlungen (s. S. 64).

Die Angaben dieser Verfolgten über eine harmonische Entwicklung in Kindheit und Jugend dürften angesichts der Verfolgungsbelastung eine positiv verbrämte Erinnerung sein.

Bemerkenswert ist der Befund über die Auswahl der Ehepartner. Eine aus rassischen Gründen verfolgte Person suchte demnach den Partner eher in der Gesinnungsgruppe und ein Zeuge Jehovas eher innerhalb seiner Glaubensgemeinschaft.

Diese Verhaltensweise deutet möglicherweise weitreichende personale Bezugsstörungen an, da zu dem Kriterium der persönlichen Zuwendung noch zusätzliche ideelle oder gar ideologische Auswahlprinzipien hinzukamen. Als Angehörige einer rassischen, politischen oder religiösen Minorität fühlten sich diese Personen abgehoben von der Gesellschaft. Sie dokumentieren und leben diese Haltung heute in sehr forcierter Weise. Zu dem Mißtrauen der umgebenden Gesellschaft als der autoritären Majorität ist das Gefühl der Isoliertheit und ein von paranoiden Vorstellungen durchsetztes Weltbild hinzugekommen.

Zusammenfassung

1. Der geglückte Versuch, heute vorhandene psychische und körperliche Beschwerden als Schädigungstypen bzw. Erkrankungsdimensionen zu verstehen, läßt auf eine spezifische, von Dimension zu Dimension variierende Schädigungsdynamik schließen.

Für die einzelnen Typen konnten folgende, statistisch gesicherte Zusammenhänge sowohl mit verschiedenen Belastungsarten wie auch mit soziologischen und psychologischen Merkmalen festgestellt werden:

a) Psychophysisches Syndrom (Faktor I). Ehemalige Verfolgte, die heute unter diesem Syndrom leiden, sind im Jahre 1960 jünger als 50 Jahre. Sie gehören damit insgesamt zu der jüngeren Gruppe der Verfolgten. Sie setzten sich zum überwiegenden Teil aus rassisch Verfolgten, insbesondere polnischer Herkunft, zusammen. Sie stammen aus minoritätsbezogenen Familien mit gutem Lebensstandard. Dominierender Elternteil ist der Vater, zu dem eine durch Verehrung und Anerkennung gekennzeichnete Beziehung bestand. Das Verhältnis zur Mutter ist weniger gut. Daraus läßt sich möglicherweise eine größere Anfälligkeit für psychische Störungen bei extremer Belastung ableiten. Der Verlust von Angehörigen, schwerste Arbeit und überwiegend psychische Störungen (Angst, Depressionen, Suicidgedanken) kennzeichnen die Belastung während der Inhaftierung.

b) Gynäkologische Erkrankungen (Faktor II). Frauen mit gynäkologischen Beschwerden sind dadurch gekennzeichnet, daß sie vor der Inhaftierung, obwohl sie sich im heiratsfähigen Alter befanden, unverheiratet waren oder in kinderlosen Ehegemeinschaften lebten. Dieser Befund erscheint allerdings zu isoliert, um daraus ableiten zu können, daß gynäkologische Beschwerden allein auf spezifische Dispositionen zurückzuführen seien. Es besteht vielmehr Grund zu der Annahme, daß Frauen auf die emotionellen und physischen Belastungen der Verfolgung und Inhaftierung tiefgreifender reagierten als Männer. Das beweisen nicht allein die geschlechtsspezifischen Symptome, sondern auch die Tatsache, daß Frauen über mehr Beschwerden sowohl körperlicher als auch seelischer Art klagen. Aufgrund der Häufigkeit von Angst kann man annehmen, daß ein Teil der körperlichen Beschwerden (z. B. Herz-Kreislauf-Beschwerden) funktioneller Natur sind.

c) Innere Erkrankungen (Faktor III). Ehemalige Verfolgte, die dieses Syndrom repräsentieren, stammen eher aus Deutschland, leben heute in Deutschland und sind älter als 50 Jahre (1960). Sie wuchsen in familiären Verhältnissen auf, in welchen der Vater majoritätsbezogen war. Ihre weltanschauliche Orientierung und Bezogenheit war nur sehr schwach ausgeprägt. Die berufliche Ausbildung hatten sie häufiger als andere Verfolgte vor Beginn der Verfolgung abgeschlossen. Daraus wurde abgeleitet, daß die berufliche Erfahrung eine bessere Anpassung im Konzentrationslager und nach der Befreiung ermöglichte. Ihre Belastung im Lager war in erster Linie durch rein körperliche Erkrankungen gekennzeichnet, besonders durch Hungerdystrophie. Sie standen im KZ-Lager nicht unter der schwersten Arbeitsbelastung und waren auch weniger durch den Verlust von Angehörigen betroffen. Heute sind genauso wie während der KZ-Zeit nur körperliche Erkrankungen aber keine psychischen Beschwerden feststellbar.

d) Psychisches Syndrom (Faktor IV). Repräsentanten des psychischen Beschwerdenbereiches setzen sich aus rassisch Verfolgten deutscher Herkunft und politisch Verfolgten zusammen. Hinsichtlich der Altersverteilung unterscheiden sich lediglich Personen unter 40 Jahren (1960) gegenüber Personen über 60 Jahren (1960) durch ein häufigeres Vorkommen des Syndroms. Was die familiären Verhältnisse betraf, so fielen besonders die Väter durch eingeengte Weltorientierung und Verschlossenheit auf, was bei den Kindern und damit bei dieser Gruppe ehemaliger Verfolgter zu Autoritätskonflikten geführt haben dürfte. Außerdem scheint in der Welteinengung des Vaters die Wurzel für späteres Mißtrauen mitangelegt zu sein. Die Beziehung zu den Geschwistern war der Tendenz nach gut. Rückschauend wird die Entwicklung als ungestört und harmonisch empfunden.

Bemerkenswert ist die Tatsache, daß Ehepartner vor der Verfolgung eher in weltanschaulichen Minoritäten gesucht wurden. Als Interpretation dieses Befundes bietet sich die Annahme an, daß Personen dieses Syndroms bereits vor der Verfolgung in ihrem mitmenschlichen Bezug weniger anpassungsfähig und flexibel für eine freie Wahl der Ehepartner waren. Gerade das Moment der Anpassung wird durch das Festhalten an früheren Verhaltensnormen im Konzentrationslager und nach der Befreiung noch verdeutlicht. Die mangelnde soziale Beweglichkeit und die von der Vaterbeziehung ableitbare Autoritätsproblematik dürften im Konzentrationslager dazu geführt haben, daß sie schwerere Arbeit verrichten mußten. Auch die Tendenz, häufiger als andere Verfolgte mißhandelt worden zu sein, spricht für die angegebene Interpretation. Autoritätskonflikte und Anpassungsschwierigkeiten erklären das Syndrom jedoch nur bis zu einem gewissen Grad. Als weitere determinierende Faktoren müssen die zwischenmenschlichen Erfahrungen im KZ-Lager und die Wiedereingliederungsprobleme in die Gesellschaft nach der Befreiung in Betracht gezogen werden.

Will man aus der Charakteristik dieser 4 Krankheitsdimensionen allgemeine Rückschlüsse über das Wesen von Extrembelastungen und ihre gesundheitliche Konsequenz ziehen, so läßt sich folgendes sagen:

Der menschliche Organismus reagiert offenbar in verschiedener Weise auf solch extreme Belastungen. Ein spezifisches Syndrom als Spätfolge gibt es nicht. Die Reaktionen können in psychischen, psychophysischen oder rein körperlichen Krankheitssyndromen zum Ausdruck kommen. Die Wahl der Reaktionsmodi hängt sowohl von der Schwere der Belastung als auch von der Persönlichkeitsentwicklung vor der Verfolgung ab. Die mehr im Psychischen verankerten Syndrome kommen bevorzugt bei den Personen vor, die eine schwere KZ-Belastung (Arbeitsschwere, Verlust von Angehörigen) durchzustehen hatten. Bei den rein körperlichen Erkrankungen (gynäkologische Beschwerden und innere Erkrankungen) waren diese Belastungen nicht so schwer.

Damit dürften genügend Hinweise dafür erbracht worden sein, daß die psychoreaktiven Störungen die Folge von schwereren Belastungen waren als die körperlichen Erkrankungen. Diese Tatsache wird in ihrer Bedeutung auch nicht dadurch geschmälert, daß Persönlichkeitsmerkmale insofern an der Schwere der Belastung mitbeteiligt waren, als bestimmte Personen aufgrund familiärer Einflüsse, nämlich ihrer Beziehung zu den Eltern, nicht in der Lage waren, sich den extremen Terrorbedingungen des Konzentrationslagers so anzupassen, wie es offenbar anderen Personen gelungen ist. Die mangelnde Anpassungsfähigkeit im Konzentrationslager bei psychoreaktiv gestörten Personen — im Gegensatz zu den Personen mit körperlichen Krankheiten — geht auch daraus hervor, daß diese im Konzentrationslager stärker bzw. gleichstark unter psychischen Beschwerden (Angst, Depressionen, Selbstmordgedanken) zu leiden hatten wie unter körperlichen Erkrankungen. Seelische Symptome geben die heute körperlich Erkrankten nicht als Lagerkrankheit an.

III. Die Berentung der Gesundheitsschäden

In diesem Abschnitt soll geklärt werden, von welchen Faktoren die Höhe der Berentung von Gesundheitsschäden ehemaliger KZ-Inhaftierter abhängig ist. Anhand von Aktenunterlagen und persönlichen Stellungnahmen bei 170 ehemaligen Verfolgten überblicken wir die Begutachtungs- und Berentungspraxis eines Zeitraumes von 16 Jahren (1945—1960). Die Mehrzahl der Rentenanträge für Schäden an der Gesundheit wurde in der ersten Hälfte dieses Zeitraumes bis zum Jahre 1952 gestellt (s. Abb. 4):

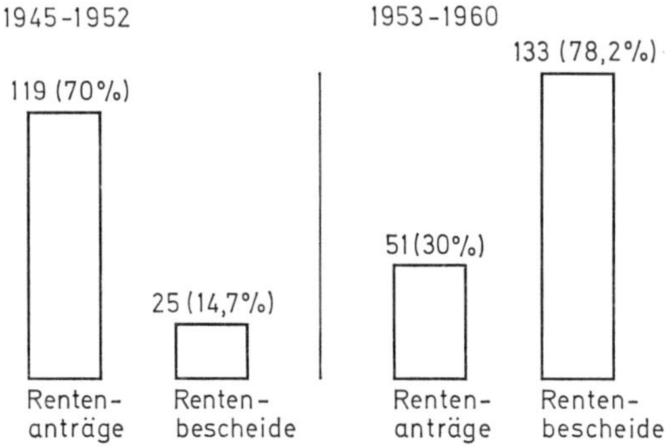

Abb. 4. Anzahl der in verschiedenen Zeiträumen gestellten Rentenanträge und erteilten Rentenbescheide (n = 170 Personen)

Aus der Abbildung ist zu ersehen, daß die meisten Anträge zwar in den Jahren 1945—1952 gestellt, die meisten Bescheide aber zwischen 1953—1960 erteilt wurden. Das deutet auf die lange Bearbeitungszeit der Anträge hin. Sie dauerte im Durchschnitt zwischen 4—6 Jahren. Wurde gegen den Rentenbescheid Klage erhoben, belief sich die weitere Bearbeitungszeit bis zum Abschluß des Revisionsverfahrens nochmal auf 1½ bis 2½ Jahre. Es läßt sich unschwer erkennen, daß ein Rentenverfahren wegen seiner extrem langen Dauer für den ehemaligen Verfolgten eine Belastung eigener Art gewesen ist. Dieses Moment blieb jedoch in der Wiedergutmachungspraxis weitgehend unberücksichtigt. Die Wiedergutmachungsbehörden halten diese Belastung offenbar für durchaus zumutbar, falls sie sie überhaupt registrierten.

Um der Frage nach den Determinanten der Berentungshöhe näherzukommen, wird dieses Kapitel in zwei Abschnitte unterteilt. Zunächst versuchen wir, alle außerhalb der Krankheit liegenden Einflüsse auf die Berentung zu bestimmen. Erst wenn über deren Art und Bedeutung Klarheit besteht, kann die am nächsten liegende Annahme, nämlich die Abhängigkeit der Berentungshöhe von der Art und Schwere der Gesundheitsschädigung untersucht werden.

1. Krankheitsunabhängige Einflüsse

a) Zeitpunkt der Antragstellung

Die Überlegung, den Zeitpunkt der Antragstellung für die Höhe der Rente verantwortlich zu machen, ergab sich für uns aus der Annahme, daß die Verfolgungsbedingtheit einer Erkrankung mit zunehmendem Abstand vom Zeitpunkt der Befreiung an geringer eingeschätzt wird. Das Wissen über spezifische Spätschäden, das diese Annahme hätte einschränken können, stand nicht zur Verfügung, da die wichtigsten Publikationen erst nach 1954 erschienen sind. Bis dahin lag es einfach nahe, die Beziehung zwischen Verfolgung und Gesundheitsschaden als um so fragwürdiger anzusehen, je weiter diese auseinanderlagen. Für die Berentungshöhe war es jedoch ausschlaggebend, ob eine gesundheitliche Schädigung als verfolgungsbedingt anerkannt wurde oder nicht. Wir überprüften unsere Hypothese, indem wir die Ablehnung der Verfolgungsbedingtheit von Erkrankungen zwischen 1945 und 1960 untersuchten. Die Ergebnisse sind dabei nur für körperliche Krankheiten gültig, da psychiatrische Erkrankungen bei unserer Personengruppe zum größten Teil erst 1955 bis 1960 diagnostiziert wurden.

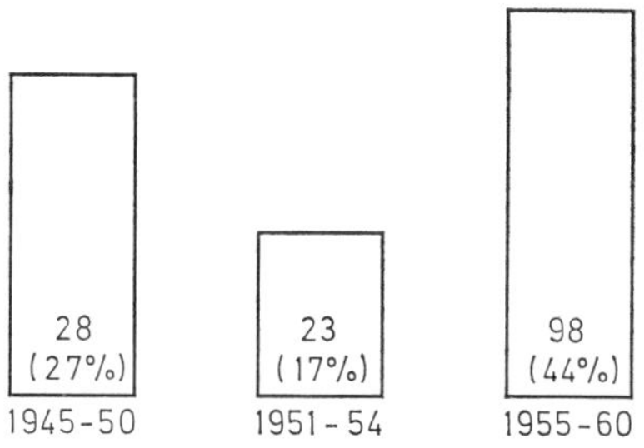

Abb. 5. Ablehnungshäufigkeit der Verfolgungsbedingtheit körperlicher Erkrankungen im Zeitraum von 1945—1960 (nach Gutachten von Gesundheitsämtern)

Aus der Abbildung 5 wird ersichtlich, daß im Zeitraum von 1945 bis 1950 durchschnittlich etwas über ein Drittel aller körperlichen Erkrankungen in Gutachten von Gesundheitsämtern als nicht verfolgungsbedingt abgelehnt wurde. Nach 1950 bis 1954 ging der Prozentsatz stark zurück, um dann 1955 wieder anzusteigen. Zwischen 1955 und 1960 — also nach einem zeitlichen Abstand von 10 Jahren nach der Befreiung — werden fast die Hälfte aller körperlichen Erkrankungen als nicht verfolgungsbedingt abgelehnt. Das bedeutet für den Verfolgten, daß sowohl die Zeitabschnitte unmittelbar nach der Befreiung als auch nach 1954 für die Berentung eines Gesundheitsschadens relativ ungünstig waren. Eine mögliche Erklärung für diesen Sachverhalt ist folgende:

Die Unsicherheit der Gutachter über die Anerkennung der Verfolgungsbedingtheit eines Gesundheitsschadens war zunächst kurz nach der Befreiung sehr groß. Es lagen in den ersten Jahren nach 1945 nur vereinzelte, fremdsprachige Arbeiten über KZ-Folgen vor. Das Wissen um die Zusammenhänge zwischen extremer Belastung und gesundheitlichen Schäden wurde erst mit zunehmender Häufigkeit der Rentenanträge und den zu berentenden spezifischen Krankheiten umfassender und fundierter. Auch die Bereitschaft, einen Gesundheitsschaden als verfolgungsbedingt anzuerkennen, nahm erst im Laufe der Jahre zu.

Nachdem der Höhepunkt der Antragstellung überschritten war und die Häufigkeit der Rentenanträge zurückging, trat auch ein Wandel im Verhalten der Gutachter ein. Die Frage der Verfolgungsbedingtheit von körperlichen Erkrankungen wurde wegen des großen zeitlichen Abstandes zwischen Inhaftierung und Antragstellung immer kritischer beurteilt. In zunehmendem Maße wurden die noch vorher für verfolgungsbedingt erachteten Erkrankungen als in der Nachverfolgungszeit manifest gewordene anlagebedingte Krankheiten bezeichnet.

b) Unterschiedliche Beurteilung der Ärzte

Ein weiterer Faktor für die Höhe der Berentung war die unterschiedliche Beurteilung der Gesundheitsschäden durch verschiedene Ärztegruppen. Die Untersuchungen von 170 ehemaligen KZ-Häftlingen in Deutschland, Israel und USA (New York) wurden in der Hauptsache von 4 Ärztegruppen durchgeführt: Praktische Ärzte, Internisten, Psychiater und Ärzte des Gesundheitsamtes.

Die Berentungsvorschläge unterscheiden sich nicht hinsichtlich des Landes, in dem die Untersuchungen stattfanden. Gutachter in Deutschland machten im wesentlichen dieselben Rentenvorschläge wie in den USA (New York) und Israel.

Wie sich die verschiedenen Ärztegruppen voneinander unterschieden, geht aus Abb. 6 hervor:

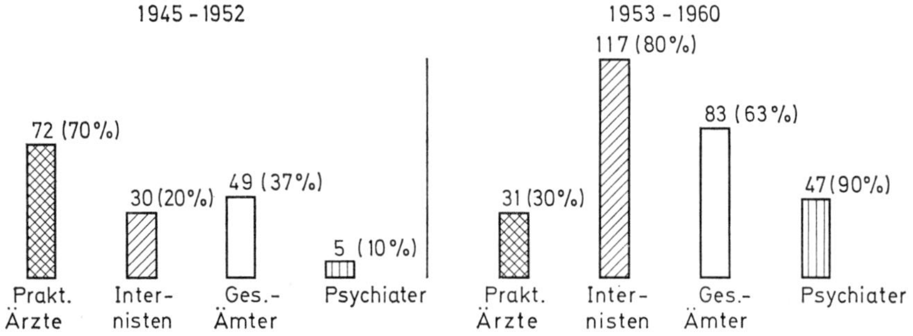

Abb. 6. Anzahl der von verschiedenen Ärzten begutachteten Personen im Zeitraum von 1945—1960

Aus der Abbildung kann man entnehmen, daß in den ersten Jahren in der Mehrzahl praktische Ärzte des Gesundheitsamtes die ehemaligen Verfolgten begutachtet haben.

Nach 1952 überwiegen Internisten und Ärzte des Gesundheitsamtes. Praktische Ärzte werden kaum noch in Anspruch genommen. Die überwiegende Zahl psychiatrischer Begutachtungen erfolgt erst nach 1952.

Versucht man die hier zur Diskussion stehenden 4 Ärztegruppen in ihrem diagnostischen Vorgehen zu kennzeichnen, so ergibt sich folgende Differenzierung (s. Abb. 7):

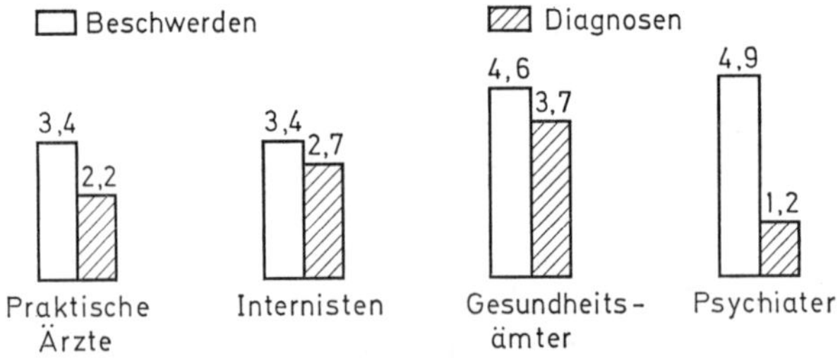

Abb. 7. Beschwerden und Diagnosen pro Person (n=170)

Man kann erkennen, daß Psychiater und praktische Ärzte die wenigsten Diagnosen stellen. Ärzte des Gesundheitsamtes liegen an der Spitze der Diagnosenhäufigkeit pro Person. Das dürfte nicht verwundern, da diese das breiteste Spektrum der Gesundheitsschäden überblickten.

Die größten Unterschiede zwischen Beschwerden und Diagnosen pro Person finden sich bei Psychiatern. Diese sehen sich zwar einer Fülle psychischer Beschwerden gegenüber, stellen jedoch die wenigsten Diagnosen aller Ärztegruppen. Möglicherweise läßt sich daraus eine erhebliche diagnostische Unsicherheit erkennen. Gerade psychische Spätschäden ohne organische Grundlage stehen aus diesem Grunde zunehmend im Brennpunkt der Diskussion über KZ-Folgen. Es geht dabei nicht allein um das Anwachsen psychischer Spätschäden, sondern auch um eine angemessene diagnostische Erfassung und Klassifizierung. Wie im Kapitel „Psychiatrische Diagnostik" gezeigt wird, hat fast jeder Psychiater, der sich dem Problem der Spätschäden bei ehemaligen KZ-Häftlingen widmet, eine eigene Diagnostik.

Vergleicht man die durchschnittlichen Rentensätze, welche von den 4 Ärztegruppen für die von ihnen begutachteten Personen festgestellt wurden, so ergeben sich folgende Unterschiede (s. Abb. 8):

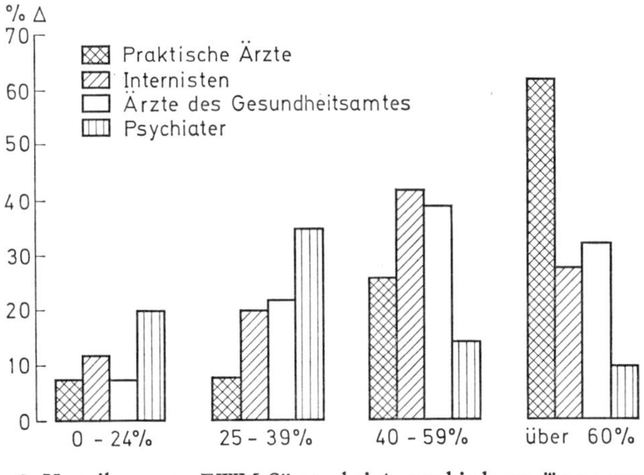

Abb. 8. Verteilung von EWM-Sätzen bei 4 verschiedenen Ärztegruppen

Aus der Abbildung ist zu erkennen, daß praktische Ärzte am höchsten berenten. Über die Hälfte der von ihnen begutachteten Personen erhalten einen EWM-Satz von über 60%. Ärzte des Gesundheitsamtes schlagen bei 32% der von ihnen untersuchten Personen einen EWM-Satz von über 60% vor, internistische Fachärzte bei 27% und Psychiater nur bei 9,6%.

Der Unterschied der 3 zuletzt genannten Ärztegruppen ist gegenüber praktischen Ärzten sehr auffällig und statistisch bedeutsam (1%-Sign.). Zwischen Ärzten des Gesundheitsamtes und Internisten besteht hinsichtlich der Berentungshöhe die größte Übereinstimmung. Es wird von ihnen am häufigsten ein EWM-Satz zwischen 40 und 59% vorgeschlagen. Psychiater legen häufiger einen EWM-Satz von 25 bis 39% bei den von ihnen untersuchten Personen fest.

Zusammenfassend kann man sagen, daß praktische Ärzte relativ wenig Diagnosen pro Person stellen, jedoch die höchsten Rentensätze vorschlagen. Ärzte des Gesundheitsamtes und Internisten stellen die meisten Diagnosen, berenten aber niedriger als praktische Ärzte. Sie bewegen sich häufiger im mittleren Bereich. Psychiater stellen die wenigsten Diagnosen und berenten auch am niedrigsten.

Für die Interpretation dieser Ergebnisse muß man berücksichtigen, daß praktische Ärzte eher kurz nach der Befreiung (s. Abb. 7) konsultiert wurden, und Psychiater erst nach 1952 in verstärktem Maße zu Begutachtungen herangezogen wurden.

Die hohen Rentensätze der praktischen Ärzte dürften einmal darauf zurückzuführen sein, daß sie als Hausärzte ihren Patienten gegenüber generell wohlwollender sind als Fachärzte und Gesundheitsämter. Sie hatten oft ein besonderes Vertrauensverhältnis zu ihren Patienten und waren über deren Verfolgungsschicksal genau informiert. Es lag für sie daher nahe, in die Höhe des Rentensatzes auch ihre subjektive Beurteilung des Ausmaßes der Verfolgungsbelastung miteinzubeziehen. Hinzu kommen möglicherweise geringere diagnostische Differenzierungsmöglichkeiten seitens der Praktiker gegenüber den Fachärzten, die sie veranlaßten, im Zweifelsfall eine höhere Renteneinstufung vorzunehmen.

Für die Psychiater ergab sich — wie bereits erwähnt — nicht nur die Schwierigkeit einer adäquaten diagnostischen Erfassung und Klassifizierung, sondern auch die Frage nach der Verfolgungsbedingtheit der so spät aufgetretenen bzw. immer noch vorhandenen psychischen Beschwerden. Die Entscheidungen lagen generell im unteren Bereich der Rentensätze, d. h. knapp über der für eine Rentenbewilligung notwendigen Höhe von 25% EWM, ein Phänomen, das hinsichtlich der Belastungsschwere bei psychisch Gestörten unverständlich ist. Der psychisch Gestörte wurde also nicht nur im Konzentrationslager von der schwersten Arbeit „geschlagen", sondern auch noch nach der Befreiung von den Gutachtern mit den niedrigsten Renten „bestraft".

Diese Tatsache hängt sicherlich auch mit dem wissenschaftlichen Konzept der Gutachter zusammen.

c) „Konzept" der Gutachter

Damit ist eine der Beurteilung und Berentung von Gesundheitsschäden ehemaliger KZ-Häftlinge zugrundeliegende Meinung und Einstellung seitens der Ärzte gemeint. Das „Konzept" stellt weder eine fundierte, absolut verbindliche medizinische Lehrmeinung noch ein soziales Vorurteil dar, beeinflußt aber dennoch das Verhalten der Gutachter in bestimmter Weise.

Die Gutachter der von uns untersuchten Gruppe lehnen sich nicht an die quasitheoretischen Schlußfolgerungen über die „Hungerdystrophie" (Helweg-Larsen, Hoffmeyer, Kieler, Thaysen u. Thaysen, Thygesen u. Wulff, 1952; Hermann u. Thygesen, 1954), die „vorzeitige Vergreisung" (Fichez u. Klotz, 1961) oder die „cerebrale Schädigung" (Grönvik u. Lönnum, Eitinger, 1961) als Ursache der Spätschäden an. Sie arbeiten aber trotzdem vorzugsweise mit Kategorien, die die gesundheitlichen Schäden als Störungen rein körperlicher Natur begreifen und erklären lassen. Es wurde darauf bereits im Zusammenhang mit dem „Zwang zur Symptomanpassung" bei der Diskussion des Effektes der Gutachtersituation eingegangen (s. S. 45).

Die begutachteten Personen passen sich diesem „Konzept" während der medizinischen Untersuchung an, indem sie mehr somatische als psychische Beschwerden nennen. Erst in einer begutachtungsunabhängigen Situation gelingt es den ehemaligen Verfolgten, die gesamte Skala ihrer gegenwärtigen Beschwerden zum Ausdruck zu bringen.

Das hängt allerdings nicht nur damit zusammen, daß die Verfolgten sich in der Gutachtersituation anpassen, sondern sich auch scheuen, psychische Auffälligkeiten (z. B. Mißtrauen oder Haßgefühle) preiszugeben.

Das sind jedoch Faktoren, die von den Verfolgten selbst abhängen und auch einen möglichen Einfluß auf die Berentung gehabt haben können.

d) Verhalten und Einstellung der Verfolgten

Die meisten Verfolgten haben sich in der Gutachtersituation auf das somatische „Konzept" eingestellt, um dem ärztlichen Vorurteil entgegenzukommen und eine ungünstige Beurteilung zu vermeiden. Ein solches Verhalten ist als durchaus angepaßt zu bezeichnen. Es unterscheidet sich von den folgenden zwei Einstellungsvarianten, die man als Extreme bezeichnen kann.

1. Zu der ersten Gruppe gehören die Personen, die trotz gesundheitlicher Schäden keinen Rentenantrag gestellt haben. Wir haben weiter vorne (s. S. 43) über sie berichtet.

2. Bei der zweiten Gruppe handelt es sich um Personen, die gegen den Rentenbescheid Klage erhoben, weil sie den ihnen zugesprochenen Rentensatz als unbegründet niedrig erleben, Insgesamt haben 28,2% (48 von 170 Antragstellern) gegen den 1. Rentenbescheid Klage eingereicht. Bei 2 (1,2%) von ihnen wurde die Klage abgelehnt, in einem Fall ist das Revisions-Verfahren noch nicht abgeschlossen. Bei den restlichen 45 Klägern ergaben sich nach dem Revisions-Verfahren folgende Veränderungen im 2. Rentenbescheid (s. Tabelle 27):

Tabelle 27. *Ergebnis nach dem Revisionsverfahren (die Prozentzahlen beziehen sich auf n=48 Kläger)*

Revisionsbescheid	abs. Zahl
Keine Veränderung des Rentensatzes	25 (52%)
Erhöhung des Rentensatzes	16 (30,6%)
Herabsetzung des Rentensatzes	4 (8,3%)

Insgesamt klagten also 48 (28,2%) von 170 Antragstellern. Bei der Hälfte der Kläger (52%) erfolgte keine Änderung der Rentensätze, bei immerhin fast einem Drittel (30,6%) wurde der Rentensatz erhöht, bei 8,3% wurde der Rentensatz herabgesetzt.

Um die Berechtigung der Klage besser einschätzen zu können, verglichen wir die Kläger mit den Nichtklägern hinsichtlich soziologischer Merkmale und der gesundheitlichen Verfassung:

Die Merkmale Alter, Geschlecht, Aufenthaltsland und Verfolgungsgrund ergaben keine statistisch gesicherten Unterschiede.

Bezüglich der somatischen und psychischen Beschwerden konnten ebenfalls keine statistisch gesicherten Differenzen festgestellt werden.

Bezüglich der somatischen und psychischen Beschwerden konnten ebenfalls keine statistisch gesicherten Differenzen festgestellt werden.

Das besagt zunächst, daß die zur Klage führende Unzufriedenheit mit dem Rentenbescheid nicht mit der Art des Krankheits- bzw. Beschwerdenbildes zusammenhängt. Welche anderen Faktoren dafür verantwortlich zu machen sind, läßt sich an unserem Material nur begrenzt beantworten. Folgende Befunde sind als Tendenz zu beobachten:

Kläger haben weniger Kopfbeschwerden (10%-Sign.).
Kläger haben mehr paranoide Ideen (10%-Sign.).
Kläger haben mehr Haßgefühle (10%-Sign.).

Obwohl diese Befunde als statistisch nicht gesichert anzusehen sind, könnte man doch wegen ihrer inhaltlichen Bedeutsamkeit an folgende Interpretationsmöglichkeiten denken:

Der Befund, daß Kläger weniger Kopfbeschwerden haben, hängt möglicherweise mit einer spezifischen Aggressionsverarbeitung zusammen. Anstatt die offensichtlich vorhandenen Aggressionen in (gegen sich selbst gerichteter) Form von Kopfbeschwerden zu äußern, werden sie von Klägern durch Unzufriedenheit und formale Opposition (Klage gegen Rentenbescheid) gegenüber der Rentenbehörde ausgedrückt.

Im Zusammenhang mit den anderen Befunden wird deutlich, daß sich die Aggressionen gegenüber den ehemaligen Verfolgern in verschiedener Weise manifestieren:

Bei Nichtklägern äußern sie sich (konvertieren) in psychosomatischen Beschwerden. Bei Klägern kommen sie durch ein spezifisches soziales Verhalten zum Ausdruck, d. h. sie werden bei letzteren in direkter Weise ausgelebt.

Das häufige Vorkommen von Haßgefühlen und paranoiden Ideen ist zweiseitig zu interpretieren:

Einmal lassen sie sich als Ausdruck asthenisch-aggressiver Persönlichkeitszüge verstehen. Andererseits stellen sie die Reaktion auf den unbefriedigenden Verlauf des Revisionsverfahrens dar. Es werden ja immerhin bei 60,3% der Verfahren die Rentensätze nicht erhöht.

Was nun die Einstellung der Verfolgten zur Begutachtung und Berentung betrifft, so kann man festhalten:

Das Verhalten sowohl der Nichtantragsteller als auch der in der Gutachtersituation angepaßten Antragsteller hat die Erforschung von Spätschäden bei ehemaligen KZ-Häftlingen in bestimmter Weise gefährdet. Beide Gruppen verhindern nämlich eine adäquate und vollständige Erfassung von psychischen Spätschäden.

Das „Psychische Syndrom" (Faktor IV) als soziale Erkrankung blieb aus diesem Grunde in der Entschädigungsbegutachtung lange Zeit weitgehend unberücksichtigt. Erst nachdem man sich von seiten der Psychiater intensiver damit beschäftigte (Strauss, 1957; Kolle, 1958; Matussek, 1961; v. Baeyer, Häfner u. Kisker, 1964 u. a.), wurde diese als Spätschaden entsprechend gewürdigt.

Die Überprüfung der soziologischen Merkmale Geschlecht, Lebensalter (1960), Aufenthaltsland und ihre Beziehung zur Rentenhöhe ergab keine signifikanten Befunde.

Es konnte lediglich festgestellt werden, daß alle aus rassischen Gründen verfolgten Personen höhere Rentensätze zugesprochen bekamen als politisch und religiös Verfolgte (5%-Sign.).

Dieser Befund überrascht nicht, da rassisch Verfolgte den schwersten Belastungen während der Verfolgung und Inhaftierung ausgesetzt waren und heute unter den schwersten gesundheitlichen Schädigungen leiden.

2. Abhängigkeit der Berentungshöhe von der Art der Erkrankung

In der Gutachtersituation wurde die EWM nicht nach den subjektiven Beschwerden, sondern aufgrund der von den Gutachtern erstellten Diagnosen vorgeschlagen. Wir können also nicht von den faktorenanalytisch gewonnenen auf Beschwerden aufbauenden Erkrankungsdimensionen ausgehen, sondern müssen Einzeldiagnosen zugrundelegen. Dabei ergibt sich allerdings die Schwierigkeit, daß die meisten Gutachter nicht für jede Erkrankung (Diagnose) einen gesonderten EWM-Satz, sondern einen einzigen für das Gesamt der Erkrankungen vorgeschlagen haben. Es läßt sich dadurch nachträglich nicht mehr exakt klären, inwieweit die einzelnen Erkrankungen an der Höhe des gesamten EWM-Satzes beteiligt sind.

Insgesamt machen in unserem Material die Gutachter der Gesundheitsämter bei 33,4% und Internisten bei 45,5% der von ihnen als verfolgungsbedingt angesehenen Erkrankung Einzelberentungsvorschläge. Praktische Ärzte machen nur Gesamtberentungsvorschläge. Da außerdem nicht alle Krankheiten als verfolgungsbedingt anerkannt wurden, schränkt sich das zur Verfügung stehende Zahlenmaterial und damit seine Repräsentativität sehr ein. Wir wollen im folgenden trotzdem versuchen, die Beziehung zwischen Rentensatz und Krankheit anhand von Einzelberentungsvorschlägen zu überprüfen.

Es werden dafür die Einzelberentungsvorschläge der Ärzte des Gesundheitsamtes verwendet. Sie stimmen mit denjenigen der Internisten überein.

a) Höhe der Einzelberentungen bei körperlichen Erkrankungen. Von 26 verschiedenen körperlichen Erkrankungen konnten 15 wegen zu geringer Häufigkeit von Einzelberentungsvorschlägen nicht berücksichtigt werden. Für die übrigen 11 Krankheitsformen werden folgende Einzelberentungssätze vorgeschlagen (Tabelle 28):

Tabelle 28. *Durchschnittlicher verfolgungsbedingter EWM-Satz somatischer Erkrankungen (bei 170 Personen)*

Diagnosen	Durchschnittlicher verfolgungsbedingter EWM-Satz %
Lungen-Tbc	59,8
Herz-Kreislauf-Erkrankungen	39,3
Statische Anomalien	38,5
Arthrosen	28,0
Gastritis, Ulcus	25,8
Vegetative Dystonie	23,8
Lungen-Bronchial-Erkrankungen	23,6
Erkrankungen des Binde- und Stützgewebes	21,7
Chronische Hepatocholecystopathie	20,3
Spondylosen	19,3

Aus der Tabelle kann man entnehmen, daß die höchsten Einzelberentungsvorschläge bei spezifischen inneren Erkrankungen gemacht wurden. Lungentuberkulose und Herz-Kreislauf-Schäden erweisen sich als die am höchsten berenteten Krankheiten. Psychosomatische Erkrankungen, wie Gastritis, Ulcus und vegetative Dystonie liegen gerade an der 25% EWM-Grenze.

Alle Rentensätze, die unterhalb der 25%-Grenze liegen, werden vom Gesetzgeber einer nicht mehr rentenberechtigten Erwerbsminderung gleichgesetzt. In unserem Material sind es vor allem Spondylosen und chronische Hepatocholecystopathien, die als „innerhalb der Durchschnittsverarbeitung liegende krankheitswertige Verfassungen" bezeichnet werden.

b) Höhe der Einzelberentungen bei psychiatrischen Erkrankungen. Von 5 verschiedenen psychiatrischen Diagnosen können 4 hinsichtlich der Einzelberentungsvorschläge ausgewertet werden. Die Anzahl der Einzelberentungen ist mit 85,1% aller verfolgungsbedingten Erkrankungen bei Psychiatern im Verhältnis zu allen anderen medizinischen Gutachtern am höchsten.

Psychiater fallen außerdem dadurch auf, daß die Quote ihrer Ablehnung des Verfolgungszusammenhanges psychiatrischer Erkrankungen mit 26,7% sehr niedrig ist. Dies ist um so bemerkenswerter, als die meisten psychiatrischen Gutachten erst nach 1955 erstellt wurden und in dieser Zeit in allen anderen medizinischen Gutachten die Ablehnungsquote deutlich höher war. Psychiatrische Erkrankungen — so kann man daraus folgern — gewannen mit zunehmendem Abstand von der Befreiung als Spätschäden an Bedeutung.

Hinsichtlich der Einzelberentungsvorschläge ergeben sich bei psychiatrischen Erkrankungen folgende Differenzierungen (Tabelle 29):

Tabelle 29. *Durchschnittlicher verfolgungsbedingter EWM-Satz psychischer Erkrankungen*

Diagnosen	Durchschnittlicher verfolgungsbedingter EWM-Satz %
Hirnorganische Veränderungen	41,1
Neurotische Reaktion	31,7
Chronisch-reaktive Depression	29,6
Neurasthenie	28,9

Aus der Tabelle geht hervor, daß bei organisch begründbaren psychiatrischen Erkrankungen mit Abstand höhere Einzelberentungsvorschläge gemacht wurden als bei erlebnisreaktiven Störungen und asthenischen Zuständen.

Es gewannen nach 1955 zwar psychiatrische Erkrankungen immer mehr an Bedeutung, jedoch erhielten organische Hirnschäden höhere Rentensätze als erlebnisreaktive Veränderungen. Das Vorhandensein eines „somatischen Konzeptes" bei den Gutachtern erhält durch diesen Befund weitere Unterstützung.

Was die Höhe der verfolgungsbedingten EWM bei erlebnisreaktiven Störungen betrifft, so stehen diese im Einklang mit den Ergebnissen von v. Baeyer, Häfner und Kisker, die ebenfalls eine EWM von 25—30% registriert haben. Die Autoren sind der Ansicht, daß die niedrigen Berentungsstufen für erlebnisreaktive Störungen der deutschen Begutachtungspraxis entsprechen. In Norwegen, Dänemark und Holland wurden bedeutend höhere EWM-Sätze festgesetzt (THYGESEN, 1955; BASTIAANS, 1957; STRÖM, EITINGER, GRÖNVIK, LÖNNUM, ENGENS, OSVIK u. ROGAN, 1961).

Über die generelle Zufriedenheit der Verfolgten hinsichtlich ihres Rentensatzes äußern sich 94 von 170 Personen unserer Untersuchungsgruppe. 74 (78,7%) davon sind mit der Höhe der Rente unzufrieden und nur 20 (21,3%) halten die Rente für angemessen. Es wäre einfach, den hohen Prozentsatz Unzufriedener als Ausdruck neurotischen Querulantentums zu werten. Wissenschaftlich einwandfreier ist die Annahme, daß das traditionelle, besonders in Deutschland wirksame Konzept falsch ist, und demzufolge die psychoreaktiven Störungen unterbewertet, d. h. zu niedrig berentet werden.

Zusammenfassung

1. Wir konnten aufgrund der Akten- und Interviewunterlagen unserer Personengruppe feststellen, daß sowohl krankheitsabhängige als auch krankheitsunabhängige Faktoren für die Höhe der Berentung von entscheidender Bedeutung waren.

2. Die Anerkennung des Verfolgungszusammenhanges variiert in verschiedenen Zeitabschnitten und machte damit den Zeitpunkt der Antragstellung zu einem wesentlichen Faktor für die Berentung. Außerdem finden sich Unterschiede der Berentung aufgrund des von verschiedenen Ärztegruppen bevorzugten Konzeptes.

3. Die persönliche Einstellung der Verfolgten zur Begutachtung ist in mehrfacher, teilweise extremer Weise eine entscheidende Determinante des Berentungsverlaufes.

4. Für die Höhe der Berentung spielt auch die Art der Erkrankung eine Rolle. Dabei fällt auf, daß die niederen Berentungssätze bei psychischen Störungen der nachgewiesenen Belastungsschwere als wesentlicher Mitursache dieser Erkrankung nicht gerecht werden.

KAPITEL 4

Psychiatrische Diagnostik

Problemstellung

Bei den im letzten Kapitel dargestellten Dimensionen gesundheitlicher Spätschäden ergaben sich 2 Faktoren, die vorwiegend durch psychische Beschwerden gekennzeichnet waren. Dieser Tatbestand weist auf die Bedeutung seelischer Schäden als Folge der KZ-Haft hin. Wir wollen daher in diesem Kapitel fragen, inwieweit sich die Ärzte, insbesondere die Psychiater der von uns interviewten Gruppe zu diesem Phänomen gestellt haben. Wie sind die psychischen Spätschäden bestimmt und beurteilt worden?

Von 170 medizinisch begutachteten Personen unseres Materials sind 66 (38,9%) mit einer psychiatrischen Diagnose versehen worden. Danach waren also etwas mehr als ein Drittel psychisch auffällig gewesen. Dieser Befund dürfte dem Ergebnis von STRAUSS (1961) nahekommen, der bei etwa einem Drittel der von ihm begutachteten Personen (n = 1000) psychiatrisch relevante Schäden feststellt. Außer diesem Ergebnis gibt es keine zuverlässigen Angaben über den Anteil psychischer Erkrankungen in dem Gesamtmaterial ärztlich untersuchter ehemaliger KZ-Häftlinge. Bei der in diesem Kapitel interessierenden Frage nach den psychischen Spätschäden ist daher zunächst zu untersuchen, ob unsere Angabe von knapp 40% ein einigermaßen zuverlässiges Bild von der Häufigkeit psychischer Spätschäden vermittelt. Das soll durch die Analyse der Gesichtspunkte geklärt werden, unter denen ein Antragsteller psychiatrisch begutachtet wurde.

I. Begutachtung und Berentung

1. Auswahlgesichtspunkte für die psychiatrische Begutachtung

Aus der Tabelle 30 gehen die Gründe hervor, die zu einer psychiatrischen Begutachtung geführt haben.

Aus der Tabelle geht hervor, daß die meisten psychiatrischen Untersuchungen durch Überweisung von Nichtpsychiatern zustande kam. Welche Gesichtspunkte dabei die verschiedenen Ärzte zu einer Überweisung zum Psychiater veranlaßte, konnte nicht näher geklärt werden. Das Symptombild war sicher nicht der allein entscheidende Grund. Denn bei dem gleichen Beschwerdebild schaltete der eine Arzt den Psychiater ein, der andere nicht. Daraus kann man schließen, daß bei einer von uns nicht näher zu bestimmenden Zahl von ehemaligen Verfolgten eine psychiatrische Untersuchung nicht erfolgte, obwohl sie an und für sich notwendig gewesen wäre.

Tabelle 30. *Gründe, die zu einer psychiatrischen Begutachtung geführt haben (n=66)*

Gründe	abs. Zahl	%
Auf Initiative des Arztes		
a) von Nichtpsychiatern an den Psychiater überwiesen	38	57,6
b) von Nichtpsychiatern psychiatrisch begutachtet	14	21,2
Auf Initiative des Verfolgten		
a) beim Gesundheitsschadensantrag wird ausdrücklich auf psychische Beschwerden hingewiesen	9	13,6
b) in Form einer Klage gegen den Rentenbescheid mit dem Hinweis auf die Nichtberücksichtigung psychischer Beschwerden	3	4,6
Unklar/entfällt	2	3,0

Ein Fünftel der psychiatrisch begutachteten Personen stellte aus eigener Initiative wegen ihrer psychischen Beschwerden einen Gesundheitsschadensantrag. Diese Gruppe schlüsselt sich in zwei verschiedene Untergruppen auf. Die Mehrzahl (13,6%) stellte einen Gesundheitsschadensantrag wegen ihrer psychischen Beschwerden. Die geringere Anzahl (4,6%) reichte zunächst einen Antrag wegen körperlicher Beschwerden ein, stellte dann allerdings im Laufe der medizinischen Untersuchungen fest, daß ihre psychische Symptomatik von keinem der Ärzte angemessen berücksichtigt wurde. Sie führten deshalb Klage gegen ihren Rentenbescheid und erzwangen dadurch praktisch eine psychiatrische Untersuchung. Wie das im Einzelfall ablief, soll anhand eines ausführlichen Beispiels veranschaulicht werden.

Ein rassisch Verfolgter reichte 1955 von Israel aus einen Gesundheitsschadensantrag wegen einer rechtsseitigen verfolgungsbedingten Augenverletzung und allgemeiner körperlicher Schwäche ein. Vor der Verfolgung — so gab er an — war er gesund. Während der Verfolgung erkrankte er an Flecktyphus und hatte verschiedene Infektionen an der Hand und den Beinen. Kurz vor Kriegsende wurde er von Wachmannschaften bei einem Fluchtversuch mit einem Stein am rechten Auge verletzt. Seither ist er rechts praktisch blind. In einem vertrauensärztlichen Gutachten eines Internisten aus Jerusalem wurden 1956 folgende Diagnosen gestellt:

a) Erblindung des rechten Auges (verfolgungsbedingt);

b) Neurozirkulatorische Asthenie mit Neigung zu Blutdruckschwankungen (anlagebedingt, nicht verfolgungsbedingt).

Gegen den 1. Rentenbescheid, den er 1957 erhielt, erhob er 1958 Klage, da ihm der zugesprochene Erwerbsminderungssatz von 30% für seine Augenverletzung zu niedrig erschien. Außerdem gab er an, daß er Tbc-krank sei und sich durch die Verfolgung ein Magenleiden zugezogen hätte. Um seine Entschädigungsangelegenheit besser regeln zu können, kehrte er von Israel nach Deutschland zurück.

Von einem Lungenfacharzt und einem Internisten wurde 1958 eine inaktive Lungen-Tbc diagnostiziert, von einem praktischen Arzt eine Colitis mucosa, Römheld-Komplex, Zwerchfelladhäsion, hyperthyreotische Beschwerden, vegetative Labilität und Depressionsneigung von einem anderen praktischen Arzt eine Gastritis. Ein Röntgenfacharzt stellte 1958 noch zusätzlich eine Fibrose am linken Ohrlappen fest. Aufgrund dieser Atteste wurde eine Medizinische Klinik beauftragt, ein Gutachten für das Oberlandesgericht zu erstellen. Darin waren folgende Diagnosen enthalten:

a) Geringe pleuritische Residuen

b) Lungenveränderungen,

c) Hypertension,
d) Hypacide Gastroduodenitis,
e) Verdacht auf Leberzellenschädigung.

Die Lungenveränderungen wurden als verfolgungsbedingt angesehen, alle übrigen Erkrankungen nicht. In einem Schreiben an das Landesentschädigungsamt bat der Antragsteller 1959 um eine zusätzliche Untersuchung in einem Nervenkrankenhaus, da seine seelischen Schädigungen nicht berücksichtigt worden seien. Er fügte ein Attest eines praktischen Arztes aus demselben Jahr bei, in dem ein verfolgungsbedingter chronischer Depressionszustand mit Reduzierung des Leistungsvermögens, Apathie, Hemmung, Insuffizienzgedanken, Mutlosigkeit und hypochondrischen Beschwerden bestätigt worden war.

In einer ärztlichen Stellungnahme des LEA wurde dem Betroffenen daraufhin mitgeteilt: „Man muß annehmen, daß mit der von Dr. P. (prakt. Arzt) gestellten Diagnose Asthenie der gleiche Zustand beschrieben worden ist, wie er von Dr. S. (Internist) als chronische Depression mit Reduzierung des Leistungsvermögens bezeichnet wurde. Da dieses Leiden sowohl im Bescheid wie auch in beiden Urteilen als nicht verfolgungsbedingt angesehen wurde, obwohl dem Gericht der psychische Befund des Dr. P. bekannt war und sogar auszugsweise zitiert wurde, besteht kein Anlaß, Herrn H. neurologisch-psychiatrisch zu beurteilen, da zu den psychischen Leiden in den Urteilen bereits Stellung genommen wurde".

Gegen diesen Bescheid erhob der Betroffene Einspruch. Dem Einspruch wurde ein Gutachten eines Neurologen beigefügt, in dem die psychischen Auffälligkeiten auf eine Stirnhirnschädigung zurückgeführt wurden.

1960 erfolgte aufgrund der Klage eine Begutachtung in einem Nervenkrankenhaus, bei welcher weder eine Stirnhirnschädigung noch Anhaltspunkte für eine chronische Depression gefunden wurden. Der Zustand sei vielmehr als eine Neurose aufgrund einer Psychasthenie aufzufassen. Die Neurose verliefe unter einem sensitiv-paranoischen Bild, das von Lebensangst geprägt sei, leicht querulatorische Züge trage und sich in schneller Ermüdung, Konzentrationsstörungen, Unsicherheit, Antriebslosigkeit sowie in zeitweilig auftretenden körperlichen Beschwerden äußere.

Es wurde in dem Gutachten weiter argumentiert, daß die Beschwerden früher viel geringer gewesen seien, was bei einer verfolgungsbedingten Neurose schwerlich anzunehmen wäre. Abschließend hieß es in dem Gutachten: „Es kann weder das Vorliegen einer EWM für die Neurose bejaht werden, noch wird überhaupt eine auf die Verfolgung zurückzuführende Neurose für wahrscheinlich gehalten". Die neurotischen Störungen wurden im wesentlichen auf das Streben nach einer Lebenssicherung zurückgeführt, d. h. also im Sinne einer Rentenneurose erklärt.

Durch seinen Rechtsanwalt bat der Antragsteller das LEA um eine nochmalige Überprüfung dieses Antrages. Nachdem ihm vom LEA vorgeschlagen wurde, den Rechtsweg zu beschreiten, sprach der Betroffene mit seinem Rechtsanwalt persönlich beim Vizepräsidenten des LEA vor. In der darauffolgenden Stellungnahme des ärztlichen Dienstes der Entschädigungsbehörde wurde festgestellt: „Den Richtern und naturgemäß auch den Gutachtern des Nervenkrankenhauses war anscheinend das Urteil des BGH vom 18. 5. 60 noch nicht bekannt, wonach psychische Schäden nach einer gewissen Zeit auch dann noch als verfolgungsbedingt anzuerkennen sind, wenn ihr Fortbestehen durch eine entsprechende Veranlagung bedingt ist... Nach den neueren Veröffentlichungen der medizinischen Literatur besteht daher die Möglichkeit, daß bei einer künftigen Begutachtung im Berufungsverfahren der Anspruch als berechtigt anerkannt wird. Eine einmalige Leistung, sei sie aus dem Härteausgleich oder einem Vergleichsverfahren wird befürwortet".

Es wurde mit dem LEA ein Vergleich geschlossen; auf das Beschreiten des Rechtsweges wurde verzichtet.

Aus diesem Fall lassen sich mehrere Punkte beispielhaft ableiten: Zunächst wird deutlich, wie mühsam es für den Betroffenen gewesen ist, den berechtigten Anspruch auf eine sachgerechte Begutachtung durchzusetzen. Vermutlich sind Fälle dieser Art deswegen so selten, weil andere Verfolgte kein so großes Durchsetzungsvermögen besaßen. Die medizinischen Untersuchungen zogen sich in diesem Fall immerhin über 5 Jahre hin, in denen der Anwalt achtmal gewechselt wurde. Zum anderen wird aus dem Begutachtungsverlauf die fast autistisch anmutende Diagnostik verschiedener

Ärzte deutlich. Ein Internist diagnostizierte eine „neuro-zirkulatorische Asthenie mit Neigung zu Blutdruckschwankungen", ein praktischer Arzt einen „chronischen Depressionszustand", ein anderer praktischer Arzt „vegetative Labilität" und „Depressionsneigung", ein Neurologe attestierte eine „Stirnhirnschädigung mit psychischen Folgeerscheinungen", im Nervenkrankenhaus schließlich wird eine Neurose aufgrund einer „Psychasthenie" festgestellt. Offensichtlich stehen die begutachtenden Ärzte den psychischen Spätschäden relativ hilflos gegenüber, was als ein weiterer Hinweis für die willkürliche und zufällige Auswahl der psychiatrisch begutachteten Verfolgten angesehen werden kann.

Die Unsicherheit der Ärzte gegenüber den psychischen Folgeerscheinungen des Konzentrationslagers wird auch durch den langen Zeitraum deutlich, der verging, bis im jeweiligen Fall eine psychiatrische Untersuchung erfolgte. Besonders in den ersten Jahren nach der Befreiung dauerte es sehr lange, im Durchschnitt über 4 Jahre.

Nach 1952, besonders jedoch nach 1955, rücken aufgrund zunehmender Veröffentlichungen und Erfahrungen psychische Spätschäden stärker in den Vordergrund. Die Zeitspanne zwischen Antragstellung und psychiatrischer Untersuchung werden kürzer. Es werden auch immer häufiger Anträge auf Berentung psychischer Leiden gestellt. Nach einer Schätzung des lokalen Landesentschädigungsamtes ist der Prozentsatz der wegen psychischer Beschwerden berenteten Personen bis zum Jahr 1960 auf etwa 60% der gesamten Antragsteller angestiegen.

Zusammenfassend kann man sagen: Der Anteil von 38,9% Verfolgten mit psychiatrischen Erkrankungen scheint uns nicht das tatsächliche Vorkommen von psychischen Störungen widerzuspiegeln. Er ist offensichtlich größer. Abgesehen von der unbekannten Zahl der Nicht-Antragsteller mit psychiatrischen Erkrankungen wird diese Feststellung durch den oben erwähnten Befund unterstützt, daß es von der Einstellung der Ärzte abhing, ob bei bestimmten psychischen Beschwerdebildern eine Fachbegutachtung durch den Psychiater für notwendig erachtet wurde.

Unterstützt wird diese Annahme durch die Tatsache, daß der Psychiater erst sehr spät und nach einem längeren Zeitraum — insgesamt nach durchschnittlich 2,5 Jahren — in den Begutachtungsverlauf eingeschaltet wurde.

2. Probleme diagnostischer Klassifizierung

Auf die Tatsache der Uneinheitlichkeit der Diagnostik von psychischen Spätschäden haben wir im Kapitel 3 (s. S. 48, 49) hingewiesen. Viele Autoren weichen daher in eine neu geschaffene Nomenklatur aus, wie sie sich aus Tabelle 31 ergibt.

Während die in der Tabelle genannten diagnostischen Begriffe eigens zur Kennzeichnung von KZ-Spätschäden geschaffen wurden, benutzten die Gutachter unserer 66 Fälle konventionelle, d. h. aus der psychiatrischen Praxis bekannte Begriffe.

Die diagnostischen Bezeichnungen, die sich vom Beschwerdebild gar nicht oder nur unwesentlich unterscheiden und nach der Etikette eine innere Verwandtschaft aufweisen, haben wir unter einem Oberbegriff zusammengefaßt. Danach gleichen sich die psychiatrisch begutachteten Fälle unseres Materials folgendermaßen:

1. Hirnorganische Veränderungen		24 Diagnosen
Hirnsubstanzschädigung (nach contusio cerebri)	7	
Gefäßbedingte Hirnschädigung	7	
Postencephalitisches Erscheinungsbild (nach Typhus)	5	

Tabelle 31. *Bezeichnungen der Spätschäden nach KZ-Haft*

Autor	Jahr	Anzahl der Personen	„Syndrom"
Hermann u. Thygesen	1954	120	KZ-Syndrom
Segelle u. Ellenbogen	1954	2300	Asthénie post-concentrationnaire et troubles psychiques
Targowla	1955	nicht angegeben	Syndrom der Asthenie der Deportierten
Bastiaans	1957	300	Psychosomato-traumatischer Schwächezustand
Fichez	1957	nicht angegeben	Chronisch progressive Asthenie
Venzlaff	1958	nicht angegeben	Erlebnisbedingter Persönlichkeitswandel
Bensheim	1960	nicht angegeben	KZ-Neurose
Eitinger et al.	1961	100	KZ-Syndrom
Trautmann	1961	nicht angegeben	Vernichtungslager-Syndrom
Klimkova-Deutschova	1961	200	KZ-Syndrom
Chodoff	1963	23	Spätschäden des KZ-Syndroms
Krystal u. Niederland	1965	2000	Überlebenden-Syndrom

Traumatische Epilepsie	2	
Epileptische Anfälle	1	
Vasomotorisch bedingte cerebrale Anfälle	1	
Postcommotionelle Störungen	1	
2. Neurasthenie		24 Diagnosen
Neurovegetative Dystonie	6	
Nervöse Übererregbarkeit	5	
Nervöser Erschöpfungszustand	4	
Neurasthenischer Versagenszustand	4	
Psychasthenie	2	
Neurozirkulatorische Asthenie	1	
Asthenie	1	
Vasovegetative Erscheinungen	1	
3. Chronisch-reaktive Depressionen		19 Diagnosen
Reaktiv-depressive Verstimmungszustände	7	
Chronisch-reaktive Depression	7	
Depressionszustände	4	
Seelische Depression	1	
4. Neurotische Reaktion		14 Diagnosen
Chronische Angstzustände	5	
Traumatische Angstneurose	2	
Psychoneurotische Reaktion	2	
Neurotische Dauerreaktion	2	
Allgemeine Neurose	1	
Chronische Angstdepression	1	
Psychoreaktive Störungen	1	
5. Psychosen		2 Diagnosen
Schizophrenie	1	
Endogene Depression	1	

Da bei 14 Fällen mehr als eine Diagnose genannt wurde, ist die Gesamtzahl der Diagnose höher als die Zahl der Fälle. Besonders häufig kombiniert traten hirnorganische Veränderungen und chronisch-reaktive Depressionen auf (6 Fälle).

Über ein Drittel der psychiatrisch diagnostizierten Personen läßt sich unter dem Oberbegriff „Hirnorganische Veränderungen" zusammenfassen. Die Gutachter sind der Ansicht, daß bei diesen Kranken die psychischen Spätschäden auf hirnorganische Veränderungen zurückzuführen sind. Bei einer Kontrolle der in der Gutachtersituation festgestellten, für die Diagnose verantwortlichen Befunde ergibt sich folgendes Bild:

Anzahl der Personen	24
Neurologischer Befund (mehr oder weniger ausgeprägt): Reflexanomalien, Encephalographie	14
Subjektive Beschwerden:	
Kopfschmerzen	20
Gedächtnisschwäche	14
Schwindelgefühl	10
Epileptische Anfälle	2
Ohnmachtsanfälle	2
Häufigste anamnestische Angaben:	
Kopfverletzung durch Mißhandlung	18
Typhus	5

Daraus ergibt sich: Der häufigste Befund, der zur Diagnose einer hirnorganischen Veränderung führt, ist die Angabe von Kopfschmerzen, gleich gefolgt von einer bestimmten Belastung im Konzentrationslager, nämlich Kopfverletzungen. Dagegen sind die in den Akten wiedergegebenen neurologischen Befunde nur bei etwas mehr als der Hälfte festzustellen. Man kann daraus den Schluß ziehen, daß manche Gutachter auch dann von irgendeiner hirnorganischen Veränderung sprachen, wenn außer Kopfschmerzen kein neurologischer Befund festzustellen war. Die im Konzentrationslager erlittene Kopfverletzung wurde dann in einen Kausalzusammenhang mit den heute noch vorhandenen Kopfschmerzen gebracht.

In Übereinstimmung mit v. Baeyer, Häfner u. Kisker (1964) läßt sich aufgrund dieser Befunde folgern, daß neurologische Symptome als Ausdruck hirnorganischer Spätschäden nicht so häufig sind, wie es z. B. Eitinger (1961, 1964) in seinem Material gefunden hat. Die im Verhältnis zu neurologischen Befunden relativ zu häufige Diagnose irgendeiner Hirnschädigung hängt in vielen Fällen offenbar damit zusammen, daß die kausale Bedeutung von KZ-Belastungen, insbesondere Kopfverletzungen, sowohl für die ärztlichen Gutachter als auch für die Entschädigungsbehörde plausibler erschien, wenn ein „organischer Zusammenhang" postuliert wurde.

Wir werden im folgenden bei der Besprechung der psychischen Spätschäden auch die psychischen Beschwerdebilder der hirnorganischen Veränderungen mit berücksichtigen, um festzustellen, ob sich die psychischen Symptome von Hirngeschädigten von der Hauptgruppe anderer psychischer Spätschäden unterscheiden lassen. Aus der Gesamtgruppe müssen wir wegen der geringen Anzahl die endogenen Psychosen ausklammern. Sie sind überdies auch durch eine eindeutige Symptomatik ausgezeichnet. An dieser Stelle sei nur wegen der bei unserer unausgelesenen Gruppe vorhandenen Häufigkeit von Schizophrenie und endogenen Depressionen auf folgendes hingewiesen:

Wenn man davon ausgeht, daß die Angaben über die Häufigkeit von Schizophrenien in der Normalpopulation zwischen 0,7% und 1% und bei endogenen Depressionen zwischen 0,4% und 1,6% schwanken, so sind unsere Ergebnisse hinsichtlich folgender Beobachtungen wichtig: Bei einer nach ärztlichen Gesichtspunkten unausgelesenen Gruppe von überlebenden KZ-Häftlingen ist der Anteil von Psychosen nicht höher als in der Durchschnittsbevölkerung. Das dürfte darauf hinweisen, daß die alte Erfahrung (BONHOEFER, 1947), nach der durch äußere Belastung die Anzahl der Psychosen nicht steigt, bestätigt wird. Allerdings bezieht sich diese Aussage nur auf die Überlebenden des Konzentrationslagers. Es ist durchaus möglich, ja wahrscheinlich, daß die während der Belastung im Konzentrationslager psychotisch Gewordenen den Naziterror nicht überstanden haben.

Es wäre naheliegend, die Häufigkeit der an unserem Material festgestellten psychiatrischen Diagnosen mit denen anderer Autoren zu vergleichen. Das ist leider nicht möglich. Schon bei unseren 66 Fällen zeigt sich eine ausgesprochene Neigung zu einer „persönlichen" Diagnostik, so daß ein Vergleich mit den Ergebnissen anderer Autoren vorwiegend ein Wort- und kein Sachvergleich wäre. Denn hinter den verschiedenen Begriffen stehen nicht immer verschiedene psychiatrische Realitäten, wie wir es schon oben hinsichtlich des sog. „KZ-Syndroms" gezeigt haben.

3. Verfolgungsbedingtheit psychiatrischer Erkrankungen

In der folgenden Tabelle ist die Ansicht der ärztlichen Gutachter über die Verfolgungsbedingtheit der psychischen Spätschäden zusammengestellt. Es wurden dabei die Vorschläge der zuletzt begutachtenden Ärzte berücksichtigt, weil deren Urteil für die Erstellung des Rentenbescheides am maßgeblichsten war. Die Urteile stimmten mit den vorangegangenen Beurteilungen oft nicht überein. Es sei hier nur der in unserem Material vorhandene Fall einer endogenen Depression erwähnt. Von den zuletzt begutachtenden Ärzten ist diese endogene Depression als verfolgungsbedingt, von einer anderen Klinik als nicht verfolgungsbedingt deklariert worden.

Aus der Tabelle geht hervor, daß die Mehrheit der psychischen Erkrankungen von den Ärzten als verfolgungsbedingt angesehen wurden. Wenn wir hier von Psychosen wegen ihrer geringen Anzahl absehen, ist die Tendenz der Nicht-Anerkennung eines verfolgungsbedingten Leidens noch am ehesten bei den unter den Oberbegriffen „Neurasthenie" bzw. „Neurotische Reaktion" zusammengefaßten Diagno-

Tabelle 32. *Ärztliche Vorschläge zur Verfolgungsbedingtheit psychiatrischer Erkrankungen*

Psychiatrische Diagnosen	verfolgungsbedingt	nicht verfolgungsbedingt
Hirnorganische Veränderungen	20	3
Chronisch-reaktive Depression	18	1
Neurotische Reaktion	10	4
Neurasthenie	16	8
Psychosen:		
Schizophrenie	1	–
Endogene Depression	1	–

sen zu finden (jeweils ungefähr die Hälfte). Einig sind sich fast alle Gutachter über die Verfolgungsbedingtheit „chronisch-reaktiver Depressionen".

Dieser Befund ist insofern bemerkenswert, als in der ausländischen Literatur eher die neurasthenischen Bilder (oft unter dem Begriff des „KZ-Syndroms" zusammengefaßt) als typisch verfolgungsbedingte Leiden angesehen werden. Den deutschen Ärzten scheint eher die unter dem Begriff „Chronische reaktive Depression" zusammengefaßten Krankheitsbilder als typisch verfolgungsbedingt zu gelten.

Die Beurteilung und Entscheidung darüber, ob der Berentungsvorschlag des ärztlichen Gutachtens anerkannt wird, liegt jedoch im Ermessen der Entschädigungsbehörde bzw. entsprechender juristischer Instanzen (bei gerichtlichen Verfahren und Vergleichen). Wir wollen deshalb im folgenden die Übereinstimmung zwischen den ärztlichen Gutachten und den rechtlichen Entscheidungen der Behörden hinsichtlich der Verfolgungsbedingtheit psychiatrischer Erkrankungen überprüfen (s. Tabelle 33):

Tabelle 33. *Beurteilung der Verfolgungsbedingtheit bei ärztlichen Gutachtern und Entschädigungsbehörden. (Die Summen bei den Entschädigungsbehörden entsprechen nicht immer denen bei ärztlichen Gutachtern, da nicht alle Entschädigungsverfahren zum Zeitpunkt unserer Aktenanalyse abgeschlossen waren).*

Psychiatrische Diagnosen	Ärztliche Gutachten		Entschädigungsbehörde	
	verfolgungsbedingt	nicht verfolgungsbedingt	verfolgungsbedingt	nicht verfolgungsbedingt
Hirnorganische Veränderungen	20	3	16	3
Chronisch-reaktive Depressionen	18	1	14	5
Neurotische Reaktionen	10	4	4	5
Neurasthenie	16	8	13	9
Psychosen:				
Schizophrenie	1	–	1	–
Endogene Depression	1	–	1	–

Aus der Tabelle geht hervor, daß die Vorschläge der ärztlichen Gutachter bei „Hirnorganischen Veränderungen", „Neurasthenie" und „Endogenen Psychosen" übernommen wurden. Bei „Chronisch-reaktiven Depressionen" wurden die wenigsten Vorschläge übernommen. Fast ein Viertel der 19 Diagnosen wird von der Entschädigungsbehörde als nicht verfolgungsbedingt bezeichnet. Die ärztlichen Gutachter haben nur bei einem einzigen Fall von 19 chronisch-reaktiven Depressionen den Verfolgungszusammenhang abgelehnt.

Bei „Neurotischer Reaktion" besteht ebenfalls die Tendenz der häufigeren Ablehnung eines Verfolgungszusammenhanges seitens der Entschädigungsbehörden, obwohl gerade hier wegen der noch nicht abgeschlossenen Verfahren die Aussagen am unsichersten sind.

Zusammenfassend läßt sich sagen: Wenn schon bei den Gutachtern die Tendenz sichtbar ist, hauptsächlich organisch bedingte psychische Störungen als verfolgungsbedingt anzusehen und daher auch psychische Symptombilder bei mangelndem neurologischen Befund als Ausdruck organischer Hirnveränderung zu werten, ist bei ihnen doch die Aufgeschlossenheit da, auch neurotische Reaktionen, insbesondere aber chronische Depressionen, als Verfolgungsleiden anzuerkennen. Hier machen die Behörden aber nicht mit. Diese zeigen eindeutig die Tendenz, vorwiegend hirnorganische Störungen als verfolgungsbedingt anzuerkennen, auch wenn der Nachweis oft lückenhaft ist.

II. Erlebnisreaktive Syndrome

1. Erlebnisreaktive Syndrome und Beschwerdebilder

Im folgenden wollen wir uns im einzelnen mit den psychischen Krankheitsbildern beschäftigen, die wir als „Erlebnisreaktive Syndrome" zusammenfassen. Mit dieser Kennzeichnung soll, wie später im einzelnen noch ausgeführt wird, nicht behauptet werden, daß das klinische Erscheinungsbild allein von der durchgemachten Haft abhängt. In den Vergleich der verschiedenen erlebnisreaktiven Bilder, der die Berechtigung verschiedener Diagnostik nachweisen soll, beziehen wir auch die hirnorganischen Veränderungen ein, obwohl sie nicht zu den erlebnisreaktiven Störungen zu rechnen sind. Die Berechtigung dieses Schrittes wird sich weiter unten zeigen. Unberücksichtigt lassen wir dagegen die endogenen Psychosen, deren Symptombild sich deutlich von dem der anderen Krankheiten unterscheidet. Außerdem ist deren Anzahl zu gering, um damit statistisch zu operieren.

Bevor wir uns der Verteilung der Beschwerden auf die einzelnen Diagnosen zuwenden, soll noch geprüft werden, ob sich Verfolgte mit nur einer psychiatrischen Diagnose von solchen mit mehreren anhand der erfaßten Symptome unterscheiden. In der folgenden Tabelle ist die prozentuale Häufigkeit der Beschwerden für beide Einzelgruppen und für die Gesamtgruppe zusammengestellt:

Tabelle 34. *Beschwerdenverteilung bei Einfach- und Mehrfach-Diagnosen*

Beschwerden	eine Diagnose (n=50)	mehrere Diagnosen (n=14)	insgesamt (n=64)
Angstträume	35 (69%)	12 (86%)	47 (72%)
Angstzustände	19 (37%)	10 (71%)	29 (45%)
Paranoide Ideen	8 (16%)	1 (7%)	9 (14%)
Haßgefühle	9 (18%)	4 (29%)	13 (20%)
Innere Unruhe, Reizbarkeit, Nervosität	34 (67%)	9 (64%)	43 (66%)
Gedächtnis- und Konzentrationsstörungen	24 (47%)	9 (64%)	33 (51%)
Mißtrauen, Menschenscheu, Kontaktstörungen	19 (37%)	6 (43%)	25 (38%)
Gefühl der Isoliertheit	17 (33%)	4 (29%)	21 (32%)
Depression und Grübelzwang	37 (73%)	9 (64%)	46 (71%)
Schlafstörungen	32 (63%)	10 (71%)	42 (65%)
Vitalstörungen	10 (20%)	4 (29%)	14 (22%)
Suicidgedanken	4 (8%)	1 (7%)	5 (3%)
Müdigkeit und Apathie	30 (59%)	6 (43%)	36 (55%)

Die Verteilung der Beschwerden über Personen mit einfacher und mit mehrfacher Diagnose weist keine bedeutsamen Unterschiede auf. Lediglich die Angst-Symptome werden bei Personen mit mehreren psychiatrischen Diagnosen auffallend häufiger erfaßt. Diese Annahme berechtigt aber nicht, einen systematischen Unterschied zwischen den beiden Gruppen anzunehmen. Auch ein Vergleich der durchschnittlichen Beschwerdehäufigkeiten ergibt keine nennenswerten Differenzen:

Die Durchschnittswerte betragen für
Personen mit einer Diagnose 5,5 Beschwerden,
Personen mit mehreren Diagnosen 6,0 Beschwerden.

Ein weiterer Beweis für die Gleichartigkeit der Beschwerdenverteilung in beiden Gruppen sind die durchgehend hohen und sehr hohen Korrelationen zwischen Personen mit einer Diagnose (z. B. „Chronisch-reaktive Depression") und mit Diagnosen-Kombinationen, in denen diese enthalten ist (z. B. „Chronisch-reaktive Depression" und „Neurotische Reaktion"). Die nachstehende Tabelle faßt die im Rangreihen-Verfahren gewonnenen Korrelationskoeffizienten [1] zusammen. Dabei sind die „nur vom Psychiater erfaßten" und „sämtliche Beschwerden" gesondert verrechnet:

Tabelle 35. *Korrelationsvergleich von Personen mit Einfach- und mit Mehrfach-Diagnosen hinsichtlich ihrer Symptomhäufigkeit*

Diagnosen	sämtliche Beschwerden	nur vom Psychiater erfaßte Beschwerden
„Chronisch-reaktive Depression" verglichen mit „chronisch-reaktiver Depression und anderen Diagnosen"	0.97 (0,1%-Sign.)	0.91 (0,1%-Sign.)
„Neurotische Reaktion" verglichen mit „neurotischer Reaktion und anderen Diagnosen"	0.66 (1%-Sign.)	0.77 (0,1%-Sign.)
„Neurasthenie" verglichen mit „Neurasthenie und anderen Diagnosen"	0.79 (0,1%-Sign.)	0.80 (0,1%-Sign.)
„Hirnorganische Veränderungen" verglichen mit „hirnorganischen Veränderungen und anderen Diagnosen"	0.82 (0,1%-Sign.)	0.80 (0,1%-Sign.)

Mit einer Ausnahme („Neurotische Reaktion" verglichen mit „Neurotischer Reaktion und anderen Diagnosen") sind alle Rangreihen-Vergleiche der Beschwerden hochsignifikant. Personen mit mehreren Diagnosen unterscheiden sich demnach anhand ihrer Beschwerdehäufigkeit so gut wie gar nicht von solchen mit nur einer Diagnose. Auch wenn nur die von Psychiatern erfaßten Beschwerden verrechnet werden, bleibt diese Übereinstimmung erhalten.

Da die Personen mit mehreren unterschiedlichen Diagnosen offensichtlich kein eigenständiges Krankheitsbild repräsentieren, werden wir sie im folgenden unberück-

[1] Zu jeder Diagnosegruppe wurde eine Rangreihe der Beschwerden nach ihrer Häufigkeit gebildet. Mit diesen Rangreihen wurden die Korrelationen durchgeführt.

sichtigt lassen. Wir beschränken uns auf die Personen mit einer Diagnose. In der folgenden Tabelle sind die prozentualen Häufigkeiten von 13 Beschwerden 4 psychiatrische Diagnosen gegenübergestellt:

Tabelle 36. *Verteilung von 13 Beschwerden auf 4 psychiatrische Diagnosen*

Beschwerden	Chronisch-reaktive Depression (n=9)	Neurotische Reaktion (n=9)	Neurasthenie (n=17)	Hirnorganische Veränderungen (n=15)	Insgesamt (n=50)
Angstträume	9 (100%)	7 (78%)	11 (65%)	8 (54%)	35 (69%)
Angstzustände	6 (67%)	5 (56%)	5 (29%)	3 (20%)	19 (37%)
Paranoide Ideen	0 (—)	4 (44%)	3 (18%)	1 (7%)	8 (16%)
Haßgefühle	1 (11%)	3 (33%)	2 (12%)	3 (20%)	9 (18%)
Innere Unruhe, Reizbarkeit, Nervosität	9 (100%)	8 (89%)	11 (65%)	6 (40%)	34 (67%)
Gedächtnis- u. Konzentrationsstörungen	6 (67%)	2 (22%)	9 (53%)	7 (47%)	24 (47%)
Mißtrauen, Menschenscheu, Kontaktstörungen	2 (22%)	6 (67%)	8 (47%)	3 (20%)	19 (37%)
Gefühl der Isoliertheit	4 (44%)	2 (22%)	7 (41%)	4 (27%)	17 (33%)
Depression u. Grübelzwang	9 (100%)	7 (78%)	13 (76%)	8 (54%)	37 (37%)
Schlafstörungen	8 (89%)	8 (89%)	11 (65%)	5 (33%)	32 (63%)
Vitalstörungen	0 (—)	5 (56%)	5 (29%)	0 (—)	10 (20%)
Suicidgedanken	1 (11%)	1 (11%)	1 (6%)	1 (7%)	30 (59%)
Müdigkeit u. Apathie	6 (67%)	7 (78%)	9 (53%)	8 (54%)	4 (8%)

Trotz der relativ geringen Besetzung innerhalb jeder Diagnosengruppe läßt sich aus der Tabelle doch folgendes entnehmen: Es zeigen sich keine eindeutigen Beschwerdenhäufungen, die exklusiv nur für jeweils einen diagnostischen Oberbegriff typisch wären. Einige Beschwerden kommen in allen 4 Syndromen relativ häufig vor (depressive Verstimmung, Angstträume, innere Unruhe — Reizbarkeit — Nervosität, Schlafstörungen, Müdigkeit — Apathie), andere kommen in allen 4 Syndromen verhältnismäßig selten vor (Suicidgedanken, paranoide Ideen, Haßgefühle).

Lediglich bei den als „depressiv" Diagnostizierten werden im Gegensatz zu den „Neurotischen Reaktionen" keine paranoiden Ideen und keine Vitalstörungen registriert. In diesen Punkten ähneln sich die chronisch-reaktiven Depressionen und die hirnorganischen Veränderungen noch am stärksten.

Die Tabelle 37 gibt die Maße für die Rangreihen-Korrelationen wieder, die — mittels einer Rangreihe von Häufigkeiten der Symptome pro Diagnose — getrennt für sämtliche Beschwerden (im rechten oberen Teil der Tabelle) und für die nur vom Psychiater erfaßten Beschwerden (im linken unteren Teil der Tabelle errechnet wurden.

Sämtliche Korrelationen sind statistisch bedeutsam (ab $r = 0,68$ mit 1%-Sign.). Die Symptombilder der chronisch-reaktiven Depression und der hirnorganischen Veränderungen ähneln sich am stärksten, die der neurotischen Reaktion und der hirnorganischen Veränderungen am wenigsten. Weitere inhaltliche Differenzierungen scheinen aufgrund der durchgehend hohen Korrelationskoeffizienten unangebracht.

Tabelle 37. *Rangreihen-Korrelationen zwischen 4 psychiatrischen Diagnosen*

Diagnosen	Chronisch-reaktive Depression	neurotische Reaktion	Neurasthenie	hirnorganische Veränderungen	Durchschnitt
Chronisch-reaktive Depression	—	0.68	0.89	0.88	0.81
Neurotische Reaktion	0.87	—	0.83	0.66	0.66
Neurasthenie	0.80	0.88	—	0.74	0.85
Hirnorganische Veränderungen	0.87	0.47	0.84	—	0.73
Durchschnitt	0.85	0.80	0.81	0.76	—

Dieser Eindruck der weitgehenden Ähnlichkeit der Krankheitsbilder erhärtet sich noch bei der gleichzeitigen Betrachtung aller 4 Syndrome. Bei der Berücksichtigung sämtlicher Beschwerden berechnet sich die Konkordanz (nach KENDALL) für alle 4 psychiatrischen Diagnosen zu $W = 0,81$; bei der Berücksichtigung der nur vom Psychiater erfaßten Beschwerden zu $W = 0,83$. Beide Werte sind statistisch sehr bedeutsam (0,1%-Sign.).

Das Ergebnis dieser statistischen Analyse läßt sich folgendermaßen zusammenfassen:

1. Anhand der psychischen Beschwerdebilder ergeben sich für ehemalige KZ-Häftlinge mit einer oder mehreren psychiatrischen Diagnosen keine nennenswerten Unterschiede.

2. Weiterhin ergeben sich keine eindeutigen Zuordnungen bestimmter Beschwerden zu den psychiatrischen Diagnosen (erlebnisreaktive Syndrome). Selbst wenn das Syndrom der hirnorganischen Veränderungen in den Vergleich einbezogen wird, zeigen sich statistisch hoch bedeutsame Ähnlichkeiten zwischen allen 4 diagnostischen Oberbegriffen. Das deutet darauf hin, daß die Diagnose „Hirnorganische Veränderungen" nicht immer aufgrund differenter psychischer Beschwerden, sondern wegen einer bestimmten theoretischen Konzeption über die Verursachung der Symptome gestellt wurde. Entweder waren diese Ärzte davon überzeugt, daß nur hirnorganische Veränderungen psychische Störungen hervorrufen könnten, oder sie stellten die Diagnose, um die Aussicht auf eine Rente zu erhöhen. Denn, wie oben gezeigt wurde, war bei der Diagnose „Hirnorganische Veränderungen" die Tendenz zur Verfolgungsbedingtheit des Leidens am deutlichsten und dadurch die Sicherstellung der Rente am ehesten gegeben.

3. Diese Feststellungen gelten sowohl für die nur vom Psychiater erhobenen Beschwerdebilder als auch für die im Interview genannten Symptome.

Diese Befunde werfen die Frage auf, ob hinter den unterschiedlichen psychiatrischen Diagnosen tatsächlich auch unterschiedliche Formen erlebnisreaktiver Spätschäden stehen. Darüber hinaus scheint aber auch die Frage berechtigt, ob es denn überhaupt qualitativ verschiedene und psychiatrisch eindeutig zu diagnostizierende Erlebnisreaktionen auf die KZ-Haft gibt. Die oben mitgeteilten Beobachtungen lassen es zumindest als zweifelhaft erscheinen, daß die diagnostizierenden Ärzte einheitliche und vergleichbare Vorstellungen von den jeweiligen Krankheitsbildern haben.

2. Erscheinungsbild und Entstehung erlebnisreaktiver Syndrome

a) Unterschiede im Erscheinungsbild

Da keine eindeutigen Unterschiede zwischen den seelischen Beschwerden der hier diskutierten 4 psychiatrischen Diagnose-Gruppen festgestellt werden konnten, soll im Folgenden untersucht werden, ob sich bei der Berücksichtigung anderer Variabler irgendwelche Unterschiede bestimmen lassen.

Der Vergleich der 4 Diagnose-Gruppen anhand einiger soziologischer Merkmale erbringt folgende Befunde:

Die Diagnose „Chronisch reaktive Depression" wird häufiger bei weiblichen Verfolgten gestellt als bei männlichen (5%-Sign.);
die Diagnose „Neurotische Reaktion" wird häufiger bei männlichen jüdischen Verfolgten gestellt, die zum Zeitpunkt der Befreiung jünger als 35 Jahre waren und heute bevorzugt in Israel und New York leben (5%-Singn.);
die Diagnose „Neurasthenie" wird häufiger bei männlichen Verfolgten gestellt, die in Deutschland geboren wurden, heute auch in Deutschland leben und aus politischen oder religiösen Gründen verfolgt wurden (10%-Sign.);
für die Diagnose „Hirnorganische Veränderungen" ergeben sich *keine* statistisch bedeutsamen Zusammenhänge.

Vor dem Hintergrund ausführlicher Einzelfallanalysen können diese Befunde folgendermaßen interpretiert werden.

Die häufigere Diagnose „Chronisch-reaktive Depression" bei weiblichen Verfolgten bedeutet nicht, daß die Frauen unserer Untersuchungsgruppe tatsächlich häufiger oder stärker depressiv erkranken als die Männer. Die depressiven Reaktionen der Frauen zeigen sich lediglich in anderen Zusammenhängen und anderen Ausgestaltungen als die der Männer. So tragen Männer etwa ihre „Depressivität" öfter in den Berufs- und Arbeitsbereich hinein. Frauen dagegen leben ihre depressive Thematik stärker im Ehe-, Familien- und sozialen Kontaktbereich. Innerhalb dieser Lebensbereiche wird den Frauen ihre Depressivität stärker bewußt, und sie sind eher bereit und in der Lage, sie dem Arzt gegenüber auszudrücken. Diese stärkere Sichtbarkeit der weiblichen Depressivität scheint für die häufigere Diagnose dieser erlebnisreaktiven Störung bei Frauen verantwortlich sein. Diese Interpretation wird durch die Beobachtung gestützt, daß das Einzelsymptom „Depressive Verstimmung" bei Männern und Frauen tatsächlich in gleicher Häufigkeit vorkommt.

Die „Depressive Verstimmung" spielt bei den Vertretern aller 4 Diagnosegruppen eine große Rolle. Qualitative Unterschiede zwischen der depressiven Verstimmung von Verfolgten mit der Diagnose „Chronisch-reaktive Depression" im Gegensatz zu solchen mit den Diagnosen „Neurotische Reaktion", „Neurasthenie" oder „Hirnorganische Veränderungen" können nicht festgestellt werden.

Was die Befunde bei den unter dem Oberbegriff „Neurotische Reaktion" und „Neurasthenie" zusammengefaßten Personen betrifft, so können wir dafür keine plausible Erklärung anbieten. An dieser Stelle sei nur hervorgehoben, daß dieses Syndrom nach der Art und Häufigkeit der Beschwerden nicht von dem Syndrom „Chronisch-reaktive Depression" abweicht.

Personen mit der Diagnose „Hirnorganische Veränderungen" finden sich zu etwa gleichen Anteilen in allen Altersgruppen, Aufenthaltsländern bei rassisch, politisch und religiös Verfolgten sowie bei Männern und Frauen. Personen mit dieser Diagnose geben sowohl beim Arzt als auch im Interview vergleichsweise wenige psychische Beschwerden an, ohne deswegen unbedingt im Einzelfall mehr körperliche, vor allen Dingen neurologische Symptome aufzuweisen als die Personen der anderen diagnostizierten Gruppe. Auffallend ist lediglich bei ihnen eine stärkere Gereiztheit, Unkontrolliertheit und Aggressivität, die allerdings nur im Interview deutlich zum Vorschein kommt. Dabei entsteht in einigen Fällen der Eindruck, daß sie ihren Drang nach Aggressivität und Destruktion sozusagen im Schutz ihrer Diagnose ausleben. Typisch sind etwa folgende Äußerungen:

„Meine Nerven sind vollkommen kaputt. Hin und wieder packt es mich, dann muß ich schreien."

„Ich weiß, ich hab was im Kopf nachbehalten. Meine Nachbarn wissen das auch. Die gehen mir aus dem Wege. Die wissen, daß ich mich leicht vergesse, wenn ich gereizt bin."

Die impulsive Aggressivität dieser Befragten kann sich aber auch ebenso unkontrolliert gegen sich selbst wenden:

„Ich habe meinen Teil mitbekommen. Wie ich es auch drehe und wende, ich gehöre zu den Deklassierten."

„Wir Juden haben auch Schuld. Vielleicht mehr als die anderen. Wir haben versagt."

Es hat den Anschein, daß das Verhalten dieser Personen nicht nur von der faktischen Hirnverletzung selbst determiniert ist, als vielmehr von dem Bewußtsein oder dem Verdacht, daß irgendetwas „im Kopf" nicht mehr so ist wie früher. Diese Tatsache relativiert die oben gemachte Feststellung, nach der das psychische Beschwerdebild allen 4 Gruppen nicht gleicht. Die Personen mit der Diagnose „Hirnorganische Veränderungen" gleichen sich untereinander mehr als den Personen der anderen diagnostischen Gruppen wegen der genannten aggressiven Verhaltensweisen, abgesehen von den weiter oben diskutierten neurologischen Befunden.

b) Unterschiede in der Belastung

Im folgenden soll gefragt werden, ob die Untersuchung der Verfolgungszeit etwas zur Erhellung der unterschiedlichen psychiatrischen Diagnosen beiträgt. Für diese Frage beschränken wir uns auf die Fälle, für die von den diagnostizierenden Ärzten ein Verfolgungszusammenhang anerkannt worden ist.

Wir prüfen als erstes, ob die psychiatrisch diagnostizierten Personen während der Haft schwereren Belastungen ausgesetzt waren als solche Personen, denen ärztlich keine psychische Schädigung attestiert wurde. Der statistische Vergleich der Merkmale ergibt:

Es lassen sich keine Unterschiede hinsichtlich der Arbeitsbelastung, der Lagerschwere, der Dauer der Inhaftierung und des Verlustes von Angehörigen feststellen.

Anhand der objektivierten Belastungsmerkmale ergeben sich demnach keine Hinweise darauf, daß Personen mit einer psychiatrischen Diagnose von der KZ-Haft stärker betroffen worden sind als andere Verfolgte.

Ähnlich sind die Ergebnisse, wenn die 4 Syndromgruppen anhand der gleichen Belastungsmerkmale einander gegenübergestellt werden. Die Arbeitsbelastung und die Lagerschwere sowie der Verlust von Angehörigen differenzieren die 4 Gruppen nicht. Für die Zeitvariable ergibt sich folgender Unterschied:

Personen mit den Diagnosen „Chronisch-reaktive Depression" und „Hirnorganische Veränderungen" waren häufiger *unter* 4 Jahren in KZ-Haft,

Personen mit den Diagnosen „Neurotische Reaktion" und „Neurasthenie" dagegen waren häufiger *über* 4 Jahre inhaftiert (5%-Sign.).

Für diesen Befund bietet sich für uns keine plausible Erklärung an. Bemerkenswert ist allerdings die Tatsache, daß die als depressiv diagnostizierten, aber vor allem die Personen mit hirnorganischen Veränderungen unter 4 Jahren im Konzentrationslager waren. Gerade der letzte Befund widerspricht einer allgemein geläufigen Vorstellung, nach welcher die Dauer der Inhaftierung proportional mit hirnorganischen Veränderungen zusammenhänge.

Die eingehende Analyse der im Interview mitgeteilten subjektiven Erlebnis- und Reaktionsweisen im Konzentrationslager ergibt keine wesentlichen Unterschiede der psychiatrisch diagnostizierten Personen. Mit Ausnahme der Befragten mit der Diagnose „Hirnorganische Veränderungen", die durchgehend häufiger von Mißhandlungen, Schlägen und Kopfverletzungen sprechen, gibt es keine Hinweise auf gesetzmäßige Zusammenhänge zwischen Belastungserleben im Konzentrationslager und psychiatrischen Diagnosen.

Diese negativen Befunde verdienen um so nachdrücklicher hervorgehoben zu werden, als sich im weiteren Verlauf der Untersuchung vielfach gegenteilige Zusammenhänge nachweisen lassen. Für eine Vielzahl später noch darzustellender KZ-Folgen läßt sich die Genese bis in die Belastungssituation hinein verfolgen.

Auch nach der Analyse der Entwicklungseinflüsse vor dem Einsetzen der Verfolgung ergaben sich keine Veränderungen dieses Bildes. Ehemalige Verfolgte, die von den Ärzten als „chronisch-reaktiv depressiv", „neurotisch" oder „neurasthenisch" klassifiziert worden sind, kommen aus den gleichen Familienverhältnissen und unterlagen den gleichen Entwicklungseinflüssen wie die Gesamtgruppe aller Verfolgten. Auch im Vergleich der drei Diagnose-Gruppen untereinander ergeben sich keine Differenzen.

Zusammenfassend kann also festgestellt werden, daß die ehemaligen KZ-Häftlinge mit der Diagnose einer psychischen Störung hinsichtlich aller vergleichbaren Daten aus der Entwicklungszeit, der Verfolgungszeit und der Zeit nach der Befreiung den Verhältnissen der gesamten Untersuchungsgruppe entsprechen. Mit Ausnahme ihrer psychiatrischen Diagnose scheint diese Personen nichts von den anderen Verfolgten zu unterscheiden. Mit anderen Worten: Die psychiatrische Diagnose dieser Erkrankungen scheint weitgehend von den persönlichen Konventionen des Untersuchers abzuhängen.

3. Dimensionen der psychischen Beschwerden

Nach den oben dargestellten Befunden muß die Frage wiederholt werden, ob es tatsächlich unterscheidbare Formen erlebnisreaktiver Störungen bei ehemaligen KZ-Häftlingen gibt. Diese Frage ist insofern von Bedeutung, als eine nur theoretische Unterscheidung von psychiatrischen Syndromen, hinter der aber keine entsprechenden Krankheitsbilder stehen, ohne jeden praktischen Nutzen wäre.

Im folgenden versuchen wir, den Zusammenhang der psychischen Beschwerden untereinander mit Hilfe einer Faktoren-Analyse aufzudecken. Hierfür lassen wir die psychiatrischen Etikettierungen der Beschwerdebilder unberücksichtigt.

Verrechnet werden sämtliche 13 auf S. 90 aufgeführten Beschwerden von allen 64 psychiatrisch begutachteten Verfolgten. Ausgenommen werden wieder die beiden Psychosen. Angaben zur methodischen Durchführung der Faktoren-Analyse finden sich auf S. 10. Als Ergebnis dieser Analyse erscheint uns die 4-Faktoren-Struktur statistisch und psychologisch optimal. Ihre tabellarische Darstellung ergibt folgendes Bild:

Tabelle 38. *4-Faktoren-Struktur der psychischen Beschwerden*

Faktoren	Merkmale	Ladung
Faktor I: Kontaktstörungen	Mißtrauen, Menschenscheu, Kontaktstörungen	0.67
	Paranoide Ideen	0.52
Faktor II: Vitalstörungen	Vitalstörungen	0.61
	Schlafstörungen	0.50
	Innere Unruhe, Reizbarkeit, Nervosität	0.44
Faktor III: Angst	Angtsträume	0.68
	Angstzustände	0.67
	Schlafstörungen	0.57
Faktor IV: Depressivität	Depression und Grübelzwang	0.78
	Müdigkeit und Apathie	0.56
	Gedächtnis- und Konzentrationsstörungen	0.39

Faktor I („Kontaktstörungen") erfaßt die Abwendung von der sozialen Umwelt. Die Mitmenschen werden als feindselig und bedrohlich erlebt und ängstlich gemieden. Der eigene Haß und die starke Aggressivität — die eigentliche Ursache der Kontaktstörung — kann bewußt nicht erlebt und schon gar nicht gelebt werden. Ein Äquivalent zu diesem Faktor gibt es in der psychiatrischen Diagnostik der uns vorliegenden Fälle nicht.

Faktor II („Vitalstörungen") erfaßt psychosomatische Reaktionen. Der psychische Konfliktzustand führt zu einer Reihe körperlicher Symptome, die von — scheinbar — unbegründeter Unruhe und Irritierbarkeit begleitet werden. Die psychische Situation gleicht einer ständigen Alarmbereitschaft. Dahinter steht eine verdrängte, nicht ins Bewußtsein gelangende Angst.

Faktor III („Angst") erfaßt den Zustand tiefer Beängstigung. Angstzustände und Angstträume prägen das tägliche und nächtliche Bild dieser Reaktionsform. Die erlebte Angst ist — in einem mehr äußerlichen Sinne — eher kontaktstiftend als kontaktzerstörend. Dieser Faktor entspricht thematisch dem psychiatrischen Syndrom der „Neurotischen Reaktion".

Faktor IV („Depressivität") erfaßt den Zustand einer tiefgedrückten, mutlosen Grundstimmung. Die Gedanken kreisen zwanghaft um immer gleiche Probleme oder Erlebnisse. Das Bewußtsein ist nicht frei zur Aufnahme und Verarbeitung der aktuellen Umwelt. Dieser Faktor entspricht dem psychiatrischen Syndrom der „chronisch-reaktiven Depression".

Die Ergebnisse dieser Faktoren-Analyse sind aus mehreren Gründen bedeutsam. Zunächst einmal reproduzieren sie thematisch zwei wichtige diagnostische Kategorien der Psychiatrie („Angst" und „Depressivität") und scheinen damit unserer oben aufgeführten Kritik an der ärztlichen Diagnostik zu widersprechen. Dieser Widerspruch besteht allerdings in Wirklichkeit nicht. Denn wir haben in den vorhergehenden Abschnitten nicht nachgewiesen, daß keine differenten psychischen Reaktionsformen *existieren,* sondern lediglich, daß sie von den angewendeten psychiatrischen Diagnosen nicht adäquat und einheitlich erfaßt werden.

Dies gilt in ganz besonderem Maße von der bei uns als „Kontaktstörung" auftretenden Dimension. Diese entspricht weitgehend dem „Psychischen Syndrom" (Mißtrauen), das im vorangegangenen Kapitel auf den S. 56—57 als soziale Erkrankung dargestellt worden ist. Dabei muß als erstes und wichtigstes das Auftreten des Kontakt-Faktors erwähnt werden. Die psychiatrische Diagnostik der Verfolgten kennt kein Krankheitsbild, in dessen Zentrum ein „reaktives" Zerfallensein mit der sozialen Umwelt steht. Zwar weisen v. Baeyer, Häfner u. Kisker (1964) auf die Bedeutung der Kontaktstörung als Folge der KZ-Haft hin, sehen sich aber doch nicht veranlaßt, in ihr den Kern eines eigenständigen Krankheitsbildes zu sehen. In dieser Hinsicht scheint uns das Bemühen dieser Autoren, sich bei der Klassifizierung der erlebnisreaktiven Syndrome der Verfolgten vorwiegend an der traditionellen Diagnostik zu orientieren, die Sicht auf die außerordentliche Bedeutung und Eigenart der verfolgungsabhängigen Kontaktstörung ehemaliger KZ-Häftlinge zu verdecken.

Der Faktor II („Vitalstörungen") steht in einer gewissen Entsprechung zu dem „Psychophysischen Syndrom", das auf den S. 49—53 als Erschöpfungszustand beschrieben worden ist. Allerdings gliedern sich bei der ausschließlichen Berücksichtigung der psychischen Beschwerden die Angstmerkmale und die Depressionsmerkmale als eigenständige Dimension aus dem umfassenderen „Psychophysischen Syndrom" aus. Eine weitere korrelationsstatistische Bearbeitung dieser Faktoren scheint uns wegen der mangelnden Repräsentanz der psychiatrisch erfaßten Personen nicht angebracht.

Die wichtigsten Ergebnisse dieser psychischen Beschwerdenanalyse ehemaliger KZ-Häftlinge können in zwei Punkten zusammengefaßt werden:

1. Über die Dimensionen, d. h. über die inneren Zusammenhänge der psychischen Beschwerden ehemaliger KZ-Häftlinge, bestehen in der wissenschaftlichen Theorie und in der ärztlichen Praxis bisher noch keine ausreichenden und allgemein verbindlichen Kenntnisse.

Die ärztliche Diagnostik psychischer Spätschäden, die sich ausschließlich an konventionelle, aber keineswegs einheitliche Schemata anlehnt, wird den spezifischen Erscheinungsformen dieser Spätschäden nicht gerecht. Als besonders nachteilig erweist es sich, daß die alltäglichen Lebensbereiche, wie mitmenschlicher Kontakt, Familienleben und Beruf, in der ärztlichen Begutachtung ehemaliger Verfolgter noch nicht in gebührender Weise beachtet werden.

2. Die Auswahl derjenigen Verfolgten, die psychiatrisch begutachtet worden sind, scheint bisher nach zufälligen Gesichtspunkten erfolgt zu sein. Personen, denen vom Arzt eine psychiatrische Erkrankung attestiert worden ist, unterscheiden sich weder bezüglich der im Konzentrationslager durchgemachten Belastung noch in ihrem psychischen Erscheinungsbild von der Gesamtgruppe aller Verfolgten. Eine gewisse Ausnahme hiervon bilden Personen mit hirnorganisch bedingten Persönlichkeitsveränderungen.

Aus diesen beiden Gesichtspunkten ergibt sich zunächst die Konsequenz, die psychologischen Gesichtspunkte bei der Analyse der psychischen Spätschäden zu erweitern, d. h. auch die Bereiche genau zu untersuchen, die durch die gängige psychiatrische Nomenklatur weitgehend verdeckt bleiben. Sodann darf die Frage nach den psychischen Spätschäden nicht nur bei der Gruppe von Menschen untersucht werden, die vom Psychiater als psychiatrisch krank bezeichnet wurden. Wir müssen vielmehr alle von uns erfaßten Personen, auch die sog. psychisch gesunden, in unsere Überlegungen mit einbeziehen. Beide Forderungen sollen in den nächsten Kapiteln erfüllt werden.

Zusammenfassung

1. In der vorliegenden Untersuchungsgruppe von 170 medizinisch begutachteten Verfolgten liegen von 66 Personen (38,9%) psychiatrische Gutachten vor. Die Auswahlkriterien, die zu einer psychiatrischen Begutachtung führen, scheinen weitgehend „zufällig“ zu sein. Der tatsächliche Prozentsatz psychiatrisch Erkrankter liegt bei ehemaligen KZ-Häftlingen vermutlich wesentlich höher.

2. Die diagnostischen Kategorien der psychiatrisch begutachteten Spätschäden ehemaliger Verfolgter sind in ihrer Vielzahl und Unklarheit verwirrend. Wir haben sie deswegen auf folgende 5 Oberbegriffe reduziert: Hirnorganische Veränderungen, chronisch-reaktive Depression, Neurotische Reaktion, Neurasthenie und Psychose.

3. In den meisten Fällen wird die Verfolgungsbedingtheit der psychischen Spätschäden von den diagnostizierenden Ärzten anerkannt. Für die Diagnosen „Hirnorganische Veränderungen“ und „Neurasthenie“ werden die Vorschläge der Ärzte von den Entschädigungsbehörden weitgehend übernommen. Für „Chronisch-reaktive Depressionen“ und „Neurotische Reaktionen“ ist die Ablehnungsquote durch die Entschädigungsbehörden größer.

4. Für ehemalige KZ-Häftlinge ergeben sich keine eindeutigen Zuordnungen bestimmter Beschwerden zu den psychiatrischen Diagnosen. Dieser Sachverhalt gilt auch für Verfolgte mit mehreren unterschiedlichen Diagnosen, wobei es keine Rolle spielt, ob die Beschwerdebilder von einem Psychiater oder durch ein Interview erhoben wurden.

5. Auch unter Berücksichtigung anderer psychologischer und soziologischer Variablen lassen sich die psychiatrischen Diagnosen nicht sinnvoll begründen. Die gegenüber den Symptomen der Verfolgten verwendeten psychiatrischen Klassifizierungen haben offensichtlich nur geringen praktischen Wert, da sich die Diagnosen nicht auf objektiv nachweisbare Unterschiede innerhalb der Gruppe der Verfolgten abstützen.

6. Eine Faktorenanalyse sämtlicher Beschwerden, auch der psychischen Beschwerden, konnte zeigen, daß man mindestens 4 sinnvoll unterscheidbare Dimensionen psychischer Erkrankungen annehmen kann. Sie zentrieren sich um folgende Krankheitssymptome: Kontaktstörung, Vitalstörungen, Angst, Depressivität.

KAPITEL 5

Grundformen psychischer Störungen

Problemstellung

Im letzten Kapitel wurde gezeigt, welche psychiatrischen Diagnosen bei ehemaligen KZ-Häftlingen gestellt wurden. Die dabei verwendeten Kategorien waren weder einheitlich noch so differenziert, daß alle psychischen Spätschäden adäquat erfaßt werden konnten. Es verwundert daher nicht, daß nur ein Drittel der von uns untersuchten Fälle als psychisch mehr oder weniger gestört gekennzeichnet war.

Aufgrund der Ergebnisse des vorangehenden Kapitels erhebt sich die Frage, ob nicht mittels differenzierterer Kategorien auch bei ehemaligen Häftlingen Spätschäden festzustellen sind, die nach der gröberen und keineswegs eindeutigen psychiatrischen Diagnostik als „psychisch unauffällig" gelten. Solche Störungen sind schon aus dem Grund zu erwarten, weil es kaum einen Bereich seelischen Erlebens gibt, der nicht von dem einen oder anderen Autor als beeinträchtigt bestimmt wurde. Das zeigt Tabelle 39:

Tabelle 39. *Schwerpunkte in der psychiatrischen Diagnostik ehemaliger Verfolgter*

Schwerpunkte der beschriebenen Symptombilder	Autoren
Depressives Bild	
Chronisch-reaktive Depression, Trauer, Resignation, Freudlosigkeit, Verzichthaltung, Suicidgedanken, Schuldgefühle	HERMANN u. THYGESEN, TARGOWLA, STRAUSS, KOLLE, VENZLAFF, BENSHEIM, EITINGER, TRAUTMANN, KLIMKOVA-DEUTSCHOVA, CHODOFF, v. BAEYER, HÄFNER u. KISKER, LESNIAK, KRYSTAL u. NIEDERLAND
Asthenisches Bild	
Apathie, Adynamie, Initiativelosigkeit, Müdigkeit, Erschöpfbarkeit, vitale Schwäche, Spannungsabfall	MINKOWSKI, TARGOWLA, BASTIAANS, FICHEZ, STRAUSS, VENZLAFF, BENSHEIM, EITINGER, KLIMKOVA-DEUTSCHOVA, v. BAEYER, HÄFNER u. KISKER
Störungen im emotional-affektiven Bereich	
Hypersensibilität, Reizbarkeit, Explosivität, Erregbarkeit, Gefühlslabilität, Empfindungslosigkeit, Gefühlsabstumpfung, Affektlähmung	HERMANN u. THYGESEN, FICHEZ, BENSHEIM, EITINGER, MINKOWSKI, BENSHEIM, TRAUTMANN, KLIMKOVA-DEUTSCHOVA, LESNIAK et al.

Tabelle 39 (Fortsetzung)

Schwerpunkte der beschriebenen Symptombilder	Autoren
Angstsymptomatik	
Angstzustände, phobische Reaktionen, Furchtsamkeit, Angstträume (Schlafstörungen)	HERMANN u. THYGESEN, VENZLAFF, BENSHEIM, TRAUTMANN, v. BAEYER, HÄFNER u. KISKER, KLIMKOVA-DEUTSCHOVA, KRYSTAL u. NIEDERLAND
Störungen im intellektuellen Bereich	
Gedächtnis- u. Konzentrationsstörungen, verminderte Aufmerksamkeit, Amnesie u. Hypermnesie	HERMANN u. THYGESEN, TARGOWLA, EITINGER, KLIMKOVA-DEUTSCHOVA, KRYSTAL u. NIEDERLAND
Störungen im sozialen Kontakt	
Isolierung, Dissozialität, Kommunikationsstörungen	FICHEZ, VENZLAFF, v. BAEYER, HÄFNER u. KISKER, KRYSTAL u. NIEDERLAND
Störungen des Selbstgefühls	
Minderwertigkeits- u. Insuffizienzgefühle, Selbstunsicherheit, verringerte Selbsteinschätzung, Identitätsverschiebung	FICHEZ, VENZLAFF, EITINGER, KRYSTAL u. NIEDERLAND
Paranoide Symptomatik	
Mißtrauen, Feindseligkeit	STRAUSS, VENZLAFF, v. BAEYER, HÄFNER u. KISKER

Die in der Tabelle sichtbare Skala der Störungsbereiche läßt unmittelbar erkennen, daß es dem Untersucher überlassen bleibt, ob er die einzelnen Symptombilder noch als klinisch relevant oder als allgemeine, nicht allzu seltene Reaktionsform der Persönlichkeit ansehen will. Da die Grenzen naturgemäß fließend sind, versuchen wir mit solchen Kategorien seelischen Befindens zu operieren, die für möglichst viele ehemalige KZ-Häftlinge relevant sind.

Neben der bloßen Feststellung, ob ein bestimmtes Merkmal vorhanden ist oder nicht, geht es uns dabei auch um die Frage, ob und in welchem inneren Zusammenhang die gekennzeichneten Kategorien stehen. Durch die Beantwortung dieser Frage versuchen wir, die Dimensionen festzustellen, in welchen sich die Beschwerden ehemaliger KZ-Häftlinge auch außerhalb des engen klinischen Bereiches bewegen.

Zur Beantwortung dieser Frage wurde eine Faktorenanalyse von 30 Merkmalen durchgeführt, die auf Interviews von 210 Befragten basieren und den psychischen Zustand dieser Personen charakterisieren. Zusätzlich wurden von 82 Personen 7 Rorschach- und 18 Fragebogen-Items einer gesonderten Faktorenanalyse unterzogen (s. Anhang, S. 260).

Für die Interviewmerkmale ergaben sich 3 Faktoren, die durch alle Extraktionen relativ konstant blieben (s. Tabelle 40):

Tabelle 40. *Faktoren der Interviewmerkmale*

Faktoren	
Faktor I:	Resignation und Verzweiflung
Faktor II:	Apathie und Hemmung
Faktor III:	Aggressiv-gereizte Verstimmung

Andere Faktoren, die sich bei dieser Analyse ergaben, bleiben im folgenden unberücksichtigt, da sie entweder nur aus einer einzigen Variablen mit einem nicht relevanten Varianzanteil bestanden oder sich als psychologisch nicht interpretierbar oder als inkonstant erwiesen.

Die Analyse der Rorschach- und Fragebogendaten ergab ebenfalls 3 Hauptfaktoren, von denen in diesem Zusammenhang nur einer (Faktor der Affektivität) diskutiert wird. Die restlichen 2 Faktoren werden im Kapitel „Kontakt zum Mitmenschen und zur Gesellschaft" dargestellt. (Alle technischen Angaben finden sich im Kapitel „Methoden der Untersuchung".)

I. Erscheinungsbild und Entstehung

Faktor I: Resignation und Verzweiflung

Dieser Faktor ist durch folgende Merkmale gekennzeichnet:

Tabelle 41. *Faktor der „Resignation und Verzweiflung"*

Merkmal	Ladung
Verzweifeln am KZ-Schicksal ist sichtbar	0.68
Die KZ-Zeit wird heute als sinnlos und lebenszerstörend erlebt	0.65
Die heutige Stimmungslage ist eher gedrückt	0.64
Zeichen des „Reifens" am KZ-Schicksal sind nicht sichtbar	0.61
Gefühlsansprechbarkeit kaum vorhanden	0.49

Charakteristisch für diesen Faktor ist eine Resignation, die bis zur Verzweiflung gehen kann. Das Leben der hier vertretenen Personen ist durch die brutale Sinnlosigkeit der KZ-Erfahrung geprägt. Sie werden von den Erinnerungen an diese grausame Zeit verfolgt und bemühen sich meistens vergeblich, sie zu verdrängen. Jeder emotionalen Beteiligung wird ausgewichen, so daß in extremen Fällen der Eindruck entstehen kann, diese Menschen bleiben von allen Problemen und Konflikten des gegenwärtigen Lebens unberührt. Auch die Zukunft scheint nicht mehr zu existieren. So bleibt die Zeit seit der Befreiung weitgehend gestaltlos und inhaltsleer. Auffallend ist, daß dieser Zustand der Resignation und Verzweiflung nicht hypochondrisch überlagert ist und auch nicht im Zusammenhang mit Klagsamkeit oder suicidalen Tendenzen in Erscheinung tritt.

Die Thematik dieser Erlebnisweise zeigt Ähnlichkeiten, wenn auch keine volle Übereinstimmung mit den in der Literatur vielfach beschriebenen Depressionsbildern (Hermann u. Thygesen, 1954; Targowla, 1954; Kolle, 1958; Eitinger, 1961; Levinger, 1962; Krystal u. Niederland, 1965).

Psychodynamisch relevantere Gemeinsamkeiten zu dem oben beschriebenen Faktor finden sich u. a. bei Venzlaff (1958), der von einem „Bruch des Ordnungsgefüges der Persönlichkeit" spricht. Diese Erscheinung wird in direkter Abhängigkeit von den destruktiven Eingriffen der Verfolgungszeit gesehen.

Der psychische Zustand, wie er im Faktor „Resignation und Verzweiflung" geschildert worden ist, spiegelt diesen Eingriff in die Persönlichkeit durch die Tatsache des sinn- und ziellos gewordenen Lebens eindrücklich wider. Das dazu gehörende Moment der emotionalen Leere und reduzierten Gefühlsansprechbarkeit kann dabei im Sinne einer noch heute andauernden „Affektlähmung" (TRAUTMANN, 1961) gesehen werden oder aber als Schutzmechanismus und Versuch zur „restriktiven Abwehr gegen mögliche Wiederbelebung traumatisierender Erfahrungen durch die Realität und durch Erinnerungen" (v. BAEYER, HÄFNER u. KISKER, 1964).

Die psychische Bedeutsamkeit des Faktors „Resignation und Verzweiflung" zeigt sich u. a. in dem Fehlen eindeutiger Beziehungen zu rein körperlichen Schädigungen. Dem entspricht die Beobachtung, daß Personen, bei denen die „Resignation und Verzweiflung" stark ausgeprägt ist, in der Regel kaum höhere EWM-Sätze erhalten als Personen mit geringen oder gar keinen Anzeichen dieser psychischen Störung. Wir können auch in diesem Befund einen Hinweis auf die schon oben (Kapitel „Psychiatrische Diagnostik", S. 96) festgestellte Tatsache sehen, daß psychische Störungen zu niedrig berentet werden, vor allen Dingen dann, wenn sie klinisch nicht klar hervortreten.

Eine graduelle Abstufung des Faktors „Resignation und Verzweiflung", die darstellt, wieviele der 5 Merkmale, die diesen Faktor konstituieren, für jeden einzelnen der 210 Befragten zutreffen, ergibt folgende Verteilung:

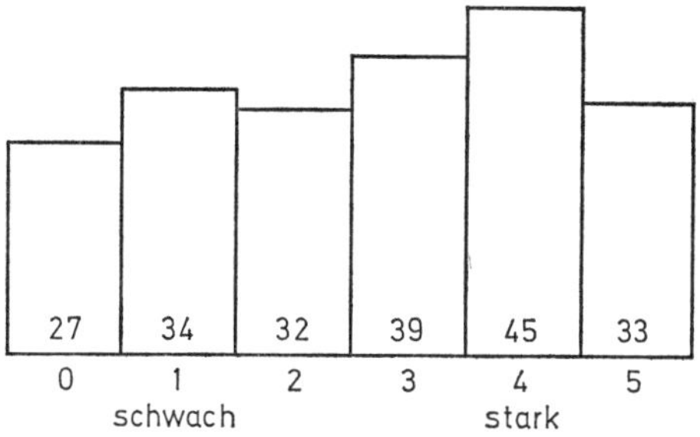

Abb. 9. Verteilung von 210 Personen über die 5 Merkmale des Faktors „Resignation und Verzweiflung"

Alle 5 Merkmale sind bei 33 der Befragten (15%) vorhanden. Kein entsprechendes Merkmal, also ein völliges Fehlen der resignativen Haltung trifft für 27 Befragte (12%) zu. Alle anderen ehemaligen KZ-Häftlinge nähern sich mehr oder weniger jeweils einer dieser beiden Extremvarianten: 93 Personen (44,3%) haben 0—2 Merkmale, 117 (55,7%) 3—5 Merkmale.

Aus Abb. 9 geht hervor, daß nicht alle ehemaligen Verfolgten resigniert und verzweifelt sind. Bei einigen fehlt jeder Hinweis auf einen solchen psychischen Zustand. Das wiederum heißt aber nicht, daß Personen, die diesen Faktor nicht oder nur schwach repräsentieren, psychisch gesund sind. Bei ihnen können andere Störungen vorhanden sein.

Um die Zusammenhänge zwischen der resignativen Haltung und anderen Lebensbereichen statistisch zu prüfen, wurden die 210 Befragten anhand des Faktors I dichotomisiert. Zu diesem Zweck wurden die 93 Personen (44,3%) mit 0—2 Merkmalen (schwache Ausprägung dieses Faktors) zusammengefaßt und den 117 Personen (55,7%) mit 3—5 Merkmalen (starke Ausprägung) gegenübergestellt.

Auf dieser Basis lassen sich folgende Unterschiede in den Verfolgtengruppen statistisch — Chi-Quadrat-Test — sichern:

Verfolgte, die den Faktor „Resignation und Verzweiflung" repräsentieren,
sind häufiger polnische Juden als Deutsche, die aus politischen oder religiösen Gründen verfolgt wurden (1%-Sign.) und auch häufiger polnische Juden als deutsche Juden (5%-Sign.),
sind häufiger Frauen als Männer (5%-Sign.),
unterscheiden sich aber bezüglich des Lebensalters (auch im Extremgruppen-Vergleich) *nicht*.

Die stärkere Ausprägung von „Resignation und Verzweiflung" bei polnischen Juden könnte u. a. damit zusammenhängen, daß das Ausmaß der lebensverändernden Einflüsse bei ihnen besonders groß war. Denn ähnlich wie Frauen — im Gegensatz zu Männern — waren auch polnische Juden — im Gegensatz zu deutschen Verfolgten — generell stärker in ihrer familiären Umwelt verwurzelt und integriert. Die Verfolgung mit allen ihren destruktiven Begleiterscheinungen hat so auch eine entsprechend tiefgehende Entwurzelung und Desintegration bedeutet. Außerdem konnten die polnischen Juden unserer Untersuchungsgruppe nicht in ihre vertraute Umwelt zurückkehren. Das psychische Korrelat dieser Gegebenheiten ist die Resignation und Verzweiflung.

Eine solche Interpretation wird in der Literatur durch Beobachtungen gestützt, nach denen „Entwurzelungsdepressionen" (H. Strauss, 1957) und „Entfremdungsreaktionen" (Kolle, 1958) als spezifische Reaktionen bei polnischen Juden festgestellt wurden.

Der zweite signifikante Befund, nämlich die stärkere Beeinträchtigung bei Frauen, bestätigt sich auch in den Analysen des körperlichen Zustandes (Kapitel „Gesundheitliche Spätschäden") und des Kontaktverhaltens (Kapitel „Kontakt zum Mitmenschen und zur Gesellschaft").

Dieser Befund läßt sich interpretativ als Hinweis darauf anführen, daß Frauen generell stärker als Männer dazu neigen, auf Belastung ganzheitlich zu reagieren. Besonders hinsichtlich der Verarbeitung ihrer Verfolgungserlebnisse scheinen für Männer eher partielle Ausfälle und Störungen typisch zu sein, die von funktionsfähig gebliebenen Verhaltensweisen kompensiert werden können. Bei Frauen stellt sich dagegen nach dem Überschreiten einer Grenze der subjektiven Belastbarkeit häufiger eine totale Verzweiflung und das Gefühl einer völligen Sinnlosigkeit des Daseins ein.

Eine weitere inhaltliche Konkretisierung der resignativ-verzweifelten Haltung ergibt sich durch die Prüfung der Zusammenhänge mit Merkmalen aus anderen Lebensbereichen (s. auch die Kapitel „Kontakt zum Mitmenschen und zur Gesellschaft", „Ehe und Familie", „Berufliche Reintegration"). Folgende Befunde lassen sich statistisch sichern:

Verfolgte, die den Faktor „Resignation und Verzweiflung" repräsentieren,
sind heute im Bereich des persönlichen Kontaktes häufiger isoliert (0,1%-Sign.),
sind in ihrer Einstellung dem Mitmenschen gegenüber häufiger ablehnend (0,1%-Sign.),
zeigen häufiger Desinteresse am öffentlichen Geschehen (1%-Sign.),
leben häufiger in materieller Bedürftigkeit (5%-Sign.).

Der enge korrelative Zusammenhang mit den aufgeführten Lebensbereichen unterstreicht noch einmal die Gewichtigkeit des hier diskutierten Faktors. Inhaltlich sind diese Zusammenhänge eindeutig: Ehemalige KZ-Häftlinge mit deutlicheren Zeichen von Resignation, Hoffnungslosigkeit und Verzweiflung sind auch in allen sozial-kommunikativen Bereichen beeinträchtigt. Dieser Sachverhalt überrascht insofern wenig, als man von Menschen, die in dem oben beschriebenen Sinne noch immer an der durchgemachten Verfolgung leiden, nicht erwarten kann, daß sie genügend Hoffnung und Anstrengung aufbringen, ihr eigenes Leben wieder auf das anderer Menschen zu beziehen. Somit drückt die psychische Störung der Resignation und Verzweiflung zwar primär das Verhältnis der Betreffenden zu sich selber aus, spiegelt aber darüber hinaus auch das Verhältnis zum anderen Menschen wider. Diese Störung ist ein psychisches Zustandsbild der Post-KZ-Zeit, in das auch alle seit der Befreiung aus dem Konzentrationslager gemachten Erfahrungen eingehen, vor allem das wechselseitige Verhältnis zur mitmenschlichen Gesellschaft.

Was den Zusammenhang dieser psychischen Störung und der KZ-Belastung betrifft, so lassen sich bei der Gegenüberstellung von Personen mit schwächerer und stärkerer resignativer Haltung folgende Befunde statistisch sichern:

Verfolgte, die den Faktor „Resignation und Verzweiflung" repräsentieren,
standen viel häufiger unter stärkerer Arbeitsbelastung in den Konzentrationslagern (0,1%-Sign.),
waren häufiger in schweren Konzentrationslagern (1%-Sign.),
haben durch die Verfolgung signifikant häufiger ihren Vater und ihre Mutter verloren (5%-Sign.),
unterscheiden sich bezüglich der Dauer der Lagerhaft *nicht*.

Diese Ergebnisse sind eindeutig und lassen sich zumindest im Sinne einer Mitverursachung des heutigen psychischen Zustandes durch die Entbehrungen, Bedrohungen und Verluste der Verfolgungszeit verstehen. Personen, die heute durch eine besonders stark ausgeprägte resignierte und verzweifelte Lebenseinstellung auffallen, sind auch durch die Verfolgung objektiv stärker betroffen worden (Arbeitsschwere, Lagerschwere, Verlust von Vater und Mutter) als Personen, die heute weniger resigniert und verzweifelt sind.

Als eindeutigster Index der Verfolgungsschwere erweist sich dabei das Ausmaß an Arbeitsbelastungen im Konzentrationslager. Mehr als alle anderen Bedingungen entschied die Art der zu verrichtenden Arbeit über das Durchhalten oder das Zusammenbrechen im Konzentrationslager. Eine schwere körperliche Arbeit (etwa im Steinbruch) stellte in der Regel eine ebenso große Lebensbedrohung dar wie z. B. eine schwere Infektionskrankheit.

Der Zusammenhang zwischen Lagerschwere und verzweifelter Haltung deutet darauf hin, daß nicht nur die Arbeit sondern auch die sonstigen Umstände in den schweren Lagern, die ja z. T. Vernichtungslager waren, für die spätere Entstehung einer resignierenden Haltung mitverantwortlich zu machen sind.

Die Korrelation zu dem Elternverlust kann darüber hinaus mit zur Erklärung beitragen, warum die betreffenden Verfolgten auch unter den veränderten Lebensumständen nach der Befreiung die Erfahrungen der KZ-Haft nicht verarbeiten konnten: Durch die Vernichtung der Eltern wurde die Möglichkeit zu einem Anknüpfen an besonders wichtige Personen der Vergangenheit endgültig zerstört.

Es ist in diesem Zusammenhang von großer Bedeutung, daß die reine Dauer der KZ-Haft nichts zum Verständnis der heute festzustellenden resignativen Haltung beiträgt. Ob die Haft lange oder weniger lange währte, beeinflußt die Entstehung einer resignativen Haltung offensichtlich wenig oder gar nicht. Somit bestätigt sich hier die geringe Bedeutung der Haftdauer, die bereits bei der Untersuchung der medizinisch relevanten Spätschäden nachgewiesen wurde.

Eine Analyse der Aussagen und Daten über die KZ-Zeit selbst zeigt, daß sich die oben beschriebenen Störungen nicht erst nach der Befreiung gebildet haben, sondern sich wohl auch schon während der Haftzeit ankündigten. Die Korrelation des Faktors „Resignation und Verzweiflung" mit dem im Kapitel „Belastungen durch die Verfolgung" dargestellten Faktor der „Anpassung im KZ" (s. S. 32) läßt erkennen, daß Personen, die heute resigniert und verzweifelt sind, bereits im Konzentrationslager häufiger Kontakt- und Verhaltensstörungen aufwiesen:

Verfolgte, die den Faktor „Resignation und Verzweiflung" repräsentieren, zeigten auch häufiger eine nicht gelungene Anpassung im KZ (0,1%-Sign.).

In Anbetracht der Tatsache, daß diesen Faktor hauptsächlich polnische Juden und Frauen repräsentieren und daß ferner diese Gruppe die schwersten Beeinträchtigungen im Konzentrationslager durchzumachen hatte, spricht vieles für die Annahme, daß diese Störungen eine direkte Folge der KZ-Belastung ist. (Ein ergänzender Befund findet sich im Kapitel „Der Kontakt zum Mitmenschen und zur Gesellschaft" s. S. 132.)

Trotz dieses deutlichen Zusammenhanges muß festgestellt werden, daß nicht *alle* ehemaligen KZ-Häftlinge durch Resignation und Verzweiflung gekennzeichnet sind. Es scheint sinnvoll, bei der Frage nach der Entstehung dieser psychischen Störung auch die Entwicklungszeit vor dem Einsetzen der Verfolgung zu berücksichtigen.

In der Tat ergeben sich mehrere statistisch bedeutsame Unterschiede bezüglich der Entwicklungseinflüsse zwischen den ehemaligen Verfolgten:

Verfolgte, die den Faktor „Resignation und Verzweiflung" repräsentieren,
berichten häufiger von harmonischen Verhältnissen in der elterlichen Ehe (5%-Sign.),
schildern ihre allgemeinen Lebensbedingungen in der Kindheit und Jugend häufiger als „gut" (5%-Sign.),
erscheinen in ihrer Beziehung zu gleich- und zu gegengeschlechtlichen Partnern in der Jugend häufiger kontaktfähig (jeweils 5%-Sign.),
schildern den Vater in seiner Erziehungshaltung häufiger als kooperativ (5%-Sign.) und häufiger als aufgeschlossen und der Umwelt gegenüber offen (10%-Sign.),
berichten häufiger von einer guten emotionalen Beziehung sowohl zum Vater als auch zur Mutter (jeweils 10%-Sing.).

Diese Befunde scheinen anzudeuten, daß sich Resignation und Verzweiflung als Folge schwerer und grausamer Hafterlebnisse her vor dem Hintergrund einer positiven Kindheitsentwicklung ausprägen. Die Schwere der heute festzustellenden Störung steht in deutlichem Kontrast zu den positiven Einflüssen der Entwicklungszeit. Eine kausale Interpretation, nach der eine glücklich und harmonisch verlaufende Kindheit geradezu die Voraussetzung wäre, um auf schwere innere und äußere Belastung mit Resignation und Verzweiflung zu reagieren, läßt sich anhand der vorliegenden Befunde nicht vertreten, aber auch nicht völlig abweisen.

Zu berücksichtigen wäre auch die Überlegung, ob psychisch besonders stark gestörte KZ-Häftlinge vielleicht zu einer Idealisierung ihrer frühen Vergangenheit neigen. Sollten solche Idealisierungstendenzen bei dem Zustandekommen der oben aufgeführten Korrelationen mitgewirkt haben, sind sie nur für die resignativ-verzweifelte Haltung typisch, nicht aber für andere psychische Störungen, für die sich entsprechende Befunde nicht ergeben.

Faktor II: Apathie und Hemmung

Eine zweite Form psychischer Gestörtheit enthält folgende Merkmalskonstellation:

Tabelle 43. *Faktor der „Apathie und Hemmung"*

Merkmal	Ladung
Antriebslosigkeit	0.74
Klagsamkeit	0.59
Ermüdbarkeit	0.56
Hypochondrische Beschwerden	0.53
Mutlosigkeit	0.41

Dieser Faktor bezeichnet eine allgemeine Passivität. Ehemalige Verfolgte, die ihn repräsentieren, sind in hohem Maße lustlos und erschöpft. Sie finden an ihren früheren Beschäftigungen keine Freude mehr und trauen sich vor allen Dingen nichts mehr zu. Statt dessen beobachten und umsorgen sie ihren Leib mit hypochondrischer Sorgfalt. An die Stelle der Leistung tritt ein mutloses Klagen und ängstliches Registrieren körperlichen und geistigen Versagens.

Dieser Verarbeitungsform ähnliche Merkmale sind in der bisherigen KZ-Literatur häufig unter dem Stichwort „Asthenie" diagnostiziert worden. So stehen sie im Mittelpunkt des „Syndroms der Asthenie der Deportierten" (TARGOWLA, 1954), der „Chronisch progressiven Asthenie" (FICHEZ, 1954) oder des „Psychosomatotraumatischen Schwächezustandes" (BASTIAANS, 1957).

Obwohl die asthenische Symptomatik auch von ihren psychischen Aspekten her gesehen wurde, galt sie in der Regel doch vorwiegend als Ausdruck einer körperlichen Schädigung. Gerade diese nachdrücklich postulierte somatische Ätiologie (HERMANN u. THYGESEN, 1954; TARGOWLA, 1955; RICHET u. MANS, 1956; FICHEZ, 1957; SEGELLE u. ELLENBOGEN, 1958) mag zu der vermehrten Diagnostizierung asthenischer Zustandsbilder beigetragen haben.

Daß die Theorie der Körperabhängigkeit psychasthenischer Zustände einer deutlichen Einschränkung bedarf, wird durch das Auftreten der oben dargestellten psychischen Störung deutlich, denn sie findet sich auch bei ehemaligen Verfolgten etwa 15 Jahre nach der Befreiung. Zu diesem Zeitpunkt waren die akuten Mangel- und Schwächeerscheinungen körperlicher Art, wie sie gleich nach der Befreiung aus den Konzentrationslagern zu beobachten waren, weitgehend wieder rückgebildet. So sind auch bei den eindeutigen Repräsentanten des Faktors „Apathie und Hemmung" körperliche Störungen neurologischer oder sonstiger Art nicht häufiger festzustellen als bei den Personen, die diesen Faktor wenig oder gar nicht repräsentieren.

Korrelative Beziehungen bestehen weder zu dem Faktor „Psychophysisches Syndrom" (s. S. 49) noch zu dem Faktor „Innere Erkrankungen" (s. S. 54). Auch der durchschnittliche EWM-Satz ist bei Apathisch-Gehemmten nur mit einer schwachen Tendenz höher als bei Personen, die diese psychische Störung nicht aufweisen.

Die graduelle Abstufung des Faktors „Apathie und Hemmung" aufgrund der 5 ihn konstituierenden Merkmale ergibt für 210 Befragte folgende Verteilung:

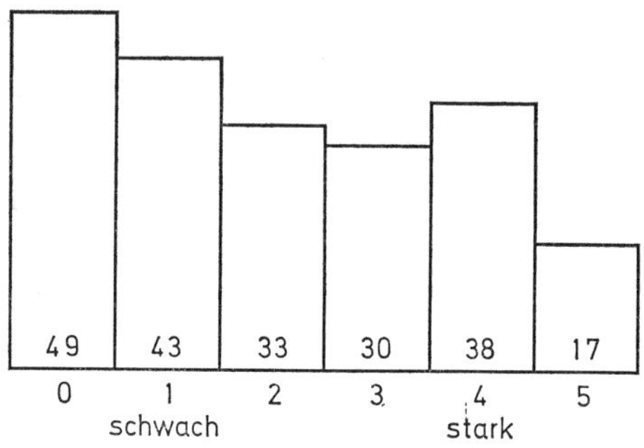

Abb. 10. Verteilung von 210 Personen über die 5 Merkmale des Faktors „Apathie und Hemmung"

In starker Ausprägung findet sich dieser Faktor bei 17 Befragten (8,1%). Bei 49 Befragten (23,3%) fehlen sämtliche Merkmale dieser Verarbeitungsform. Bei einer Dichotomisierung der Skala fallen 125 Befragte (59,5%) auf den Pol der schwächeren Ausprägung und 85 Befragte (40,5%) auf den Pol der stärkeren Ausprägung.

Innerhalb der einzelnen Verfolgungsgruppen ergeben sich keine spezifischen Häufungen für diesen Faktor:

Geschlecht
Alter (auch Extremgruppen)
Herkunftsland
Aufenthaltsland
Verfolgungsgrund

korrelieren mit der psychischen Störung der „Apathie und Hemmung" *nicht*. Diese psychische Störung findet sich also in allen soziologischen Untergruppen in etwa gleicher Verteilung. Damit ist sie für die Gesamtpopulation ehemaliger Verfolgter typisch.

Deutlicher sind dagegen wieder die korrelativen Beziehungen zu anderen heutigen Lebensbereichen. So läßt sich feststellen, daß die Repräsentanten des Faktors „Apathie und Hemmung" in allen sozial-kommunikativen Bereichen stärker gestört sind als ehemalige Verfolgte, bei denen diese psychische Störung nicht oder weniger deutlich feststellbar ist. In dieser Hinsicht lassen sich also keine grundsätzlichen Unterschiede zu dem Faktor „Resignation und Verzweiflung" nachweisen.

Ein bedeutsamer Unterschied ergibt sich aber, wenn man den jeweiligen Stellenwert des „Mißtrauens", das sich bei den Vertretern beider Grundstörungen nachweisen läßt, genauer bestimmt. Diese Bestimmung kann anhand der eindeutigen Repräsentanten der beiden Faktoren durchgeführt werden. Dabei zeigt sich, daß im Zusammenhang mit der Resignation und Verzweiflung die mißtrauische Abwendung vom anderen Menschen ein zentrales Phänomen und direkter Ausdruck des Vertrauensverlustes zu sich und zu den Mitmenschen ist. In etwas überpointierter Formulierung läßt sich sogar sagen, daß bei resignierten und verzweifelten Verfolgten das zerstörte Vertrauen zur Mitwelt die Ursache aller weiteren sozialen Bezugsstörungen ist.

„Für mich sind die Menschen tot. Ich habe die Erfahrung gemacht, daß von diesen Menschen nichts zu erwarten ist."

Bei den apathisch-gehemmten KZ-Häftlingen ist dagegen die soziale Distanz primär vorhanden und das Mißtrauen eher die Folge der im Laufe der Jahre immer stärker werdenden mitmenschlichen Entfremdung. Die eigentlichen Ursachen dieser Entfremdung sind dabei die Mutlosigkeit, die Minderwertigkeitsgefühle und die Antriebsschwäche. Das Mißtrauen dieser „Antriebsgestörten" ist also nicht wie bei den „Resignierten" Ausdruck eines grundsätzlichen Verzweifelns am Menschen, sondern Reaktion auf die fehlende, eigentlich aber gewünschte mitmenschliche Nähe und Vertrautheit.

„Ich weiß nicht, warum, aber man will mich nicht. Ich halte mich zurück; es lohnt sich ja auch gar nicht; die denken alle nur an sich."

Die Antriebsschwäche, die als Aktivitätshemmung und Aggressionslosigkeit in Erscheinung tritt, ist auch für den durchschnittlich niedrigeren Lebensstandard der Personen mit stärkerer Ausprägung von „Apathie und Hemmung" verantwortlich zu machen. Denn die mangelnde Aktivität, gekoppelt mit Mutlosigkeit und Klagsamkeit, ist naturgemäß eine schlechte Voraussetzung für ein berufliches Vorwärtskommen.

Die psychische Störung der „Apathie und Hemmung" scheint von der objektiven Verfolgungsbelastung weniger eindeutig determiniert zu sein als die „Resignation und Verzweiflung". Lediglich für die Arbeitsschwere im KZ-Lager zeigt sich ein korrelativer Zusammenhang.

Personen, die den Faktor „Apathie und Hemmung" repräsentieren,
standen häufiger unter stärkerer Arbeitsbelastung in den Konzentrationslagern (5%-Sign.).

Andere Belastungsmerkmale der Verfolgungszeit wie

Schweregrad des Lagers,
Dauer der Haftzeit,
Anzahl der umgekommenen Familienangehörigen

ergeben *keine* Unterschiede.

Daraus ergibt sich, daß der Zusammenhang zwischen der Verfolgungsbelastung und der „Apathie und Hemmung" weniger eindeutig ist als der zwischen Belastung und „Resignation und Verzweiflung". Damit deuten diese Befunde darauf hin, daß zur Ausgestaltung des heutigen Symptombildes auch persönlichkeitsspezifische Merkmale eine Rolle spielen. So scheint es nicht zufällig, daß bei Personen, die heute durch stärkere „Apathie und Hemmung" gekennzeichnet sind, auch bereits in den KZ-Lagern häufiger Kontakt- und Anpassungsschwierigkeiten zu beobachten waren als bei Personen, die keine oder nur wenige Merkmale dieser psychischen Störung aufweisen:

Personen, die den Faktor „Apathie und Hemmung" repräsentieren,
zeigten häufiger eine nicht gelungene Anpassung im KZ (5%-Sign.).

Eine zur Passivität und zum Ausweichen neigende Haltung, die das Bild der „Apathie und Hemmung“ wesentlich mitbestimmt, läßt sich bis in die Entwicklungszeit vor der Inhaftierung zurückverfolgen:

Verfolgte, die den Faktor „Apathie und Hemmung“ repräsentieren,
hatten eine Mutter, die in ihrer Erziehungshaltung autoritär war und zu der sie in schlechter emotionaler Beziehung standen (jeweils 10%-Sign.),
verhielten sich — vor dem Einsetzen der Verfolgung — auch in ihrer Jugend vorwiegend passiv (10%-Sign.).

Trotz aller Vorsicht, die bei der geringen Signifikanz geboten ist, läßt dieser Befund doch vermuten, daß der Einfluß einer strengen, wenig liebesfähigen Mutter bei den entsprechenden Befragten mit zu der heute vorherrschenden Passivität beigetragen hat.

Bei den eindeutigen Repräsentanten dieses Faktors tritt u. a. schon früh eine deutliche Leistungsunsicherheit in Erscheinung, die häufig mit einer Verzichthaltung und Abkapselung von der sozialen Gemeinschaft — etwa von Klassenkameraden — gekoppelt ist. Dieser Rückzug auf sich selbst war auch die häufigste Reaktion auf die KZ-Belastung, erwies sich aber in den meisten Fällen als ein nicht ausreichender Schutz des Individuums. Der Zusammenbruch dieser Abwehrhaltung unter den KZ-Bedingungen führte zu einer noch stärkeren Entmutigung, die auch nach der Befreiung lebensbestimmend blieb.

Faktor III: Aggressiv-gereizte Verstimmung

Als dritte Grundform psychischer Gestörtheit bei ehemaligen KZ-Häftlingen ergibt sich ein Faktor mit folgender Merkmalskonstellation:

Tabelle 44. *Faktor der „Aggressiv-gereizten Verstimmung“*

Merkmal	Ladung
Reizbarkeit	0.78
Unzufriedenheit	0.73
Selbstmitleid	0.55
Stimmungslabilität	0.47
Hypochondrische Beschwerden	0.44

Der psychische Zustand, der in diesem Faktor sichtbar wird, ist dynamischer und offener als in den beiden vorhergehenden Faktoren. Er wird geprägt durch eine verhaltene Aggressivität, die sich in Form einer eher diffusen Gereiztheit und Unzufriedenheit nach außen oder auch hypochondrisch gegen sich selbst richtet. Der eigenen Person, ihrem Schicksal wie auch ihrem momentanen Zustand gilt die gesamte Aufmerksamkeit und Liebe. Von der Umwelt wird erwartet, daß sie diese Haltung teilt.

Die hier sichtbare regressive Tendenz wird auch in einer übermäßigen Erwartungseinstellung gegenüber den Mitmenschen gelebt: Sie werden für die erlittene Verfolgung mit allen ihren belastenden Erfahrungen zur Rechenschaft gezogen.

„Ich war im KZ, die anderen nicht. Davon gehe ich aus. Ich habe für die mitgelitten. Und jetzt will ich Wiedergutmachung, aber nicht bloß Geld."

Je stärker das Bedürfnis nach Anerkennung des erlittenen Unrechts ist, um so geringer ist aber in der Regel die Fähigkeit zu seinem adäquaten Ausdruck. Der inadäquate Aggressionsausdruck provoziert Widerstände bei den Mitmenschen und führt damit wiederum zu einer Verfestigung der hypochondrischen und selbstmitleidigen Tendenz.

Die „aggressiv-gereizte Verstimmung" spiegelt also z. T. die Ablehnung des Verfolgten durch die Umwelt wider, im Gegenteil zur resignativen Haltung, die eine Abwendung des Verfolgten von der Umwelt beinhaltet. Die „aggressiv-gereizte Verstimmung" läßt ferner noch eine Kommunikation mit der sozialen Umwelt zu, provoziert diese Kommunikation sogar ständig, wohingegen Resignation und Verzweiflung ein tiefergehendes Zerfallensein mit der menschlichen Gesellschaft ausdrücken. Dementsprechend ist auch die Stimmungslage der Resignierten in der Regel monoton gedrückt und niedergeschlagen, die der Aggressiv-Gereizten aber eher schwankend und labil.

Diese Stimmungslabilität als Begleiterscheinung einer ungehemmten Aggressionsverarbeitung spiegelt sich auch in einem Faktor wider, der aus einer Faktorenanalyse von 7 Rorschach- und 19 Fragebogen-Items über 82 Personen (s. Kapitel 1, S. 7) gewonnen wurde (s. Anhang, S. 260). Wir nennen ihn „Faktor der Affektivität". Er konstituiert sich aus folgenden Merkmalen:

Tabelle 45. *Faktor der „Affektivität" (aus Rorschach- und Fragebogendaten)*

Merkmal	„Affektive Stabilität" (Pol A)	„Affektive Labilität" (Pol B)	Ladung
Aggressionshemmung oder -verdrängung (Rorschach)	ausgeprägt	nicht ausgeprägt	0.67
Affektive Angepaßtheit (Rorschach)	vorhanden	nicht vorhanden	0.65
Kontaktfähigkeit (Rorschach)	weniger gestört	deutlicher gestört	0.56
Außengerichtete Aggressivität (Rorschach)	nicht vorhanden	vorhanden	0.53
Affektlabilität (Rorschach)	kaum vorhanden	deutlich vorhanden	0.46
Beurteilung der sozialen Umwelt (Rorschach)	eher negativ	gar nicht	0.45
Innengerichtete Aggressivität (Fragebogen)	deutlich vorhanden	kaum vorhanden	0.45

Der Faktor zerfällt in einen Pol der „affektiven Labilität" (Pol A) und in einen Pol der „affektiven Stabilität" (Pol B). Der Zustand affektiver Labilität zeichnet sich vor allem durch ein weitgehendes Fehlen emotionaler und intellektueller Steuermechanismen aus. Affektive Impulse drängen unkontrolliert und unbeherrscht nach außen. Die Neigung, Aggressionen auch gegen die eigene Person zu richten, findet sich dabei kaum. Befragte, die diesen Pol repräsentieren, sind ihrer Aggressivität weitgehend hilflos ausgeliefert. Sie reiben sich ständig an ihrer Umwelt. Die Konfliktsituationen, die sich aus den Reaktionen der Umwelt ergeben, tragen in der Regel zu einer weiteren Labilisierung des affektiven Zustandes bei.

Bei Personen, die die „affektive Stabilität" (Pol B) repräsentieren, treten aggressive Tendenzen weniger nachdrücklich in Erscheinung. Sie äußern sich hier als verbalisierte Kritik oder emotionale Abwertung der Umwelt, nicht aber als unbeherrschte, unkontrollierte Durchbrüche. So erscheinen diese Personen nach außen emotional relativ angepaßt und affektiv stabil. Diese Stabilität wird meistens durch Hemmung und Verdrängung der aggressiven Tendenzen erreicht und hat so nicht selten Störungen in anderen psychischen Bereichen zur Folge.

In der bisherigen KZ-Literatur werden Reaktionsformen mit aggressiver Thematik mit Ausnahme der Arbeiten von MATUSSEK (1961), TRAUTMANN (1961), HOPPE (1962), v. BAEYER, HÄFNER u. KISKER (1964) relativ selten genannt. Das mag damit zusammenhängen, daß die Mehrzahl der Autoren ihre medizinische Erfahrung an ehemaligen KZ-Häftlingen in der Gutachtersituation sammelten. In dieser wird aber der Untersuchte seine Aggressionen unterdrücken, um das Ergebnis der Beurteilung nicht zu gefährden. (Siehe hierzu auch die Beschwerdenlisten in der Gutachter- und in der Interviewsituation auf S. 46). Für diese Annahme spricht auch die Tatsache, daß der Fall, an dem HOPPE die Dynamik der chronischen Aggressionen bei ehemaligen KZ-Häftlingen darstellte, in einer längeren analytischen Therapie beobachtet wurde.

Darüber hinaus scheint das Phänomen einer aggressiven Verarbeitungsform der Verfolgung auch deshalb zu wenig beachtet worden zu sein, weil es kaum in ein bekanntes klinisches Schema paßt. Selbst diejenigen Autoren, die die KZ-Spezifität aggressiver Verhaltensweisen erkennen, messen ihnen nur die Bedeutung von Einzelsymptomen zu, ohne sie in einen Zusammenhang mit anderen entsprechenden Verhaltensweisen zu stellen.

Die 5 Merkmale, die den Faktor „aggressiv-gereizte Verstimmung" konstituieren, sind bei 210 ehemaligen KZ-Häftlingen folgendermaßen verteilt:

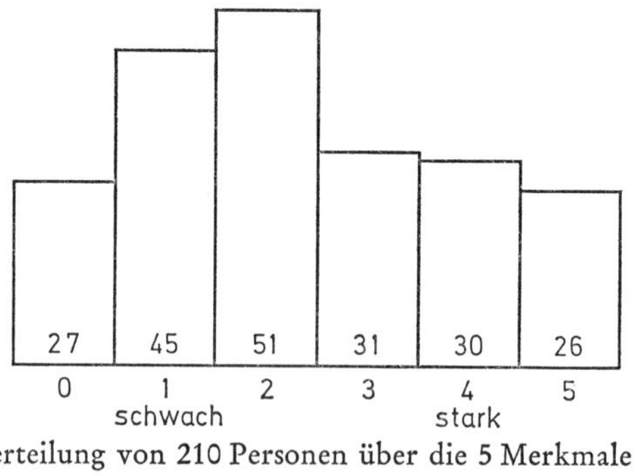

Abb. 11. Verteilung von 210 Personen über die 5 Merkmale des Faktors „Aggressiv-gereizte Verstimmung"

Bei 26 Befragten (12,4%) ist die „aggressiv-gereizte Verstimmung" mit allen 5 Merkmalen voll ausgeprägt. Bei 27 Befragten (12,9%) finden sich dagegen keine Anzeichen dieser Haltung. Bei einer Dichotomisierung der Skala stehen 123 Befragte

(58,6%) mit einer schwachen Ausprägung (0—2 Merkmale), 87 Befragten (41,4%) mit einer starken Ausprägung (3—5 Merkmale) gegenüber. Die „aggressiv-gereizte Verstimmung" findet sich in *gleicher* Weise

bei Männern und bei Frauen,
bei in Deutschland gebürtigen und bei in Polen gebürtigen Verfolgten,
bei Juden und bei politisch bzw. religiös Verfolgten.

Als leichte Tendenz läßt sich ein Unterschied lediglich bezüglich der Extrembereiche des heutigen Lebensalters feststellen:

Verfolgte, die den Faktor „aggressiv-gereizte Verstimmung" repräsentieren,

waren zum Zeitpunkt der Befragung (1960) häufiger älter als 61 Jahre und seltener jünger als 40 Jahre (10%-Sign.).

Es zeigt sich also zunächst, daß die „aggressiv-gereizte Verstimmung" keine besondere Affinität zu einer der Verfolgtengruppen hat. Die als Tendenz nachweisbare Tatsache, daß sie sich etwas häufiger bei älteren Befragten feststellen läßt, kann wohl als allgemeines entwicklungspsychologisches Phänomen gedeutet werden. Demnach wäre eine Einbuße an Umstellungs- und Anpassungsfähigkeit auch in einer altersgleichen Normalpopulation häufig gemeinsam mit Gereiztheit, Unzufriedenheit und hypochondrischen Neigungen zu erwarten.

Die korrelativen Beziehungen des Faktors „aggressiv-gereizte Verstimmung" zu anderen sozial-kommunikativen Bereichen sind weniger ausgeprägt als bei den beiden vorhergehenden Störungsformen. Zwar zeigen sich bei den stark aggressiv-gereizten Verfolgten auch Störungen im ehelichen und im sozialen Zusammenleben, es fehlt aber das für die beiden anderen Faktoren typische Mißtrauen. Außerdem lassen sich für den heutigen Lebensstandard zwischen Repräsentanten und Nicht-Repräsentanten des Faktors „aggressiv-gereizte Verstimmung" keine Unterschiede feststellen.

In Abhebung von Personen mit starker Resignation und Verzweiflung, die aufgrund ihres starken Mißtrauens jeden Kontakt meiden, kann festgestellt werden, daß Verfolgte mit aggressiv-gereizter Verstimmung den Kontakt zwar suchen, ihn aber dann aufgrund der aggressiven Stimmung zerstören. Insgesamt gesehen ist aber die Kontaktstörung bei diesem Personenkreis nicht so tiefgehend wie bei den Resigniert-Verzweifelten.

Zwischen den Kontakt- und Kommunikationsstörungen der apathisch-gehemmten und der aggressiv-gereizten Befragten ergibt die qualitative Analyse ebenfalls einen deutlichen Unterschied: Für ehemalige KZ-Häftlinge, die den Faktor „aggressiv-gereizte Verstimmung" repräsentieren, ist die *unangepaßte* Kontaktaktivität Ursache der sozialen Störungen, für Repräsentanten des Faktors „Apathie und Hemmung" ist es dagegen die *fehlende* Kontaktaktivität.

Ähnlich wie für den Faktor „Apathie und Hemmung" läßt sich auch für die aggressiv-gereizte Verstimmung keine durchgehende Korrelation zu den verschiedenen Formen der KZ-Belastung finden. So bestehen zwischen Befragten mit starker und mit schwacher aggressiv-gereizter Verstimmung für folgende Belastungsdimensionen *keine* statistisch bedeutsamen Unterschiede:

Dauer der KZ-Haft,
Schweregrad der Konzentrationslager,
Ausmaß des Verlustes von Angehörigen.

Als sehr signifikant erweist sich dagegen der Zusammenhang der hier diskutierten psychischen Störung mit der Arbeitsbelastung und mit der Anpassung an die Lebensbedingungen im KZ:

Verfolgte, die den Faktor „aggressiv-gereizte Verstimmung“ repräsentieren,

standen häufiger unter stärkerer Arbeitsbelastung im KZ (1%-Sign.),
zeigten häufiger eine nicht gelungene Anpassung im KZ (1%-Sign.).

Als Interpretation dieses Befundes muß — wie bei den anderen beiden psychischen Grundstörungen — zunächst daran gedacht werden, daß eine stärkere Belastung und Lebensgefährdung durch die KZ-Arbeit heute eine entsprechend stärkere aggressiv-gereizte Reaktion zur Folge hat.

Eine solche Erklärung, die in etwa der „Frustrations-Aggressions-Hypothese“ (J. Dollard, 1939) folgt, vernachlässigt allerdings die Interpretationsmöglichkeit, die wir schon oben diskutiert haben, nämlich die Bedeutung der Persönlichkeit für die Bestimmung der Arbeit. Demnach könnte die heute sichtbar in Erscheinung tretende Störung in der Aggressionshandhabe bereits im Konzentrationslager vorhanden gewesen sein und eine optimale Anpassung an die Lagerverhältnisse, das heißt aber auch, das Erreichen von günstigen Arbeitsbedingungen, verhindert haben.

Zur Frage der Entstehung dieser Haltung läßt sich aus der Entwicklungszeit in dem vorliegenden Material nur ein einziger Befund statistisch sichern:

Verfolgte, die den Faktor „aggressiv-gereizte Verstimmung“ repräsentieren,

hatten in ihrer Kindheit häufiger eine schlechte emotionale Beziehung zu ihrer Mutter (5%-Sign.).

Dieser Befund wird in seiner Gültigkeit dadurch erhöht, daß sich eine gleichgesinnte Störung im Verhältnis zum Vater nicht findet. Damit spricht eine gewisse Wahrscheinlichkeit dafür, daß die genetischen Wurzeln dieser psychischen Störung auch in einer emotional gestörten Mutterbeziehung zu suchen sind. Die Entstehung dieser Haltung wäre dann als Reaktionsform auf ein früh erlebtes Gefühl, zu kurz gekommen und — besonders von der Mutter — nicht gerecht behandelt worden sein, aufzufassen. Auf dieses Erleben haben die Betroffenen möglicherweise bereits der Mutter gegenüber mit Unzufriedenheit und mit der hypochondrisch getönten Demonstration dieser Unzufriedenheit reagiert. Als Reaktionsform könnte dieses Verhalten dann durch die Verfolgungserlebnisse wieder aktiviert und heute der Gesellschaft gegenüber gelebt werden.

Ein Vergleich der Befunde über die Entwicklungszeit bei den Aggressiv-Gereizten und den Apathisch-Gehemmten zeigt, daß bei den Aggressiv-Gereizten nur eine emotional schlechte Beziehung zur Mutter festzustellen ist, während die Apathisch-Gehemmten auf die autoritären Züge der Mutter hinweisen. Das kann darauf hindeuten, daß die Apathisch-Gehemmten durch ihre autoritäre Mutter in ein mehr passives Verhalten hineinmanövriert worden sind — was sich ja auch in der Jugendzeit bestätigt — während die Aggressiv-Gereizten vorwiegend unter der unstabilen emotionalen Beziehung zur Mutter litten und daher nicht mit einer Passivität, sondern mit einer gereizten Aggressivität reagierten.

Diese beiden, in ihrer Wirkung verschiedenen Einflußmöglichkeiten der Beziehung zur Mutter sind grundsätzlich anders als die Mutterbeziehungen der „Resignierten“. Hier lassen sich kaum irgendwie geartete Störungen im Verhältnis zu Mutter und Vater feststellen. Im Gegenteil: Die Kindheit wird als harmonisch und ideal hingestellt. Dafür aber ist die Härte der Belastungsmerkmale bei dieser Personengruppe stärker als bei den beiden anderen. Man kann daraus wohl den Schluß ziehen: Resignation und Verzweiflung sind die am deutlichsten verfolgungsabhängigen Reaktionsweisen, die aggressiv-gereizte Verstimmung hat dagegen auch entwicklungsabhängige Bedingungen der Kindheit.

Mit diesem interpretativen Hinweis wird selbstverständlich nicht behauptet, daß die heute zu beobachtende psychische Störung der aggressiv-gereizten Verstimmung ausschließlich von frühkindlichen Erlebnissen determiniert wird. Dieser Detailbefund soll lediglich zum Verständnis dafür beitragen, warum einige Personen auf die Verfolgungs- und KZ-Belastungen mit hypochondrisch getönter aggressiv-gereizter Verstimmung reagieren, während sich bei anderen Personen diese spezielle Reaktionsform auf eine relativ vergleichbare Situation nicht feststellen läßt.

II. Psychische Störungen und Überlebensgründe

Im folgenden soll festgestellt werden, ob die drei hier dargestellten psychischen Grundstörungen in Beziehung zu bestimmten Überlebensgründen, so wie sie subjektiv erinnert werden, stehen. Durch zusätzliche Fragestellung wird versucht, weitere Ergänzungen zu den drei Faktoren zu gewinnen.

Die subjektiv erlebten und mitgeteilten Gründe des Überlebens wurden in dem Kapitel „Belastung der KZ-Haft“ (s. S. 31) mitgeteilt. Wir greifen für die hier anstehenden Fragen nur diejenigen heraus, die in signifikanter Korrelation zu den drei psychischen Grundstörungen stehen:

Tabelle 46. *Überlebensgründe und psychische Grundstörungen*

Überlebensgründe	„Resignation und Verzweiflung“		„Apathie und Hemmung“		„aggressiv-gereizte Verstimmung“	
	ausgeprägt	nicht ausgeprägt	ausgeprägt	nicht ausgeprägt	ausgeprägt	nicht ausgeprägt
			Anzahl der Personen			
„Zufall oder Glück“	31 [b]	13	19	25	23	21
„Gedanken an die Familie“	21 [a]	9	16	14	14	16
„Aktive Anpassung an die Lagerverhältnisse“	9	13	3	19 [c]	8	14
„Religiöser Glaube“	9	16	6	19 [b]	8	17
„Disziplin und Selbstbeherrschung“	27	19	17	29	15	31 [a]

[a] 5%-Sign.; [b] 1%-Sign.; [c] 0,1%-Sign.

Personen, die heute weitgehend resigniert und verzweifelt sind, gaben an, das Überleben der Konzentrationslager weitgehend dem Zufall oder dem Glück zu verdanken. Es ist kaum anzunehmen, daß gerade diese Personen im Konzentrationslager von Zufall und Glück mehr begünstigt waren als die anderen Verfolgten. Vielmehr drückt sich in dem subjektiven Erleben, nicht durch eigene Tüchtigkeit und

Widerstandskraft der Vernichtung entkommen zu sein, die tiefe Resignation und der Zweifel an sich selbst und den eigenen Fähigkeiten aus. Es scheint, daß die Irrationalität und Absurdität der staatlich geplanten und organisierten Vernichtung von diesen Menschen am stärksten erlebt worden ist. Die Spuren dieser Erfahrung zeigen sich heute in der Unfähigkeit, dem eigenen Leben einen Sinn und ein Ziel zu geben.

Der zweite von diesen Personen häufiger angegebene Überlebensgrund, die Gedanken an die Familie, kann in diesem Zusammenhang als der Versuch gesehen werden, sich in der furchtbaren Welt der Vernichtung an irgend etwas Sinnvolles und Tröstendes zu erinnern. Die Betreffenden — vor allem polnische Juden und Frauen, s. S. 102 — waren offensichtlich stärker familienorientiert als andere Verfolgte. Die bei ihnen ebenfalls häufigere Vernichtung der Familienangehörigen mag zusätzlich für die Ausgestaltung von Resignation und Verzweiflung verantwortlich sein (s. auch S. 103).

Die Gruppe der heute apathisch-gehemmten Verfolgten zeichnet sich dadurch aus, daß die Überlebensgründe „Aktive Anpassung an die Lagerverhältnisse" und „Religiöser Glaube" kaum genannt werden. Dieser Befund weist darauf hin, daß es eine Reaktionsform im Konzentrationslager gab, die als körperlich-geistig-seelische Passivität bezeichnet werden muß. Dieser tiefe Fatalismus findet sich am häufigsten bei ehemaligen Verfolgten, bei denen heute die psychische Störung der Apathie und Hemmung am stärksten ausgeprägt ist.

Personen, deren psychischer Zustand heute durch eine aggressiv-gereizte Verstimmung gekennzeichnet ist, gaben als Überlebensgrund in auffallend geringem Maße „Disziplin und Selbstbeherrschung" an. Umgekehrt heißt das, daß Personen, die ihr Überleben ihrer Diszipliniertheit und Selbstbeherrschung zu verdanken glauben, heute nicht oder wenig unter der aggressiv-gereizten Verstimmung leiden. Ein solcher Zusammenhang erscheint plausibel, denn Personen, die unter schwersten Belastungen ihre Selbstkontrolle nicht verlieren, bewältigen wahrscheinlich auch die Widerstände und Frustrationen des Lebens nach der Befreiung, ohne von den eher regressiven Anpassungsmechanismen der aggressiv-gereizten Verstimmung Gebrauch zu machen.

Bei der Betrachtung des Zusammenhanges zwischen den erinnerten Überlebensgründen und den heutigen Zustandsfaktoren läßt sich abschließend feststellen, daß die signifikanten Korrelationen auf psychodynamische Kontinuitäten zwischen damaligen und heutigen Bewältigungsformen von Belastungen hinweisen.

III. „Symptomfreie" Verarbeitung des KZ-Schicksals

Bisher wurden drei Grundformen psychischer Störungen charakterisiert. Diese Störungen sind nicht bei allen Befragten in gleicher Ausprägung vorhanden. Einige Verfolgte weisen Symptome von allen drei Grundstörungen auf, bei anderen lassen sich keine oder fast keine psychischen Störungen feststellen.

In der Gesamtgruppe der 210 Befragten gibt es 25 Personen (11,9%), bei denen von jeder der drei Störungsformen vier oder alle fünf Merkmale, zusammen also zwischen 12 und 15, vorhanden sind. Ebenso enthält die Gesamtgruppe aber auch 25 Personen (11,9%), bei denen von jeder Störungsform höchstens ein Symptom, insgesamt also höchstens drei, festzustellen sind.

Damit stehen sich zwei Extremgruppen der psychischen Gestörtheit gegenüber, von denen die eine als „symptomreich“, die andere als relativ „symptomfrei“ bezeichnet werden kann. Mit der Gegenüberstellung dieser beiden Gruppen versuchen wir, der Frage nachzugehen, welche Voraussetzungen und welche Begleiterscheinungen bei Personen zu beobachten sind, die KZ-Haft überstanden haben, ohne heute noch stärkere Zeichen psychischer Beeinträchtigung aufzuweisen.

Diese Fragestellung soll die bisher dargestellten Befunde ergänzen. Um die genetischen Aspekte überschaubarer zu machen, betrachten wir zunächst die Prä-KZ-Zeit.

Verfolgte, die heute relativ symptomfrei sind,
hatten in der Regel eine Mutter, die sich der sozialen Majorität zugehörig fühlte. Die Mütter der symptomreichen Verfolgten fühlten sich dagegen häufiger einer sozialen Minorität zugehörig (5%-Sign.),
zeichneten sich in ihrer Jugend durch ein vorwiegend aktives Verhalten aus, symptomreiche Verfolgte dagegen durch ein vorwiegend passives Verhalten (5%-Sign.).

Diese beiden Befunde lassen sich interpretativ folgendermaßen aufeinander beziehen:

Die soziale Integration der Mutter in die sie umgebende Gesellschaft scheint dem Kind ein ungestörtes Aufwachsen und eine zuversichtliche, aktivere Selbstgestaltung zu ermöglichen. Im Gegensatz dazu scheint eine Mutter, die sich innerhalb einer größeren, sie umgebenden Gesellschaft fremd fühlt, weil sie sich auf Werte und Verhaltensnormen einer Sondergruppe bezieht, ihrem Kind weniger Selbstvertrauen und weniger Zuversicht mitgeben zu können.

Es ist interessant, daß dem Vater in dieser Hinsicht eine entsprechende Bedeutung nicht zukommt. Auch die rein emotionalen Beziehungen zwischen dem Kind und den Eltern scheinen für den hier diskutierten Zusammenhang zwischen Aktivitätsäußerung in der Jugend und späterer Ausgestaltung psychischer Symptomatik von untergeordneter Bedeutung zu sein.

Die unterschiedliche Aktivitätsentfaltung und Durchsetzungsfähigkeit zeigt sich in den beiden Extremgruppen bei Beginn der ersten Verfolgungsmaßnahmen noch deutlicher:

Verfolgte, die heute relativ symptomfrei sind,
zeichneten sich bei Verfolgungsbeginn durch Aktivität aus, Verfolgte, die heute symptomreich sind, dagegen durch Passivität (1%-Sign.).

Bei den heute psychisch Symptomfreien läßt sich bei Verfolgungsbeginn eine Reihe von Gegenmaßnahmen feststellen, die von aktivem Widerstand bis zur Flucht, zu Untertauchen, oder Emigrationsversuchen reichen. Diese aktiven Reaktionen auf das Einsetzen der Verfolgung fehlen bei heute psychisch gestörten Personen weitgehend. Sie ließen sich meistens willenlos, in völliger Passivität und Hilflosigkeit, festnehmen und inhaftieren. Hinter dieser passiven Verhaltensweise steht eine Einstellung, die sich etwa folgendermaßen verbalisieren läßt: „Gegen das Schicksal kann man sich nicht wehren, die anderen sind stärker als ich. Was kann ich als einzelner, schwacher Mensch machen?“

Es scheint nicht abwegig zu sein, diese Haltung mit der Minoritätsorientierung der Mütter dieser Befragten in Verbindung zu bringen. Denn auch die Mütter lebten in einer teilweise als fremd und übermächtig erlebten Umwelt, mit der sie am ehesten durch Passivität, Zurückhaltung und Aggressionsverzicht ihren Frieden zu machen versuchten.

Im weiteren Verlauf der Verfolgungsgeschichte zeigt sich jedoch, daß die Anpassung durch Passivität weniger erfolgreich ist als eine auf aktive Selbstbehauptung ausgerichtete Auseinandersetzung mit der Umwelt. Das gilt ganz besonders für die Lebensverhältnisse in den Konzentrationslagern. Für das Verhalten im Konzentrationslager lassen sich verschiedene, statistisch bedeutsame Unterschiede sichern (die vier folgenden Variablen bilden den Faktor „Anpassung im KZ-Lager"; sie sollen hier wegen der vorhandenen Unterschiede einzeln dargestellt werden):

Verfolgte, die heute relativ symptomfrei sind,
geben häufiger an, daß sie ihr Überleben dem Bemühen um aktives Durchkommen verdanken (0,1%-Sign.),
zeigten im Zusammenleben mit anderen Häftlingen häufiger Kontaktinitiative (1%-Sign.),
zeigten sich in ihren Beziehungen zu den Wachmannschaften häufiger angepaßt (1%-Sign.),
unterschieden sich in der Einstellung zu den Mithäftlingen (Kameradschaftlichkeit oder Teilnahmslosigkeit) von der anderen Extremgruppe dagegen *nicht.*

Die Beziehung zwischen dem aktiven Anpassungsverhalten im Konzentrationslager und der relativ symptomfreien Verarbeitung der Belastungssituation ist sehr deutlich. Dagegen wird der Verzicht auf den aktiven Eingriff in die Umweltverhältnisse, d. h. der Versuch zum passiven Überleben einer Gefahrensituation durch Unterordnen und Ausweichen, mit der Ausbildung einer Vielzahl psychischer Störungen bezahlt.

Es zeigt sich anhand dieses Extremgruppenvergleiches aber auch noch einmal sehr deutlich, daß Aktivitätsentfaltung und der Versuch zur Selbstbehauptung eine bessere Voraussetzung war, die Belastung selbst zu reduzieren, als der Versuch, passiv und unauffällig zu überleben. Dieser Zusammenhang deutet sich im folgenden Befund an:

Verfolgte, die heute relativ symptomfrei sind,
mußten während der Haftzeit häufiger leichtere Arbeit verrichten (0,1%-Sign.),
unterscheiden sich bezüglich der Dauer der Haftzeit, der Lagerschwere und des Verlustes an Familienangehörigen dagegen *nicht* von den Verfolgten mit starker Symptomausprägung.

Wie bei einer Vielzahl anderer Befunde zeigt sich auch hier, daß die Belastung durch die konkrete Arbeitssituation der wichtigste Index für das individuelle Leiden im Konzentrationslager war. Die Haftdauer und die Art der Lager sind als Belastungsindices weniger eindeutig. Sie tragen u. E. gar nichts zur Erklärung der späteren Verarbeitungsformen und Symptombilder bei. Die Bestimmung der Arbeitsbelastung ehemaliger KZ-Häftlinge ist dagegen in zweifacher Hinsicht aufschlußreich: Zum einen wird sichtbar, daß Personen, die vor und in der Haft Aktivität und Durchsetzungswillen zeigten, häufiger leichtere Arbeiten zu verrichten hatten. Zum anderen sind Personen mit geringerer Arbeitsbelastung im KZ-Lager heute sehr viel häufiger psychisch symptomfrei.

Die Gesetzmäßigkeit, die sich hinter diesen Befunden andeutet, läßt sich etwa folgendermaßen formulieren: Die Fähigkeit zur aktiven Umweltgestaltung und Selbstbehauptung ist ein konstantes Persönlichkeitsmerkmal, das sich entwicklungsmäßig früh manifestiert und auch unter extremen Belastungssituationen zu beobachten ist. Diese Fähigkeit geht einher mit größerer psychischer Stabilität. Diese Gesetzmäßigkeit gilt auch für die Zeit nach der Befreiung; in gewissem Sinne zeigt sie sich sogar in dieser Zeit erst in ihrem ganzen Ausmaß. Hierfür sprechen folgende Befunde:

Verfolgte, die heute relativ symptomfrei sind,
zeichnen sich bereits in dem Zeitraum zwischen 1945 (Befreiung aus dem Konzentrationslager) und 1949/50 (Beginn einer gesetzlichen Regelung der Wiedergutmachung und Berentung) durch aktives Bemühen um eine neue Umweltanpassung aus (0,1%-Sign.),
werden viel früher auch wieder endgültig seßhaft (1%-Sign.).

Es scheint also, daß die energischen Versuche, sich mit einer veränderten Umwelt auseinanderzusetzen und die relativ frühe endgültige Entscheidung für einen bestimmten Wohnsitz, den Prozeß der Verarbeitung des Erlebten und der psychischen Gesundung günstig beeinflussen. Die Anpassungsform ist auch für die Zeit nach der Befreiung von der Fähigkeit zur Selbstbehauptung gekennzeichnet. Auf Ämtern, Behörden, im Beruf sowie auch im sozialen Kontakt mit Bekannten und mit Nachbarn neigen die heute relativ symptomfreien Verfolgten häufiger dazu, ihren Standpunkt nachdrücklich, z. T. sogar ausgesprochen aggressiv zu vertreten. In allen sozialen Bereichen sind sie heute aufgeschlossener, erfolgreicher und besser integriert. Einigen ist es durch ihr Verhalten gelungen, in berufliche Positionen zu kommen, die es ihnen ermöglichten, wie MATUSSEK 1961 hervorgehoben hat, eine sozial angepaßte Aggressionsableitung zu finden.

Für Personen, die heute psychisch stark gestört sind, ist dagegen — wie auch im Konzentrationslager — ein ausweichendes, unterordnendes Verhalten typisch. So sind sie heute in der Ehe, im sozialen Kontakt und im Beruf meistens erfolglos, entmutigt und vereinsamt.

Zusammenfassung

1. In dem vorliegenden Untersuchungsansatz wurde die Frage gestellt, welche Beschwerdedimensionen sich außerhalb des engeren psychiatrisch-klinischen Bereiches bei ehemaligen KZ-Häftlingen aufweisen lassen. Zur Klärung dieses Problems wurden 30 Merkmale, die den psychischen Zustand dieser Personen charakterisieren, einer Faktorenanalyse unterzogen. Bei diesem Vorgehen wurden 3 Grundformen psychischer Störungen gewonnen und diskutiert.

2. Die erste psychische Grundstörung wurde als „Resignation und Verzweiflung“ bezeichnet. Mit dieser Störung wurde der Zustand eines sinn- und ziellos gewordenen Lebens erfaßt. In diesem Zustand wird jeder emotionalen Beteiligung an der Mitwelt ausgewichen; ein lebendiger Zukunftsbezug scheint nicht mehr zu existieren.

3. Eine zweite psychische Grundstörung wurde als „Apathie und Hemmung“ bezeichnet. Diese Störung beruht auf einer allgemeinen Passivität, die sich in einem antriebslosen, selbstunsicheren Verhalten manifestiert. In Abhebung von der „Resignation und Verzweiflung“ steht hier ein Gefühl des Versagens und der eigenen Wertlosigkeit im Vordergrund.

4. Als dritte Grundstörung ergab sich die „aggressiv-gereizte Verstimmung“. Diese psychische Störung beruht im wesentlichen auf einer unverarbeiteten Aggressivität, die sich in unkontrollierten Ausbrüchen in die Umwelt entlädt oder sich hypochondrisch gegen den eigenen Körper richtet. Eine gesonderte Faktorenanalyse über die Daten eines projektiven Verfahrens und eines Fragebogens wies auf, daß ehemalige KZ-Häftlinge, die heute durch ihre Aggressivität und Gereiztheit auffallen, affektiv labil sind und über keine ausreichenden Steuerungs- und Hemmungsmechanismen verfügen.

5. Für die vorwiegend psychische Bedingtheit aller drei Störungsformen spricht die fehlende Korrelation zu körperlichen Spätschäden. Eindeutige Zusammenhänge bestehen dagegen zwischen den drei Grundformen psychischer Gestörtheit und Beeinträchtigungen in anderen Lebensbereichen. Dies gilt besonders für alle Formen des sozialen Zusammenlebens, vom Intimbereich der Ehe bis zur Beteiligung am politischen und gesellschaftlichen Leben der Öffentlichkeit.

Für die Dimension der „aggressiv-gereizten Verstimmung" sind diese Zusammenhänge allerdings weniger relevant als für die beiden anderen Formen psychischer Gestörtheit. Die „aggressiv-gereizte Verstimmung" beinhaltet immer noch ein gewisses Maß an sozialer Aktivität, die bei ehemaligen KZ-Häftlingen als prognostisch günstig zu bewerten ist.

6. Zur Frage der Abhängigkeit der psychischen Grundstörungen von der Belastung im KZ-Lager kann für alle drei Faktoren die Rolle der Arbeitsschwere hervorgehoben werden. Für die „Resignation und Verzweiflung" haben darüber hinaus noch die Schwere des Lagers und der Verlust der Eltern zu einem extrem harten Verfolgungsschicksal beigetragen.

7. Ehemalige Verfolgte, die heute deutliche Merkmale der Resignation und Verzweiflung aufweisen, geben häufiger als andere an, ihr Überleben dem Zufall oder Glück zu verdanken. Personen, die heute weitgehend frei von Merkmalen der „Apathie und Hemmung" sind, geben häufiger als andere an, ihr Überleben der aktiven Anpassung an die Lagerverhältnisse zu verdanken. Personen, die heute weitgehend frei sind von Merkmalen einer „aggressiv-gereizten Verstimmung" meinen häufiger als andere, ihr Überleben der Disziplin und Selbstbeherrschung zu verdanken.

8. Bei allen drei Störungsformen sind bereits im KZ-Lager Verhaltensweisen zu beobachten, die in Richtung der heute festgestellten psychischen Beeinträchtigung gehen. Diese Tatsache zeigt die Wirksamkeit bestimmter persönlichkeitsspezifischer Merkmale, die bereits vor dem Einsetzen der Verfolgung ausgeprägt waren.

Bei den Repräsentanten des Faktors „Resignation und Verzweiflung" scheinen sich die späteren Störungen vor dem Hintergrund einer eher harmonischen und behüteten Kindheitsentwicklung zu bilden. Repräsentanten der anderen beiden psychischen Störungsformen standen dagegen häufiger unter negativen Entwicklungseinflüssen. So ließ sich bei ihnen z. B. häufiger eine wenn auch unterschiedlich geartete Störung in der Beziehung zur Mutter feststellen. Der Vater trat in diesem Zusammenhang nicht in Erscheinung.

9. In einem abschließenden Vergleich wurden psychisch relativ symptomfreie und symptomreiche Verfolgte einander gegenübergestellt. Dabei zeigt sich, daß die Fähigkeit zur aktiven Anpassung und Selbstbehauptung entwicklungsmäßig früh in Erscheinung tritt und sich in der Regel auch unter extrem harten Lebensbedingungen beweist. Die Fähigkeit zur aktiven Umweltbewältigung geht mit einer relativ symptomfreien Verarbeitung des KZ-Schicksals einher. Dagegen führt eine von früher Kindheit an praktizierte passiv-abwartende Haltung zu schweren und symptomreichen psychischen Störungen in der Post-KZ-Zeit.

KAPITEL 6

Kontakt zum Mitmenschen und zur Gesellschaft

Problemstellung

Die im vorangegangenen Kapitel dargestellten Faktoren psychischer Grundstörungen implizieren Störungen des mitmenschlichen Kontaktes. Weder der Resignierte und Verzweifelte noch der Apathisch-Gehemmte oder Aggressiv-Gereizte vermag die Beziehung zu den anderen und der Gesellschaft so zu leben, daß ein für beide Seiten zufriedenstellender Kontakt entsteht. Es verwundert daher nicht, daß ein Großteil der Personen, die die oben genannten Störungen repräsentieren, als mehr oder weniger stark „vereinsamt", „mißtrauisch" und „am öffentlichen Geschehen desinteressiert" bezeichnet werden müssen.

In diesem Kapitel soll deswegen die Kontaktproblematik ausführlicher dargestellt werden. Es kommt uns dabei nicht mehr auf das intrapsychische Geschehen an, sondern ausschließlich auf die Beziehungen des ehemaligen Verfolgten zu seiner Umwelt und zur Gesellschaft. Bei unseren Betrachtungen klammern wir vorerst den Aspekt der Ehe aus, da dieser Kontaktbereich ein Sonderphänomen mitmenschlicher Beziehungen ist und daher in einem eigenen Kapitel behandelt werden soll.

Die Bedeutung mitmenschlicher Störungen ergibt sich schon daraus, daß in der KZ-Situation das Miteinander der Häftlinge in der verschiedensten Form gefordert und unter Druck wie Hunger, Folter und Terror pervertiert worden ist.

Auch in der bisherigen Literatur wurde auf die Störungen des mitmenschlichen Kontaktes als Folge der KZ-Inhaftierungen hingewiesen. Minkowski (1946) stellt fest, daß während der Haftzeit „in einer affektiven Anästhesie der Kontakt zum Nächsten ... verlorenging". v. Baeyer, Häfner u. Kisker (1964) sehen in der Verunsicherung der mitmenschlichen und sozialen Beziehungen ... das wesentlichste Element in den erlebnisreaktiven Syndromen Verfolgter. Venzlaff (1958) spricht von einem Syndrom, dem unter anderem eine „verminderte Fähigkeit zur aktiven Lebensgestaltung durch schwerwiegende Störungen im mitmenschlichen und sozialen Beziehungsbereich" eigen ist.

Um den gesuchten Zusammenhang zwischen KZ-Inhaftierung und Störungen der sozialen Beziehungen zu erfassen, haben wir zwei Faktorenanalysen durchgeführt:

Der ersten lagen 25 Merkmale von 210 Befragten zugrunde (s. Kapitel Methoden, S. 4). Für die Verrechnung haben wir jene Interviewkategorien herausgesucht, die eine Aussage über den Kontakt zum Mitmenschen und zur Gesellschaft machen (s. Anhang V). Die im folgenden als „Auseinandersetzung mit der Umwelt" und „Einstellung zum Mitmenschen" dargestellten Faktoren haben sich bei dieser Analyse als wesentlich herauskristallisiert.

In einer zweiten Faktorenanalyse verrechneten wir 26 für das subjektive Erleben des Mitmenschen relevante Daten, die wir dem Fragebogen und dem Rorschach-Test entnahmen (s. Anhang). Diese beiden Methoden konnten bei 82 Befragten angewandt werden (s. Kapitel „Methoden", S. 7). Die hier erschienenen Faktoren sind im folgenden als „Zugehörigkeitsgefühl zur Gesellschaft" und „Befindlichkeit in der Gesellschaft" dargestellt.

I. Dimensionen mitmenschlichen Verhaltens und Erlebens

1. Auseinandersetzung mit der Umwelt

Als bedeutsamste Kontaktdimension trat der Faktor „Auseinandersetzung mit der Umwelt" in Erscheinung. Er konstituiert sich aus folgenden Merkmalen:

Tabelle 47. *Faktor „Auseinandersetzung mit der Umwelt"*

Merkmal	„Soziale Integration" (Pol A)	„Soziale Isolierung" (Pol B)	Ladung
Durchsetzungsfähigkeit außerhalb der Familie	aktives, expansives Verhalten	passives, ausweichendes Verhalten	0.73
Aggressionsform	geäußerte Aggressivität	Aggressionshemmung	0.60
Interesse an der Umwelt	Aufgeschlossenheit, Offenheit	Verschlossenheit, Eingeengtheit	0.60
Isolierung und Abwendung	nicht sichtbar	sichtbar	0.57
Beteiligung am Leben der Öffentlichkeit	Teilnahme am öffentlichen Geschehen	Desinteresse am öffentlichen Geschehen	0.56
Persönliche Kontakte	Kontakte auch außerhalb der Familie	vorwiegend Vereinsamung	0.48
Lebensstandard	materielles Wohlergehen	materielle Bedürftigkeit	0.47

Dieser Faktor umreißt die Grundproblematik ehemaliger KZ-Häftlinge in ihrer Beziehung zu der Gesellschaft, in der sie leben. In den extremen Variationen stehen sich dabei zwei Formen gegenüber, die als „Soziale Integration" (Pol A) und „Soziale Isolierung" (Pol B) bezeichnet werden können. Was unter diesen beiden Formen des Sozialverhaltens konkret zu verstehen ist, soll im folgenden veranschaulicht werden.

Der Pol der „Sozialen Integration" beinhaltet eine aktive Hinwendung und Aufgeschlossenheit gegenüber dem Mitmenschen. Als wichtigste Komponenten der sozialen Wiedereingliederung erscheinen eine aktive Auseinandersetzung mit der Umwelt und die Fähigkeit, Aggressionen zum Ausdruck zu bringen. Entsprechend der besonderen Situation ehemaliger KZ-Häftlinge ist selbst eine relativ unkontrollierte Aggressivität für den Prozeß der Resozialisierung günstiger als eine völlige Aggressionslosigkeit. Folgendes Beispiel mag diesen Sachverhalt illustrieren:

„Wenn mir jemand Unrecht tut, schreie ich. Das ist ein ernstes Problem. Ich versuche mich zurückzuhalten, sonst bekomme ich bei den Leuten ‚Hausverbot'. Aber wenn es um Nazi-Sachen geht, kann ich mich nur schwer beherrschen."

Die Aggressionen müssen sich aber keineswegs unkontrolliert und explosiv wie in diesem Fall äußern. Sie können auch adäquat zum Ausdruck kommen, wie aus folgendem Bericht hervorgeht:

„Ich halte mich gern im Hintergrund auf. Wenn mich jemand ärgert, schweige ich meist und denke mir meinen Teil. Nur wenn es zu arg wird, klopfe ich demjenigen auf die Schulter und sage: ‚Nun, mein Freund, das war nicht in meinem Sinne'."

Weitere Merkmale für „Sozial Integrierte" sind Interesse an der Umwelt und Aufgeschlossenheit dem gesellschaftlichen Leben gegenüber. An diesem Interesse und der Beteiligung am öffentlichen Geschehen läßt sich auch der Grad der Identifikation mit der bestehenden Gesellschaft erschließen, der als wichtiges Kennzeichen für eine soziale Integration gewertet werden muß:

Ein Befragter wird z. B. vom Interviewer beim Ansehen der Tagesschau im Fernsehen angetroffen. Er kommentiert dabei den Auftritt von Mikojan und Kennedy und schließt längere Ausführungen über Politik daran an.

Die gelungene Resozialisierung ehemaliger Verfolgter ist schließlich durch konkrete persönliche Kontakte und gute wirtschaftliche Lebensverhältnisse gekennzeichnet:

Ein jüdischer Befragter, der nach der Befreiung eine nicht-jüdische Frau heiratete, berichtet, heute einen „angemessenen Gesellschaftskreis" zu haben: „Durch meinen Schwiegervater habe ich sogar Kontakt mit Leuten aus dem diplomatischen Korps. Bei der Auswahl meiner Freunde unterscheide ich nicht zwischen Juden und Nicht-Juden. De facto sind die meisten meiner Freunde aber Deutsche. Ich habe nie Schwierigkeiten mit Menschen, die ich neu kennenlerne".

Die Form eines solchen uneingeschränkten Kontaktes ist dabei sehr viel seltener anzutreffen, als eine Einengung der mitmenschlichen Beziehungen auf bestimmte Gruppen von Menschen, in der Regel Leidens- und Gesinnungsgenossen der Haftzeit:

„Als ehemals politisch Verfolgten ist es mir ein Bedürfnis, die Kameraden zu sehen. Wir sitzen oft zusammen. Die Kameradschaft im KZ war einmalig. Wenn wir uns treffen, machen wir aus, nicht vom KZ zu sprechen. Wer davon anfängt, muß eine Mark bezahlen. Da kommt eine Menge Geld zusammen."

Auch „Sozial Integrierte" in dem hier dargestellten Sinne sind nicht ohne weiteres in der Lage, allen Mitmenschen unbefangen zu begegnen. Vielmehr meiden sie häufig alle Personen, mit denen sie kein Gefühl der Verwandtschaft oder Ähnlichkeit verbindet. Von Bedeutung ist jedoch, daß überhaupt ein Zugang zum anderen Menschen gefunden wird.

Die bestimmenden Komponenten, die ehemaligen KZ-Häftlingen den Weg in die Gesellschaft wieder ermöglicht haben, sind jedoch aggressive Durchsetzungsfähigkeit und Aufgeschlossenheit gegenüber der Umwelt.

Der Pol der „Sozialen Isolierung" ist demgegenüber in seiner extremsten Ausprägung durch eine fast völlige Aggressions- und Antriebslosigkeit gekennzeichnet. Eine passive Haltung und die Unfähigkeit, Aggressionen Ausdruck zu verleihen, zeigen sich als wesentlichste Merkmale heute vereinsamt lebender ehemaliger Verfolgter, wie folgende Beispiele wiedergeben:

Ein ehemaliger Verfolgter berichtet von Ungerechtigkeiten, die in der Nachkriegszeit vorgekommen seien und auch persönliche Freunde von ihm betroffen hätten. Er habe vor Wut „gekocht", aber nicht gewagt, den Mund aufzumachen. Auch an die Zeitung wage er nicht zu schreiben, da er Angst habe. So müsse man in Angst leben. Die Polizei könne alles machen.

Ein anderer Befragter berichtet, daß er kürzlich einen Dieb, den er in seinem Geschäft ertappte, wieder laufen ließ, weil er um keinen Preis mit Behörden zu tun haben wolle. Aus dem gleichen Grunde vernachlässigt er auch seine — berechtigten — Entschädigungsansprüche.

Damit ist ein Rückzug aus dem Leben der Gesellschaft und ein Desinteresse an öffentlichen Belangen verbunden, die in dieser Form ganz spezifisch für die „Soziale Isolierung" ehemaliger Verfolgter zu sein scheinen.

Ein ehemals politisch Verfolgter lebt z. B. heute völlig zurückgezogen. Er möchte nur seine Ruhe haben. Deshalb komme er außerhalb seiner Arbeitszeit niemals mit seinen Arbeitskollegen zusammen, und von der Politik wolle er heute erst recht nichts mehr wissen: „Laß die doch da draußen. Mir soll es egal sein".

Bei einem anderen ehemaligen Verfolgten hindert die fast ausschließliche Beschäftigung mit der KZ-Zeit jegliche Teilnahme am aktuellen Geschehen. Er meint: „Ich fühle heute alle früheren Interessen in mir ‚ausgebrannt'. Auch an Konzerten und Theatervorstellungen, die mir früher eine große Freude bereitet haben, finde ich keinen Geschmack mehr. Meine einzige Freude ist die Lektüre über die Zeit des Dritten Reiches".

Dieser Abwendung von allen Belangen des öffentlichen Lebens entspricht im persönlichen Kontaktbereich die Unfähigkeit, überhaupt einen Zugang zum Nächsten zu finden. Während häufig noch Kontaktversuche unternommen werden, die dann aber erfolglos bleiben, finden sich auch Fälle totaler Abkapselung und Vereinsamung. Ein abschließendes Fallbeispiel mag diese Unfähigkeit, menschliche Bindungen herzustellen und aufrechtzuerhalten, demonstrieren:

„Ich bin wegen meiner jüdischen Abstammung verfolgt worden. Heute muß ich aus gesundheitlichen Gründen häufig den Aufenthaltsort wechseln. Im Umgang mit Menschen ergeht es mir in allen Städten gleich: Kaum haben wir jemanden kennengelernt, ist die Bekanntschaft auch schon wieder zu Ende. Meine Frau und ich haben die Eigenart, stark von anderen Menschen Besitz zu ergreifen. Wir kommen ja nur mit wenigen zusammen, und dann verlangen wir immer zuviel. Wenn wir dann über die Nazi-Zeit reden, bedeutet das immer das Ende der gesellschaftlichen Beziehung. So geht es uns immer."

Während in diesem Fall die Ehe als einziger Kontaktmodus übrigblieb, fehlt bei vielen der „Sozial Isolierten" auch dieser. Die Betreffenden leben in einer disharmonischen Ehe oder es kommt sogar zu einer völligen Trennung. In beruflicher Hinsicht besteht bei den Personen dieses Pols die Tendenz zur Erfolglosigkeit (s. Kapitel „Berufliche Reintegration", S. 160 und Kapitel „Ehe und Familie", S. 183).

Die Verteilung der 210 Befragten über die aufgeführten Merkmale ist in Abb. 12 dargestellt. Die extreme Ausprägung der „Sozialen Integration" liegt vor, wenn alle Merkmale des Pols A zusammentreffen. Entsprechend ist die Extremform der „Sozialen Isolierung" durch ein gemeinsames Auftreten der Merkmale des Pols B bestimmt.

Sozial integriert entsprechend den Merkmalen des Pols A sind 24 Befragte (11,5%). Die völlige soziale Isolierung findet sich bei 22 Untersuchten (10,5%). Die übrigen Personen nähern sich mehr oder weniger einem der beiden Pole. Addiert man die Anzahl der Personen mit den Merkmalen 0—3 (sozial integriert) und die mit den Merkmalen 4—7 (sozial integriert), so ergibt sich ein Verhältnis von 100 : 110, also ein leichtes Übergewicht der „Sozial Isolierten".

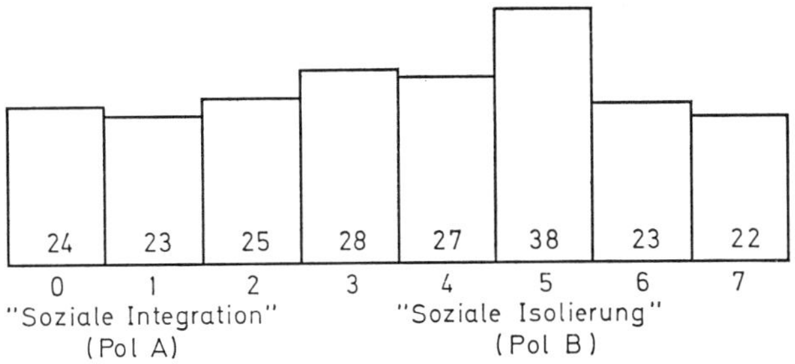

Abb. 12. Verteilung von 210 Personen über die 7 Merkmale des Faktors „Auseinandersetzung mit der Umwelt“

Die aufgezeigte sozialkommunikative Dimension umfaßt erst den Aspekt des mitmenschlichen Verhaltens. Als unabhängig davon kristallisierte sich der Faktor der „Einstellung zum Mitmenschen heraus.

2. Einstellung zum Mitmenschen

Dieser Faktor konstituiert sich aus folgenden Merkmalen:

Tabelle 48. *Faktor „Einstellung zum Mitmenschen“*

Merkmale	„Zuwendung“ (Pol A)	„Ablehnung“ (Pol B)	Ladung
Bemühen um Verstehen und Verzeihen	sichtbar	nicht sichtbar	0.68
Einstellung zu den Mitmenschen	vorherrschend Vertrauen	vorherrschend Mißtrauen	0.65
Vorwurf und Anklage	nicht sichtbar	sichtbar	0.61
Vorurteile gegenüber den Mitmenschen	nicht ausgeprägt	ausgeprägt	0.58
Feindseligkeit	nicht ausgeprägt	ausgeprägt	0.55
Interesse an der Umwelt	Aufgeschlossenheit, Offenheit	Verschlossenheit, Eingeengtheit	0.47

Die extremen Merkmalsausprägungen sind als „Zuwendung“ (Pol A) und „Ablehnung“ (Pol B) gekennzeichnet. Während sich im Faktor „Auseinandersetzung mit der Umwelt“ die reale Beziehung zu den Mitmenschen manifestiert, spiegelt sich im Faktor „Einstellung zum Mitmenschen“ die innere Sicht des anderen wider.

Der Pol A muß als ein Bemühen um innere Zuwendung zum anderen Menschen definiert werden. Entsprechend der positiven Ausprägung der Leitvariablen dieses Faktors werden die persönlichen Verfolgungserlebnisse und alle damit zusammenhängenden destruktiven Erfahrungen dem heutigen Mitmenschen nicht angelastet. Die Ursache der Verfolgung wird nicht in einer moralischen Minderwertigkeit aller Deutschen gesehen, sondern vielmehr in der historischen Situation Deutschlands um

1933 oder aber in der verbrecherischen Veranlagung einiger weniger machtbesessener Verführer.

„Was zu der Verfolgung geführt hat, entsprang der Grausamkeit der obersten Führung und deren Minderwertigkeitskomplex. Die anderen wurden zu Untermenschen organisiert, ausgebildet und für Grausamkeit belohnt. Das waren gestrandete Elemente. Aus jedem Volk kann man eine solche Schicht heranziehen."

Diese Entschuldigungen lassen dem ehemaligen Verfolgten, zumindest potentiell, den Zugang zum anderen Menschen offen.

„Meine Beziehung zu den Menschen wurde durch die Erfahrung der KZ-Zeit vertieft. Ich habe für sie heute mehr Verständnis."

Faktisch muß hieraus aber nicht immer eine vollzogene Integration in die Gesellschaft resultieren. Trotz einer wohlwollenden Einstellung zum Mitmenschen bleibt oft eine deutliche Distanz zu konkreten Partnern. Auch hinter dem augenscheinlichen Bemühen um soziale Zuwendung können Ablehnungstendenzen vorhanden sein. Die Form einer äußerlich freundlich-akzeptierenden Zuwendung, deren Glaubwürdigkeit jedoch unbestimmbar bleibt, findet sich nicht selten bei den weltanschaulich orientierten Verfolgten. Denn für diese sind Nächsten- und Feindesliebe wesentliche Gehalte ihres Glaubens (s. Kapitel „Weltanschauung und KZ-Haft", S. 216).

„Wenn mich jemand kränkt, verzeihe ich ihm. Ich werde nie zornig. Ich denke, wenn ich herausgefordert werde, ist es eben Dummheit."

Es kommen bei den vertrauensvoll „Zugewandten" jedoch auch Anzeichen für ein vertieftes und gereiftes Verständnis des anderen Menschen vor. Diesen Befragten ist es gelungen, sich ohne wesentliche Spuren einer depressiven oder resignativen Haltung mit ihrem persönlichen Verfolgungsschicksal auszusöhnen und so einen neuen Ausgangspunkt für eine fruchtbare Auseinandersetzung mit den Mitmenschen zu finden:

Ein aus politischen Gründen verfolgter deutscher Rechtsanwalt betont heute, die Erfahrungen der Haftzeit nicht missen zu wollen: „Der Mensch kann nur durch Leiden zu seiner eigentlichen, wirklichen, gottgewollten Existenz kommen. Auch in den Krisen hat sich bei mir immer das Eigentliche durchgesetzt — der unverbrüchliche Glaube und die Zuversicht, daß das alles seinen Sinn hat. Ich habe eine realistische Einstellung. Andere Menschen üben zuviel Kritik. Das ist unnötig."

Eindeutiger und inhaltlich schärfer läßt sich der Pol „Ablehnung" akzentuieren. Für die Befragten, die diesen Pol repräsentieren, ist zunächst die Tatsache bestimmend, daß ihr soziales Denken, Fühlen und Werten auch heute noch in starkem Maße von den persönlichen Verfolgungserlebnissen determiniert ist. Der andere Mensch ist für sie als ehemalige KZ-Häftlinge häufig das geblieben, was er während der Verfolgungszeit für sie war: der potentielle oder tatsächliche Feind und Vernichter, dem man mit äußerster Vorsicht zu begegnen hatte. Das unter extremer Belastung erworbene Mißtrauen scheint bei einer bestimmten Gruppe so persönlichkeitsprägend gewesen zu sein, daß es auch unter veränderten Lebensbedingungen nicht mehr aufgegeben werden kann:

„Für mich sind die Beziehungen zu den Mitmenschen nach der Verfolgung schwieriger geworden. Ich traue keinem Deutschen, bevor ich nicht sicher bin, daß dieser kein Nazi war. In größerer Gesellschaft sehe ich die Menschen häufig als Masken und frage mich, ob nicht der eine oder andere auch einer der Mörder gewesen sei."

Ein ehemals politisch Verfolgter meint, es werde zu schnell das Schlechte vergessen und nur das Gute von den Nazis im Gedächtnis behalten: „Gehen Sie mal in ein Amt! Da sitzen die Nazis ja überall drin. Wir sind heute wieder verfolgt und müssen wieder Widerstandskämpfer sein".

Im Gegensatz zu ehemaligen KZ-Häftlingen, bei denen die mißtrauische Gegeneinstellung als angstvolle Abwehr und feindselige Abwertung des anderen in Erscheinung tritt, lassen sich solche Befragte beschreiben, deren negative Einstellung durch Anklage und Vorwurf gekennzeichnet ist:

„Ich habe heute keine Ideale und kein Ziel mehr. Alles ist zerstampft. Von Schuld freisprechen kann ich sie nicht. Vergeben kann ich auch nicht. Denn sie haben meine Familie ermordet. Ich bin wie ein abgebrochener Zweig. In Deutschland ist alles möglich, wenn die Amerikaner hinausgehen. Ich habe meinen Glauben an die Deutschen überhaupt verloren."

Diese Form des Beschuldigens zeigt eine soziale Gegeneinstellung an, die auf einem verzerrten Bild des anderen Menschen beruht. Die Verzerrung besteht dabei darin, daß die Umwelt einseitig unter dem Aspekt der Feindseligkeit gesehen und erlebt wird.

Die Verteilung der 6 Merkmale über die 210 hier erfaßten Befragten zeigt folgende Abbildung:

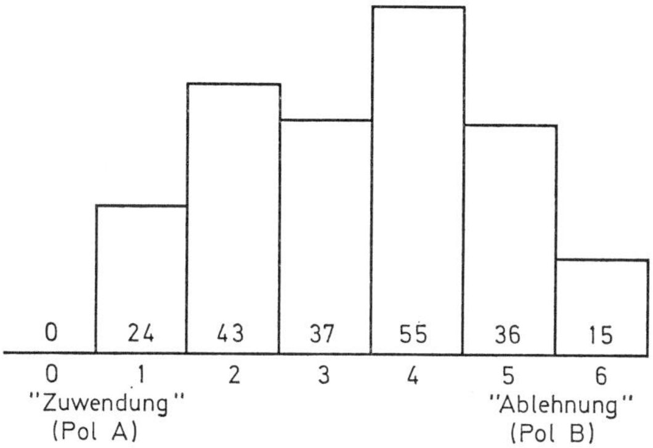

Abb. 13. Verteilung von 210 Personen über die 6 Merkmale des Faktors „Einstellung zum Mitmenschen"

Die Abbildung macht deutlich, daß alle 6 Ablehnungsmerkmale bei 15 Befragten (7%) vorhanden sind, ihr völliges Fehlen sich jedoch kein einziges Mal beobachten läßt. Setzt man die Anzahl der Personen mit 0—2 Merkmalen (Zuwendung) zu denen mit 4—6 (Abwendung) unter Auslassung der mittleren in Beziehung, so ergibt sich ein Verhältnis von 67 : 106. Das aber heißt: Die Personen, deren Bezug zum Mitmenschen durch Mißtrauen, Vorwurf, Anklage und Verschlossenheit gekennzeichnet ist, sind annähernd doppelt so zahlreich wie jene, die trotz ihrer KZ-Leiden sich dem anderen gegenüber verständig, versöhnend und aufgeschlossen zeigten.

Die Unabhängigkeit der aufgezeigten Dimensionen „Auseinandersetzung mit der Umwelt" und „Einstellung zum Mitmenschen" deutet darauf hin, daß es wohl möglich sein kann, sich äußerlich wieder einzugliedern und anzupassen, ohne sich auch innerlich vertrauensvoll dem anderen zuzuwenden.

Beide geschilderten Kontaktformen stellen beobachtbare sozial-kommunikative Phänomene dar. Die Subjektebene des mitmenschlichen Bereiches erhellt sich aus einem methodischen Ansatz, der Kontaktbezüge indirekt zu erfassen versucht.

3. Zugehörigkeitsgefühl zur Gesellschaft

Aus einer Faktorenanalyse von 26 Fragebogen- und Rorschach-Daten über 82 ehemalige Verfolgte (s. Problemstellung, S. 119 und Kapitel „Methoden der Untersuchung", S. 7) kristallisierte sich als erste Kontaktdimension der Faktor des „Zugehörigkeitsgefühls zur Gesellschaft" heraus. Er konstituiert sich aus folgenden Merkmalen:

Tabelle 49. *Faktor des „Zugehörigkeitsgefühls zur Gesellschaft"*

„Gefühl der Zugehörigkeit" (Pol A)	„Gefühl der Entfremdung" (Pol B)	Ladung
Ich glaube, daß ich durch die KZ-Haft nicht anders geworden bin.	Ich glaube, daß ich durch die KZ-Haft anders als die anderen geworden bin.	0.66
Durch die KZ-Haft sind mir die Menschen nicht fremd geworden.	Durch die KZ-Haft sind mir die Menschen fremder geworden.	0.66
Durch das, was ich mitgemacht habe, ist mir der Anschluß an die Menschen nicht erschwert.	Durch das, was ich mitgemacht habe, ist mir der Anschluß an die Menschen erschwert.	0.65
Ich werde häufiger mal aggressiv.	Ich werde selten oder nie aggressiv.	0.57
Ich bin durch die KZ-Zeit nicht zurückhaltender im Umgang mit anderen Menschen geworden.	Ich bin durch die KZ-Zeit zurückhaltender im Umgang mit anderen Menschen geworden.	0.53
Manchmal schließe ich auch durch mein eigenes Dazutun Bekanntschaften.	Durch mein eigenes Dazutun schließe ich eigentlich nie Bekanntschaften.	0.45
Ich fühle mich anderen gegenüber heute nicht benachteiligt.	Ich fühle mich anderen gegenüber heute benachteiligt.	0.43
Ich habe auch außerhalb meiner Familie und meines engsten Bekanntenkreises Kontakte.	Ich habe nur in meiner Familie und zu Leuten, die ich gut kenne, Kontakt.	0.43

Die extremen Merkmalsausprägungen sind als „Gefühl der Zugehörigkeit" und „Gefühl der Entfremdung" bezeichnet. Im „Gefühl der Zugehörigkeit" werden jegliche KZ-Einflüsse auf das heutige mitmenschliche Zusammenleben nachdrücklich zurückgewiesen. Die Befragten, die diesen Pol repräsentieren, verneinen eine Nachwirkung der erlittenen Haftzeit auf ihre heutigen sozialen Beziehungen oder erscheinen sogar verwundert über entsprechende Fragestellungen. So antworten sie auf die Fragen, ob sie sich durch die KZ-Inhaftierung anders als die anderen empfinden, ob die Mitmenschen ihnen durch ihre Erlebnisse fremd geworden seien oder ob ihnen durch das, was sie mitgemacht haben, der Anschluß an die Gesellschaft erschwert sei:

„Nein, nein. Das glaube ich nicht."

„Nein. Jedoch wer es nicht mitgemacht hat, wird es nicht begreifen und wird es nicht glauben."

„Ich weiß nicht, wie andere Menschen sich fühlen, aber wahrscheinlich fühle ich mich nicht anders durch die KZ-Haft."

Sie betonen ihre Wiedereingliederung in die mitmenschliche Gesellschaft und fühlen sich in keiner Weise benachteiligt. Gleichzeitig schildern sie sich als durchaus aktiv und auch als aggressiv im Umgang mit den Mitmenschen:

„Ich schließe immer durch eigenes Dazutun Bekanntschaften."
„Ich bin bestimmt weniger zurückhaltend geworden — bin bestimmt unruhiger."
„Würden Sie mich beleidigen, würde ich Sie hinauswerfen."

Diese Aktivität zeigt sich auch in der Kontaktinitiative, die sie im mitmenschlichen Bereich zu entwickeln scheinen. Sie geben an, vielfältigen Kontakt auch über ihre Familie hinaus zu pflegen.

„Ich finde sehr schnell und leicht Gesellschaft. Ich bin der Initiator. Ich kann mich sehr schnell akklimatisieren. Ich gehe nirgends verloren. Ich habe nirgends Einsamkeit."
„Ich nehme am Laienschauspiel teil. Ich spiele in den Vorstellungen eine angesehene Rolle."
„Ja, selbstverständlich habe ich gute Freunde."

In vielen Äußerungen liegt beinahe schon die Abwehr einer auch nur möglichen Beeinträchtigung durch die erlittene Haftzeit. Man kann sagen, daß im „Gefühl der Zugehörigkeit" die KZ-Vergangenheit in vielen Fällen geradezu verleugnet wird.

Das „Gefühl der Entfremdung" ist demgegenüber durch das Erlebnis der Andersartigkeit, der Fremdheit und der Distanz zum Mitmenschen gekennzeichnet. Die Befragten, die diesen Pol repräsentieren, empfinden sich für ihr Leben gezeichnet. Sie fühlen sich isoliert und glauben, daß das, was sie durchgemacht haben, ihnen heute den Anschluß an andere erschwert. Das zeigen folgende Antworten:

„Ich komme Menschen nicht so leicht näher, daß ich eine Freundschaft schließen könnte."
„Ich bin natürlich heute sehr kritisch geworden in der Beurteilung von Menschen und denke mir bei so manchem: ‚Was wirst Du auf dem Gewissen haben?'."
„Ich bin ein bißchen menschenscheu geworden. Was habe ich früher gelacht, getanzt! Heute gehe ich nie weg."

Diesen Befragten fehlt es an eigener Initiative, um die Kluft zwischen sich und den Mitmenschen zu überbrücken. Sie beschränken ihren Kontakt auf die eigene Familie oder auf Gruppen, denen sie sich zugehörig fühlen:

„Ich bin kein Mensch mehr, der hin zur Geselligkeit drängt. Ich suche die Ruhe, weil ich sie brauche ... bin in der Familie."
„Ich halte immer die Reserve ... Es kann sich meiner Meinung nach auch nur ein Mensch offenbaren, der nichts zu offenbaren hat oder durch die Tragweite seiner Offenheit noch nicht geschädigt wurde."

Der Mangel an Initiative und Energie kommt auch darin zum Ausdruck, daß diese Befragten nur selten Aggressionen zeigen, obgleich sie sich gegenüber anderen benachteiligt fühlen:

„Ich bin mir darüber im klaren, daß ich bei meiner vorzeitigen Alterung nicht mehr viel erreichen kann."
„Heute ist es unmöglich für einen ehemaligen KZ-Häftling, irgendwo Eingang zu finden."
„Wenn mich jemand ärgert, gehe ich meistens aus dem Zimmer."
„Ich verhalte mich meistens ruhig und denke mir, daß das nicht richtig ist, was der tut."

Zusammenfassend läßt sich das „Gefühl der Entfremdung" dadurch charakterisieren, daß in fast resignativer und apathischer Weise alle heutigen zwischenmenschlichen Probleme mit der KZ-Haft in Verbindung gebracht werden. Dabei sind keine Anzeichen eigener Initiative bei den Befragten erkennbar.

Die Verteilung der 82 Befragten über die 8 Merkmale des geschilderten Faktors ist in folgender Abbildung dargestellt:

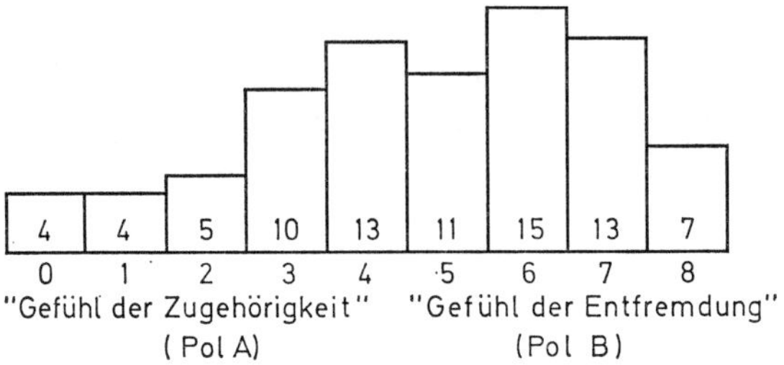

Abb. 14. Verteilung von 82 Personen über die 8 Merkmale des Faktors „Zugehörigkeitsgefühl zur Gesellschaft"

Aus der Abbildung geht hervor, daß nur 13 (16%) der Personen das „Gefühl der Zugehörigkeit" eindeutig repräsentieren. Das „Gefühl der Entfremdung" ist dagegen für 36 (44%) der Befragten kennzeichnend.

Das „Zugehörigkeitsgefühl zur Gesellschaft" ehemaliger KZ-Häftlinge steht in folgenden Zusammenhängen mit den schon beschriebenen mitmenschlichen Dimensionen:

Verfolgte, die den Pol „Gefühl der Zugehörigkeit" repräsentieren, sind häufiger auch „sozial integriert" oder „zugewandt";
Verfolgte, die den Pol „Gefühl der Entfremdung" repräsentieren, sind häufiger auch „sozial isoliert" oder „ablehnend" (jeweils 1%-Sign.).

Wenn man diese sehr signifikanten Zusammenhänge noch weiter differenziert, ergeben sich für die geschilderten mitmenschlichen Phänomene neue Interpretationsansätze:

Die vertrauensvolle Zuwendung zum Mitmenschen heute ist am ehesten als ein Zeichen innerer Stabilität aufgrund einer wirklichen Verarbeitung der KZ-Vergangenheit anzusehen. Die Verfolgten, die sich ihren Mitmenschen heute wieder vertrauensvoll zuwenden können, haben zu ihrer KZ-Vergangenheit in dem Sinne Abstand gewonnen, daß sie ihre Rolle als ehemalige KZ-Häftlinge heute weder verleugnen noch demonstrieren müssen. Sie zeigen keine psychischen Störungen und sind im Berufsleben überwiegend „teilweise erfolgreich". Gerade die Berufsgruppe der „teilweise Erfolgreichen" hat sich auch in anderem Zusammenhang als psychisch am gesündesten erwiesen (s. Kapitel „Berufliche Reintegration", S. 158).

Dagegen lassen sich bei den heute „Sozial Integrierten" 2 Gruppen von Befragten unterscheiden. Bei der einen ist die aktive Durchsetzungsfähigkeit häufig von der Demonstration ihrer Rolle als ehemalige KZ-Häftlinge begleitet. Diese Befragten sind im Beruf „erfolgreich" oder wenigstens „teilweise erfolgreich". Bei ihnen scheint nach der Befreiung das intensive Bemühen um Außenanpassung im Vordergrund gestanden zu haben. Hierbei haben sie, wenn es ihnen notwendig erschien, auch ihre KZ-Vergangenheit zur Geltung gebracht.

Einer zweiten Gruppe schient die heutige „Soziale Integration“ nur durch das Vergessen, das Hinter-Sich-Lassen der KZ-Vergangenheit geglückt zu sein. Diese Befragten weisen jeden Einfluß der KZ-Inhaftierung auf ihr heutiges Leben entschieden zurück. Häufig verleugnen sie ihre Rolle als ehemalige KZ-Häftlinge. Dabei zeigen sie keine eindeutige Berufsanpassung, sind jedoch am häufigsten in der Gruppe der „teilweise Erfolgreichen“ vertreten. Da diese Befragten auch psychisch weitgehend ungestört erscheinen, kann man sagen, daß sich eine Verdrängung der KZ-Vergangenheit nicht unbedingt negativ für die heutige Lebensbewältigung ehemaliger Verfolgter auswirken muß.

Auf der anderen Seite können das heutige Versagen im mitmenschlichen Bereich und die Abkehrung von den Lebensmöglichkeiten der Gegenwart — wie sie in den Polen „Soziale Isolierung“ und „Ablehnung“ erfaßt sind — in einer Fixierung an die Haftzeit bzw. an Objekte der Vergangenheit begründet sein. Diese Befragten, die ihre heutige Kontaktunfähigkeit ausschließlich auf die erlittene KZ-Haft zurückführen, sind gleichzeitig häufiger „resigniert und verzweifelt“ oder „apathisch und gehemmt“.

Beide Bewältigungsweisen, sowohl die der Verleugnung als auch die der Fixierung, dürften mißglückte Auseinandersetzungen mit dem KZ-Schicksal sein. Im folgenden Kapitel („Berufliche Rückgliederung“, s. S. 167) werden wir darauf noch näher einzugehen haben.

4. Befindlichkeit in der Gesellschaft

Als eine weitere Dimension kristallisierte sich der Faktor „Befindlichkeit in der Gesellschaft“ heraus. Er konstituiert sich aus folgenden Merkmalen:

Tabelle 50. *Faktor „Befindlichkeit in der Gesellschaft“*

„Zufriedenheit“ (Pol A)	„Unzufriedenheit“ (Pol B)	Ladung
Ich möchte wegen der im KZ durchgemachten Leiden heute keine größere Anerkennung.	Man verdient eigentlich wegen der durchgemachten KZ-Leiden eine größere Anerkennung als man bekommt.	0.66
Auch wenn man mich provoziert, werde ich meistens nicht aggressiv.	Wenn man mich provoziert, kann ich auch aggressiv werden.	0.56
In mancher Beziehung geht es mir auch besser als anderen Menschen.	Mir geht es in keiner Weise besser als anderen Menschen.	0.54
Man wird als KZ-Häftling von den Menschen genügend geachtet — oder: mir kommt es nicht darauf an, als KZ-Häftling geachtet zu werden.	Man wird als ehemaliger KZ-Häftling von den Menschen nicht genügend geachtet.	0.51
Im Rorschach-Test zeigen sich keine oder fast keine (0—1) unkontrollierten Aggressionsäußerungen.	Im Rorschach-Test zeigen sich mehrere (2—4) unkontrollierte Aggressionsäußerungen.	0.41

Wenn der Faktor „Zugehörigkeitsgefühl zur Gesellschaft“ eher die soziale Verarbeitung der KZ-Inhaftierung berührt, so erfaßt dieser Faktor, wie die Reaktion der Mitmenschen auf das eigene KZ-Schicksal erlebt wird.

Der Pol der „Zufriedenheit“ ist durch eine nachsichtig-friedfertige Haltung gekennzeichnet. Die Befragten, die diesen Pol repräsentieren, erwarten heute für ihre erlittene Haft keine Anerkennung mehr:

„Nein, ich will nicht mehr Anerkennung haben. Wir sind ja nicht freiwillig ins Lager gegangen.“

„Wir wollen nicht, daß jemand es weiß.“

„Wenn ich darüber berichte, spreche ich von anderen Personen, die das erlebt haben. Die Reaktion ist für mich dann viel instruktiver. Ich brauche das Mitgefühl anderer nicht.“

Darüber hinaus geben sie an, ohne jede Feindseligkeit zu sein, auch wenn sie von ihren Mitmenschen provoziert werden:

„Wenn ich provoziert werde, dann bin ich ruhig und gehe meines Weges und fresse es in mich hinein.“

„Wenn jemand den Zorn verdient hat, würde ich bestimmt etwas sagen. Aber es gibt selten einen Grund zum Zorn. Meine Ansicht war schon immer: übe Selbstdisziplin.“

„Mich kann niemand kränken, weil ich meine Ehre nicht verteidige.“

Die fast übertrieben wirkende Aggressions- und Anspruchslosigkeit wird verständlicher, wenn man bedenkt, daß 40% (8) dieser Befragten Zeugen Jehovas sind. Diese geben vor, daß es ihnen besser als den meisten Menschen ginge:

„Ich habe alles, was ich brauche, und geistig geht es mir viel besser als den meisten Menschen — ich stehe im Glauben.“

„Ich brauche nicht mehr Anerkennung, weil ich das alles für Gott getan habe. Was die Menschen darüber denken, das interessiert mich auch nicht.“

Der Pol der „Zufriedenheit“, der einerseits den einfachen Wunsch und Willen ausdrückt, nicht mehr aufzufallen und nicht aus der Menge herauszuragen, muß andererseits bei den Zeugen Jehovas sehr spezifisch interpretiert werden. Die scheinbar stoische Haltung dieser Personengruppe entspricht ihrer Weltanschauung, daß nur Jehova die Geschicke der Welt lenke.

Diese Überzeugung begründet ihre vermeintliche Überlegenheit über die übrige Menschheit. Da für sie die Welt nicht zu verändern ist, sondern bis zum Eingreifen Gottes ein Jammertal bleibt, verstärkt sich ihr Wohlbefinden, je negativer die Realität gerade aussieht. Denn je mehr Anzeichen des Weltunterganges sie registrieren, desto näher ist die Erlösung. Insofern kann es kein Übel in der Welt geben, das die Zeugen Jehovas aus ihrer „Zufriedenheit“ herausreißt. Sie stehen damit in deutlichem Gegensatz zu den politisch Verfolgten, die vorwiegend den Pol der „Unzufriedenheit“ repräsentieren.

Der Pol der „Unzufriedenheit“ ist durch eine ebenso anspruchsvolle wie aggressive Haltung gegenüber den Mitmenschen gekennzeichnet. Die Befragten, die diesen Pol repräsentieren, sind in jeder Hinsicht unzufrieden mit ihrer Umwelt, die ihnen als ehemaligen KZ-Häftlingen nicht genügend Achtung entgegenbringt.

„Geachtet? Nicht! Eher wird die Schuld vor sich hergeschoben, weil man es nicht wissen will.“

„Nicht geachtet, bemitleidet!“

„Mein Nachbar erkennt es an. Andere sagen: Hätte er sich nicht reingesteckt, hätte er nicht gesessen. Wieder andere schauen einfach weg und wollen mich nicht kennen, obwohl sie wissen, daß ich im KZ war."

„Die Leute denken, die Zeit ist vorbei. Aber für die Leute, die dabei waren, ist sie nicht vorbei."

Die Befragten sind der Meinung, daß sie aufgrund der im Konzentrationslager durchgemachten Leiden eine größere Anerkennung verdienen. Sie betonen zudem, daß es ihnen weder in beruflicher und materieller, noch in gesundheitlicher Hinsicht besser gehe als den meisten Menschen. Ihre fordernde Haltung ist mit einer explosiven Aggressivität verbunden:

„Ich reagiere heftig und mit Herzklopfen. Ich schreie manchmal und dann schäme ich mich, daß ich zu heftig war."

„Ich rege mich furchtbar auf. Anfangs habe ich auch furchtbar geschrien, jetzt nicht mehr."

„Ja, ich will anerkannt werden, damit es nicht vergessen wird!"

„Ich will nicht persönlich anerkannt werden, aber der Widerstand an sich sollte anerkannt werden. Der Widerstand hört auch nach dem KZ nicht auf!"

Die psychische Realität, die sich hinter der „Unzufriedenheit" zeigt, ist also verschieden. Manche wollen Genugtuung, andere Erleichterung und wieder andere eine Belohnung für ihren Widerstand. Dabei ist zu berücksichtigen, daß vorwiegend politisch Verfolgte und heute in Deutschland lebende, deutschgebürtige Juden diesen Pol vertreten.

Die politisch Verfolgten sehen ihre aggressiv-fordernde Haltung als durchaus gerechtfertigt an. Sie leben in der Überzeugung, daß die Welt im Sinne ihrer — bei den einzelnen ganz verschiedenen — politischen Anschauungen verändert werden muß und sind daher unzufrieden mit den bestehenden Verhältnissen. Die Haftzeit kann somit für manche dieser Personen eine „Märtyrerrolle" begründen, die es ihnen ermöglicht, ihre Forderungen nachdrücklich zur Geltung zu bringen.

Deutsche Juden haben wiederum die Möglichkeit, hier in Deutschland eine Anklägerrolle gegenüber ihrer Umwelt einzunehmen, die für ihr psychisches Gleichgewicht notwendig sein kann (s. MATUSSEK, 1961).

Die Verteilung der 82 Befragten nach den 5 Merkmalen zeigt folgende Abbildung:

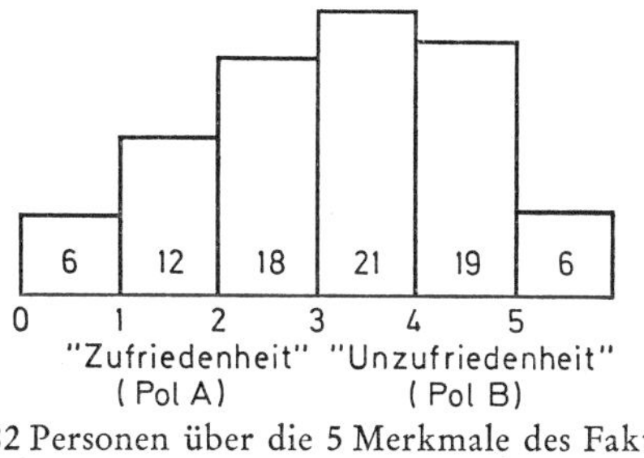

Abb. 15. Verteilung von 82 Personen über die 5 Merkmale des Faktors „Befindlichkeit in der Gesellschaft"

Die Übersicht veranschaulicht, daß 18 (22%) der Befragten den Pol der „Zufriedenheit" repräsentieren. 25 (30%) der Befragten sind eindeutig als „unzufrieden" zu bezeichnen.

Während diese Dimension in keinem Zusammenhang mit dem Faktor „Auseinandersetzung mit der Umwelt" steht, zeigt sich eine signifikante Beziehung zum Faktor „Einstellung zum Mitmenschen":

Verfolgte, die den Pol der „Zufriedenheit" repräsentieren, sind häufiger „zugewandt"; heute „Unzufriedene" sind häufiger „ablehnend" (5%-Sign.).

Dieser Zusammenhang macht deutlich, daß sich hinter der äußeren „Unzufriedenheit" mit den Mitmenschen, der Gesellschaft und den bestehenden Verhältnissen überhaupt bei einigen Verfolgten tiefgehendes Mißtrauen und Feindschaftsgefühle verbergen. Hier scheint die „Unzufriedenheit" das nach außen projizierte eigene Mißtrauen darzustellen.

Noch auffälliger ist der Zusammenhang des Faktors „Befindlichkeit in der Gesellschaft" mit den Grundformen psychischer Störungen. Während sich zu den Faktoren „Apathie und Hemmung" und „aggressiv-gereizte Verstimmung" keine statistisch gesicherten Zusammenhänge nachweisen lassen, besteht folgende Beziehung zum Faktor „Resignation und Verzweiflung":

Verfolgte, die den Pol der „Unzufriedenheit" repräsentieren, sind häufiger auch „resigniert und verzweifelt" (1%-Sign.).

Dieser Befund besagt, daß die unzufriedene Befindlichkeit in der Gesellschaft nicht mit den oben geäußerten intrapsychischen Kategorien zu erfassen ist. Denn dann würde man eher eine Beziehung zu den aggressiv-gereizten Personen erwarten. Die hier zutage tretende „Unzufriedenheit" ist vielmehr Ausdruck von Hoffnungslosigkeit und Verzweiflung. Für diese Personen ist die subjektiv erlebte Mißachtung und Nichtanerkennung der erlittenen Haftzeit durch ihre Mitmenschen die Bestätigung für die absolute Sinnlosigkeit der KZ-Zeit und damit auch ihres heutigen Daseins. Sie können darauf nur mit „Resignation" reagieren.

Der aufgezeigte Zusammenhang verdeckt allerdings, daß immerhin 10 (12,5%) Befragte den Pol der „Unzufriedenheit" repräsentieren, ohne irgendeine der Grundformen psychischer Störungen aufzuweisen. Sie sind weder „resigniert und verzweifelt" noch „apathisch-gehemmt" oder „aggressiv-gereizt". Dennoch zeigen sie sich mit ihren Mitmenschen bzw. der bestehenden Gesellschaft in hohem Maße „unzufrieden". Für diese Personen trifft wohl der von Matussek (1961) aufgezeigte Sachverhalt zu, daß die Gesellschaft selbst den ehemaligen KZ-Häftlingen nicht gerecht werden kann, weil sie mit den „KZlern in ihrer Mitte" nicht fertig geworden ist. Insofern kann die „Unzufriedenheit" ehemaliger Verfolgter auch eine angemessene Reaktion auf die Unfähigkeit der Gesellschaft darstellen, das Maß an Anerkennung und Dank zu gewähren, das ihnen zusteht.

II. Arten des Kontaktes in den verschiedenen Verfolgtengruppen

1. Geschlechtsspezifische Unterschiede

In unseren Erhebungen zeigen Männer und Frauen bezüglich der beschriebenen Dimension „Auseinandersetzung mit der Umwelt" und „Einstellung zum Mitmenschen" keine statistisch signifikanten Unterschiede. Männer wie Frauen repräsentieren in gleichem Maße die Pole „Soziale Integration" und „Soziale Isolierung" wie auch die Pole „Zuwendung“ und „Ablehnung“. Lediglich in dem Verhältnis zur Öffentlichkeit ergibt sich eine sehr signifikante Differenz:

Frauen zeigen häufiger Desinteresse, Männer häufiger Teilnahme am öffentlichen Geschehen (1%-Sign.).

Dieser Befund dürfte generell der Erwartung entsprechen und nicht nur für die von uns untersuchte Gruppe ehemaliger KZ-Häftlinge zutreffen. Denn trotz der geschichtlichen Entwicklung der letzten Jahrzehnte ist die Rolle des Mannes in unserer Kultur noch immer sehr viel stärker durch sein Interesse am öffentlichen Geschehen bestimmt als die der Frau.

Spezifische Unterschiede lassen sich bei der Fragebogenanalyse sichern. Hinsichtlich des Faktors „Zugehörigkeitsgefühl zur Gesellschaft“ unterscheiden sich die Geschlechter signifikant in folgender Weise:

Frauen empfinden häufiger ein „Gefühl der Entfremdung“ — Männer häufiger ein „Gefühl der Zugehörigkeit (5%-Sign.).

Inhaltlich besagt diese Differenz im wesentlichen, daß Frauen häufiger als Männer meinen, ihre Mitmenschen seien ihnen durch ihre Erlebnisse fremd geworden, sie empfänden sich durch die KZ-Haft anders als andere und seien zurückhaltender im Umgang mit Menschen geworden.

Hinsichtlich des Faktors „Befindlichkeit in der Gesellschaft“ ergibt sich keine Differenz zwischen Männern und Frauen.

Das Hauptergebnis der aufgeführten Befunde liegt wohl darin, daß Frauen sich im mitmenschlichen Bereich stärker beeinträchtigt fühlen, ohne sich unbedingt im äußeren Verhalten von Männern zu unterscheiden. Für sie hat die KZ-Haft in deutlicherer Weise als für Männer eine erlebte Distanz zu ihren Mitmenschen geschaffen. Sie sehen zwischen sich und den anderen, die ihre Erlebnisse nicht gehabt haben, unüberwindliche Schranken.

Berücksichtigt man zusätzlich noch geschlechtsspezifische Tendenzen, die sich im Rorschach-Test gezeigt haben, läßt sich ein noch klareres Bild gewinnen. Bei Frauen — im Vergleich zu Männern — erscheint hier:

Ein stärkeres Kontaktbedürfnis, jedoch Beeinträchtigung im Kontaktvollzug durch geringere rationale Kontrolle und größere Stimmungslabilität (s. Anhang).

Zur Interpretation dieses Befundes im Zusammenhang mit den oben aufgeführten Differenzen der Fragebogenanalyse läßt sich sagen, daß Frauen anscheinend in geringerem Maße als Männer die Möglichkeit haben, überwältigende Erlebnisse rational zu verarbeiten. Sie sind vielmehr in allen Lebensbezügen davon beeinflußt und durchdrungen und haben, wie schon im Kapitel „Gesundheitliche Spätschäden“ und im Kapitel „Psychische Störungen“ hervorgehoben wurde, umfassender und nachhaltiger auf das KZ-Leiden reagiert. So kann sich auch ein primär vorhandenes Kontaktbedürfnis weniger frei entfalten, da es wegen des Gefühls, durch die KZ-Erfahrungen „anders“ geworden zu sein, immer wieder gehemmt und beeinträchtigt wird.

2. Altersspezifische Unterschiede

In unserer Stichprobe ließ sich hinsichtlich der vier Dimensionen des mitmenschlichen Verhaltens und Erlebens lediglich ein Unterschied zwischen Älteren und Jüngeren der Tendenz nach aufzeigen:

Jüngere (1960 jünger als 50 Jahre) sind häufiger „sozial integriert",
Ältere (1960 älter als 50 Jahre) sind häufiger „sozial isoliert" (10%-Sign.).

Dieser nur tendenzmäßig gesicherte Befund läßt sich kaum KZ-spezifisch interpretieren, da die Vereinsamung wohl eher ein grundsätzliches, auch in einer Normalpopulation zu beobachtendes Problem des Alterns ist.

Bedeutsame Differenzen lassen sich hingegen in den Selbstaussagen der Befragten nachweisen. Verfolgte, die 1960 älter als 50 Jahre waren, unterscheiden sich in folgenden Fragen signifikant von Verfolgten, die 1960 jünger als 50 Jahre alt waren:

Ältere meinen häufiger als Jüngere, daß ihnen ihre Mitmenschen durch ihre Erlebnisse fremd geworden sind (5%-Sign.).

Ältere glauben seltener als Jüngere, daß man sich auf die Freundlichkeit der Mitmenschen verlassen kann (5%-Sign.).

Ältere behaupten seltener als Jüngere von sich, daß sie auch einmal Bekanntschaften durch ihr Dazutun schließen (5%-Sign.).

Diese Befunde können durch Unterschiede im Rorschach-Test ergänzt werden. Danach zeigen Jüngere im Vergleich zu Älteren:

Stärker innengerichtete, aber auch außengerichtete Aggressivität; geringere rationale Angepaßtheit sowie geringere Verarbeitungs- und Introversionsfähigkeit (s. Anhang).

Die aufgeführten Befunde können darauf hinweisen, daß Ältere grundsätzlich zurückhaltender und mißtrauischer sind als Jüngere und heute eine stärkere Distanz zu Menschen bewahren, die nicht im Konzentrationslager waren. Im Verhältnis zu Jüngeren scheinen sie starrer und weniger flexibel, was sich als Befund (Tendenz) schon im vorangegangenen Kapitel bei der Darstellung des Faktors „aggressiv-gereizte Verstimmung" zeigte. Demgegenüber leben Jüngere ihre Konflikte eher aus, richten ihre Aggressionen teilweise auch gegen sich selbst und sind emotional stärker beteiligt. Wenn die Verarbeitung der KZ-Haft bei ihnen damit auch gewisse neurotische Züge aufweist, so wirkt sich das im heutigen Kontaktverhalten jedoch eher als stärkere Kontaktinitiative und lebhaftere Zugewandtheit zum Mitmenschen aus.

3. Verfolgungsgrund

Zwischen politisch und religiös Verfolgten einerseits und rassisch Verfolgten andererseits zeigt sich eine nur tendenzmäßig gesicherte Differenz bezüglich der beschriebenen Dimensionen des mitmenschlichen Verhaltens und Erlebens:

Aus religiösen und politischen Gründen Verfolgte sind heute eher „sozial integriert", aus rassischen Gründen Verfolgte sind eher „sozial isoliert" (10%-Sign.).

Dieser Befund wird erhärtet durch einen Einzelbefund, der besagt:

Aus politischen und religiösen Gründen Inhaftierte zeigen häufiger Teilnahme am öffentlichen Geschehen, aus rassischen Gründen Verfolgte zeigen häufiger Desinteresse (1%-Sign.).

Dieser hochsignifikante Zusammenhang ist insofern nicht überraschend, als sich bei politischen Häftlingen von jeher ein starkes Interesse am öffentlichen Geschehen zeigt. Das politische Engagement bildet heute eine nicht unwichtige Brücke zur Gesellschaft. Auch wenn diese Personen gewisse Schwierigkeiten stärker nach außen „abreagieren", bleibt doch die Möglichkeit, daß sie durch aktive Teilnahme am öffentlichen Geschehen eine größere Stabilität erfahren.

Betrachtet man zusätzlich noch eine Reihe von Einzelbefunden aus dem Fragebogen- und Rorschach-Test, so läßt sich ein recht klares Bild gewinnen:

Politisch Verfolgte glauben häufiger als rassisch Verfolgte, daß man sich auf die Freundlichkeit der Mitmenschen verlassen kann (5%-Sign.)

Politisch Verfolgte geben seltener als rassisch Verfolgte nur eigene Familienmitglieder als Kontaktobjekte an (5%-Sign.).

Politisch Verfolgte haben seltener starkes Mißtrauen gegenüber ihren Mitmenschen als rassisch Verfolgte (5%-Sign.).

Die Auswertung der Rorschach-Tests (s. Anhang, S. 260) ergibt, daß politisch Verfolgte im Verhältnis zu rassisch Verfolgten geringere Ängstlichkeit im Kontakt bei auch geringer ausgeprägten Kontaktwünschen zeigen.

Obgleich politisch Verfolgte im beobachtbaren Kontakt zu ihren Mitmenschen kaum weniger beeinträchtigt zu sein scheinen als rassisch Verfolgte, scheint das subjektive Erleben beider Gruppen relativ unterschiedlich: Politisch Verfolgte empfinden ihr Mißtrauen gegenüber den Mitmenschen nicht so stark. Sie können die KZ-Inhaftierung eher in ihr Leben integrieren und sich auf ihre Weise der Gesellschaft zugehörig fühlen. Ganz anders ist die Situation für heute in Deutschland lebende Juden. Diese haben vor allem im mitmenschlichen Bereich die Problematik des Zusammenlebens mit den Verfolgern zu überwinden. Beinahe notgedrungen muß dieses Zusammenleben von Verunsicherung und Mißtrauen gekennzeichnet sein.

4. Herkunftsland

Die Differenzierung ehemaliger KZ-Häftlinge nach ihrem Herkunftsland ist relativ komplex. Neben ethnologischen Besonderheiten war auch die KZ-Inhaftierung für Deutsche und Osteuropäer unterschiedlich und wurde unterschiedlich erlebt, so daß Rückschlüsse vom heutigen Kontaktverhalten auf ursächliche Gegebenheiten schwierig sind.

In der vorliegenden KZ-Literatur taucht die Frage des Herkunftslandes ehemaliger Verfolgter zwar auf, ohne daß jedoch die entsprechenden Angaben statistisch gesichert wären.

Hinsichtlich der von uns geschilderten Dimension des mitmenschlichen Verhaltens und Erlebens zeigt sich lediglich ein signifikanter Unterschied zwischen Verfolgten deutscher und osteuropäischer Herkunft, und zwar bezüglich des Faktors „Einstellung zum Mitmenschen“:

Verfolgte deutscher Herkunft repräsentieren häufiger den Pol „Zuwendung“, Verfolgte polnischer Herkunft häufiger den Pol „Ablehnung“ (5%-Sign.).

Für diesen Befund dürfte wohl in erster Linie die Tatsache eine Rolle spielen, daß polnische Juden im Gegensatz zu allen anderen Gruppen nach der Befreiung stets in einem fremden soziokulturellen Raum lebten. Ihre stärker ausgeprägte Ablehnung könnte dementsprechend als Reaktion auf die größere soziale Fremdheit ihrer heutigen Umwelt interpretiert werden. Es ist aber auch daran zu denken, daß die Ghettoerfahrungen früherer Jahrhunderte den polnischen Juden präsenter geblieben sind als den vor der Verfolgung fast durchgehend assimilierten Juden. Diese Hypothese gewinnt an Wahrscheinlichkeit bei der Berücksichtigung zusätzlicher Einzelbefunde:

In Deutschland gebürtige Verfolgte zeigen im Vergleich zu gebürtigen Polen häufiger Teilnahme am öffentlichen Geschehen (1%-Sign.),
eher eine aktive Auseinandersetzung im außerfamiliären Bereich (5%-Sign.),
eher eine größere Kontaktbreite im privaten und persönlichen Bereich (10%-Sign.).

Die Unterscheidung von deutschen und polnischen Juden nach den Fragebogenergebnissen ergab folgende Differenzen:

Polnische Juden haben häufiger als deutsche Juden das Gefühl, daß ihnen der Anschluß an andere Menschen durch das Konzentrationslager erschwert ist (5%-Sign.).

Polnische Juden glauben häufiger als deutsche Juden, daß sie auch manchmal Bekanntschaften durch ihr Dazutun schließen (5%-Sign.).

Polnische Juden geben häufiger eigene Familienmitglieder als Kontaktobjekte an als deutsche Juden (5%-Sign.).

Im Rorschach-Test (s. Anhang, S. 260) schließlich zeigt sich, daß

polnische Juden in auffälliger Weise erhöhte Kontaktwünsche bei gleichzeitiger Kontaktangst haben, so daß sich erhöhter Kontaktversuch und geringe Kontaktfähigkeit gegenüberstehen.

Zusammenfassend können deutsche Verfolgte somit im Gegensatz zu Verfolgten polnischer Herkunft als allgemein interessierter, aufgeschlossener und auch erfolgreicher und weniger gestört im mitmenschlichen Kontaktbereich angesehen werden. Bei polnischen Juden ist demgegenüber ein stärkeres Bemühen um Kontakt zu sehen. Die tatsächlichen Kontakte polnischer Juden beschränken sich eher auf die Familie.

Zu diesen Befunden bieten sich im wesentlichen folgende Interpretationsansätze an:

Einmal ist der unterschiedliche soziokulturelle Hintergrund der Gruppen, auf den schon hingewiesen wurde, von wesentlicher Bedeutung. Während vor allem bei Polen ein stark traditions- und familiengebundenes Leben in Ghetto-ähnlicher Abgeschlossenheit vorherrschte, waren die deutschen Juden größtenteils assimiliert. Hieraus mag der auch heute noch stärkere familienorientierte Kontakt polnischer Juden resultieren.

Ihr größeres Interesse am öffentlichen Geschehen und damit ihre mangelnde Identifikationsbereitschaft mit der Majorität mögen damit zusammenhängen, daß sie heute in Deutschland aber auch in den USA und Israel in einer fremderen Umwelt als in Deutschland Geborene leben. Polnische Juden haben beinahe in doppelter Hinsicht eine Entwurzelung erlebt: Einmal sind sie in stärkerem Maße als deutsche Juden aus der Familiengeborgenheit herausgerissen worden, zum anderen aus der sprachlichen und soziokulturellen Geborgenheit des Heimatlandes.

Es verwundert daher auch nicht, daß sie trotz ihrer offensichtlichen Isoliertheit eine starke Kontaktsehnsucht zeigen. Auf dieses Phänomen ist in anderem Zusammenhang schon verwiesen worden (s. Kapitel „Gesundheitliche Spätschäden"). Bei den polnischen Juden liegt die Hypothese nahe, daß Kontaktbedürfnisse, die sich möglicherweise im Konzentrationslager gestaut haben, heute keinen adäquaten Ausdruck mehr finden. Die tiefgehende Verunsicherung dieser Menschen und ihr Mißtrauen verwehren den unbefangenen Zugang zum Mitmenschen.

5. Aufenthaltsland

Ebensowenig wie das Herkunftsland läßt sich auch das heutige Aufenthaltsland in eindeutiger Weise mit dem heutigen Kontaktverhalten in Beziehung setzen. Einmal mag schon die Wahl des zukünftigen Lebensraumes nach der Befreiung von spezifischen Persönlichkeitsmerkmalen abhängig gewesen sein. Zum anderen beeinflußt die nationale Eigenart eines Landes auch das Kontaktverhalten seiner Bewohner.

Während sich in den geschilderten Kontaktdimensionen keine Unterschiede statistisch sichern ließen, ergaben sich eine Reihe von Einzelbefunden für die von uns untersuchten Aufenthaltsländer USA, Israel und Deutschland:

In den USA oder in Israel lebende KZ-Häftlinge haben heute eine größere Kontaktbreite als heute in Deutschland lebende (5%-Sign.).

Ehemalige Verfolgte leben also heute in Deutschland vergleichsweise isolierter als in den USA und in Israel. Wie die Fragebogenergebnisse zeigen, scheinen sie diese Isolierung auch stärker zu empfinden:

In Deutschland lebende Juden haben häufiger das Gefühl, ihren Mitmenschen durch ihre Erlebnisse fremd geworden zu sein als heute in den USA lebende Juden (1%Sign.).

Zwischen heute in Israel und heute in Deutschland lebenden Juden ergeben sich folgende Unterschiede:

Heute in Deutschland lebende Juden
empfinden sich häufiger durch die KZ-Inhaftierung anders als die anderen (1%-Sign.),
glauben seltener, daß man sich auf die Freundlichkeit der Mitmenschen verlassen kann (1%-Sign.),
haben häufiger starkes Mißtrauen gegenüber ihren Mitmenschen (1%-Sign.),
geben häufiger eine negative Bewertung der Umwelt an (1%-Sign.),
fühlen sich häufiger anderen gegenüber benachteiligt (5%-Sign.).

In Übereinstimmung mit dem Ergebnis aus den Interviews, nach dem heute in Deutschland lebende Häftlinge häufiger in ihrer Kontaktnahme gestört sind, zeigen sie auch stärkeres Mißtrauen, eine größere Distanzierung und Entfremdung vom Mitmenschen.

Dieser Befund dürfte darauf hindeuten, daß die Juden im allgemeinen in Israel und in den USA, vermutlich aber auch in anderen westlichen Ländern, mit ihren KZ-Erlebnissen besser fertig werden als in Deutschland, das für sie immer noch das Land der Verfolger ist.

III. Einfluß früherer Lebensabschnitte

Nach der Darstellung der mitmenschlichen Beziehungen und deren Differenzierung nach soziologischen Gruppenunterschieden soll in einem zweiten Teil die Frage nach einer möglichen Genese heutiger Sozialstörungen bei ehemaligen KZ-Häftlingen aufgeworfen werden. Dabei ist vorwiegend an die KZ-Belastung zu denken. Die Ungeheuerlichkeit des Einbruchs in das persönliche Leben scheint als Ursache schwerer Kontaktstörungen plausibel. Es werden jedoch darüber hinaus wie in den vorangegangenen Kapiteln Daten der persönlichen Entwicklung in die Analyse mit einbezogen.

1. Verfolgungsbelastung

Die allgemeine Hypothese, daß die KZ-Belastung als genetisches Moment heutiger Sozialstörungen anzunehmen sei, kann auf die Fragestellung spezifiziert werden, ob bestimmte Formen der Belastung auch bestimmte Störungen im mitmenschlichen Bereich bewirkt haben könnten.

Folgende Zusammenhänge zeigen sich zwischen KZ-Belastungen (Arbeitsschwere, Lagerschwere, Haftdauer) und den Dimensionen des mitmenschlichen Kontaktes:

Verfolgte, die heute „sozial isoliert" sind,
hatten im KZ häufiger schwere Arbeit zu verrichten (0,1%-Sign.),
waren häufiger in schweren Konzentrationslagern (5%-Sign.),
waren häufiger länger inhaftiert (10%-Sign.).

Verfolgte, die heute „ablehnend" sind,
hatten im KZ häufiger schwere Arbeit zu verrichten (5%-Sign.),
waren häufiger in schweren Konzentrationslagern (5%-Sign.),
waren häufiger länger inhaftiert (5%-Sign.).

Keine Zusammenhänge bestehen zwischen den Faktoren „Zugehörigkeitsgefühl zur Gesellschaft" und „Befindlichkeit in der Gesellschaft" und den Belastungsmerkmalen.

Diese Befunde zeigen, daß nur das heutige mitmenschliche Verhalten und die Einstellung zum Mitmenschen in einer statistisch faßbaren Beziehung zu bestimmten Belastungen der KZ-Zeit stehen. Auffallend ist die Tatsache, daß auch hier wieder die Arbeitsschwere die eindeutigste Beziehung zu heutigen Störungen aufweist. Insbesondere ist die heutige „Soziale Isolierung" von der erlebten Arbeitsschwere abhängig. Hierzu bietet sich folgende Interpretation an:

Die heutige „Soziale Integration" ist gekennzeichnet durch Durchsetzungsfähigkeit, Aktivität und Interesse, die „Soziale Isolierung" durch Passivität und Interesselosigkeit. Man kann annehmen, daß die Arbeitsschwere den Häftling physisch und psychisch derart ruinierte, daß nach der Befreiung einfach zu wenig Kraft zur Durchsetzung und Aktivität übrigblieb.

Diese Annahme wird auch durch die im Kapitel „Grundformen psychischer Störungen" (s. S. 100) dargestellten Befunde unterstützt. Bei allen 3 Faktoren, insbesondere dem Faktor „Resignation und Verzweiflung", war die Arbeitsschwere das entscheidende Belastungsmoment.

Andererseits muß auch in Betracht gezogen werden, daß Persönlichkeitsfaktoren eine Rolle spielen können. Wie im vorangegangenen Kapitel dargestellt wurde, hatten die Häftlinge einen gewissen Einfluß auf die zu verrichtende Arbeit. Die Wahrscheinlichkeit ist groß, daß besonders wendige, aktive und durchsetzungsfähige Häftlinge sich leichtere Arbeit verschaffen konnten.

Weniger spezifisch ist die Auswirkung der verschiedenen Belastungsformen auf die heutige Einstellung zum Mitmenschen. Die ablehnende und feindselige Einstellung scheint weniger von bestimmten Belastungsergebnissen abzuhängen, als vielmehr persönlichkeitsspezifische Reaktion auf die Verfolgung und Inhaftierung zu sein.

Noch stärker als die Einstellung zum Mitmenschen ist das heutige subjektive Erleben ehemaliger Verfolgter — soweit es in den Faktoren „Zugehörigkeitsgefühl zur Gesellschaft" und „Befindlichkeit in der Gesellschaft" erfaßt ist — unabhängig von bestimmten meßbaren bzw. beobachtbaren Einwirkungen der Haftzeit. Hierbei ist wohl zu berücksichtigen, daß auf der Ebene heutigen subjektiven Erlebens keine adäquaten Belastungsmerkmale erfaßt werden konnten.

Das mitmenschliche Verhalten während der Haftzeit kristallisierte sich faktorenanalytisch als eine einheitliche Dimension „Anpassung im KZ" mit den Polen „Gelungene Anpassung" gegen „Nicht gelungene Anpassung" heraus (s. Kapitel „Belastungen der KZ-Haft", S. 32).

Zu den geschilderten Faktoren des heutigen mitmenschlichen Verhaltens zeigen sich dabei hochsignifikante statistische Zusammenhänge:

Verfolgte, die während der Haftzeit eine „Gelungene Anpassung" zeigten, sind heute eher „sozial integriert" oder „zugewandt",

Verfolgte, die während der Haftzeit eine „Nicht gelungene Anpassung zeigten, sind heute eher „sozial isoliert" oder „ablehnend" (0,1%-Sign.).

Keine Zusammenhänge bestehen zwischen dem Faktor „Anpassung im KZ" und den Faktoren „Zugehörigkeitsgefühl zur Gesellschaft" und „Befindlichkeit in der Gesellschaft".

Diese Befunde zeigen: Ehemalige Verfolgte, die heute entweder als lebenstüchtig und angepaßt bezeichnet werden können, wie es der Pol „Soziale Integration" beinhaltet, oder als innerlich ausgeglichen und relativ vorurteilsfrei, wie es der Pol „Zuwendung" beinhaltet, zeigten auch während der KZ-Zeit eine gelungene Kontaktnahme. Ebenso waren ehemalige Verfolgte, die heute entweder kaum Kontakt haben oder von Mißtrauen und Ressentiments erfüllt sind, auch schon während der Haftzeit passiv und gestört in ihren mitmenschlichen Beziehungen. Die Zusammenhänge überraschen in ihrer Ausgeprägtheit, d. h. hohen statistischen Bedeutsamkeit. Sie sind wohl im wesentlichen dahingehend zu interpretieren, daß das heutige Sozialverhalten nicht allein durch die erlittenen KZ-Belastungen geprägt sein kann. Man muß auch an formende Einflüsse aus Zeiten vor der Verfolgung denken.

2. Entwicklungseinflüsse der Kindheit und Jugend

Von den zahlreichen Merkmalen, die in unserer Untersuchung zur Bestimmung von Persönlichkeitseigenarten der Kindheit und Jugendzeit herangetragen wurden, zeigen sich folgende als relevant hinsichtlich heutiger Kontaktformen:

Verfolgte, die heute „sozial integriert" sind, hatten häufiger Mütter und Väter, die sich der Majorität ihres Aufenthaltslandes zugehörig fühlten;
entsprechend hatten heute „sozial Isolierte" häufiger Mütter und Väter mit Minoritätsbezug (0,1%- und 5%-Sign.).

Vergleicht man nur die extremen Ausprägungen der Kontaktfaktoren mit früheren Entwicklungsdaten, ergeben sich zusätzlich folgende Zusammenhänge:

Verfolgte, die heute „sozial integriert" sind, hatten häufiger aufgeschlossene, weltoffene und in ihrer Erziehungshaltung kooperative Mütter;
entsprechend hatten heute „sozial Isolierte" häufiger weltverschlossene, eingeengte und in ihrer Erziehungshaltung autoritäre Mütter (0,1%- und 5%-Sign.).

Verfolgte, die heute „zugewandt" sind, hatten häufiger Mütter, die sich der Majorität ihres Aufenthaltslandes zugehörig fühlten;
entsprechend hatten Verfolgte, die heute „ablehnend" sind, häufiger Mütter mit Minoritätsbezug (5%-Sign.).

Bei den aufgeführten Befunden fällt vor allem die hervorragende Rolle der Mutter auf. Selbst hinsichtlich eines Außenaspektes des familiären Daseins, nämlich der Zugehörigkeit zur bestehenden Majorität bzw. Minorität, tritt die Mutter stärker hervor, obgleich hier eine bestimmende Rolle des Vaters erwartet werden könnte. Immerhin zeigte sich bezüglich dieses Merkmales der einzige Zusammenhang überhaupt zwischen dem Einfluß des Vaters und heutigem Kontaktverhalten.

Es kann also gesagt werden, daß ehemalige Verfolgte, deren Eltern früher in einer sozialen Gemeinschaft ohne spürbaren Druck einer Gegengruppe aufwuchsen, heute sozial integrierter sind. Soweit es nur die Majoritätszugehörigkeit der Mutter betrifft, sind sie heute auch weniger mißtrauisch als Verfolgte, deren Mutter sich eindeutig an den Normen einer Minorität orientierten. Wenn schon bei den Eltern durch eine Minoritätszugehörigkeit das Gefühl des „Andersseins als andere" vorhanden sein mußte, dann kann — durch die KZ-Erfahrung verstärkt — die „Soziale Isolierung" und die „Ablehnung" der anderen bei ihren Kindern wohl als eine zu erwartende Folgeerscheinung angesehen werden.

Als weitere wesentliche Kennzeichen der Mütter ehemaliger Verfolgter, die heute wieder als „sozial integriert" bezeichnet werden können, erscheinen allgemeine Aufgeschlossenheit und eine kooperative Erziehungshaltung. Andererseits steht eine heutige „Soziale Isolierung" mit einer eher weltverschlossenen Mutter bzw. einer autoritären Erziehungshaltung in Beziehung. Hierbei ist bemerkenswert, daß weniger die reale Mutter-Kind-Beziehung im Vordergrund zu stehen scheint, als vielmehr die Persönlichkeit der Mutter, wie sie von dem Kind erlebt wurde. Man könnte sagen: Das heutige Sozialverhalten ist am stärksten durch die Identifikation mit der Mutter beeinflußt.

Auch die folgenden Befunde, die markante Merkmale der Jugend ehemaliger Verfolgter betreffen, sind nicht unabhängig von den schon aufgezeigten Zusammenhängen zu sehen:

Verfolgte, die heute „sozial integriert" sind,
hatten häufiger eine erfolgreiche Lösung vom Elternhaus,
eine harmonische Entwicklung,
gute Beziehungen zu außerfamiliären Autoritätspersonen;
entsprechend hatten heute „sozial Isolierte" häufiger eine nicht gelungene Lösung vom Elternhaus,
eine gestörte Entwicklung,
schlechte Beziehungen zu außerfamiliären Autoritätspersonen (1%-, 5%- und 5%-Sign.).

Hier zeigt sich auch ein signifikanter Zusammenhang mit dem Faktor „Befindlichkeit in der Gesellschaft":

Verfolgte, die den Pol „Zufriedenheit" repräsentieren,
hatten häufiger gute Beziehungen zu außerfamiliären Autoritätspersonen;
Verfolgte, die den Pol „Unzufriedenheit" repräsentieren,
hatten häufiger schlechte Beziehungen zu außerfamiliären Autoritätspersonen (5%-Sign.).

Auffälligerweise zeigt weder das frühere Verhältnis zu gleichgeschlechtlichen noch zu gegengeschlechtlichen Gleichaltrigen irgendeinen Zusammenhang mit dem heutigen Sozialverhalten. Hingegen ist das Verhältnis zu außerfamiliären Autoritätspersonen von relativ großer Bedeutung.

Diese Befunde sind vielleicht in direkter Fortführung der Eltern- bzw. Mutter-Kind-Beziehungen zu interpretieren. Letztlich ist es das Elternhaus, das nicht nur das Verhältnis zu außerfamiliären Autoritätspersonen prägt, sondern auch eine harmonische Kindheitsentwicklung bzw. die Loslösung vom Elternhaus gewährleistet.

Zusammenfassung

1. Bei zwei Faktorenanalysen, deren Daten einerseits aus dem Interview, andererseits aus einem Fragebogen und dem Rorschach-Test gewonnen wurden, ergaben sich vier für die heutigen mitmenschlichen Beziehungen ehemaliger KZ-Häftlinge relevante Faktoren.

2. Aus den Interview-Daten kristallisierten sich zwei voneinander unabhängige Dimensionen als wesentlich heraus. Die erste („Auseinandersetzung mit der Umwelt") ist durch aktive Durchsetzungsfähigkeit und Kontaktinitiative (Pol „Soziale Integration") gegenüber passiver Antriebslosigkeit (Pol der „Sozialen Isolierung") gekennzeichnet. Die zweite Dimension („Einstellung zum Mitmenschen") bewegt sich zwischen den Polen innere „Zuwendung" und mißtrauische „Ablehnung".

3. Die aus dem Fragebogen und Rorschach-Test gewonnenen Faktoren stellen ebenfalls zwei voneinander unabhängigen Dimensionen dar. Der Faktor „Zugehörigkeitsgefühl zur Gesellschaft" ist durch die Pole „Gefühl der Zugehörigkeit" und „Gefühl der Entfremdung" gekennzeichnet. Im „Gefühl der Zugehörigkeit" wird jeder Einfluß der Konzentrationslagerhaft auf das heutige Kontaktleben ausdrücklich zurückgewiesen, während das „Gefühl der Entfremdung" ebenso nachdrücklich mit der Konzentrationslagerhaft in ursächliche Beziehung gesetzt wird. Die signifikanten Zusammenhänge dieses Faktors mit den Faktoren „Auseinandersetzung mit der Umwelt" und „Einstellung zum Mitmenschen" zeigen, daß die „Soziale Integration" heute bei einigen Befragten nur durch Verdrängung bzw. Verleugnung der KZ-Vergangenheit möglich ist, wie andererseits die „Soziale Isolierung" und die „Ablehnung" des Mitmenschen in einer Fixierung an die Vergangenheit begründet sein können.

Der Faktor „Befindlichkeit in der Gesellschaft" bringt das Erleben der Reaktion der Mitmenschen auf die eigene KZ-Vergangenheit zum Ausdruck. Hier stehen sich in den extremen Polen die unzufriedenen, aggressiv-anspruchsvollen (Pol „Unzufriedenheit") und die zufriedenen, unaggressiv-anspruchslosen Personen gegenüber (Pol „Zufriedenheit").

4. Von den untersuchten soziologischen Merkmalen erwiesen sich Geschlecht, Alter, Herkunfts- und heutiges Aufenthaltsland von Bedeutung für den heutigen Kontakt. Frauen empfinden sich heute durch die erlittene KZ-Haft in ihren mitmenschlichen Beziehungen stärker beeinträchtigt als Männer. Ältere bewahren im Verhältnis zu Jüngeren vor allem eine stärkere Distanz zu Menschen, die nicht im KZ-Lager waren. In Osteuropa geborene Verfolgte weisen heute eindeutig stärkere Kontaktstörungen auf als in Deutschland geborene, wobei Anpassungsschwierigkeiten an eine neue soziokulturelle Umwelt eine Rolle spielen mögen. Heute in USA und Israel lebende Verfolgte zeigen sich weniger mißtrauisch und sozial isoliert als in Deutschland lebende. Für diese muß das Zusammenleben mit den Verfolgern als kontakthemmend angenommen werden.

5. Wesentliche Zusammenhänge zeigen sich auch zwischen dem heutigen Kontakt und der KZ-Belastung. Generell kann gesagt werden, daß die Schwierigkeiten im Sozialverhalten um so größer sind, je stärker die Inhaftierungsbelastungen waren. In spezifischer Weise steht eine schwere Arbeitsbelastung im Zusammenhang mit heutiger Passivität, Isolierung und Aggressionslosigkeit.

6. Von den Merkmalen der Persönlichkeitsentwicklung fällt insbesondere die Bedeutung der Mutter für die Entwicklung späterer Kontaktstörungen auf. Dabei scheint die Persönlichkeit der Mutter, ihr eigenes Selbstverständnis und auch die Rolle, die sie in der Gesellschaft lebt, von größerer Bedeutung zu sein als die konkrete Mutter-Kind-Beziehung. In der Identifikation mit der Mutter kann somit eine starke Prägung des heutigen Kontaktverhaltens gesehen werden.

KAPITEL 7

Berufliche Rückgliederung nach der KZ-Haft

Problemstellung

Die im letzten Kapitel dargestellte Beziehung zu den Mitmenschen und zur Gesellschaft ist ein wichtiger Indikator für die geglückte bzw. mißlungene Reintegration. In diesem Kapitel wollen wir den Beruf als Sonderform der gesellschaftlichen Rückgliederung diskutieren. Zwar ist der Beruf in erster Linie eine Tätigkeit, die zum Broterwerb und zur Befriedigung persönlicher Fähigkeiten und Interessen ausgeführt wird. Darüber hinaus ist er aber auch ein Bindeglied zur mitmenschlichen und gesellschaftlichen Wirklichkeit. Je nach Beruf und Berufserfolg wird der Kontakt zu den Mitmenschen und zur Gesellschaft verschieden ausfallen. Berücksichtigt man diese Tatsache, so empfindet man die Lücke in der Literatur über die Folgeerscheinungen bei ehemaligen KZ-Häftlingen doppelt stark. Berufliche Rückgliederungsprobleme wurden dort kaum angesprochen. Diese Lücke erklärt sich zum größten Teil daraus, daß man sich primär um die körperlichen und seelischen Krankheiten und nicht um die gesellschaftlichen Reintegrationsprobleme bei ehemaligen Häftlingen kümmerte.

In diesem Kapitel geht es daher zunächst um die Darstellung allgemeiner, mit dem Beruf zusammenhängender Phänomene bei ehemaligen KZ-Häftlingen und sodann um die Frage nach dem heutigen Berufserfolg und dessen Voraussetzungen. Um die Vergleichsmöglichkeit innerhalb der Untersuchungsgruppe in diesem Kapitel zu erhöhen, wurde sie in zwei Richtungen vereinheitlicht: Zunächst wurden die statistischen Vergleiche nur für männliche Befragte durchgeführt. Diese Einschränkung ist notwendig, weil sich die Berufsproblematik bei Frauen anders darbietet als bei Männern. Berufliche Leistung und Berufshöhe lassen sich bei Männern relativ eindeutig aus der Art der Beschäftigung, der Höhe der Entlohnung und ähnlicher Daten ableiten. Die Tätigkeit der Frauen entzieht sich dieser Objektivierbarkeit spätestens in dem Augenblick, in dem sie heiraten und einen Haushalt versorgen. Wir machen deshalb nur Aussagen über die Berufsentwicklung von männlichen Verfolgten.

Einen zweiten Schritt zur Vereinheitlichung stellt die weitgehende Vernachlässigung der religiös verfolgten Männer dar. Bei katholischen Priestern und z. T. auch bei den Zeugen Jehovas läßt sich der Beruf nicht oder nicht eindeutig von anderen Lebensdimensionen trennen. Die Person geht in diesen Fällen weitgehend in dem Beruf auf. Diese Befragten werden deshalb in diesen Teil der Untersuchung nicht einbezogen. Unberücksichtigt bleiben auch 16 ehemalige Verfolgte, deren Angaben über die hier interessierenden Fragen nicht vollständig oder nicht zuverlässig genug waren. Es verbleiben für die Analyse der Berufsproblematik ehemaliger KZ-Häftlinge 133 männliche Befragte.

I. Probleme der Rückgliederung

1. Berufswahl

Die Variationsbreite der nach der Befreiung gewählten Berufe entspricht annähernd den Verhältnissen, die sich auch vor der Verfolgung in der gleichen Befragtengruppe feststellen lassen. Es scheint also auf den ersten Blick kaum verfolgungsabhängige Berufssparten zu geben. Vergleicht man aber die Häufigkeit der Berufsarten vor und nach der KZ-Haft, werden einige Unterschiede deutlich (s. Tabelle 51):

Tabelle 51. *Ausgeübte Berufe vor und nach der Verfolgung (n=133)*

Berufe	vor der Verfolgung %	nach der Verfolgung %
Angestellte	9	26
Handwerker	12	22
Händler	11	16
Kaufleute	15	10
Freie Berufe	10	5
Arbeiter	26	4
Beamte	2	4
Rentner	—	13
in Ausbildung	15	—

Die zahlenmäßig größten Veränderungen treten in den Kategorien „Arbeiter" (26% : 4%), „Angestellte" (9% : 26%) und „Handwerker" (12% : 22%) auf. Die Häufigkeit der Arbeiter nimmt nach der Verfolgung erheblich ab, die der Angestellten und Handwerker deutlich zu. Nur 10% der Arbeiter aus der Verfolgungszeit sind in dieser Berufssparte geblieben.

Diese berufliche Strukturverschiebung kann allerdings nicht allein verfolgungsabhängig gesehen werden, da sie z. T. einer allgemeinen Tendenz entspricht:

Wie sich aus Tabelle 52 ergibt, läßt sich in dem Zeitraum zwischen 1950 und 1961 für die gesamte männliche Bevölkerung der Bundesrepublik ein Trend zum Anwachsen der Angestellten- und zum Schwinden der Arbeiterberufe beobachten.

Tabelle 52. *Männliche Erwerbspersonen in der Bundesrepublik in der Zeit von 1950 bis 1961 (Stat. Jahrbuch f. d. BRD)*

Berufsarten	1950 Anzahl		1961 Anzahl	
Angestellte	2 011 474	(14,2%)	2 991 300	(18,0%)
Arbeiter	8 034 632	(56,8%)	8 605 100	(52,0%)
alle Berufe	14 125 413	(100%)	16 533 200	(100%)

Diese Daten besagen, daß die Zahl der Angestellten zwischen 1950 und 1961 um 3,8% gestiegen, die Zahl der Arbeiter im gleichen Zeitraum um 4,8% gesunken ist. Die allgemeine Tendenz vom Arbeiter zum Angestellten ist aber bei der von uns untersuchten Gruppe besonders prononciert: Angestellte stiegen von 9% auf 26%, Arbeiter sanken von 26% auf 4%. Allerdings ist die Vergleichbarkeit durch die unterschiedlichen Zeiträume (Verfolgtenstatistik: etwa zwischen 1940 und 1960, Bundesstatistik: zwischen 1950 und 1961) eingeschränkt.

Man kann die Verstärkung einer auch sonst bekannten Tendenz so interpretieren, daß bei ehemaligen KZ-Häftlingen ganz allgemein die Neigung festzustellen ist, nach der Befreiung besondere Anstrengungen auf die wirtschaftliche und materielle Lebenssicherung zu verwenden. In diesem Sinne sind die von den ehemaligen Verfolgten bevorzugten Angestellten- und Handwerkerberufe als Versuch anzusehen, eine Erhöhung der beruflichen Sicherheit zu erreichen.

Die freien Berufe gehen in der Vergleichszeit um die Hälfte zurück (von 10% auf 5%). Als freie Berufe wurden in der Vorverfolgungszeit Ärzte, Rechtsanwälte, Künstler und Journalisten registriert. In der Nachverfolgungszeit finden sich nur noch Ärzte und Rechtsanwälte, während die künstlerisch gestaltenden Berufe ganz fehlen. Dieser allgemeine Überblick über die Berufsarten ehemaliger KZ-Häftlinge läßt sich durch die Betrachtung verschiedener Verfolgtengruppen weiter differenzieren. Zu diesem Zweck stellen wir drei heute in Deutschland lebende Verfolgtengruppen (s. Tabelle 53) einander gegenüber (dabei bleiben 48 heute in Israel und New York lebende Befragte unberücksichtigt).

Tabelle 53. *Berufsarten der Personen, die heute in Deutschland leben (n=85)*

Berufsarten	politische Verfolgte (n=29) Anzahl	deutsche Juden (n=27) Anzahl	polnische Juden (n=29) Anzahl
Freie Berufe, Beamte, Angestellte	14 (48%)	11 (41%)	2 (7%)
Kaufleute, Händler	2 (7%)	7 (26%)	22 (76%)
Handwerker, Arbeiter	7 (24%)	4 (15%)	1 (3%)
Rentner	6 (21%)	5 (19%)	4 (14%)

Die in Deutschland gebürtigen Gruppen — deutsche Juden und politisch Verfolgte — weisen eine weitgehende Ähnlichkeit in der Verteilung der Berufsarten auf. Am häufigsten vertreten sind die Angestelltenberufe. Polnische Juden, die heute in der Bundesrepublik Deutschland leben, arbeiten dagegen am häufigsten in kaufmännischen Berufen.

Diese Unterschiede repräsentieren die differenten Berufssituationen der genannten Gruppen. Sie lassen sich nur zu einem kleinen Teil aus der Berufsart der Vorverfolgungszeit ableiten. Denn von den heute in Deutschland lebenden polnischen Juden ist nur ein Befragter in dem Beruf aus der Zeit vor der Verfolgung geblieben. Nach Ausklammerung der heutigen Rentner und der Personen, die sich vor Einsetzen der Verfolgung noch in der Ausbildung befanden, sind das 4% für die polnischen Juden. Die politisch Verfolgten weisen bei Berücksichtigung der gleichen Einschränkungen dagegen eine Berufskonstanz von 53% auf, die deutschen Juden sogar eine von 67%.

Diese Befunde weisen auf grundsätzliche Unterschiede in der Berufsanpassung der drei heute in der Bundesrepublik Deutschland lebenden Verfolgtengruppen hin. Anhand der bevorzugten Berufsarten können sie kurz folgendermaßen skizziert werden:

Die von polnischen Juden heute in der Bundesrepublik Deutschland vorwiegend ausgeübten Tätigkeiten als Kaufleute und Händler sind ein Hinweis auf den relativ schwachen Assimilationsgrad dieser Verfolgtengruppe. Denn diese Berufe setzen zwar eine gewisse Vertrautheit mit der sozio-kulturellen Umwelt voraus, verlangen aber im strengeren Sinne keine Integration in die vorgegebene Gesellschaft. So findet sich unter den in Polen geborenen ehemaligen Verfolgten auch keiner, der in Deutschland wirklich heimisch geworden wäre.

Im Gegensatz zu dieser Gruppe nehmen die in Deutschland gebliebenen deutschen Juden die Berufstätigkeit der Vorverfolgungszeit in der Regel wieder auf. Sie knüpfen an den Punkt ihrer beruflichen Tätigkeit an, den sie beim Einsetzen der Verfolgung aufgeben mußten. Darin drückt sich eine stärkere Tendenz zur sozialen Reintegration aus, als dies bei polnischen Juden der Fall ist.

Bei den aus politischen Gründen Verfolgten fällt ein anderes Moment auf. Vor dem Einsetzen der Verfolgung waren diese Personen fast ausschließlich als Handwerker und Arbeiter tätig, heute arbeiten sie vorwiegend als Angestellte und Beamte. Man kann hier von einem gewissen sozialen Aufstieg sprechen, was von den Befragten selbst auch so erlebt wird. Darüber hinaus weist die Tatsache, daß die ehemals politisch Verfolgten heute bevorzugt in Staats- und Behördenstellen tätig sind, auch auf die — gemessen an der Vorverfolgungszeit — stärkere Integration in die heutige Gesellschaft hin. Ein großer Teil dieses Personenkreises, der in der Jugend bewußt gegen die damaligen Formen und Repräsentanten der staatlichen Macht revoltierte, arbeitet heute in staatlichen Diensten.

Die hier beobachteten Unterschiede der drei Gruppen ehemaliger Verfolgter sind charakteristisch für die in der Bundesrepublik Deutschland Lebenden. In den von uns untersuchten Emigrationsländern Israel und USA lassen sich diese gruppen-spezifischen Anpassungsformen nicht feststellen.

2. Berufsverläufe

Bei der bisherigen Betrachtung der Berufsarten ist der individuelle Berufserfolg unberücksichtigt geblieben. Dieser zeigt sich in den verschiedenen Berufsverläufen zwischen 1945 und 1960.

Diese Verläufe sind an der jeweiligen Berufshöhe orientiert. Die Berufshöhe ist dabei anhand des materiellen Erfolges, des Sozialprestiges und der Sicherheit für die Zukunft definiert. Es lassen sich vier typische Berufsverläufe unterscheiden:

Verlauf A: bei 36 Befragten (27%). Kontinuierlich ansteigende Berufshöhe. Die Berufssituation wird ständig verbessert. Einkommen und Berufsstabilität nehmen zu.

Verlauf B: bei 32 Befragten (24%). Die maximale Berufshöhe wird nach 1945 schnell erreicht und ohne Schwankungen gehalten.

Verlauf C: bei 16 Befragten (12%). Ansteigender und wieder absteigender Verlauf. Die bald nach der Befreiung erreichte Berufshöhe kann nicht gehalten werden.

Verlauf D: bei 49 Befragten (37%). Monotoner, nicht ansteigender Verlauf. Es kommt nach der Befreiung zu keinem beruflichen Aufschwung.

Alle vier Verläufe finden sich in einem annähernd gleichen Verhältnis bei Verfolgten der verschiedenen Herkunfts- und Aufenthaltsländer. Lediglich für die Differenzierung nach dem Lebensalter ergibt sich ein statistisch bedeutsamer Befund:

Personen mit den Berufsverläufen A und B sind zum Zeitpunkt der Befreiung häufig jünger als 45 Jahre (1%-Sign.).

Das Lebensalter scheint also eine wichtige Determinante eines positiven Berufsverlaufs nach der Befreiung zu sein. Wir werden später noch ausführlich darauf eingehen.

Beobachtet man den Berufsverlauf nicht allein nach der Befreiung, sondern vergleicht die Berufshöhe vor und nach der Verfolgung, so ergibt sich folgendes Bild (s. Tabelle 54). (Bei Personen, die bei Verfolgungsbeginn noch keinen Berufsabschluß aufwiesen, sind die Möglichkeiten, die sich in der Berufsausbildung andeuten — z. B. Schulbildung — zur Basis des Vergleiches gemacht worden):

Tabelle 54. *Vergleich der Berufshöhe vor und nach der Verfolgung (n=133)*

Berufshöhe	deutsche Juden (n=44) %	polnische Juden (n=60) %	politische Verfolgte (n=29) %	Gesamt (n=133) %
Das Berufsniveau ist heute deutlich höher als früher	11	5	14	11
Das Berufsniveau ist heute genauso hoch wie früher	39	48	49	41
Das Berufsniveau stagniert auf einer unausgereiften Höhe	32	9	10	22
Das Berufsniveau ist heute deutlich tiefer als früher	18	38	34	26

Die Übersicht zeigt, daß etwa die Hälfte (52%) der ehemaligen KZ-Häftlinge heute ein Berufsniveau erreicht hat, das dem der Vorverfolgungszeit entspricht oder sogar darüberliegt. Die andere Hälfte der Befragten (48%) hat heute eine Berufshöhe, die im Vergleich zu dem vor der Verfolgung Erreichten als beruflicher Rückschritt bezeichnet werden muß. Der eindeutige berufliche Abstieg ist bei den ehemaligen KZ-Häftlingen stärker ausgeprägt (26%) als der eindeutige berufliche Anstieg (11%). Die nach drei Verfolgtengruppen aufgeschlüsselten Verteilungen ergeben keine signifikanten Abweichungen von der Gesamtgruppe.

3. Lebensstandard

Die Berufshöhe entspricht nicht immer dem Lebensstandard. Der letztere ist neben der eigenen beruflichen Leistung auch von Renten, Einkommen des Ehepartners, Erbschaften, privaten Zuwendungen u. a. abhängig. Wir haben daher den Lebensstandard der ehemalig Verfolgten in folgender Tabelle zu klassifizieren versucht (s. Tabelle 55):

Tabelle 55. *Heutiger Lebensstandard (n=133)*

Lebensstandard	deutsche Juden (n=44) %	polnische Juden (n=60) %	politische Verfolgte (n=29) %	Gesamt (n=133) %
besitzend, wohlhabend	5	—	3	3
guter Lebensstandard	60	60	55	59
Beschränkung ohne Not	30	37	41	35
materielle Not	5	3	—	3

Der Schwerpunkt der Verteilung liegt in der Kategorie „guter Lebensstandard". Die meisten ehemaligen Verfolgten haben also einen Lebensstandard, der dem mittleren Mittelstand entspricht.

Bei insgesamt 38% aller hier Erfaßten ist der Lebensstandard niedriger und entspricht in etwa den wirtschaftlichen Bedingungen der unteren Mittelschicht.

Hier muß man sich weitgehend auf das Lebensnotwendige beschränken. Die Extremvarianten dieser Skala sind nur von jeweils 3% der Befragten besetzt.

Statistisch zu sichernde Unterschiede lassen sich in den einzelnen Verfolgtengruppen oder auch in den drei Aufenthaltsländern — Deutschland, Israel, USA — nicht feststellen. Auch die beiden Altersverteilungen weichen nicht signifikant voneinander ab.

4. Frühinvalidisierung

Als frühinvalidisiert bezeichnen wir Personen, die vor dem Erreichen der gesetzlich festgelegten Altersgrenze von 65 Jahren ganz aus dem Arbeitsprozeß ausgeschieden sind.

Abb. 16 zeigt die Altersverteilung von 133 Befragten.

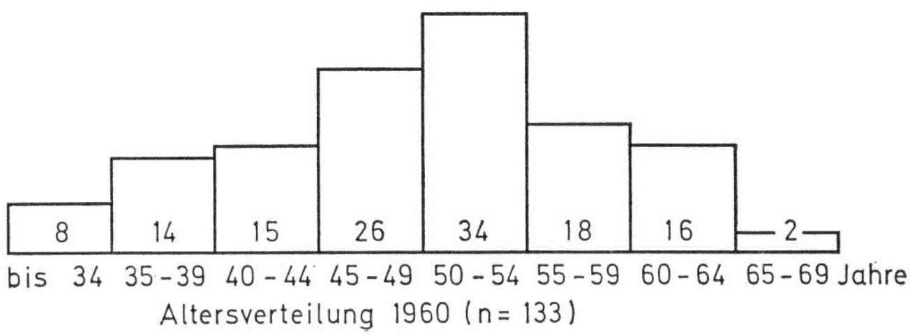

Abb. 16. Altersverteilung 1960 (n=133)

Bei 133 männlichen Befragten lag das Durchschnittsalter zum Zeitpunkt der Untersuchung (1960) bei 50 Jahren und streute zwischen 29 und 69 Jahren.

Von diesen 133 Männern sind 19 (14%) vor dem 65. Lebensjahr invalidisiert worden. Dieser Prozentsatz ist relativ gering. Aufgrund der extremen KZ-Belastung wäre man geneigt, einen höheren Prozentsatz Frühinvalidisierter zu erwarten. Allerdings muß bei der Diskussion dieses Befundes die nicht vollkommen gewährleistete Repräsentativität der Untersuchungsgruppe beachtet werden. Es ist theoretisch immerhin denkbar, daß unter den für uns nicht erreichbaren ehemaligen Verfolgten ein unverhältnismäßig hoher Anteil Frühinvalidisierter gewesen ist.

Aufgrund des vorliegenden Materials können wir deswegen lediglich konstatieren, daß es für ehemalige KZ-Häftlinge nicht unbedingt typisch ist, sich als vorzeitig gealtert und deshalb arbeitsunfähig zu erleben. Viele fühlen sich vor der Pensionierungsgrenze noch arbeitsfähig. Manche von ihnen wollen sogar ausdrücklich weiterarbeiten. Auf der anderen Seite gibt es Personen, die sich weit vor dem 65. Lebensjahr als arbeitsunfähig erleben und daher eine Ablehnung ihres Antrags auf vorzeitige Pensionierung als ungerecht empfinden.

Es wäre falsch, diese Beobachtungen zum Aufbau einer Theorie gegeneinander ausspielen zu wollen. Die Bemühungen derjenigen, die für alle ehemaligen Häftlinge die gleiche Lösung einer vorzeitigen Pensionierung herbeiführen wollen, hängt eng mit der Tatsache zusammen, daß die Arbeitsfähigkeit eine unzureichende medizinische Würdigung erfährt.

Solange man die Arbeitsfähigkeit nur an den relativ groben somatischen Störungen mißt und die psychischen unberücksichtigt läßt, werden die Probleme der Arbeitsstörung und einer vorzeitigen Arbeitsunfähigkeit einseitig und daher falsch beurteilt (s. S. 158).

Von den 19 in unserer Befragten-Gruppe erfaßten Frührentnern leben 18 heute in Deutschland, einer in New York. In den drei Verfolgtengruppen ist der Prozentsatz an Frührentnern etwa gleich groß. Das durchschnittliche Invalidisierungsalter weist dagegen leichte Abweichungen auf (s. Tabelle 56).

Tabelle 56. *Frührentner und Invalidisierungsalter von Personen in Deutschland (n=18)*

Verfolgten-Gruppe	Anzahl	durchschnittliches Invalidisierungsalter
politisch Verfolgte	6 (21%)	48 Jahre
deutsche Juden	5 (19%)	53 Jahre
polnische Juden	7 (19%)	45 Jahre

Die deutschen Juden stehen zum Zeitpunkt ihrer Frühinvalidisierung der üblichen Rentengrenze am nächsten. Die polnischen Juden lassen sich vergleichsweise am frühesten invalidisieren.

Geringe Differenzen lassen sich auch für die Verteilung der Frührentner auf die verschiedenen Berufsarten feststellen (s. Tabelle 57).

Auch hier verbieten die geringen Basiswerte eine zu weitgehende Interpretation. Als bemerkenswert läßt sich lediglich hervorheben, daß sich unter den freien Berufen (Ärzte, Rechtsanwälte, Künstler u. a.) und unter den Arbeitern die relativ höchsten Prozentsätze an Frührentnern finden.

Von den Kaufleuten und Beamten sind jeweils nur rund 15% frühinvalidisiert. Bei Angestellten und Handwerkern sinkt der Anteil sogar auf 3%. Man kann also

Tabelle 57. *Frührentner in verschiedenen Berufsarten (n=19)*

Berufsart	Befragte Anzahl	davon Frührentner Anzahl
Freie Berufe	13	6 (46%)
Arbeiter	9	4 (44%)
Beamte	6	1 (16%)
Kaufleute	40	6 (16%)
Handwerker	30	1 (3%)
Angestellte	35	1 (3%)

vermuten, daß diese Berufe den ehemaligen Verfolgten eine Verarbeitungsform der KZ-Haft ermöglicht oder sogar abverlangt, die der physischen und psychischen Arbeitsfähigkeit zugute kommt.

II. Berufserfolg und Berufsversagen

1. Bestimmung des Berufserfolges

Da es in diesem Zusammenhang weder möglich noch sinnvoll erscheint, allen individuellen Unterschieden in der Berufsproblematik ehemaliger Verfolgter im einzelnen nachzugehen, werden einige Hauptformen des Berufserfolges herausgearbeitet, um sie zu anderen Lebensbereichen in Beziehung setzen zu können.

Die Bestimmung des Berufserfolges soll dabei vor allem die psychologisch relevanten Besonderheiten der ehemaligen KZ-Häftlinge berücksichtigen. Diese Besonderheiten sind in der Notwendigkeit zur beruflichen Neuorientierung oder Wiederanpassung zu sehen, die sich in der Regel vor dem Hintergrund einer mehr oder weniger totalen Entwurzelung in allen Lebensbereichen abspielte.

Deshalb interessiert hier auch nicht so sehr die Art der beruflichen Betätigung oder deren soziale Bewertung als vielmehr ein zusammenfassender Aspekt, der sowohl das subjektive Bemühen um eine den eigenen Fähigkeiten und den situationsbedingten Möglichkeiten entsprechenden Berufserfolg wie auch das objektive Gelingen dieses Bemühens erfaßt.

Die Berechtigung, bei der Bestimmung beruflicher Anpassungsformen zunächst nur Daten der Post-KZ-Zeit zu berücksichtigen, findet sich in den Ergebnissen einer Faktorenanalyse, die wir im folgenden kurz wiedergeben.

Diese Faktorenanalyse faßt alle vergleichbaren Berufsdaten von 133 männlichen Befragten zusammen. Dabei sind auch Angaben über die berufliche Entwicklung der Vorverfolgungszeit und Daten über die Verfolgungszeit, besonders die KZ-Haft, in die Analyse einbezogen worden (s. Anhang, S. 261). Die tabellarische Darstellung der 4-Faktoren-Struktur ergibt folgendes Bild:

Als wesentliches Ergebnis dieser Faktorenanalyse läßt sich feststellen, daß die einzelnen biographisch-historischen Zeiträume (Vorverfolgungszeit, Verfolgungs- und KZ-Zeit sowie die Zeit nach der Befreiung) bezüglich der Arbeits- und Berufssituation weitgehend in sich geschlossene Lebensdimensionen sind. Auf Einschränkungen und Spezifizierungen dieses Sachverhaltes werden wir in dem entsprechenden Zusammenhang zurückkommen.

Tabelle 58. *4-Faktoren-Struktur der Arbeits- und Berufsanalyse*

Faktoren	Pol A	Pol B
I Berufserfolg nach der Befreiung	Erfolgreiche Berufsanpassung	Berufsversagen
II Arbeitsbelastung während der Verfolgung	Leichtere Arbeitsbelastung im KZ	Schwere Arbeitsbelastung im KZ
III Berufsausbildung vor der Verfolgung	Erfolgreiche Berufsentwicklung	Gestörte Berufsentwicklung
IV Soziale Schicht-zugehörigkeit der Eltern	Zugehörigkeit zur oberen Mittelschicht	Zugehörigkeit zur unteren Mittelschicht

Die Unabhängigkeit und Geschlossenheit des Faktors „Berufserfolg nach der Befreiung" ist geeignet, ihn zum Ausgangspunkt einer operationalen Definition des heutigen Berufserfolges zu machen. Zu diesem Zweck stellen wir die ihn konstituierenden Merkmale zusammen:

Tabelle 59. *Faktor „Berufserfolg nach der Befreiung"*

Merkmal	„Berufserfolg" (Pol A)	„Berufsversagen" (Pol B)	Ladung
Rückgliederung	geglückte Rückgliederung	Schwierigkeiten in der Rückgliederung	0.83
Berufsniveau	im Vergleich zur Vorverfolgungszeit gleiches oder höheres Niveau	im Vergleich zur Vorverfolgungszeit niedrigeres Niveau	0.82
Berufsverlauf	aufsteigender Verlauf seit der Befreiung	Auf- und Abstieg nach der Befreiung oder gar kein Aufstieg	0.80
Lebensstandard	materielles Wohlergehen	materielle Bedürftigkeit	0.79

Alle ehemaligen KZ-Häftlinge, deren Berufsdaten bei dieser Analyse berücksichtigt worden sind, nähern sich mehr oder weniger einem der beiden Pole. Die Möglichkeit zu einer weiteren Graduierung ergibt sich, wenn für jede einzelne Person festgestellt wird, wie viele der vier diesen Faktoren konstituierenden Merkmale für sie eine positive Ausprägung aufweisen. Es ergibt sich folgende Verteilung:

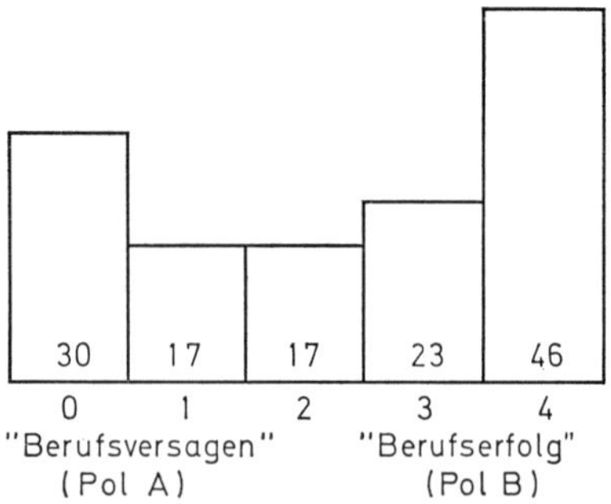

Abb. 17. Verteilung von 133 Personen über die 4 Merkmale des Faktors „Berufserfolg nach der Befreiung"

Bei 46 ehemaligen Verfolgten findet sich heute eine Berufssituation, die mit dem oben dargestellten Pol A zusammenfällt, bei 30 ehemaligen KZ-Häftlingen eine Berufssituation, die genau dem Pol B entspricht. 57 Personen verteilen sich zwischen diesen beiden Polen. Zur Vereinfachung der weiteren Arbeitsschritte fassen wir die 5 oben aufgeführten Grade in drei Gruppen zusammen:

A. Befragte mit 4 Merkmalen des Poles A: guter Berufserfolg	46 Personen
B. Befragte mit 2 oder 3 Merkmalen des Poles A: teilweise Berufserfolg	40 Personen
C. Befragte mit 0 oder 1 Merkmal des Poles A: kein Berufserfolg	47 Personen

Diese drei Berufserfolgsgruppen können anhand der sie charakterisierenden Berufsvariablen folgendermaßen skizziert werden:

A. Personen mit gutem Berufserfolg.

Ihnen allen ist die Rückgliederung in einen Beruf nach der Befreiung geglückt. Sie ergreifen ihre früher ausgeübte Tätigkeit oder bauen sich eine neue berufliche Existenz auf. Die heutige Berufshöhe ist bei allen mindestens so gut wie vor der Verfolgung. Der Berufsverlauf zeigt mit der Befreiung eine stabile, stetig ansteigende Tendenz. Der Lebensstandard ist bei allen gut.

B. Personen mit teilweisem Berufserfolg.

Am deutlichsten ausgeprägt ist bei ihnen das *Bemühen* um eine berufliche Rückgliederung. Obwohl sich aber 86% dieser Befragten eine neue berufliche Existenz aufbauten oder auch in ihren alten Beruf zurückkehrten, ist der Berufsverlauf doch bei mehr als der Hälfte (54%) bis 1960 instabil und ohne kontinuierlich aufsteigende Tendenz. Am Stand der Vorverfolgungszeit gemessen läßt sich bei 40% ein beruflicher Abstieg oder ein Stagnieren auf unausgereifter Berufshöhe feststellen. Trotzdem leben 70% von ihnen in wirtschaftlich guten Verhältnissen. Obwohl in dieser Gesamtgruppe eine deutliche Tendenz zur beruflichen Stabilität und zum beruflichen Erfolg besteht, ist doch bei jedem einzelnen Gruppenmitglied mindestens ein Berufsaspekt vorhanden, der nicht bewältigt wurde.

C. Personen ohne Berufserfolg.

Nur jeder Dritte (34%) weist bei nur einem einzigen der vier Berufsmerkmale eine positive Ausprägung auf. Alle anderen (66%) hatten bei keinem der Merkmale einen positiven Aspekt. Der Berufsverlauf ist nach der Befreiung bei allen unsicher, instabil und ohne durchgehenden Anstieg. Der Lebensstandard ist heute schlecht, die wirtschaftlichen Verhältnisse sind beschränkt. Das vor der Verfolgung vorhandene Berufsniveau wird von keinem der Gruppe nach der Befreiung erreicht.

Zusammenfassend läßt sich feststellen:

34,6% der ehemaligen KZ-Häftlinge weisen heute einen guten, 30% einen teilweisen und 35,4% keinen Berufserfolg auf. Diese Verteilung findet sich ohne signifikante Unterschiede in Deutschland, Israel und New York. Damit läßt sich also ein Einfluß des Aufenthaltslandes auf den Grad und die Form des Berufserfolges nicht nachweisen. Auch zwischen dem Erfolg im Beruf und dem Geburtsland (Deutschland und Polen) lassen sich keine statistisch signifikanten Befunde feststellen. Ebenso bleibt die Frage nach einem Zusammenhang zwischen Berufsanpassung und Verfolgungsgrund (jüdische Verfolgte und politisch Verfolgte) ohne statistisch zu sichernde Beziehung. Damit können wir die Beobachtungen von Rosen (1959), Vernoff et al. (1962), nach denen jüdische Männer die vergleichsweise höchste Leistungsmotivation und einen entsprechend hohen Berufserfolg aufweisen, in unserer Befragtengruppe ehemaliger KZ-Häftlinge nicht bestätigen. Ob dies an der Auswahl unseres Materials liegt oder daran, daß jüdische Männer eine anscheinend spezifische Berufsqualität durch die KZ-Haft verloren haben, können wir hier nicht entscheiden.

2. Gesundheitszustand

Es ist naheliegend, eine Abhängigkeit der oben dargestellten Differenzen in der Berufsanpassung von dem körperlichen Gesundheitszustand anzunehmen. Zur Prüfung dieser Hypothese werden wir zunächst diejenigen Befragten betrachten, die eine Berentung ihres Gesundheitsschadens eingereicht haben und bei denen demzufolge ein ärztliches Gutachten vorliegt. Anschließend sollen einige Nicht-Antragsteller hinsichtlich ihrer im Interview geäußerten Beschwerden und der Gründe für den Verzicht auf einen Antrag untersucht werden.

a) Antragsteller

Von den hier betrachteten 133 männlichen Befragten liegen von 101 (75%) ausführliche Gesundheitsunterlagen und EWM-Sätze vor. Von den übrigen 32 Befragten sind 11 Personen Nicht-Antragsteller. Bei 21 Befragten war uns keine Einsicht in die Akten möglich. Diese Personen bleiben hier unberücksichtigt. Die Antragsteller verteilen sich folgendermaßen auf die drei Berufserfolgsgruppen:

Tabelle 60. *Anträge auf Berentung des Gesundheitsschadens (n=133)*

Berufsgruppe	Anzahl	davon Antragst. Anzahl
A erfolgreich	46	34 (76%)
B teilweise erfolgreich	40	27 (68%)
C nicht erfolgreich	47	40 (35%)

In der Gruppe der beruflich Erfolglosen ist der Prozentsatz der Antragsteller am höchsten (85%), in der Gruppe der teilweise Erfolgreichen am niedrigsten (63%).

Der Antrag auf Gesundheitsschaden besagt aber noch nichts über das tatsächliche Ausmaß der Gesundheitsstörung. Diese wird gewöhnlich gemessen an dem ärztlich ermittelten Prozentsatz der Erwerbsminderung.

So problematisch auch die in Prozentsätzen durchgeführte Normierung des Gesundheitsschadens ist, so kann sie doch als grobe Orientierung dienen. Wir vergleichen daher die Gesamterwerbsminderung mit dem Berufsverlauf.

Tabelle 61. *Verteilung der EWM-Sätze*

Berufsgruppe	0—24%	25—39%	40—59%	60% u. mehr	mittlerer Prozentsatz
A erfolgreich	9	10	6	9	39
B teilweise erfolgreich	6	4	11	6	43
C nicht erfolgreich	7	9	14	10	44

Der durchschnittliche Prozentsatz der Erwerbsminderung liegt bei den beruflich Erfolgreichen am niedrigsten (39%), bei den beruflich Erfolglosen am höchsten (44%). Dieser Unterschied ist allerdings statistisch nicht bedeutsam. Das aber heißt: Der Berufserfolg und das Ausmaß der vom Arzt diagnostizierten Gesundheitsstörung — gemessen an der EWM — stehen in keinem statistisch nachweisbaren Zusammenhang.

Dieser wichtige Befund läßt verschiedene Interpretationen zu. Zunächst kann man daran denken, daß Berufserfolg und Gesundheitszustand tatsächlich zwei voneinander unabhängige Größen sind. Sodann wäre aber auch zu erwähnen, ob nicht die ärztliche Diagnostik bestimmte Mängel aufweist, die den Zusammenhang beider Größen nicht genau zu erfassen vermag. Bisher scheinen die Diagnostik und Rentenbeurteilung nur die körperlichen Krankheiten, nicht aber auch die psychischen Störungen zu berücksichtigen. Für das richtige Beurteilen der psychischen Störungen als Ursache von Arbeitsunfähigkeit fehlt den meisten Ärzten die Ausbildung wie auch das richtige theoretische Konzept (s. „Berentung der Spätschäden", S. 74).

Die Gefahr einer inadäquaten Berentung des Gesundheitsschadens scheint in der Gruppe der beruflich Erfolglosen am größten zu sein. Dafür spricht u. a. folgender Befund:

Personen, die nach der Befreiung ohne Berufserfolg bleiben, reichen gegen die Höhe der festgestellten Rente häufiger Klage ein als Personen mit gutem und teilweisem Berufserfolg (5%-Sign.).

Die beruflich Erfolglosen erhalten also am häufigsten einen Rentenbescheid, mit dem sie nicht zufrieden sind und deswegen gegen den Bescheid Klage erheben. Man kann diesen Befund mit der bequemeren Formel von der Rentenneurose abtun. Dagegen spricht aber der größte Teil aller bisherigen Untersuchungen.

Mit Ausnahme der statistischen Übersicht von Kolle (1968), der bei 218 Fällen von neuro-psychiatrisch begutachteten ehemaligen KZ-Häftlingen einen Prozentsatz von 6,1 „tendenziösem, rentenneurotischem" Verhalten fand, hat kein Untersucher einen signifikant ins Gewicht fallenden Prozentsatz von Rentenneurotikern festgestellt (s. Kapitel „Gesundheitliche Spätschäden").

Zur Diagnose eines rentenneurotischen Begehrens neigen hauptsächlich solche Ärzte, die der Ansicht sind, jeder körperlich Gesunde im Sinne eines fehlenden groben Befundes müsse arbeitsfähig sein. Die vielfältigen Arbeitsstörungen auf psychischer Basis werden hier aus den oben genannten Gründen verkannt.

b) Nicht-Antragsteller

Abschließend betrachten wir die Berufsintegration ehemaliger KZ-Häftlinge, die keinen Antrag auf eine Gesundheitsentschädigung gestellt haben. Von den insgesamt 18 Nicht-Antragstellern, deren Gesundheitszustand bereits auf den Seiten 41—45 diskutiert wurde, sind in der vorliegenden Stichprobe 11 männliche Befragte enthalten.

Über den tatsächlichen Gesundheitszustand der Nicht-Antragsteller und ihrer Motive, auf eine eventuelle Rente zu verzichten, sind wir im Kapitel „Gesundheitliche Spätschäden" eingegangen. Hier sei nur darauf hingewiesen, daß alle Nicht-Antragsteller unabhängig von ihrer persönlichen Motivation, auf eine Rente zu verzichten und durch ein starkes Bemühen um eine berufliche Höherentwicklung gekennzeichnet sind.

Dieses Bemühen erlahmt auch dann nicht, wenn die Betreffenden auf ständigen Widerstand stoßen. Deshalb ist das Merkmal, das den Berufsverlauf dieser Gruppe am deutlichsten kennzeichnet, ein überdurchschnittlich häufiges Wechseln von Beruf und Arbeitsplatz. Wir veranschaulichen dieses Verhalten durch die Schilderung des Berufsverlaufs eines der Nicht-Antragsteller:

Der Befragte wurde 1925 als Kind jüdischer Eltern in Deutschland geboren. Er besuchte die Volksschule und zeigte mittelmäßige Leistungen. Obwohl er gern Elektriker geworden wäre, mußte er eine Schlosserlehre durchmachen, da sich für ihn als Juden die gewünschte Lehrstelle nicht fand.

1943, im Alter von 18 Jahren, kam er in das KZ Theresienstadt und nach 18 Monaten in das KZ Auschwitz. Die Befreiung erlebte er in einem leidlich guten Gesundheitszustand, wofür er als Grund angibt, daß es ihm nach einer relativ kurzer Zeit gelungen sei, in seinem Beruf als Schlosser zu arbeiten und dadurch für die SS nützlich zu werden. Er konnte sich somit kleine Privilegien und zusätzliche Essensrationen im KZ verschaffen. Nachdem er erfahren hatte, daß beide Eltern im KZ umgekommen waren, ging er nach Berlin und suchte, wie er sagt, „eine leichte Arbeit, bei der man viel verdienen kann".

Zuerst nahm er Hilfsarbeiten in einem Zirkus an und ließ sich danach als Kellner in einem Caféhaus anstellen.

1946 verschaffte er sich eine vorteilhafte Stellung in der Jewish-Agency. Hier arbeitete er bis zu seiner Auswanderung nach Israel im Jahre 1948.

In Israel nahm er zunächst eine Aushilfsstelle bei der Post an und arbeitete dann als Koch beim Militär. Nach seinem Ausscheiden aus der Armee arbeitete er als Kellner in wechselnden Stellungen. 1956 versuchte er, mit einem Kompagnon in Jerusalem, ein Restaurant für Touristen zu eröffnen. Nachdem dieses Experiment für ihn negativ verlief, arbeitete er wieder als Kellner, zeitweise auf einem Passagierschiff, anschließend in einem größeren Hotel in Jerusalem. Der Befragte lebt heute in guten wirtschaftlichen Verhältnissen.

Gesundheitlich klagte er über zeitweilig auftretende Magenbeschwerden, die aber immer wieder mit einfachen Mitteln behoben werden konnten.

Eine ähnliche Neigung zum wiederholten Wechsel des Arbeitsplatzes findet sich — mit einer Ausnahme — auch bei den anderen männlichen Nicht-Antragstellern. Diese Berufsmobilität ist aber nicht Ausdruck ihrer Anpassungsfähigkeit, sondern einer Haltung, nach der besten Position — besonders in finanzieller Hinsicht — zu suchen. Für diese Menschen ist das langwierige Rentenverfahren eine lästige, ja in Einzelfällen auch demütigende Angelegenheit. Sie ziehen es vor, zugunsten einer eigenen, von den ehemaligen Verfolgern unabhängigen Berufs- und Lebensgestaltung auf eine Rente zu verzichten.

3. Lebensalter

a) Einfluß des Lebensalters auf den Berufserfolg

Es ist zu vermuten, daß das Lebensalter den beruflichen Entwicklungsprozeß ehemaliger KZ-Häftlinge mitbestimmt. In Tabelle 62 ist die Altersverteilung der drei Berufsgruppen einander gegenübergestellt:

Tabelle 62. *Lebensalter 1945 (n=133)*

Berufsgruppe	bis 20 Jahre	21—25	26—30	31—35	36—40	41—45	46 und mehr
A erfolgreich	–	7	8	8	10	7	6
B teilweise erfolgreich	8	5	12	4	8	2	1
C nicht erfolgreich	–	5	3	10	13	7	9

Die statistische Prüfung dieser Verteilung ergibt folgende Unterschiede:

Personen mit teilweisem Berufserfolg sind jünger als beruflich Erfolgreiche und signifikant jünger als beruflich Erfolglose (1%- und 5%-Sign.).

Die Gruppen der Erfolgreichen und der Erfolglosen unterscheiden sich bezüglich ihres Lebensalters *nicht*.

Als Erklärung für diesen Befund bietet sich die Überlegung an, daß die verschiedenen Altersgruppen von der hereinbrechenden Verfolgung in qualitativ unterschiedlicher Art betroffen worden sind.

Für jüngere Befragte bedeutete der Verfolgungsbeginn fast immer einen schweren Einbruch in die Phase der Berufsfindung oder in die Phase der sich gerade bildenden Berufsidentifikation. In der Nach-KZ-Zeit läßt sich deshalb bei jüngeren Verfolgten eine erhöhte Berufsunsicherheit beobachten, die weniger ein grundsätzliches Versagen als vielmehr eine konflikthafte Auseinandersetzung mit den beruflichen Anpassungsproblemen nach der Befreiung darstellt.

Ältere Befragte traf der Verfolgungsbeginn dagegen fast immer zum Zeitpunkt einer mehr oder weniger ausgereiften Berufsidentifikation. Folgeerscheinungen einer Störung zu diesem Zeitpunkt sind deshalb eher das völlige Zusammenbrechen der Berufsfähigkeit (Gruppe der heute beruflich Erfolglosen) oder das Zurückfinden zu der Berufshaltung, wie sie vor dem Eingriff bestanden hat (Gruppe der heute beruflich Erfolgreichen).

Dieser Interpretationsansatz wird durch folgenden Befund unterstützt:

Personen mit gutem Berufserfolg kehren nach der Befreiung häufiger als beruflich Erfolglose in den gleichen Beruf zurück, in dem sie auch vor der Verfolgung tätig waren (5%-Sign.).

Für diesen Befund lassen sich zwei Interpretationsrichtungen angeben. Einmal wäre daran zu denken, daß ehemalige Verfolgte, denen die Umstände erlaubten, in ihren Vor-KZ-Beruf zurückzukehren, durchschnittlich bessere Chancen hatten, sich nach der Befreiung erfolgreich durchzusetzen. Zum anderen kann aber auch gefolgert werden, daß es ein Attribut beruflich Erfolgreicher ist, an dem einmal Gelernten festzuhalten oder — mit anderen Worten — eine so nachhaltige Berufsidentifikation aufzubauen, daß auch unter veränderten Umweltbedingungen der gelernte Beruf wiederaufgenommen wird.

Selbstverständlich kann das Lebensalter allein ein so komplexes Phänomen, wie es die berufliche Reintegration ehemaliger KZ-Häftlinge darstellt, nicht ausreichend erhellen. Durch Einzelanalysen der Lebensläufe besonders junger und besonders alter ehemaliger Verfolgter sollen deshalb weitere Faktoren sichtbar gemacht werden, die für den unterschiedlichen Berufsverlauf nach der Befreiung mitverantwortlich gemacht werden müssen.

b) Berufsverlauf jugendlicher Verfolgter

Für die Frage nach Teilursachen des unterschiedlichen Berufsverlaufs nach der Befreiung betrachten wir männliche Verfolgte, die 1945 jünger als 25 Jahre waren. In unserer Befragtengruppe befinden sich 25 Personen dieser Altersklasse. Beruflich erfolgreich sind 7, teilweise erfolgreich 13 und erfolglos 5.

Wegen der relativ geringen Anzahl dieser Befragten verzichten wir auf das Herausstellen quantitativer Unterschiede zugunsten der qualitativen Gesichtspunkte. Da auf die altersunabhängigen Faktoren des unterschiedlichen Berufserfolges weiter unten noch ausführlich eingegangen wird, sei hier nur das thematisch Wichtigste zur Sprache gebracht.

Hierzu gehört die Tatsache, daß die unterschiedliche Berufsfähigkeit, wie sie sich bei jugendlichen Verfolgten zwischen 1945 und 1960 manifestiert, in keinem kausalen Zusammenhang mit dem objektiven Ausmaß der Verfolgungsbelastung zu stehen scheint. Ebenso wenig finden wir Hinweise darauf, daß die Schulbildung, der heutige Gesundheitszustand oder die Intelligenz (soweit diese ohne Intelligenztest für uns abschätzbar war) wesentliche Faktoren des Berufserfolgs jugendlicher ehemaliger Verfolgter sind. Stark in Erscheinung treten dagegen folgende Persönlichkeitsunterschiede:

Die Jugendlichen mit gutem Berufserfolg fallen zunächst durch eine extreme Unrast und Getriebenheit auf. Sie beginnen bald nach der Befreiung mit irgendeiner beruflichen Tätigkeit. Dabei ist für sie weder die Art des Berufes noch der materielle Erfolg in erster Linie entscheidend. Jedenfalls nicht so ausschlaggebend wie das Tätigsein an sich. Hinter dieser fast dranghaft anmutenden Aktivitätsentfaltung wird der Versuch sichtbar, die Umwelt zu erkunden und alle ihre möglichen Gefahren rechtzeitig zu erkennen und ihnen zu begegnen. Die Auseinandersetzung mit der als bedrohlich erlebten Umwelt wird dabei weniger durch aktiven Widerstand als durch geschicktes und — auch gegen sich selbst — rücksichtsloses Anpassen an ihre Gegebenheiten betrieben. Der berufliche Erfolg, der sich im Verlauf dieses Anpassungsprozesses mehr „von selbst" als bewußt intendiert einstellt, bietet keine merkliche Befriedigung. Die Unruhe und die Unrast bestimmen weiterhin das Verhältnis zu Beruf und Mitmenschen. Gute Berufsposition und materielle Sicherheit reichen nicht aus, um das Errungene zu genießen. Die Jagd geht weiter. Durch Fortbildungskurse oder Berufsveränderungen versucht man, sich gegen neue Gefahren immer besser abzusichern. Dabei stellen sich weder Freude an dem bisher Erreichten noch eine Identifikation mit dem Beruf ein. Ruhe und Genuß, Stabilität und Berufsidentifikation werden eher gemieden als gesucht.

Einen deutlichen Ausdruck findet dieser Zustand in den Worten eines heute in Israel lebenden Juden deutscher Herkunft:

> „Ich bin immer auf Abwehr, auch wenn mir niemand was will und wenn uns niemand verfolgt. Und dann bin ich immer darauf bedacht, mir Vorteile zu verschaffen, auch mit unerlaubten Mitteln."

Die Berufsverläufe der Jugendlichen mit nur einem mittleren Berufserfolg ähneln den oben skizzierten. Jedoch fehlt hier in der Regel das Moment des Hektischen und Getriebenen.

Im Gegensatz zu der bei den Erfolgreichen deutlich zutage tretenden Leistungsmotivation steht bei den nur teilweise Erfolgreichen ein hohes, oft überhöhtes Anspruchsniveau. Diese Personen geben häufig an, durch die Verfolgung in der Durchführung ihrer eigentlichen Berufspläne gehindert worden zu sein. Sie sind mit dem, was sie erreicht haben, nicht zufrieden. Sie möchten eigentlich etwas ganz anderes sein. So können sich diese Befragten in der Regel mit der gewählten beruflichen Tätigkeit nicht identifizieren. Im Gegensatz zur ersten Gruppe leiden sie aber darunter und suchen nach Identifikationsmöglichkeiten. Überhaupt kann man feststellen, daß sich die jungen Verfolgten, denen der Berufserfolg nur teilweise geglückt ist, der Konflikthaftigkeit ihrer Situation am stärksten bewußt sind.

Gerade in diesem Punkt heben sie sich von den beruflich Erfolglosen deutlich ab. Die beruflich Gescheiterten realisieren ihre berufliche Situation nur sehr ausschnitthaft. Wenn meistens auch die wirtschaftliche Misere, in der sie leben, und ein allgemeines Unbehagen registriert und ausgedrückt werden, so fehlt es doch an realistischen Versuchen zur Veränderung der Situation. Bezeichnend für diese Befragten ist die Ehe mit energischen, meistens berufstätigen Frauen. Allerdings wirkt deren Berufstüchtigkeit auf diese Befragten nicht beruhigend, sondern eher als eine ungehörige und kränkende Provokation. Die Tendenz, sich stets als benachteiligt und ungerecht behandelt zu empfinden, ist bei ihnen deutlich ausgeprägt. Einer dieser Befragten drückt dieses Gefühl so aus:

„Ich bin ein Unglückspilz. Ich werde von Schicksalsschlägen nur so verfolgt. Ich bin mein Leben lang von Schwierigkeiten umringt, und das wird auch immer so bleiben."

c) Berufsverlauf älterer Verfolgter

Zu dieser Gruppe gehören 15 Befragte, die 1945 bereits über 46 Jahre alt waren. 6 von ihnen waren nach der Befreiung im Beruf sehr erfolgreich, 9 erfolglos und einer teilweise erfolgreich. Den letzteren klammern wir wegen der fraglichen Repräsentanz aus und stellen so nur ältere Männer mit gutem und schlechtem Berufserfolg einander gegenüber.

Ältere ehemalige KZ-Häftlinge, die sich nach der Befreiung erfolgreich im Berufsleben durchsetzten, waren auch vor der Verfolgung auffallend berufstüchtig, was sich in einer anpassungs- und umstellungsfähigen, erfolgsmotivierten Haltung zeigt. Die Ehe dieser Befragten tritt hinter dem Beruf zurück. Geheiratet wird entweder eine vermögende oder eine tüchtige, biedere Frau, die das Aufgehen des Mannes in Arbeit und Beruf als Selbstverständlichkeit hinnimmt. Zu Beginn der Verfolgung hatten diese Befragten bereits eine solide berufliche Basis erarbeitet, die sie z. T. längere Zeit vor schweren Verfolgungseingriffen bewahrte. Die Inhaftierung erfolgte zu einem vergleichsweise späten Zeitpunkt. In der Haft erlebten diese Männer meistens, daß sich auch unter KZ-Bedingungen ein arbeits- und erfolgsorientiertes Verhalten bezahlt macht.

Ungebrochen wird diese Haltung in die Post-KZ-Zeit hinübergetragen. Bereits unmittelbar nach der Befreiung werden Möglichkeiten zum Geldverdienen sondiert. Da meistens keine moralischen Hemmungen bestehen, auch illegale Möglichkeiten des Geldverdienens auszunutzen (Schwarzhandel, Zuhälterei), gelingt in kurzer Zeit die materielle Sicherung und ein neuer beruflicher Aufstieg. Diese Haltung wird auch weiterhin wenig variiert. Familie und Ehe, auch wenn es sich um eine Zweitehe handelt, spielen eine nebengeordnete Rolle. Die Verfolgung selbst wird kaum oder gar nicht reflektiert. Das Bemühen um materiellen und sozialen Erfolg bleibt das bestimmende Lebensthema. Der materielle Erfolg wird erreicht, der soziale nicht oder nur in Form eines äußeren Prestiges, das die Betreffenden über die innere Vereinsamung nicht hinwegtäuschen kann.

In diesem Punkt ähnelt das Bild der beruflich erfolgreichen älteren Befragten dem der beruflich Erfolglosen. Auch diese sind am Ende ihres Lebens sozial isoliert und vereinsamt. Dagegen unterscheiden sich beide Gruppen in einem wichtigen Punkt auffallend. Es ist die Verschiedenheit der subjektiven Bedeutung dieses Berufes. Für die heute erfolgreichen älteren Männer war der Beruf vor der Verfolgung in erster Linie ein Mittel zur Umweltbewältigung, hauptsächlich aufgrund der materiellen

Seite des Berufs. Die heute Erfolglosen identifizieren sich dagegen weit stärker mit dem Sinn ihres Berufs, unabhängig von seinem materiellen Wert. Für sie war der Beruf ein wesentliches Stück ihres eigenen Lebens, das sie nicht ohne weiteres aufgeben konnten. Ihre soziale Rolle und damit den Kontakt zur Umwelt fanden sie nicht zuletzt über ihre Berufsidentifikation. Es verwundert daher nicht, daß zu den heute Erfolgreichen vorwiegend Kaufleute gehören, während in der zweiten Gruppe bevorzugt Intellektuelle, Künstler und Handwerker anzutreffen sind.

Die Verfolgung traf die letzteren in der Regel viel härter als die Männer der ersten Gruppe. Keiner dieser Befragten ist physisch in der Lage, sofort nach der Befreiung wieder in den Arbeitsprozeß einzusteigen. Wer es nach einer mehr oder weniger langen Erholungsphase doch versucht, gibt es bald wieder resigniert und verbittert auf. Resignation und Verbitterung sind verbunden mit einer deutlichen Vorwurfshaltung gegenüber der Gesellschaft. Man fühlt sich von der Umwelt verraten und verlassen. Die daraus resultierende Vereinsamung wird dem Unverständnis und der Hartherzigkeit der Mitmenschen angelastet. An die Stelle der realen Umweltsbewältigung traten irreale Wunschbilder und illusionistische Hoffnungen. Ähnlich wie die beruflich erfolglosen jungen Befragten sind auch die älteren in der Regel mit einer aktiveren und lebenstüchtigeren Frau verheiratet. Diese stellt für sie oft den einzigen Halt und die einzige Stütze dar.

Diese Unterschiede weisen nachdrücklich auf die Bedeutung vorwiegend psychischer Persönlichkeitsmerkmale für den Berufserfolg nach der Befreiung hin. Im folgenden werden wir diesen Zusammenhängen weiter nachgehen.

4. Psychische Störungen

Im folgenden soll der Zusammenhang zwischen Arbeitsstörung und psychischer Störung gesondert betrachtet werden. Für die Bestimmung der individuellen Ausprägung der psychischen Gestörtheit legen wir 30 Merkmale, die auch in der Faktorenanalyse in Kapitel 5 „Grundformen psychischer Störungen“ (s. Anhang, S. 258) eingegangen sind, zugrunde und prüfen, wie viele Störungen sich für jede Person nachweisen lassen.

Statistisch lassen sich folgende Unterschiede sichern:

Personen, die nach der Befreiung keinen Berufserfolg aufweisen, sind psychisch deutlich gestörter als Personen mit teilweisem Berufserfolg (1%-Sign.) und als Personen mit gutem Berufserfolg (5%-Sign.).

Der Unterschied zwischen Erfolgreichen und teilweise Erfolgreichen läßt sich statistisch nicht sichern.

Dieser Befund bestätigt die enge Beziehung zwischen Berufsversagen und psychischer Störung bei ehemaligen KZ-Häftlingen. Auffallend ist, daß die einfache Umkehrung dieses Zusammenhanges, wonach beruflich Erfolgreiche psychisch am gesündesten sein müßten, nicht zutrifft. Die durchschnittlich geringste psychische Gestörtheit weisen vielmehr Personen auf, deren beruflicher Erfolg nur teilweise geglückt ist und die auch bisher zu keinem völlig befriedigenden Berufserfolg gekommen sind. Damit deutet sich an, daß ein völliges Aufgehen in den beruflichen Anpassungsprozeß, wie er für die beruflich Erfolgreichen typisch ist, möglicherweise auch mit psychischen Störungen bezahlt wird. Wir werden auf diesen Zusammenhang zurückkommen (s. S. 165).

Der oben dargestellte Unterschied zwischen den 3 Berufsgruppen zeigt sich auch im Zusammenhang mit den im Kapitel „Grundformen psychischer Störungen" dargestellten Faktoren:

Personen ohne Berufserfolg weisen die stärkste Ausprägung bei dem Faktor „Resignation und Verzweiflung" auf. Hierin unterscheiden sie sich deutlich von Personen mit nur teilweisem Berufserfolg (1%-Sign.) und auch von Personen mit gutem Berufserfolg (5%-Sign.).
Die gleichen statistischen Unterschiede zeigen sich für den Faktor „Apathie und Hemmung"; beruflich Erfolglose sind apathischer und gehemmter als teilweise Erfolgreiche (1%-Sign.) und als Erfolgreiche (5%-Sign.).
Auch für den Faktor „aggressiv-gereizte Verstimmung" läßt sich feststellen, daß beruflich Erfolglose am stärksten beeinträchtigt sind. Bei ihnen tritt diese psychische Störung viel häufiger auf als bei teilweise Erfolgreichen (1%-Sign.) und der Tendenz nach häufiger als bei Erfolgreichen (10%-Sign.).

Diese Befunde lassen sich folgendermaßen zusammenfassen:
Die berufliche Erfolglosigkeit bei ehemaligen KZ-Häftlingen tritt häufig zusammen mit Hoffnungslosigkeit, depressiver Hemmung und einer chronisch unzufriedenen, gereizten Verstimmung auf. Bei ehemaligen KZ-Häftlingen, die heute nur einen teilweisen Berufserfolg aufweisen, finden sich diese psychischen Störungen am seltensten. Bei den Erfolgreichen, die ja stärker psychisch gestört sind als die nur teilweise Erfolgreichen, scheint eine aggressiv-gereizte Verstimmung typischer zu sein als Resignation und Verzweiflung.

Es erscheint uns wenig sinnvoll, die psychischen Störungen kausal aus dem beruflichen Versagen ableiten zu wollen oder umgekehrt zu behaupten, daß berufliches Versagen nur Folge des gestörten psychischen Zustandes ist. Naheliegender ist es vielmehr, beide Störungsformen — psychische Störung und Arbeitsstörung — als etwas Gemeinsames zu betrachten und in ihnen zwei nur äußerlich verschiedene Aspekte einer gemeinsamen, für ehemalige KZ-Häftlinge typischen Grundstörung zu sehen. Diese Befunde unterstreichen noch einmal nachdrücklich die bereits erwähnten Vorbehalte, die Arbeitsfähigkeit ehemaliger Verfolgter nur an ihrem körperlichen Zustand ablesen zu wollen. Eine Akzentverschiebung zugunsten einer sorgfältigeren Berücksichtigung der psychischen Gegebenheiten bei der Festsetzung der Erwerbsminderung scheint unbedingt angebracht.

5. Aggressionshandhabung

Von besonderer Bedeutung für die Analyse der Berufsanpassung ehemaliger KZ-Häftlinge ist die Frage nach der Aggressionsverarbeitung. Denn um beruflich erfolgreich zu sein, braucht man ein gewisses Maß an gesteuerter Aggressivität. Damit ist schon angedeutet, daß der Begriff „Aggressivität" hier nicht nur im Sinne der Feindseligkeit zu verstehen ist. Unter Aggression wird in diesem Zusammenhang auch die allgemeine Qualität des Herangehens und der Auseinandersetzung verstanden, die keineswegs immer einen feindselig-destruktiven Charakter zu haben braucht.

a) Verlauf der Aktivitätsentfaltung nach der Befreiung

Wir betrachten zunächst die Aggression in der allgemeinen Form der Aktivitätsentfaltung und prüfen ihren Zusammenhang mit dem Berufserfolg. Dabei stellt sich heraus, daß die Korrelation zwischen beiden Phänomenen nicht immer gleich ist, sondern sich im Laufe der Zeit in charakteristischer Weise verändert. Tabelle 63 zeigt die Verteilung für die erste Anpassungsphase:

Tabelle 63. *Auseinandersetzung mit der Umwelt in der ersten Anpassungsphase 1945—1946 (n=133)*

Berufsgruppe	Orientierungsversuche Aktivität Anzahl	Zusammenbruch Passivität Anzahl
A erfolgreich	35 (76%)	11 (24%)
B teilweise erfolgreich	26 (65%)	14 (35%)
C nicht erfolgreich	32 (70%)	14 (30%)

Eine statistische Prüfung dieser Verteilung erbringt keine bedeutsamen Gruppenunterschiede. Die Aktivitätsentfaltung zur Bewältigung der Umwelt, wie sie in den ersten zwei Jahren nach der Befreiung zu beobachten war, steht demnach in keinem sichtbaren Zusammenhang mit dem Berufserfolg, wie er sich bis 1960 abgezeichnet hat.

Sehr signifikante Unterschiede finden sich aber bereits etwa fünf Jahre später, in der Wende von 1949/1950. Eine entsprechende Verteilung gibt Tabelle 64 wieder.

Tabelle 64. *Auseinandersetzung mit der Umwelt zum Zeitpunkt 1949/50 (n=133)*

Berufsgruppe	Bemühen um Umweltanpassung		Störungen in der Umweltanpassung	
	Aktivität Eigeninitiative Anzahl	Aktivität mit Unterstützung Anzahl	Unsicherheit Hilflosigkeit Anzahl	Ausweichen Rückzug Anzahl
A erfolgreich	19 (41%)	19 (41%)	8 (18%)	— —
B teilweise erfolgreich	11 (28%)	20 (50%)	9 (23%)	— —
C nicht erfolgreich	4 (9%)	6 (13%)	32 (68%)	5 (11%)

Eine statistische Prüfung dieser Verteilung erbringt folgenden Befund:

Personen ohne Berufserfolg zeigen bereits 5 Jahre nach der Befreiung weniger Aktivitätsentfaltung in der Umweltsanpassung als Personen mit teilweisem und Personen mit gutem Berufserfolg (je 1%-Sign.).

Personen mit teilweisem und mit gutem Berufserfolg unterscheiden sich zu diesem Zeitpunkt nicht.

Der Vergleich der oben angeführten Kategorien weist auf den prozeßhaften Charakter der Umweltsanpassung bei ehemaligen Verfolgten hin. Unterschiede, wie sie sich 1946, am Ende einer ersten Anpassungsphase, bei den ehemaligen KZ-Häftlingen feststellen lassen, sind noch kein Hinweis auf den Erfolg des weiteren Verlaufs. Aber bereits um 1949/1950 zeichnet sich ein deutlicher Zusammenhang zwischen der Aktivitätsentfaltung in der Auseinandersetzung mit der Umwelt und dem späteren Erfolg im Berufsleben ab. Beruflich erfolglose Männer zeigen zu diesem Zeitpunkt signifikant häufiger ein unsicheres, ausweichendes Verhalten in der Auseinandersetzung mit der Umwelt.

Im Verlauf der weiteren Anpassung schälen sich diese Differenzen in der Aktivitätsentfaltung noch stärker heraus. Erfolgreiche Männer erlahmen in ihrem aktiven Anpassungsbemühen auch in den nächsten 10 Jahren (bis 1960) nicht oder kaum feststellbar. Dagegen kann bei Männern, denen der Berufserfolg nur teilweise gelingt, zwischen 1950 und 1960 häufig ein Nachlassen in ihrer auf die Umwelt gerichteten Aktivitätsentfaltung beobachtet werden. Wir werden später zeigen können, daß dieses Nachlassen im Bemühen um eine äußere Umweltsbewältigung oft mit einer Verinnerlichung der Anpassungsproblematik einhergeht und deshalb auch positiv gewertet werden kann.

Bei den beruflich Erfolglosen verringert sich die Fähigkeit zur aktiven Anpassung an die Umwelt mehr und mehr, ohne aber von einer Verinnerlichung der Anpassungsproblematik begleitet zu sein. Im Gegenteil: Der Endzustand dieser Befragten ist in der Regel von Zügen depressiver Hoffnungslosigkeit und Nutzlosigkeit geprägt.

Im folgenden betrachten wir eine spezifische Form der Aggressionshandhabung: die sichtbar und hörbar geäußerte feindselige Aggressivität.

b) Aggressionsausdruck

Als Aggressionsäußerungen gelten alle verbalen, aber auch körperlichen Formen der Auseinandersetzung im sozialkommunikativen Bereich. Für die 133 männlichen Befragten der 3 Berufserfolgsgruppen erhalten wir bei 4 Kategorien der individuell vorherrschenden Aggressionsäußerung folgende Verteilung:

Tabelle 65. *Formen der vorherrschenden Aggressionsäußerung (n=113)*

Berufsgruppe	Geäußerte Aggressivität		Aggressionshemmung	
	ungesteuert explosiv Anzahl	gesteuert stabil Anzahl	verhalten gehemmt Anzahl	keine Aggressions-äußerung sichtbar Anzahl
A erfolgreich	7 (15%)	7 (15%)	32 (70%)	— —
B teilweise erfolgreich	9 (23%)	9 (23%)	20 (50%)	2 (5%)
C nicht erfolgreich	16 (34%)	3 (6%)	23 (49%)	5 (11%)
Gesamt	32 (24%)	19 (14%)	75 (56%)	7 (5%)

Die Tabelle zeigt, daß bei den von uns untersuchten ehemaligen Verfolgten eine gehemmt-verhaltene Form der Aggressionsäußerung am häufigsten ist (56,4%); bei einem Viertel der Untersuchten eine ungesteuerte, explosive Aggressivität vorhanden ist; bei 14,3% eine gesteuerte und stabile Aggression des Verhaltens kennzeichnend ist. Ohne jede sichtbare Aggressionsäußerung sind 5,3%.

Folgt man allein der zahlenmäßigen Ausprägung, müßte man die gehemmte, verhaltene Form der Aggressionsentladung als die für ehemalige KZ-Häftlinge typische bezeichnen. Besonders häufig kommt diese Haltung bei Männern mit erfolgreicher Berufsanpassung vor. Hier läßt sie sich bei 70% der Betreffenden feststellen. Der Unterschied zu den beiden Vergleichsgruppen läßt sich als Tendenz knapp unterhalb der Signifikanzgrenze von 5% sichern. Die Kategorie „ungesteuerte, explosive Agressionsäußerung" scheint dagegen besonders untypisch für beruflich Erfolgreiche zu sein, da sie in den beiden anderen Berufsgruppen der Tendenz nach häufiger zu beobachten ist.

Die beruflich nur teilweise erfolgreichen Männer fallen durch die relative, wenn auch statistisch noch nicht signifikante Häufung in der Kategorie „gesteuerte und stabile Aggressionsäußerungen" auf.

Die beruflich Erfolglosen weisen dagegen die stärkste Abweichung von der Gesamtverteilung in der Kategorie der „ungesteuerten und explosiven Aggressionsäußerung" auf. In dieser Hinsicht unterscheiden sie sich der Tendenz nach am deutlichsten von den beruflich Erfolgreichen. Auch das völlige Fehlen der aggressiven Äußerungen unterscheidet diese beiden Gruppen, wenn auch nicht signifikant.

Hemm- und Steuermechanismen im sozialkommunikativen Umgang scheinen demnach bei ehemaligen Verfolgten wesentliche Begleiterscheinungen, vielleicht sogar Voraussetzungen für eine erfolgreiche Berufsanpassung zu sein. Die anpassungsfördernde Funktion erfüllen diese Mechanismen allerdings nur, wenn sie nicht sämtliche aggressiven Impulse des Individuums bremsen, sondern eher zu ihrer Sublimation oder auch Verschiebung beitragen.

Eine solche Form der situativen Aggressionsverschiebung schildert uns ein erfolgreicher Textilkaufmann mit folgenden Worten:

„Wenn große Kunden kommen, verkaufe ich auch selbst. Es kommen auch viele Deutsche zu mir und wollen kaufen. Manchmal fängt einer an zu schimpfen, vielleicht weil er weiß, daß ich Jude bin. Ich bin still und höre mir alles an. Aber hinterher schlage ich 10% auf den Preis drauf."

Bei beruflich erfolglosen ehemaligen Häftlingen finden wir diese Fähigkeit zur Agressionsverschiebung so gut wie gar nicht. Für sie ist kennzeichnend, daß sie ihre aggressiv-destruktiven Impulse ganz verdrängen oder daß sie ihnen hilflos ausgeliefert sind. Diese Zusammenhänge sollen im folgenden Abschnitt anhand von Einzelfällen deutlich gemacht werden.

c) Drei typische Formen der Aggressionsverarbeitung

Die im folgenden zur Demonstration dargestellten Einzelfälle sind keine Extremvarianten, sondern eher „Durchschnittsfälle", wie sie unter ehemaligen KZ-Häftlingen häufiger anzutreffen sind. Die biographischen Daten der Entwicklungs- und Verfolgungszeit werden nur kurz gestreift, um den Hauptakzent auf die Zusammenhänge zwischen Aggressionsverarbeitung und Berufserfolg nach der Befreiung deutlicher werden zu lassen.

Repräsentant der beruflich Erfolgreichen:

Herr F., ein in Polen geborener Jude, der heute in München lebt, war zum Zeitpunkt der Befragung 46 Jahre alt. Er spricht schnell und leise mit kaum geöffnetem Mund. Beide Interviews, die mit ihm durchgeführt wurden, versucht er wie eine lästige Pflicht hinter sich zu bringen. Trotzdem sind seine Angaben präzis und ausführlich.

Die erste Ehe schloß er kurz nach der Befreiung mit einer deutschen Frau. Auf Betreiben der Frau wurde die Ehe nach 10 Jahren geschieden. Heute ist er wieder mit einer 10 Jahre jüngeren deutschen Frau kinderlos verheiratet. Zusammen mit dieser Frau hat er einen günstig gelegenen Damen- und Herren-Frisiersalon aufgebaut, der sehr gut floriert. Der Befragte beschäftigt 5 Angestellte und verdient gut.

Sich selbst beschreibt er als höchst unkonzentriert, unruhig und rastlos. Er hat fast jede Nacht KZ-Träume und wacht oft auf. Obwohl er oft unausgeschlafen ist, arbeitet er ohne Ruhepause von morgens bis abends. Er geht um 7 Uhr ins Geschäft und putzt und räumt auf. Alle handwerklichen Arbeiten im Geschäft und in der Wohnung macht er nach Feierabend selbst. Der Sonntag, an dem er nicht arbeiten kann, ist für ihn eine Qual. Er will sich einen Garten kaufen, den er in seiner arbeitsfreien Zeit bebauen kann.

Die pausenlose, motorische Beschäftigung braucht er, nach seinen Worten, um die hereinbrechenden KZ-Erinnerungen abzuwehren. Lesen, früher seine Lieblingsbeschäftigung, ist heute für ihn unmöglich, da jeder Augenblick der Besinnung und Ruhe in ihm Angst und Verzweiflung auslöst. Nur am Steuer seines Autos findet er ein wenig Entspannung.

Die Menschen seiner Umgebung merken, wie er meint, nichts von seiner Unruhe. Mit allen kommt er gut aus. Besonders mit seinen Kunden hat er nie Schwierigkeiten, weil er stets nachgibt. Er hat sogar einen ehemaligen SS-Mann unter seinen Kunden. Sie würden sich gegenseitig respektieren. Überhaupt könne er niemandem böse sein. Er brauche Harmonie. Wenn einmal ein Angestellter zwei Stunden zu spät zur Arbeit kommt, bringt er es nicht fertig, zu schimpfen. Sollte ihm doch einmal ein heftiges Wort herausrutschen, bereut er es sofort und macht es wieder gut. Wenn jemand Geld von ihm haben will, gibt er es, ohne darüber zu reden. Trotzdem hat er aber keine wirklichen Freunde. Auch seine Frau versteht ihn nicht. Streit gibt es zwischen ihnen nur selten. „Ich gebe nach, bloß damit ich meinen Frieden habe und damit alles schön klappt."

Für diese und ähnliche Fälle sind folgende Momente der Aggressionsverarbeitung bezeichnend:

1. Soziale Aggressionen sind nicht sichtbar. Das mitmenschliche Verhalten der Befragten erscheint als „angepaßt".

2. Die unaggressive Anpassung gelingt auf Kosten einer Auseinandersetzung mit der eigenen Vergangenheit. Die Erlebnisse der Verfolgungszeit werden verdrängt.

3. Die Verdrängung ermöglicht zwar die Entfaltung einer beachtlichen Berufsaktivität, macht aber einen lebendigen Kontakt zum Mitmenschen unmöglich und wird mit einer Reihe psychischer Symptome bezahlt.

Repräsentant der beruflich Erfolglosen:

Herr T. wurde als ältester Sohn jüdischer Eltern in Polen geboren. Zum Zeitpunkt des Interviews ist er 45 Jahre alt und lebt in München. Seine erste Ehe schloß er mit 20 Jahren. Seine Frau kam während der Verfolgung ums Leben.

Der Befragte gibt an, den Beruf eines Automechanikers gelernt zu haben und bereits vor Einsetzen der Verfolgung Taxichauffeur mit einem eigenen Wagen gewesen zu sein. Die Beschäftigung als Kraftwagenfahrer nahm er gleich nach der Befreiung wieder auf und brachte für eine geheime Emigrationsorganisation Israel-Auswanderer in ein Zwischenlager nach Salzburg.

1947 brach eine im KZ entstandene Lungen-Tbc wieder auf, so daß er bis 1951 in einem Sanatorium behandelt werden mußte. Nach der Entlassung aus dem Sanatorium arbeitete er als ambulanter Händler und Marktverkäufer. Als ihm diese Arbeit zu beschwerlich wurde, versuchte er, ein festes Geschäft einzurichten. Er mußte es aber nach kurzer Zeit wieder aufgeben, so daß alle Bemühungen, seine wirtschaftliche Lage zu stabilisieren, erfolglos blieben.

1951, nach der Entlassung aus dem Lungensanatorium, heiratete er ein 17jähriges deutsches Mädchen. Die Ehe wurde aber auf Betreiben der Frau nach zwei Jahren wieder geschieden.

Daraufhin reist der Befragte illegal nach Jugoslawien. Die legale Einreise wurde ihm wegen eines Zollvergehens verweigert. In Jugoslawien lernte er seine dritte Frau, eine Kroatin aus jüdischer Familie, kennen und kehrte nach einem Aufenthalt von etwa $4^1/_2$ Jahren mit ihr zusammen nach München zurück. In München versuchte er, wieder als ambulanter Händler zu arbeiten, kam dann aber, nach seinen eigenen Worten, jeden Abend so erschöpft von seinen Geschäftswegen zurück, daß er jede berufliche Tätigkeit aufgab und seit 1959 nur von Renten lebt, die er und seine Frau erhalten.

Er hat den Wunsch, nach Israel zu emigrieren. Um dort aber nicht mit leeren Händen anzukommen, will er vorher noch in Deutschland so viel Geld verdienen, daß er in Israel mit einem eigenen Wagen als Taxichauffeur arbeiten kann. Wie er den Plan realisieren will, weiß er bis jetzt noch nicht.

Er lehnt die Deutschen nachdrücklich ab und vermeidet heute jeden Kontakt mit seiner Umgebung. Als das einzige „Verbrechen seines Lebens" bezeichnet er es, eine deutsche Frau (das 17jährige Mädchen) geheiratet zu haben. Aber auch jüdische Bekanntschaften haben weder er noch seine Frau.

Sein Gesundheitszustand macht ihm viel zu schaffen. Seine Hauptsorge sind die „Nerven". Er erzählt eine Reihe von Vorfällen, bei denen er „seine Nerven" verloren hätte: Einmal unterhielt er sich auf dem Markt mit einem anderen Händler, der sich ihm gegenüber unverblümt antisemitisch äußert, weil er ihn für einen alten Parteigenossen hielt. Diesen Mann schlug er auf der Stelle blutig. Ein anderes Mal meinte er, auf der Straße einen besonders grausamen SS-Mann wiederzuerkennen. Er wollte auf diesen Mann zugehen, bekam aber einen Anfall und wurde bewußtlos.

Zufällig traf er einmal einen alten, kranken Mann, dem er behilflich sein wollte. Aus diesem Grund ging er auf das Gemeindeamt und zwang den Gemeindevorsteher — nach seinen eigenen Schilderungen „unter Androhung schwerster körperlicher Mißhandlungen" — dem alten Mann Kohlen zuzuteilen und andere Hilfen zu gewähren.

Nach jedem dieser Zusammenstöße fühlte er sich wie zerschlagen und war dann für Tage und Wochen ans Bett gebunden.

Für den hier zur Frage stehenden Zusammenhang zwischen Aggressionsverarbeitung und Berufserfolg können wir folgende Punkte herausstellen:

1. Die aggressiven Impulse können nicht beherrscht und gesteuert werden. Sie treiben den Befragten immer wieder zu destruktiven Ausbrüchen oder zu ohnmächtigen Zusammenbrüchen.

2. Die Berufsfähigkeit ist stark eingeschränkt. Ein kontinuierliches Arbeiten über längere Zeit ist nicht möglich. Der Befragte zieht sich mit 44 Jahren aus dem Arbeitsprozeß zurück.

3. Wie die Berufsfähigkeit leidet auch der Kontakt unter der oben beschriebenen Form der Aggressionshandhabe. Die eruptiven Aggressionsausbrüche bringen ihn zwar mit anderen Menschen in Berührung, machen aber eine stabile Beziehung zur Umwelt unmöglich. Der Befragte zieht sich schließlich selbst aus dem Kontakt zurück und isoliert sich.

4. Mit der beruflichen und mitmenschlichen Isolation geht ein allgemeiner Verlust der Realitätskontrolle einher. So glaubte z. B. der Befragte, schon bald in Israel ein neues und glücklicheres Leben ohne berufliche Not führen zu können, obwohl fast alle Voraussetzungen für die Verwirklichung dieser Wünsche fehlten.

Repräsentant der beruflich teilweise Erfolgreichen:

Herr W. ist zum Zeitpunkt des Interviews 37 Jahre alt. Er wurde als zweiter Sohn jüdischer Eltern in Berlin geboren und lebt heute in New York. Er ist mit einer marokkanischen Jüdin verheiratet und hat zwei Kinder. Sein Verhalten dem deutschen Interviewer gegenüber ist freundlich, aber von distanzierter Zurückhaltung.

Der Befragte gibt an, ein begabter Schüler gewesen zu sein. Er mußte aber seine Ausbildung am Gymnasium und an einem Konservatorium wegen der stärker werdenden Verfolgungsmaßnahmen abbrechen und sich zur Zwangsarbeit in einem Rüstungsbetrieb melden. 1943, 17jährig, wird er nach Auschwitz deportiert. Auf einem Transport nach Dachau, unmittelbar vor Ende des Krieges, kann er fliehen.

Er begibt sich illegal nach Frankreich. Nach kurzer Erholungspause nimmt er kurzfristig verschiedene Arbeitsstellen an und ist sehr betroffen, als er feststellt, daß ihn alles, was mit

Arbeit zu tun hat, an das KZ-Lager erinnert und deshalb bei ihm auf Widerstand und Ablehnung stößt. Mit Hilfe von Bekannten findet er eine Anstellung in einer jüdischen Zeitung als Redakteur und Setzer. Anschließend unterrichtet er jüdische Kinder, bevor sie nach Israel auswandern.

Dann geht er selbst nach Israel, um — wie er sagt — „etwas für Israel zu tun". Aber schon nach einem Jahr, in dem er in der israelischen Armee gedient hat, geht er nach Frankreich zurück und arbeitet in verschiedenen Städten und für verschiedene Arbeitgeber. Nebenbei betreibt er mit Nachdruck seine Auswanderung in die USA, da er das Gefühl hat, weder in Israel noch in Europa den, wie er sich ausdrückt, „schwierigen Weg in die Gesellschaft zurückzufinden".

1952 erhält er eine Einreisegenehmigung nach Baltimore (USA). Hier lebt er einige Monate bei einem Vetter, arbeitet in einer Fabrik und siedelt dann mit den ersten zusammengehungerten 100 Dollars nach New York über. Dort versucht er mit Hilfe jüdischer Bekannter aus Deutschland, beruflich Fuß zu fassen. Er arbeitet in verschiedenen Im- und Exportgeschäften, hat aber nach kurzer Zeit immer das Gefühl, daß ihm die Arbeit über den Kopf wächst. Um diese Unsicherheit loszuwerden, nimmt er aus eigener Initiative an Sprachkursen und kaufmännischen Lehrgängen teil. Außerdem versucht er, durch die Lektüre von Schulbüchern sein lückenhaftes Wissen aufzufüllen. Trotz allen Bemühens bleibt die berufliche Unsicherheit, die ihn stark beunruhigt.

Genau wie im Berufsleben gilt seinen Worten nach sein ganzes Bemühen im Umgang mit den anderen Menschen, „wieder in normale Verhältnisse zurückzufinden". Nach der Befreiung hat er einen starken Drang verspürt, in die Gesellschaft hineinzukommen. Es ist ihm aber sehr schwergefallen, die anderen Menschen in ihrem Verhalten zu verstehen. Auch heute versucht er immer noch zu erforschen, was das Leben und die Menschen eigentlich seien.

Er bemüht sich stets, vorsichtig und gerecht zu sein. „Man kann mich nicht kränken. Ich versuche immer, den Standpunkt der anderen zu sehen. Ich suche nach Entschuldigungen für andere. Ich schlucke viel in mich hinein. Nur wenn ich zuviel aufgespeichert habe, passiert es einmal, daß ich etwas auspacke, und dann bin ich bestimmt im Recht."

In Amerika fühlt er sich wohl, obwohl es auch hier manches gibt, was ihn stört. Von Deutschland und den Deutschen distanziert er sich in einer abwägenden, um ein gerechtes Urteil bemühten Form.

Für diesen Fall können folgende Punkte zusammenfassend festgehalten werden:

1. Die vorherrschende Form der Aggressionsverarbeitung weist ambivalente Züge auf. Aggressive Impulse sind von hemmenden Gegenpulsen begleitet. Als Ergebnis entsteht das Bild einer gewissen Distanzierung und Intellektualisierung.

2. Diese Haltung führt zu einer konflikthaften Auseinandersetzung im beruflichen Bereich. Die Unfähigkeit, sich einem konkreten Beruf uneingeschränkt und dauerhaft zuzuwenden, verhindert eine erfolgreiche Berufsidentifikation.

3. In ähnlicher Weise ist ihm der Zugang zum anderen Menschen erschwert. Durch den Versuch, zu „erforschen, was das Leben eigentlich sei", bemüht er sich um Integration in die soziale Umwelt.

Abschließend seien die wesentlichen Gesichtspunkte, die bei den 3 Gruppen mit verschiedenem Berufserfolg feststellbar waren, noch einmal zusammengefaßt:

Die beruflich Erfolgreichen fallen durch ihre rastlose Tätigkeit auf. Ausspannen, Muße und Nachdenken sind für sie nicht nur überflüssig, sondern gefährlich, weil sie die Vergangenheit — und das ist die Zeit im Konzentrationslager — unabweisbar in Erinnerung rufen. So befinden sich diese Menschen auf einer ständigen Flucht nach vorn, die sich z. T. in der hektischen Berufsaktivität ausdrückt. Die Aggressionen werden ganz von diesem Ziel absorbiert. Alles, was diese Aktivität stört, wird vermieden, insbesondere Streit mit anderen und Auseinandersetzungen mit der Gesellschaft. Sie würden Tempo und Richtung des Tätigseins beeinträchtigen. In den Augen der Umwelt gelten diese ehemaligen KZ-Häftlinge als sozial angepaßt. Das sind diese auch insofern, als sie im Beruf Erstaunliches leisten. Betrachtet man aber ihre außerberuflichen Kontakte, wie die zum Ehepartner, zu den Mitmenschen und zur Gesellschaft, so offenbart sich hier eine tiefe Beziehungslosigkeit, die durch die berufliche Rastlosigkeit nur notdürftig verdeckt wird. Auf der Flucht vor ihrer KZ-Vergangenheit hasten sie am Leben vorbei.

Die beruflich Erfolglosen zeigen gleichsam die entgegengesetzte Dynamik. Sie bleiben in der KZ-Vergangenheit haften. Weder im Beruf noch in der Ehe können sie neue Wurzeln schlagen. Die Gesellschaft ist für sie grundsätzlich schlecht und schuld daran, daß dem eigenen Leben Sinn und Gehalt verlorengingen. So fühlt man sich auch nicht zur Leistung und Arbeit verpflichtet, wie es ein ehemaliger KZ-Häftling ausdrückt: „Ich strenge mich nicht mehr an, denn ich habe ungerechterweise gelitten, und daher sollen jetzt die anderen für mich sorgen." Je weniger aber die Gesellschaft diese Forderungen erfüllen kann, desto stärker werden ihre Resignation und Verzweiflung. Die Aggressionen, die bei den Erfolgreichen in ein rastloses Tätigsein umgepolt wurden, stehen hier ganz im Dienste einer feindseligen Auseinandersetzung mit der Umwelt. Ohnmacht und Wut, Erschöpfung und aggressive Explosion kennzeichnen diesen als Depression zu bezeichnenden Zustand.

Bei den beruflich teilweise Erfolgreichen fällt in erster Linie eine starke Ambivalenz auf. So steht dem Streben nach beruflichem Erfolg, wirtschaftlicher Sicherheit und sozialem Prestige die Abneigung vor dem Arbeitszwang gegenüber, der häufig an das zwanghaft reglementierte Leben im Konzentrationslager erinnert. Das ist gerade bei den Männern sehr deutlich sichtbar, die ihre ersten und damit prägendsten Berufs- und Arbeitserfahrungen unter Verfolgungsbedingungen machen mußten. Arbeit erhält hier den Charakter der lebensbedrohlichen Ausbeutung.

Auch im Verhältnis zu den Mitmenschen spiegelt sich diese Ambivalenz wider. Zu- und Abwendung stehen nebeneinander. Aus diesem Dilemma flüchtet man in eine angemessene Distanz zu den anderen und zur Gesellschaft. Der Verzicht auf explosive Aggressionen wird hier erkauft durch den Hang zum Intellektualisieren. In der kühlen Distanz fühlt man sich unter den Menschen fremd. Man versteht die anderen nicht, will sie aber immer nur mit dem Verstand begreifen. Die Auseinandersetzung mit der KZ-Vergangenheit ist bei dieser Gruppe noch am angemessensten. Sie fliehen nicht vor der Vergangenheit, bleiben aber auch nicht in ihr stehen. Sie bemühen sich um eine allmähliche innere Bewältigung. Das, was sie an Verinnerlichung gewinnen, verlieren sie aber zunächst an äußerem Erfolg.

6. Mitmenschliche Beziehungen

In den vorangegangenen Abschnitten sind bereits einige Beobachtungen über Zusammenhänge zwischen der beruflichen Anpassung und dem sozialen Kontakt innerhalb und außerhalb der Ehe mitgeteilt worden. Diesen Zusammenhängen soll im folgenden weiter nachgegangen werden.

a) Sozialer Kontakt

Im Kapitel „Kontakt zum Mitmenschen und zur Gesellschaft" ist auf den Seiten 120—126 dargestellt, daß sich bei ehemaligen KZ-Häftlingen deutliche Unterschiede zwischen der direkten Auseinandersetzung mit der Umwelt und der emotionalen Einstellung zum Mitmenschen nachweisen lassen. Dieser charakteristische Unterschied ist auch im Zusammenhang mit der Berufsintegration von Bedeutung.

Tabelle 66. *Auseinandersetzung mit der Umwelt und Einstellung zum Mitmenschen der (A) erfolgreichen, (B) teilweise erfolgreichen und (C) nicht erfolgreichen Berufsgruppen (n=133)*

Berufsgruppe	Auseinandersetzung mit der Umwelt		Einstellung zum Mitmenschen	
	Integration Anzahl	Isolierung Anzahl	Zuwendung Anzahl	Ablehnung Anzahl
A erfolgreich	30 (66%)	16 (34%)	16 (39%)	23 (61%)
B teilweise erfolgreich	23 (58%)	17 (42%)	15 (35%)	25 (62%)
C nicht erfolgreich	13 (28%)	34 (72%)	11 (23%)	36 (77%)

Diese tabellarische Übersicht mag als Illustration für die Unterschiede dienen, die sich im gleichen Sinne auch für die im Kapitel „Kontakt zum Mitmenschen und zur Gesellschaft“ (s. S. 120) diskutierten Kontaktdimensionen nachweisen lassen:

Personen ohne Berufserfolg nach der Befreiung sind sehr viel häufiger sozial isoliert als Personen mit gutem Berufserfolg (0,1%-Sign.) und auch häufiger sozial isoliert als Personen mit teilweisem Berufserfolg (1%-Sign.).

Zwischen den beruflich Erfolgreichen und den nur teilweise Erfolgreichen ergibt sich kein statistisch sicherer Unterschied.

Die 3 Berufserfolgsgruppen weisen keine statistisch sicheren Unterschiede in der Dimension „Zuwendung“ — „Abwendung“ auf.

Berufliches Versagen und Kontaktstörungen treten also in der Regel gemeinsam auf. Personen ohne Berufserfolg leben häufig isoliert und vereinsamt ohne kontinuierliche Beziehungen zu anderen Menschen.

Im Gegensatz zu der scharfen Diskriminierung des tatsächlichen Kontaktverhaltens unterscheidet die Beurteilung der mitmenschlichen Einstellung die 3 Berufserfolgsgruppen nicht oder nur mit schwacher, statistisch nicht signifikanter Tendenz.

So läßt sich also sagen, daß der Berufserfolg ehemaliger KZ-Häftlinge in enger Beziehung zu ihrer äußeren Kontaktfähigkeit steht, kaum aber zu ihrer inneren Einstellung zum Mitmenschen. Die erfolgreiche Bewältigung der Umwelt, wie sie sich in einem guten Berufserfolg und in der Fähigkeit, Beziehungen zu anderen Menschen aufzunehmen, darstellt, ist in unserer Untersuchungsgruppe nicht unbedingt von einer positiven Einstellung zum Mitmenschen abhängig. Das Charakteristikum der beruflich Erfolgreichen ist eine größere soziale Funktionsfähigkeit, nicht aber unbedingt die gelungenere Verarbeitung der KZ-Vergangenheit, die sich u. a. als erneute und vorurteilsfreie Zuwendung zum anderen Menschen äußerst.

Dem konkreten Mitmenschen stehen die äußerlich Angepaßten in der Regel genauso mißtrauisch und innerlich ablehnend gegenüber wie die beruflich und sozial weniger Angepaßten. Der Unterschied zwischen den Berufsgruppen besteht darin, daß die einen trotz ihres gestörten Verhältnisses zum Mitmenschen berufstüchtig bleiben (oder auch den Beruf geradezu als Kompensation der gestörten Beziehung zum anderen Menschen verwenden können), die anderen aber mit dem verlorenen Anschluß an die Menschen auch die Beziehung zu den Lebensbereichen Arbeit, Beruf und Leistung verlieren.

b) Ehe und Familie

Die allgemein gute äußere Anpassungs- und Kontaktfähigkeit bei beruflich Erfolgreichen geht auch mit einer größeren Kontaktfähigkeit im Intimbereich von Ehe und Familie einher.

Wie Tabelle 67 zeigt, leben beruflich Erfolgreiche heute häufiger in guten und harmonischen Ehen als Männer ohne Berufserfolg.

Tabelle 67. *Familienleben (n=133)*

Berufsgruppe	harmonisches Familienleben Anzahl	disharmonisches Familienleben Anzahl
A erfolgreich	29 (63%)	17 (37%)
B teilweise erfolgreich	20 (50%)	20 (50%)
C nicht erfolgreich	10 (21%)	37 (79%)

Diese hier demonstrierten Unterschiede lassen sich anhand des Faktors der Familienbeziehungen nach der Befreiung, der auf den Seiten 180—181 diskutiert wird, auch statistisch sichern.

Verfolgte, die nach der Befreiung keinen Berufserfolg aufweisen, führen häufiger ein unharmonisches Familien- und Eheleben als Personen mit gutem und mit teilweisem Berufserfolg (jeweils 5%-Sign.).

Beruflich Erfolgreiche und teilweise Erfolgreiche unterscheiden sich bezüglich des Familienlebens nicht.

Dieser Befund kann im Zusammenhang mit der unterschiedlich ausgeprägten Anpassungsbereitschaft der ehemaligen KZ-Häftlinge gesehen werden. Diese ist bei den beruflich Erfolgreichen im Leistungs- und Kontaktbereich stärker entwickelt, so daß sie sich wahrscheinlich auch im Familienleben positiv bemerkbar macht. Bei beruflich Erfolglosen findet sich aber nicht nur die größte Anzahl konflikthafter Familienbeziehungen, sondern auch ein wesentlich höherer Prozentsatz von Männern, die nach der Befreiung gar nicht mehr heiraten (26%). Von den beruflich Erfolgreichen sind heute nur 9%, von den teilweise Erfolgreichen sogar nur 7% ledig. Diese Tatsache könnte zwar mit dem etwas höheren Durchschnittsalter der Berufsversager in Zusammenhang stehen, erklärt sie aber nicht ganz, da unter den Nichtverheirateten dieser Gruppe ebenso viele Jüngere wie Ältere sind. Eher läßt sich in dem höheren Prozentsatz der Nichtverheirateten unter den beruflich Erfolglosen ein Ausweichen vor der ehelichen Partnerschaft und vor der familiären Belastung sehen oder aber auch das Unvermögen dieser Personen, überhaupt einen Ehepartner zu finden.

Diese Vermutung wird durch die Beobachtung gestützt, daß die verheirateten, beruflich erfolglosen Männer nur selten Kinder haben. Wenn sie aber welche haben, ist das Verhältnis zu ihnen in 80% der Fälle gestört und beziehungslos. Darin unterscheiden sie sich sehr signifikant (1%-Sign.) von den beiden anderen Berufsgruppen.

Für das Verhältnis zu den eigenen Kindern lassen sich in den 3 Berufserfolgsgruppen folgende, statistisch nur als Tendenzen zu bezeichnende Unterschiede feststellen:

Tabelle 68. *Erziehungshaltung der (A) erfolgreichen, (B) teilweise erfolgreichen und (C) nicht erfolgreichen Berufsgruppen (n=133)*

Berufsgruppe	kooperativ		autoritär		
	umgänglich zugänglich Anzahl	gewährend nachsichtig Anzahl	unzugänglich überstreng Anzahl	wechselhaft unentschlossen Anzahl	keine Kinder Anzahl
A erfolgreich	4 (18%)	*8 (36%)*	5 (23%)	5 (23%)	24
B teilweise erfolgreich	*3 (35%)*	5 (72%)	4 (17%)	6 (26%)	17
C nicht erfolgreich	4 (18%)	5 (23%)	4 (18%)	*9 (41%)*	25

Die Tabelle zeigt, daß die beruflich erfolglosen Männer zu einer unentschlossenen, wechselhaften, autoritär getönten Haltung, die beruflich erfolgreichen dagegen eher zu einer gewährenden, verwöhnenden Haltung neigen. Nur bei den beruflich teilweise Erfolgreichen ist eine dem Kind adäquate, kooperative Haltung akzentuiert.

III. Einfluß früherer Lebensabschnitte

1. Verfolgungsbelastung

Es ist naheliegend, von der Hypothese auszugehen, daß berufliches Versagen nach der Befreiung um so eher zu erwarten ist, je schwerer die Belastung im Konzentrationslager war.

Folgende Belastungsvariablen zeigen keine Korrelationen zum Berufserfolg:

Lagerschwere,
Haftdauer,
Verlust der Eltern,
Verlust des Ehepartners,
Verlust von Kindern.

Eine Reihe bedeutsamer Unterschiede ergeben sich aber bei einer Analyse der Arbeitsverhältnisse im Konzentrationslager. Auf S. 16 wurde aufgeführt, welche großen Unterschiede in der Arbeitsbelastung für die Häftlinge in nahezu jedem Lager bestanden und welche ausschlaggebende Bedeutung die Art und Dauer der Arbeitsbelastung für die Häftlinge für das Überleben hatte.

Die verschieden starke Arbeitsbelastung der 3 Berufsanpassungsgruppen im Konzentrationslager wurde für folgende Belastungsmerkmale geprüft:

Durchschnittliche Arbeitsschwere;
Häufigkeit extrem schwerer Arbeit;
Arbeitsschwere bei Beginn und am Ende der KZ-Haft.

Für alle Merkmale lassen sich mehr oder weniger signifikante Differenzen nachweisen, denen zufolge Männer ohne Berufserfolg im Konzentrationslager unter stärkerer Arbeitsbelastung standen. Im einzelnen ergaben sich folgende Befunde:

Personen, die nach der Befreiung keinen Berufserfolg aufweisen,

standen während der Haftzeit unter durchschnittlich schwereren Arbeitsbedingungen als beruflich Erfolgreiche und beruflich teilweise Erfolgreiche (jeweils 5%-Sign.);

außerdem hatten sie häufiger extrem schwere Arbeit (Steinbruch u. ä.) zu leisten als Vertreter der beiden Vergleichsgruppen (jeweils 5%-Sign.).

Personen mit gutem und mit teilweisem Berufserfolg unterschieden sich bezüglich der Arbeitsschwere *nicht*.

Diese Befunde besagen, daß von allen Merkmalen, nach denen die Schwere der Verfolgungszeit bestimmt wurde, nur die Arbeitsbelastung im Konzentrationslager in einem statistisch feststellbaren Zusammenhang mit dem heutigen Berufserfolg steht.

Bei der Interpretation dieses Zusammenhanges müssen mehrere Gesichtspunkte berücksichtigt werden. Naheliegend wäre die kausale Verknüpfung beider Phänomene. Danach müßte angenommen werden, daß die extreme körperliche Belastung im KZ-Lager nach der Befreiung zur Berufsuntauglichkeit führt. Dabei spielt die Dauer dieser extremen Belastung eine weniger wichtige Rolle. Bedeutsamer scheint die Tatsache zu sein, an die Grenze der Widerstandskraft und der Leistungsfähigkeit getrieben worden zu sein. Es wäre ferner daran zu denken, daß ein Übermaß an Zwangsarbeit unter extrem lebensfeindlichen Bedingungen eine grundsätzliche und nicht wieder zu überwindende Abneigung gegen Leistung, Arbeit und den damit verbundenen Zwang hervorgerufen haben könnte.

Dieser Erklärungsversuch, der sowohl körperliche wie auch psychologische Aspekte berücksichtigt, scheint uns dem Phänomen der verfolgungsbedingten Berufsstörung näherzukommen als die einseitige Akzentuierung körperlicher Ursachen, wie sie vor allem von frühen dänischen Untersuchern (Hellwig-Larsen u. Mitarb., 1952) ausgesprochen wurde. Diese Autoren führten die auch von ihnen beobachteten Berufsstörungen ehemaliger KZ-Häftlinge vor allen Dingen auf die Hungerdystrophie zurück.

Auf die Tatsache, daß für die Anpassung im Konzentrationslager — und damit für das Ausmaß der Belastung — auch psychologisch zu interpretierende Persönlichkeitsmerkmale verantwortlich zu machen sind, ist an verschiedenen Stellen dieser Untersuchung hingewiesen worden. Dieser Zusammenhang gilt auch für die Berufsstörungen.

Auf den Seiten 32—35 sind die Unterschiede im Kontaktverhalten während der KZ-Haft dargestellt worden. Faktorenanalytisch konnte eine Dimension der „Anpassung im KZ“ definiert werden, die durch die Pole „Gelungene Anpassung im KZ“ und „Nicht gelungene Anpassung im KZ“ gekennzeichnet ist. Aus dieser Dimension lassen sich charakteristische Unterschiede für die 3 Berufserfolgsgruppen der Post-KZ-Zeit nachweisen:

Personen, die nach der Befreiung keinen Berufserfolg aufweisen,

zeigten auch im KZ viel häufiger eine gestörte und passive Kontaktform als Personen, die heute beruflich erfolgreich sind (1%-Sign.) und auch häufiger als Personen mit nur teilweisem Berufserfolg nach der Befreiung (5%-Sign.).

Personen mit gutem und mit teilweisem Berufserfolg unterscheiden sich in dieser Hinsicht *nicht*.

Dieser Befund besagt, daß Männer, die nach der Befreiung einen guten oder auch nur einen teilweisen Berufserfolg erzielten, auch unter KZ-Haft-Bedingungen häufiger über ein gutes Kontakt- und Anpassungsvermögen verfügten. Und umgekehrt sind beruflich mangelhaft reintegrierte Männer mit signifikanter Häufigkeit unter Verfolgungsbedingungen kontaktarm gewesen.

Aufgrund der Verhältnisse in den Konzentrationslagern ist es wahrscheinlich, daß die schon während der Haft nachweisbare Kontaktfähigkeit auch für die geringere Arbeitsbelastung im KZ mitverantwortlich war. Denn im Gegensatz zu den anderen Belastungsarten (Dauer der Haft, Art des Lagers, Verlust von Angehörigen) war die Arbeitsbelastung noch am ehesten durch eigene Aktivität zu beeinflussen und mitzugestalten. Das geht auch aus Äußerungen von ehemaligen KZ-Häftlingen hervor:

„Ich habe abends noch als Friseur gearbeitet, und zwar für die Lagerwachmannschaft, auch für die Leitung. Auf diese Weise habe ich mir nebenbei Lebensmittel verdienen können. Auch in Auschwitz ist es mir wieder gelungen, innerhalb kurzer Zeit als Friseur unterzukommen, und zwar wegen meines adretten Äußeren; darauf habe ich immer Wert gelegt."

„Als ich nach Dachau kam, besorgte ich mir Material und begann zu malen und zu basteln. Dadurch konnte ich mir eine Sonderposition erringen. Ich bastelte eine Kogge und kopierte Rubensbilder. Der Lagerführer hat oft neben mir gesessen und mir zugeschaut."

„Wissen Sie, Beziehungen, Beziehungen, Beziehungen — das war im KZ alles (Auschwitz). Zuerst machte ich mir die älteren jüdischen Häftlinge zu Freunden; die halfen mir dann. Später haben mir auch die Politischen geholfen und mich geschützt. Durch meine Beziehungen hatte ich immer gute Kommandos. Die meiste Zeit gehörte ich dem Materiallager in Auschwitz-Suna an. Das war das Beste, was man überhaupt kriegen konnte. Die Mitglieder dieses Kommandos wurden von der SS zuvorkommend behandelt, denn diese hatten alle das Bedürfnis, aus diesem Materiallager einiges zu bekommen. Später haben mich Politische, mit denen ich mich gut gestellt hatte, in die Küche gebracht."

„Das Allerschlimmste im Lager (Auschwitz-Birkenau) waren die Schläge. Für mich ganz besonders, weil ich durch meine Größe und wegen meiner jüdischen Nase auffiel. Deshalb war ich immer der erste bei den Schlägen. Aber dann habe ich durch Mithilfe eines Kumpels das Dachdeckerhandwerk gelernt. Das hat mir dann das Leben erleichtert."

„Der Arzt sagte, er wolle die Selektionen im Hof durchführen. Die ganz Abgemagerten kamen nach links, die noch besser im Stande waren nach rechts. Ich war damals schon sehr abgemagert und war fast ein Muselmann. Der Arzt fragte mich: ‚Was sind Sie?', da log ich und sagte: ‚Maurer'. Der Arzt sagte: ‚Keine Angst, Ihnen passiert nichts'."

Die im Konzentrationslager geleistete Art der Arbeit als ein für die soziale Reintegration bedeutungsvoller Faktor mag in Einzelfällen ein Schicksalsschlag gewesen sein, als statistische Größe aber hängt sie — wenn auch nicht ausschließlich — von der Fähigkeit zu aktiver Kontaktnahme in der Belastungssituation ab.

Es wäre nun zu fragen, ob diese Fähigkeit mit irgendwelchen Momenten der Vorverfolgungszeit zusammenhängt, soweit sich diese an unserem Material und mit unseren Methoden feststellen ließen.

2. Entwicklungseinflüsse der Kindheit und Jugend

Zunächst seien die Variablen erwähnt, die *keine* statistisch signifikanten Differenzen bei den untersuchten Gruppen aufweisen. Als solche berücksichtigen wir folgende:

Lebensstandard in der elterlichen Familie;
Allgemeine Lebensbedingungen in der Jugend;
Niveau der Schulbildung;
Niveau der Berufsausbildung.

Dieser Befund ist besonders bemerkenswert im Hinblick auf die verschiedentlich geäußerte Annahme, daß materiell harte Lebensbedingungen in der Kindheit eine bessere Voraussetzung für das Überstehen der KZ-Grausamkeiten mit sich bringen als weniger harte Bedingungen. Nach unseren Befunden spielen diese Voraussetzungen, sofern sie sich im Lebensstandard der Familie und in schweren materiellen Bedingungen äußern, keine wesentliche Rolle für die Differenzierung des Berufserfolges nach der Befreiung. Ebensowenig sind Schul- und Berufsausbildung entscheidend. Höhere Schulbildung ist wie auch weiterführende Berufsausbildung weder förderlich noch hinderlich für den Erfolg, mit dem nach einer schweren Belastung eine neue berufliche Existenz aufgebaut wird.

Ebenfalls ohne Bedeutung für die Berufsanpassung nach der Befreiung scheinen diejenigen Merkmale zu sein, die das emotionale Verhältnis der Befragten zu den Eltern anzeigen. So diskriminieren folgende Kategorien die 3 Berufserfolgsgruppen der Post-KZ-Zeit *nicht:*

Emotionale Beziehung zum Vater oder zur Mutter (gute gegen schlechte emotionale Beziehung);

Erziehungshaltung des Vaters oder der Mutter (kooperative gegen autoritäre Erziehungshaltung).

Dieser Befund weist darauf hin, daß Anpassungs- und Durchsetzungsfähigkeit im späteren Alter nicht unbedingt von der positiven oder negativen emotionalen Beziehung zwischen den Eltern und den Kindern abhängen muß. Die Leistungsdimensionen, so wie sie in den verschiedenen Berufserfolgsgruppen erfaßt worden sind, scheinen also von anderen Gegebenheiten der Entwicklung abzuhängen. Wir fassen diejenigen Variablen, die sich in der vorliegenden Analyse als relevant erwiesen haben, in Tabelle 69 zusammen.

Als statistisch bedeutsam (Chi-Quadrat-Test) erweist sich zunächst der Grad der Harmonie in der Ursprungsfamilie:

Verfolgte, die nach der Befreiung keinen Berufserfolg aufweisen,
kommen sehr viel häufiger aus unharmonischen Familienverhältnissen als beruflich Erfolgreiche (1%-Sign.).

Der Terminus „Harmonische Familienverhältnisse" bezeichnet in unserer Befragtengruppe vor allem die funktionsfähige Familie mit engem Zusammenhalt der einzelnen Mitglieder. Harmonisch kann deshalb auch die patriarchalisch-orientierte Familie sein, die allen Beteiligten ein strenges, von ihnen aber akzeptiertes Rollenverhalten vorschreibt. Disharmonisch sind dagegen Familien, deren Kohärenz durch das Ausbrechen oder Versagen einzelner Mitglieder bedroht oder aufgelöst wird.

Im Rahmen dieser Bestimmung läßt sich auch das oben mitgeteilte Ergebnis verstehen. Harmonie, Stabilität und Ordnung, an dem Modell der Familie erlebt, ermöglichen in der Regel eher ein erfolgs-orientiertes Verhalten als familiäre Disharmonie, Instabilität und Unordnung, die ein mißerfolgs-orientiertes Verhalten begünstigen. Das intakte familiäre Ordnungsgefüge scheint die Ausbildung der sozialen Anpassungsfähigkeit zu fördern, da diese Fähigkeit zur Verhaltensnorm des geordneten Familienlebens gehört und daher früh und nachhaltig gelernt wurde.

Diese Erklärung wird gestützt von der Beobachtung, daß die Männer, denen nach der Befreiung aus dem Konzentrationslager ein guter oder teilweise guter Berufserfolg gelang, der Tendenz nach häufiger aus Familien mit „starken" Vater-Persönlichkeiten kommen.

Verfolgte, die nach der Befreiung keinen Berufserfolg aufweisen,
kommen häufiger aus Familien, auf die der Vater keinen stärkeren Einfluß genommen hat. Hierin unterscheiden sie sich der Tendenz nach von den beiden Vergleichsgruppen (jeweils 10%-Sign.).

Tabelle 69. *Persönlichkeitsmerkmale der Entwicklungszeit der (A) erfolgreichen, (B) teilweise erfolgreichen und (C) nicht erfolgreichen Berufsgruppen (n=133)*

Merkmale der Persönlichkeits-entwicklung	A Guter Berufserfolg	B Teilweiser Berufserfolg	C Kein Berufserfolg
Zusammenleben in der elterlichen Familie vor der Verfolgung	eher harmonisch	unauffällig	eher disharmonisch
Einfluß des Vaters auf die Familie	stärkerer Einfluß	stärkerer Einfluß	schwächerer Einfluß
Geschwister-konstellation	häufig Älteste	verschieden	häufiger Jüngste einer großen Geschwisterreihe über sich eine Schwester
Zugehörigkeitsgefühl der Eltern zur Gesellschaft	unauffällig	häufig schwankend zwischen Minoritäts- und Majoritätsbezug	unauffällig
Beziehung zu außerhäuslichen Autoritätspersonen	meistens keine Autoritäts-probleme	häufiger Autoritäts-probleme	unauffällig
Beziehung zu gegengeschlechtlichen Partnern	häufiger Kontakt-gestörtheit	häufiger Kontaktfähigkeit	unauffällig
Lösung vom Elternhaus	häufiger erfolgreiche Lösung	unauffällig	häufiger nicht gelungene Lösung
eigener Lebensstandard vor der Verfolgung	häufiger materielles Wohlergehen	unauffällig	häufiger materielle Bedürftigkeit

Der Grad und die Eindeutigkeit der bewußten Beeinflussung des gesamten Familienlebens ist als Maß für die Stärke oder Schwäche der Vater-Persönlichkeit gewertet worden. Der starke Vater ist insofern „stark", als er Garant der familiären Ordnung und Festigkeit ist. Die emotionale Seite der intrafamiliären Beziehungen bleibt also auch hier unberücksichtigt.

Einige weitere Hinweise auf die Abhängigkeit späteren Leistungsverhaltens von früh-familiären Einflüssen bekommen wir bei der Betrachtung der äußeren Familienstruktur:

Verfolgte, die nach der Befreiung gute Berufserfolge aufweisen,
waren häufiger Älteste in der Geschwisterreihe. Hierin unterscheiden sie sich der Tendenz nach von den Personen der beiden Vergleichsgruppen (jeweils 10%-Sign.).

Verfolgte, die nach der Befreiung keinen Berufserfolg aufweisen,
waren häufiger als Personen der beiden Vergleichsgruppen jüngste Kinder (jeweils 10%-Sign.). Als nächstälteren Geschwisterteil haben sie häufiger als die Personen der beiden Vergleichsgruppen eine Schwester (jeweils 5%-Sign.).

Diese Befunde lassen an folgende Interpretationen denken:

Anpassungs- und Leistungsbereitschaft in extrem schweren Situationen finden wir gehäuft bei ältesten Söhnen. Im Zusammenhang mit der für diese Gruppe charakteristischen festen Familienordnung und „starken" Vater-Persönlichkeit liegt die Annahme nahe, daß älteste Söhne besonders bereit sind, elterliche und besonders väterliche Verhaltensweisen für sich verbindlich zu übernehmen und weiterzutragen. Diese Identifikation wäre dann die Grundlage für eine besonders ausgeprägte Anpassungs- und Durchsetzungsfähigkeit, die sich auch in äußerlich schweren Situationen bewährt, ohne jedoch unbedingt intrapsychische Anpassungsschwierigkeiten verhindern zu können (s. S. 165).

Von dieser Geschwisterkonstellation hebt sich die für die beruflich Erfolglosen charakteristische deutlich ab: Die Fähigkeit, mit extrem schweren Anpassungssituationen fertig zu werden, wird anscheinend in der Position des jüngeren Bruders einer großen Geschwisterreihe nicht optimal ausgebildet. Abhängigkeit und die Neigung, sich entmutigen zu lassen, sind bei dieser Konstellation vermutlich häufiger anzutreffen als Selbstbewußtsein und leistungsorientiertes Verantwortungsgefühl.

Für die Gruppe der beruflich nur teilweise Erfolgreichen ist auffallend, daß sie häufig aus Familien kommen, die vor dem Einsetzen der Verfolgung in einem ambivalenten Verhältnis zu der Gesellschaft standen, in der sie lebten.

Verfolgte, die nach der Befreiung einen teilweisen Berufserfolg aufweisen,

kommen häufiger als Personen der beiden anderen Vergleichsgruppen aus Familien, die sich teils an den Verhaltensnormen einer Minorität orientierten (jeweils 10%-Sign.).

Soweit es sich hierbei um jüdische Familien handelt, waren diese gerade im Begriff, sich von den orthodoxen Glaubens- und Verhaltensvorschriften der Vorfahren zu lösen und sich den herrschenden Lebensformen und den weltanschaulichen Haltungen der Majorität anzupassen. Bei den Eltern politisch Verfolgter läßt sich dagegen ein Schwanken zwischen der Majoritätsorientierung und der Orientierung an einer Partei- oder Familienideologie feststellen. Es scheint nicht abwegig zu sein, diese familiäre Ausgangsposition mit der nach der Befreiung zu beobachtenden Anpassungsunsicherheit der Betreffenden in Verbindung zu bringen. Die hereinbrechende Verfolgung, die ja gerade eine Verfolgung im Namen der Majorität war, unterbrach den Assimilationstrend und fixierte den Ambivalenzkonflikt der Gesellschaft gegenüber, wie er für sozial nicht integrierte Personen typisch ist. Dieser Ambivalenzkonflikt manifestiert sich bei den beruflich heute nur teilweise Erfolgreichen in dem Widerstreit aus akzeptierender und ablehnender Einstellung zur Sozietät und ihren Vertretern (s. S. 166).

Neben diesen Befunden, die auf die Bedeutung früh-familiärer Einflüsse auf den späteren Berufserfolg hinweisen, lassen sich auch Persönlichkeitsmerkmale feststellen, die sich erst in der späteren Entwicklungszeit manifestieren. So unterscheiden sich beruflich Erfolgreiche und Erfolglose in folgender Hinsicht:

Verfolgte, die nach der Befreiung gute Berufserfolge aufweisen,

haben sich früher vom Elternhaus gelöst als beruflich Erfolglose (5%-Sign.);

weisen bereits vor der Verfolgung einen besseren Berufserfolg auf als Personen, die heute beruflich erfolglos sind (5%-Sign.);

hatten einen besseren, selbst erarbeiteten Lebensstandard als die heutigen Berufsversager (10%-Sign).

Diese Befunde legen die Annahme nahe, daß berufliche Grundeinstellungen, wie wir sie heute bei ehemaligen KZ-Häftlingen vorfinden, der Tendenz nach bereits vor dem Verfolgungsbeginn sichtbar waren. Befragte, die nach der Befreiung aus dem Konzentrationslager beruflich erfolgreich waren, sind auch vor der Verfolgung in ihrem Beruf eher erfolgsorientiert gewesen. Wichtig ist in diesem Zusammenhang die Beobachtung, daß Männer, die sich schon früh aus der elterlichen Obhut befreit hatten, um ein selbständiges Leben führen zu können, auch unter schweren Bedingungen ihre Anpassungs- und Durchsetzungsfähigkeit bewiesen haben. Demgegenüber zeigten sich Männer, denen die Lösung vom Elternhaus erst relativ spät gelungen war, sowohl im Konzentrationslager als auch nach der Befreiung der Tendenz nach als weniger durchsetzungsfähig.

Wir finden hier einen Hinweis auf ein Persönlichkeitsmerkmal, das eine gewisse Konstanz über die gesamte Biographie zu haben scheint und sich auch in Extremsituationen, wie sie die Verfolgung darstellt, nachweisen läßt. Dieses Merkmal können wir in einem allgemeinen Sinn als die Neigung zur Verselbständigung und zur Leistungsorientierung bezeichnen. Das Fehlen dieser Neigung tritt in unserer Untersuchungsgruppe entsprechend als Tendenz zur Abhängigkeit, Passivität und mangelnden Leistungsorientierung auf.

Diese beiden divergierenden Haltungen lassen sich bei den von uns Befragten andeutungsweise in der Entwicklungszeit vor dem Einbrechen der Verfolgung nachweisen, treten dann unter dem Einfluß von Verfolgung und KZ-Haft sehr deutlich zutage und bestimmen die Anpassung nach der Befreiung und das heutige Leben der Betreffenden weitgehend.

Zusammenfassung

1. Die Berufsproblematik ehemaliger Verfolgter ist in der bisherigen KZ-Literatur noch nicht eingehend untersucht worden. Erste wissenschaftliche Aussagen über die Berufsschädigung durch das Konzentrationslager waren weitgehend unter dem Eindruck des katastrophalen körperlichen Zustandes der Verfolgten entstanden.

Heute können diese früheren Beobachtungen keine ausschließliche Gültigkeit mehr beanspruchen. Ein umfassendes Bild ergibt sich erst, wenn die Berufssituation ehemaliger Verfolgter im Zusammenhang mit der Gesamtproblematik der sozialen Reintegration gesehen wird.

2. Rein deskriptiv können folgende Punkte der heutigen Berufssituation hervorgehoben werden:

Ehemalige Verfolgte neigen dazu, nach der Befreiung einen früher ausgeübten Arbeiter- oder Handwerkerberuf nicht wieder zu wählen.

Etwa die Hälfte (49%) der männlichen Verfolgten weist in dem Prozeß der beruflichen Rückgliederung typische Störungen auf.

Mehr als ein Drittel (38%) der ehemaligen KZ-Häftlinge lebt heute in wirtschaftlichen Verhältnissen, die als „materielle Bedürftigkeit“ bezeichnet worden sind.

Nur relativ wenige Verfolgte (14%) machen von der Möglichkeit einer Frühinvalidisierung Gebrauch.

Bezeichnender als das Ausweichen vor dem Beruf ist das Bemühen, die soziale Reintegration in dem Beruf und durch den Beruf zu schaffen. Entsprechend muß auch ein rentenneurotisches Begehren für ehemalige KZ-Häftlinge als untypisch bezeichnet werden.

3. Nach einer Faktorenanalyse konnten drei Formen der beruflichen Reintegration nach der Befreiung unterschieden werden:

Verfolgte, die heute durchsetzungsfähig und erfolgreich im Beruf sind.

Verfolgte, die heute eine eher problematische Einstellung zu Beruf und Arbeit haben und nur teilweise zu einem Berufserfolg kommen.

Verfolgte, die sich nach der Befreiung als berufsunfähig erweisen und erfolglos bleiben.

Diese drei Berufsgruppen finden sich in gleicher Verteilung unter Verfolgten, die in Polen oder in Deutschland geboren worden sind; die heute in Deutschland oder im Ausland (Israel, New York) leben; die aus rassischen oder politischen Gründen verfolgt wurden.

4. Es lassen sich keine eindeutigen Beziehungen zwischen dem Berufserfolg und den körperlichen Spätschäden nachweisen. Auch die verfolgungsabhängigen Erwerbsminderungssätze (EWM) differenzieren die drei Berufserfolgsgruppen nicht. Allerdings erheben beruflich Erfolglose signifikant häufiger gerichtliche Klage gegen die festgesetzte Berentungshöhe.

Die rein psychische Beeinträchtigung der Berufsfähigkeit durch die KZ-Belastung scheint von den diagnostizierenden Ärzten und Rentenstellen nicht immer voll erkannt oder vertreten worden zu sein.

5. Zwischen dem Lebensalter und dem Berufserfolg nach der Befreiung lassen sich charakteristische Beziehung feststellen:

Besonders erfolgreiche wie auch besonders erfolglose Männer haben ein höheres Durchschnittsalter als Männer mit nur teilweisem Berufserfolg. Anhand von Einzelfallanalysen konnte dieser Befund weiter differenziert werden:

Ältere Befragte, die heute beruflich erfolgreich sind, waren meistens auch vor der Verfolgung und während der KZ-Haft erfolgs- und leistungsorientiert. Jüngere Befragte, die heute beruflich erfolgreich sind, fallen durch extreme Unrast und Getriebenheit auf.

Ältere Personen, die heute beruflich erfolglos sind, waren vor der Verfolgung meistens sehr stark mit ihrem Beruf identifiziert; nach der Befreiung fehlte der Mut zum Aufbau einer neuen beruflichen Existenz. Jüngere Befragte, die heute beruflich erfolglos sind, sind durch eine unrealistische Selbsteinschätzung sowie mangelnde Aktivität und Initiative gekennzeichnet.

Ehemalige Verfolgte, die heute beruflich nur teilweise erfolgreich sind, haben in der Regel eine konflikthafte Auseinandersetzung mit dem Beruf. In dieser Konflikthaftigkeit drückt sich ihre problematische Einstellung zur Gesellschaft aus. Diese Haltung findet sich bei jüngeren Befragten besonders häufig.

6. Die stärkere psychische Beeinträchtigung der beruflich Erfolglosen zeigt sich anhand der durchschnittlich großen Symptomhäufigkeit. Außerdem läßt sich eine stärkere Betroffenheit der psychischen Gestörtheit in allen drei Grundformen nachweisen. Die Gruppe der beruflich teilweise Erfolgreichen ist in dieser Hinsicht am wenigsten beeinträchtigt.

7. Die Aktivität in der Auseinandersetzung mit der Umwelt nach der Befreiung ändert sich innerhalb der drei Berufsgruppen in charakteristischer Weise. In einer ersten Anpassungsphase (bis 1946) unterscheiden sich die drei Berufsgruppen in

dieser Hinsicht noch nicht. Aber bereits um 1949/50 ist bei Männern ohne Berufserfolg eine signifikant geringere Aktivitätsentfaltung in der Umweltanpassung zu erkennen als bei beruflich Erfolgreichen und teilweise Erfolgreichen. In diesem aktiven Bemühen um Umweltanpassung erlahmen die beruflich Erfolgreichen als einzige Gruppe auch während der folgenden 10 Jahre (bis 1960) nicht.

In der direkten Form dieser Auseinandersetzung mit der Umwelt zeigen sich inhaltlich interessante Unterschiede: Beruflich Erfolgreiche tendieren eher zu einer gehemmten und gesteuerten Form der Aggressionshandhabung.

Bei beruflich teilweise Erfolgreichen finden sich häufiger Anzeichen einer stabilen und ausgeglichenen Form der Aggressionshandhabung.

Beruflich Erfolglose sind dagegen eher explosiv, unbeherrscht oder verdrängen ihre Aggressivität ganz.

8. Berufliches Versagen und Kontaktstörungen treten in der Regel gemeinsam auf. Beruflich Erfolglose sind sehr häufig auch sozial isoliert. Bezüglich der emotionalen Einstellung zu anderen Menschen lassen sich dagegen keine signifikanten Zusammenhänge zum Berufserfolg feststellen. Vertrauen und Mißtrauen treten bei beruflich Erfolgreichen wie bei Erfolglosen in etwa gleicher Verteilung auf.

9. Berufsversagen tritt bei ehemaligen Verfolgten häufig gemeinsam mit Störungen im familiären Bereich auf. Diese konkretisieren sich in einem unbefriedigenden Verhältnis zum ehelichen Partner oder einer inadäquaten, meist autoritären Einstellung zu den Kindern.

10. Für die Frage der Verursachung der unterschiedlichen Berufsanpassung nach der Befreiung wurde der Zusammenhang mit verschiedenen Belastungsformen während der KZ-Haft untersucht. Dabei stellte sich heraus, daß weder die Dauer der Haft noch die Schwere des Lagers oder das Ausmaß des Familienverlustes Aufschluß über das Berufsverhalten nach der Befreiung geben. Lediglich zwischen der Arbeitsbelastung im Konzentrationslager und dem Berufserfolg nach der Befreiung ergab sich eine signifikante Korrelation: Männer, die während der Verfolgung schwere und schwerste Arbeit zu verrichten hatten, versagen meistens in der Berufsanpassung nach der Befreiung.

Dieser Befund muß im Zusammenhang mit der Beobachtung gesehen werden, daß die Männer, die nach der Befreiung ohne Berufserfolg bleiben, auch schon während der Haftzeit häufiger durch eine passive Anpassung an die Lagerverhältnisse auffielen.

Es ist naheliegend, an das Vorhandensein von Persönlichkeitsmerkmalen zu denken, die sich bereits in der Kindheit und Jugend entwickelt haben und die für Gelingen oder Mißlingen der sozialen Anpassung verantwortlich zu machen sind.

11. Für die heute beruflich Erfolgreichen lassen sich die markantesten Unterschiede aus der Verfolgungszeit zu den beiden Vergleichsgruppen in folgendem Profil zusammenfassen: Das häusliche Familienleben war meist harmonisch; der Vater übte einen starken Einfluß auf die Familie aus. Sie waren häufig die Ältesten. Im Umgang mit Mädchen hatten sie nicht selten Schwierigkeiten; das Verhältnis zu Autoritätspersonen dagegen war meist unproblematisch. In der Regel lösten sie sich früh und erfolgreich von der Familie und kamen bald zu einem eigenen guten Lebensstandard.

Für Personen, die nach der Befreiung nur teilweise beruflich erfolgreich waren, sind folgende Daten der Entwicklungszeit charakteristisch: Sie kommen aus Familien, die häufig zwischen sozialer Minoritäts- und Majoritätszugehörigkeit schwankten.

Nicht selten sind bei ihnen kritische Einstellungen gegenüber Autoritätspersonen zu finden. Im Umgang mit gegengeschlechtlichen Partnern sind sie aber kontaktfähig und unproblematisch.

Personen, die heute beruflich erfolglos sind, zeichnen sich von den anderen durch folgende Auffälligkeiten in der Entwicklungszeit ab: Sie kommen häufiger aus disharmonischen Familienverhältnissen. Der Vater spielte in der Familie eine untergeordnete Rolle. Häufig waren sie die Jüngsten einer größeren Geschwisterreihe und hatten direkt über sich eine Schwester. Die Loslösung vom Familienverband gelang spät oder gar nicht. Es gelingt ihnen größtenteils nicht, aus eigener Kraft für ihr materielles Wohlergehen zu sorgen.

KAPITEL 8

Ehe und Familie

Problemstellung

In den beiden vorangegangenen Kapiteln wurden verschiedene Aspekte der Rückgliederung in die Gesellschaft dargestellt. Das Ehe- und Familienleben ehemaliger KZ-Häftlinge wurde dabei aus der Untersuchung ausgeklammert, weil dieser persönlichste Kontaktbereich eine eigene Untersuchung erfordert. Ihm kommt insofern eine nicht unwichtige Rolle zu, als es mittels der Ehe unter Umständen möglich sein kann, den Anschluß an die Gesellschaft zu finden oder zumindest in der ehelichen Gemeinschaft die zerstörerischen Erfahrungen der KZ-Zeit leichter überwunden werden. Deswegen soll dieser Problembereich in einem eigenen Kapitel genauer untersucht werden. Es geht dabei vorwiegend um die folgenden zwei Fragen: Wie wirkt sich die erlittene KZ-Haft auf die eheliche Partnerschaft und auf die Beziehungen zu den eigenen Kindern aus?

In diesem Zusammenhang wären vor allem die typischen Erscheinungsformen und die besonderen Bedingungen des Familienlebens ehemaliger KZ-Häftlinge zu klären.

Sollte sich eine spezifische Ehe- und Familienproblematik bei ehemaligen Verfolgten nachweisen lassen, muß weiter gefragt werden, welche Belastungskriterien dafür verantwortlich zu machen sind. Außerdem ist die Frage zu klären, welche Rolle die Entwicklungseinflüsse aus der Zeit vor der Verfolgung für das heutige Familienleben spielen.

Die Untersuchung dieser Probleme basiert auf einer Sonderstichprobe von 165 zum Zeitpunkt der Untersuchung verheirateten Befragten. Diese Gruppe umfaßt 75,4% der Gesamtstichprobe. 19 Personen (8,7%) sind verwitwet, 15 (6,8%) geschieden, 11 (5,0%) sowohl vor der Verfolgung als auch nach der Befreiung ledig geblieben und sind hier nicht berücksichtigt.

9 katholische Priester (4,1%) werden aus naheliegenden Gründen ebenfalls ausgesondert.

Von 45 relevant erscheinenden Persönlichkeitsmerkmalen wurde über die 165 Personen eine Faktorenanalyse durchgeführt. Die Merkmale (s. Anhang) umfassen Angaben zum Ehe- und Familienleben sowie zum psychischen und sozialen Bereich. Die Faktoren, die sich aus dieser Analyse ergeben, wiederholen z. T. auch Merkmalskonstellationen, die sich bereits bei der Analyse des psychischen Zustandes und der Kontaktformen ehemaliger Verfolgter gezeigt haben. Sie sollen in diesem Zusammenhang nicht noch einmal diskutiert werden. Neu und psychologisch bedeutsam ist dagegen der Faktor „Familienbeziehungen nach der Befreiung“. Er wird im folgenden ausführlich dargestellt. Die wechselseitige Abhängigkeit zwischen diesem Faktor und anderen psychologischen Daten wird mit Hilfe von Einzelkorrelationen geprüft.

Zusätzlich zu den Ergebnissen dieser Faktorenanalyse soll der Familienproblematik anhand bestimmter KZ-spezifischer Ehegruppen nachgegangen werden. Es ergeben sich folgende Gruppierungen:

1. Erhalten gebliebene Ehen,
2. Zweit-Ehen nach der Befreiung,
3. Erst-Ehen nach der Befreiung.

Die Analyse dieser Gruppen erfolgt unter Berücksichtigung typischer Einzelschicksale.

I. Familienbeziehungen ehemaliger Verfolgter

1. Harmonie des Familienlebens

Die für das heutige Ehe- und Familienleben relevante faktorenanalytisch gewonnene Dimension der „Familienbeziehungen nach der Befreiung" konstituiert sich aus folgenden Merkmalen:

Tabelle 70. *Faktor „Familienbeziehungen nach der Befreiung"*

Merkmal	„harmonisches Familienleben" (Pol A)	„disharmonisches Familienleben" (Pol B)	Ladung
Beziehung zu den eigenen Kindern	ungestörte Beziehung	gestörte Beziehung	0.63
Beziehung der Ehepartner zueinander	gelungene Partnerschaft	mißlungene Partnerschaft	0.62
Familienleben	eher harmonisch	eher disharmonisch	0.62
Erziehungshaltung	kooperativ	autoritär	0.60
Rollenverhalten in der Familie	bestimmendes Verhalten	unterordnendes Verhalten	0.54
Kinderzahl nach der Befreiung	Ehen vorwiegend mit Kindern	Ehen vorwiegend ohne Kinder	0.45

Dieser Faktor mit den Polen „harmonisches Familienleben" gegen „disharmonisches Familienleben" charakterisiert einige grundlegende Beziehungen und Verhaltensweisen innerhalb des ehelichen und familiären Lebens ehemaliger Verfolgter.

Dabei zeigt sich das „harmonische Familienleben" (Pol A) vor allem in einem relativ ungestörten Verhältnis der Befragten zu ihren Kindern. Diese Leitvariable weist auf die große Bedeutung der Kinder im heutigen Familienleben ehemaliger Verfolgter hin. Das heißt nicht nur, daß die Familien überhaupt mehr Kinder haben als die disharmonischen, sondern sich auch sehr viel besser auf sie einstellen können, was nur auf der Basis einer harmonischen Beziehung der Ehepartner zueinander möglich zu sein scheint. Die Kinder stellen somit ein wichtiges Kriterium für die eheliche Harmonie dar. Sie kennzeichnen darüber hinaus eine Lebenseinstellung, in der die Zukunft, an die der Glaube im Konzentrationslager zerstört wurde, wieder einbezogen werden kann.

Der positive Pol der Dimension „Familienbeziehungen“ bezeichnet den Versuch ehemaliger KZ-Häftlinge, innerhalb und mit der Familie trotz aller belastender Erfahrungen dem Leben wieder einen neuen Sinn zu geben.

Das „disharmonische Familienleben“ (Pol B) ist dagegen durch Merkmale bestimmt, die eine mißlungene eheliche Gemeinschaft und ein störungsanfälliges Familienleben charakterisieren. Die hier vertretenen Verfolgten leben in überwiegend kinderlosen Ehen; vorhandene Kinder können in die ohnehin konfliktreiche Partnerschaft nicht adäquat einbezogen werden. Oft zeigt sich gerade an ihnen das gestörte Verhältnis zum Ehepartner. Innerhalb der Familien verhalten sich die Personen eher passiv und ausweichend. Sie nehmen ihre rollenspezifischen Pflichten und Aufgaben nicht wahr.

Da die Ausrichtung auf neue Lebensziele und die Orientierung auf die Zukunft, wie sie z. B. durch Kinder in hohem Maße gefordert werden, hier fehlt, können die Erinnerungen an die KZ-Zeit sehr viel schwerer verarbeitet werden.

Selbstverständlich gibt es innerhalb dieser Polarität eine ganze Reihe von individuellen Möglichkeiten der Ausgestaltung des Ehe- und Familienlebens, auf die im folgenden noch genauer eingegangen wird.

Die Verteilung der 6 Merkmale des Faktors auf die 165 Befragten ergibt folgendes Bild:

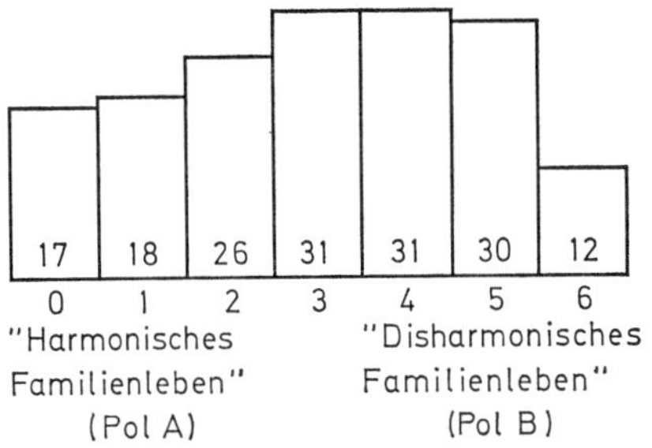

Abb. 18. Verteilung von 165 Personen über die 6 Merkmale des Faktors „Familienbeziehungen nach der Befreiung“

Ein vollkommen harmonisches Familienleben (alle 6 Merkmale des Pols A) ist bei 17 (10,3%) der Verheirateten festzustellen; disharmonisch ist dagegen das Familienleben bei 12 (7,3%) der Befragten. Bei einer Dichotomisierung der Skala tendieren 92 Befragte (55,7%) eher zum Pol des „harmonischen Familienlebens“ und 73 Befragte (44,3%) eher zu dem Pol des „disharmonischen Familienlebens“. Der Begriff der ehelichen Harmonie darf allerdings nicht als „absolutes Kriterium“ angesehen werden. Unter dieser Kategorie sind selbstverständlich auch die Ehen enthalten, in denen es zu mehr oder weniger deutlichen Spannungen kommt. Dennoch scheint es gerechtfertigt, alle die Ehegemeinschaften als „harmonisch“ zu bezeichnen, in denen eine aktive Auseinandersetzung der Ehepartner stattfindet und damit die Möglichkeit der Austragung vorhandener Konflikte gegeben ist.

2. Unterschiede in den Verfolgtengruppen

Die Problematik der Ehe und Familie wird in unserer Stichprobe der verheirateten Verfolgten hinsichtlich 5 soziologischer Merkmale auf gruppenspezifische Unterschiede geprüft.

Bezüglich Geschlecht, Alter, Verfolgungsgrund, Herkunft und heutigem Aufenthaltsland lassen sich in den „Familienbeziehungen nach der Befreiung“ *keine* statistisch signifikanten Unterschiede feststellen.

Das heißt: Für das Gelingen der Ehe nach der Befreiung spielt es keine Rolle, welches Geschlecht die Verfolgten haben, wie alt sie sind, aus welchem Grund sie verfolgt wurden und wo sie heute leben.

Dieser Befund ist um so bedeutsamer, als die soziologischen Merkmale bereits unterschiedliche Belastungsindices implizieren (s. Kapitel „Belastungen der KZ-Haft“, S. 24 ff.), die jedoch ebenfalls für die Harmonie der ehelichen Gemeinschaft nicht von entscheidender Bedeutung sind.

Bei der Diskussion der Frage, welche äußeren Merkmale für die Ehe eine Rolle spielen, sei an dieser Stelle auf den Zeitpunkt der Eheschließung hingewiesen. Er wird in der Literatur (Trautmann, 1961; Klein, Zellermayer u. Shanan, 1963; v. Baeyer, Häfner u. Kisker, 1964) meist unter dem Phänomen der sog. „vorzeitigen Eheschließung“, d. h. einer überstürzten Heirat der Verfolgten nach der Befreiung, berücksichtigt. Es war in erster Linie Trautmann (1961), der diese schnell geschlossenen Ehen als negative Voraussetzung für ihr Gelingen ansah. Die aus einer „Katastrophenreaktion“ — dem „Panikgefühl des Verlorenseins in der Welt und der hilflosen Vereinsamung“ — entstandenen Heiraten stellen sich nach Trautmann später oft als konfliktreiche, unbefriedigende Bindungen heraus. v. Baeyer, Häfner u. Kisker (1964) bezeichnen diesen Sachverhalt als „Perpetuierung mitmenschlicher Beziehungsstörungen in Gestalt eines institutionalisierten Dauerkonfliktes“.

Wir konnten anhand unseres Materials das Phänomen der Früh-Ehen zwar bestätigen, ein eindeutiger Zusammenhang mit der ehelichen Harmonie läßt sich jedoch nicht nachweisen. Auch die sehr kurz nach der Befreiung geschlossenen Ehen können sich als harmonische Partnerbeziehungen erweisen.

Bemerkenswert ist jedoch, daß sich bezüglich des Zeitpunktes der Eheschließung nach der Befreiung Unterschiede zwischen den Geschlechtern feststellen lassen: Frauen neigen häufiger als Männer zu einer baldigen Heirat. Von den 36 weiblichen Verfolgten, die nach der Befreiung heiraten, schließen 23 (64%) die Ehe innerhalb der ersten zwei Jahre: Im gleichen Zeitraum heiraten dagegen von 102 Männern nur 40 (39%). Dieser Sachverhalt läßt sich im Zusammenhang mit den Ergebnissen der vorausgegangenen Kapitel („Gesundheitliche Spätschäden“, „Grundformen psychischer Störungen“, „Kontakt zum Mitmenschen und zur Gesellschaft“) interpretieren. Dort wurde bereits festgestellt, daß Frauen in stärkerem Maße als Männer in ihrer gesamten Persönlichkeit von den Geschehnissen der Verfolgung betroffen sind. Die schnelle Heirat nach der Befreiung kann als Versuch angesehen werden, durch Ehe und Familie eine gewisse Stabilisierung zu erreichen. Während Männer die Reintegration in die Gesellschaft vorwiegend über den Beruf anstreben, versuchen Frauen sich in den ehelichen und familiären Aufgaben zu verwirklichen. Die stärkere Familienorientierung der Frau, die u. a. für das Zustandekommen von „Früh-Ehen“ verantwortlich zu machen ist, kann jedoch nicht als Kriterium für das Gelingen oder Mißlingen der Partnerbeziehung gelten. Für die Unterschiede im Eheverhalten muß nach anderen Bedingungen gesucht werden.

3. Außerfamiliärer Kontakt

Betrachtet man die Eheproblematik im Zusammenhang mit anderen, über die enge Familienbindung hinausgehenden mitmenschlichen Beziehungen, so ergeben sich eine Reihe bedeutsamer Hinweise. Zunächst wird das außerfamiliäre Kontaktverhalten, wie es im vorhergehenden Kapitel in den Dimensionen der „Auseinandersetzung mit der Umwelt" und der „Einstellung zum Mitmenschen" beschrieben wurde, auf seinen Zusammenhang geprüft. Dazu ergeben sich folgende Befunde:

Verfolgte, die heute ein „harmonisches Familienleben führen,
sind häufiger „sozial integriert";
sind häufiger dem Mitmenschen „zugewandt".
Entsprechend sind Verfolgte, die heute ein „disharmonisches Familienleben" aufweisen,
häufiger „sozial isoliert" (1%-Sign.);
häufiger den Mitmenschen gegenüber „ablehnend" (5%-Sign.).

Geglückte Familienbeziehungen gehen also häufiger mit einem gelungenen Außenkontakt einher.

Dieser Befund unterstreicht die bereits erwähnte Bedeutung einer allgemeinen Kontaktfähigkeit. Diese ist nicht nur für eine befriedigende außerfamiliäre Kontaktaufnahme verantwortlich, sondern gewährleistet auch ein weitgehend spannungsfreies Ehe- und Familienleben.

Demgegenüber ist eine zentrale Beeinträchtigung aller sozialen Funktionen zu beobachten, die weder ein befriedigendes Eheleben noch einen erfolgreichen Außenkontakt ermöglicht. Allerdings gibt es bei Verfolgten, die vor der Haft überwiegend gesellig und kontaktfreudig waren, eine besondere Variante der Abkapselung von der Umwelt, die am besten mit dem Begriff der „Einsamkeit zu zweit" umrissen werden kann. Dabei werden alle sozialen Bedürfnisse auf den Ehepartner gerichtet und müssen von ihm erfüllt werden. Die nach außen weithin verkümmerte Zuwendung zum Mitmenschen wird in einer einzigen Bindung aufrechtzuerhalten versucht. Folgendes Fallbeispiel soll diesen Sachverhalt veranschaulichen:

Ein deutscher Jude, der heute mit seiner nicht-jüdischen Frau in Deutschland lebt, meint, er sei durch die KZ-Haft zum Einsiedler geworden. Er ist heute völlig von der Umwelt isoliert und hat keinerlei gesellschaftlichen Umgang. Mit den Nachbarn etwa führt er fast niemals Gespräche: „Es geht kaum über einen kurzen Gruß hinaus." Die Ehe ist ihm die einzige Hilfe, über das KZ hinwegzukommen. Seine Frau richtet ihn mit ihrer stillen Besorgtheit wieder auf. Er sagt von ihr: „Sie ist das Leben für mich."

Dieses Beispiel steht für eine harmonische Ehebeziehung, bei der die Frau Kommunikationsbedürfnisse des verfolgten Mannes tatsächlich erfüllt. Es gibt jedoch auch Fälle, bei denen die eheliche Beziehung unbefriedigend ist und daher die unüberwindliche Kluft zur Außenwelt nicht ersetzen kann.

Die Familienbeziehungen stehen aber nicht nur mit dem mitmenschlichen Kontakt im weiteren Sinn in einem Zusammenhang, sondern auch mit dem Berufsleben, vor allem der männlichen Verfolgten. Für sie ist die Reintegration in die Gesellschaft wesentlich vom beruflichen Erfolg mitbestimmt. Dabei zeigt sich, daß das

Gelingen der Ehe mit einem gewissen Berufserfolg gekoppelt ist, also auch hier eine allgemeine Anpassungsbereitschaft und -fähigkeit sich als positive Voraussetzung für das Berufsleben herausstellen (s. Kapitel „Berufliche Rückgliederung", S. 142).

Eine gelungene soziale Reintegration und eine einigermaßen erfolgreiche Berufsausübung schlägt sich meist in einem guten Lebensstandard der Verfolgten nieder. Selbstverständlich spielt auch die materielle Situation für das Eheleben eine wichtige Rolle. Die Stabilität der ehelichen und familiären Beziehungen ist besser gewährleistet, wenn die Familie in materieller Sicherheit lebt. Finanzielle Sorgen um den Lebensunterhalt können eine Ehe stark belasten, latente Konflikte aufbrechen lassen und ohnehin vorhandene Schwierigkeiten noch verschärfen.

4. Psychischer Zustand

Eine weitere inhaltliche Differenzierung der Ehe- und Familienbeziehungen ergibt sich durch die Untersuchung der Zusammenhänge mit dem heutigen psychischen Zustand.

Die im Kapitel „Grundformen psychischer Störungen" (s. S. 100 ff.) beschriebenen Auffälligkeiten, die als KZ-spezifisch herausgearbeitet werden konnten, stellen sich wie erwartet als besonders bedeutungsvoll für die mißglückten ehelichen und familiären Beziehungen heraus.

Verfolgte, die heute ein „disharmonisches Familienleben" aufweisen, sind häufiger
resigniert und verzweifelt (1%-Sign.);
apathisch — gehemmt (1%-Sign);
aggressiv — gereizt (5%-Sign.).

Diese korrelativen Zusammenhänge weisen auf die wechselseitige Beeinflussung zwischen psychischem Gesundheitszustand und dem Verlauf des Familienlebens hin. Psychisch kranke Personen leben häufiger in gestörten Ehen.

Umgekehrt müssen selbstverständlich auch Schwierigkeiten und Mißverständnisse innerhalb der Familie als verstärkende Faktoren vorhandener seelischer Störungen angesehen werden.

Anhand einzelner Fälle kann gezeigt werden, daß die drei oben erwähnten psychischen Grundstörungen in unterschiedlicher Form innerhalb des Familienlebens in Erscheinung treten.

Als charakteristisch für „resignierte und verzweifelte" Personen kann die Äußerung einer polnischen Jüdin betrachtet werden, die heute in Deutschland verheiratet ist:

„Es hat keinen Sinn mehr, nachdem man das alles mitgemacht hat. Mein Mann versteht mich nicht. Aber ich habe nicht einmal mehr die Kraft, mich mit ihm zu streiten."

Eine spezifische Auswirkung der „apathisch-gehemmten" Grundstörung auf das Familienleben läßt sich durch die Äußerung eines politisch verfolgten Deutschen charakterisieren:

„Nachdem ich aus dem Lager raus bin, spielt das Sexuelle keine Rolle mehr bei uns. Vielleicht, weil ich überhaupt lustloser geworden bin. Man kann manchmal mit sich selbst nichts mehr anfangen. Darum laß ich meine Frau auch ruhig allein ausgehen, wenn sie will."

Die „aggressiv-gereizte“ Grundstörung zeigt sich im Gegensatz zu den beiden oben aufgeführten Beispielen eher in offenen Spannungen zwischen den Familienmitgliedern. Hierfür ist die Äußerung einer polnischen Jüdin typisch:

„Mein Mann beklagt sich oft über meine Wutausbrüche. Dann versuche ich mich wieder zu beherrschen. Auch die Kinder müssen darunter leiden, wenn es mit mir durchgeht. Ich kann noch nicht einmal mit ihnen die Schulaufgaben durchsehen, da es sonst dauernd Streit gibt.“

In den Beispielen wird nicht nur die Wechselwirkung zwischen psychischen Störungen und dem Familienleben deutlich. Auch die Bedeutsamkeit der Sexualität wird bereits angesprochen. Folgender Befund konkretisiert diese Beziehung:

Verfolgte, die heute ein „disharmonisches Familienleben“ aufweisen, haben häufiger sexuelle Störungen (5%-Sign.).

Allerdings läßt sich nicht mehr eindeutig nachweisen, in welchem Maße die heutigen sexuellen Störungen (Potenzstörungen, Frigidität, Sexualangst, Menstruationsstörungen usw.) direkte Folgen der KZ-Belastung sind, wie es von einer Reihe von Autoren (Targowla, 1955; Trautmann, 1961; v. Baeyer, Häfner u. Kisker, 1964; Hermann u. Thygesen, 1964 u. a.) angenommen wird. In diesem Fall wären die sexuellen Probleme der Verfolgten eine schlechte Voraussetzung für ein befriedigendes Eheleben. Darüber hinaus besteht die Gefahr, daß die Störungen in einer konflikthaften Ehe auch nicht aufgelöst werden können, sondern sich eher noch verstärken. Es ist jedoch die Möglichkeit nicht auszuschließen, daß die heute von Verfolgten geäußerten Schwierigkeiten im Sexualbereich eine bereits verfahrene Ehesituation widerspiegeln.

Bemerkenswert ist, daß rein somatische Erkrankungen (s. Kapitel „Gesundheitliche Spätschäden“, S. 46) nicht mit der ehelichen und familiären Harmonie korrelieren. Selbst bei schweren Erkrankungen der Verfolgten kann die Ehe durchaus harmonisch sein.

5. Verfolgungsbelastung

Nachdem Ehe und Familie in ihren Bezügen zum außerfamiliären Kontakt und psychischen Zustand der ehemaligen Verfolgten dargestellt worden sind, stellt sich nun im besonderen die Frage nach verursachenden oder zumindest mitbestimmenden Bedingungen. Dazu werden zunächst Belastungsmerkmale der Inhaftierungszeit geprüft.

Arbeitsschwere, Lagerschwere, Dauer der Inhaftierung und Familienverlust (Vater, Mutter und Geschwister) ergeben für die heutigen Familienbeziehungen *keine* statistisch signifikanten Unterschiede.

Diese Befunde überraschen, da der Schweregrad des Lagers und mehr noch die Arbeitsbelastung bei den bisher erörterten Themenkreisen fast durchgängig eine bedeutsame Rolle spielten. Mit dem späteren Gelingen der Ehe stehen diese Belastungskriterien in keinem nachweisbaren Zusammenhang.

Deutlich unterscheiden sich dagegen die beiden Ehegruppen durch das Verhalten während der Haft. Dieser Unterschied zeigt sich anhand des Faktors der „Anpassung im KZ-Lager“ (s. Kapitel „Belastungen der KZ-Haft“, S. 32).

Verfolgte, die heute ein „harmonisches Familienleben" aufweisen,
zeigten häufiger eine „gelungene Anpassung im KZ-Lager".
Entsprechend zeigten Verfolgte, die heute ein „disharmonisches Familienleben" aufweisen,
häufiger eine „nicht gelungene Anpassung im KZ-Lager" (0,1%-Sign.).

Der Befund macht deutlich, daß Personen, die sich in extremen Belastungssituationen zurechtfinden, auch die Probleme des Familienlebens nach der Befreiung besser bewältigen. Es gibt offensichtlich eine gewisse Konstanz bestimmter sozialer Verhaltensweisen. Dafür sprechen auch die eindeutigen Korrelationen, die sich zwischen der „Anpassung im KZ" und der Auseinandersetzung mit den Mitmenschen nach der Befreiung (s. Kapitel „Kontakt zum Mitmenschen und zur Gesellschaft", S. 139) ergeben haben.

Es scheint nicht abwegig zu sein, den Ursprung dieser unterschiedlichen Formen der Auseinandersetzung mit der Umwelt in früheren Stadien der Persönlichkeitsentwicklung zu suchen. Folgender Befund deutet diese Interpretationsmöglichkeit an:

Verfolgte, die heute ein „harmonisches Familienleben" aufweisen,
hielten im KZ-Lager häufiger an gelernten Verhaltensnormen fest (5%-Sign.).

Das heißt also: Personen, die heute ein mehr oder weniger befriedigendes Familienleben führen, haben es im Konzentrationslager fertiggebracht, sich den zerstörenden Einflüssen des Lagerlebens zu widersetzen und sich an Maßstäben zu orientieren, die für sie auch vor der Verfolgung bestimmend waren. Damit ist auch angedeutet, daß es sich bei der von uns als Anpassung an die KZ-Bedingung genannten Haltung keineswegs um eine „innere" Angleichung im Sinne der Aufgabe erlernter Verhaltensnormen handelt. Im Gegenteil: Die äußerlich Angepaßten, die Geschickten und Aktiven, vermochten diese Leistung in der extremen Situation nur zu vollbringen, weil von früher her ein irgendwie gearteter (politischer oder religiöser) innerer Helt vorhanden war.

Diese Kontinuität des Verhaltens über die gesamte Biographie wird sich bei der Berücksichtigung früherer Entwicklungseinflüsse noch deutlicher nachweisen lassen.

6. Entwicklungseinflüsse der Kindheit und Jugend

Es lassen sich eine Reihe bedeutsamer Befunde für den Zusammenhang zwischen der heutigen Familiensituation und den Erfahrungen in der elterlichen Familie aufzeigen:

Verfolgte, die heute ein „harmonisches Familienleben" aufweisen,
lebten vor der Verfolgung häufiger in harmonischen Ursprungsfamilien (1%-Sign.);
hatten häufiger eine gute Beziehung zu den Geschwistern (1%-Sign.);
zeigten in schwierigen Situationen vor der Verfolgung häufiger eine Festigung des familiären Zusammenhaltes (5%-Sign.).

Die elterliche Familie erweist sich für Personen, die später selbst eine glückliche Ehe führen, als eine relativ stabile Einheit. Sogar unter belastenden Umwelteinflüssen (z. B. Arbeitslosigkeit, Tod eines Familienmitgliedes) wird der familiäre Zusammenhalt eher noch verstärkt. Diese Situation scheint eine wichtige Voraussetzung für die spätere Familienorientierung zu sein. Dabei spielt die Mutter eine ganz besondere Rolle:

Bei Verfolgten, die heute ein „harmonisches Familienleben" aufweisen,
hatte die Mutter häufiger einen starken Einfluß auf die Familie (5%-Sign.);
war die emotionale Beziehung zur Mutter häufiger gut (5%-Sign.);
war die Erziehungshaltung der Mutter häufiger kooperativ (5%-Sign.);
war die Erziehungshaltung des Vaters häufiger kooperativ (10%-Sign.).

In Übereinstimmung mit den entsprechenden Ausführungen der übrigen Kapitel tritt der Einfluß der Mutter für die spätere Entwicklung in den Vordergrund. Gemäß ihrer Rolle innerhalb der Familiengemeinschaft, die sich auf die Erziehung der Kinder und die Erfüllung ihrer emotionalen Bedürfnisse erstreckt, wirkt das mütterliche Vorbild prägend für das spätere familiäre Verhalten. Da die Funktion der Mutter primär in der Bewahrung und Integration der Familie liegt, ist es verständlich, daß die Bedeutung des Vaters hier zurücktritt.

Ein positiver Familienbezug scheint bereits in der Kindheit und Jugend mit dem außerfamiliären Kontakt in Beziehung zu stehen:

Verfolgte, die heute ein „harmonisches Familienleben" aufweisen,
hatten häufiger einen ungestörten Kontakt zu Gleichaltrigen und Gleichgeschlechtlichen (1%-Sign.).

Ähnlich der guten Beziehung zu den Geschwistern zeigt sich, daß bei Personen, die später ein harmonisches Familienleben führen, auch der Kontakt zu den Altersgenossen besser gelingt. Diese frühen Kontaktformen sind als Vorstufe zum gegengeschlechtlichen Partnerbezug zu verstehen. Dabei muß daran erinnert werden, daß sie sich für die späteren Beziehungen außerhalb der Familie als nicht relevant erwiesen haben (s. Kapitel „Kontakt zum Mitmenschen und zur Gesellschaft", S. 140).

Folgender Befund rundet die bisherigen Ausführungen ab:

Bei Verfolgten, die heute ein „harmonisches Familienleben" aufweisen,
verlief die psychische und soziale Entwicklung harmonisch (5%-Sign.).

Die Harmonie der Ursprungsfamilie gewährleistet eine ungestörte Kindheit und Jugend, die letztlich die Persönlichkeit entscheidend formt und eine gesunde Identitätsfindung ermöglicht. Diese wiederum scheint eine der wesentlichsten Vorbedingungen einer reifen Partnerbeziehung zu sein.

II. Arten von Verfolgten-Ehen

Die im vorangegangenen Abschnitt beschriebene Dimension der „Familien-Beziehungen" bezog sich auf alle heute verheirateten Personen. Betrachtet man diese Gruppe genauer, so zeigt sich, daß es sich dabei um eine formal sehr heterogene Stichprobe handelt. Es lassen sich drei Ehegruppen differenzieren, die durch den Zeitpunkt der Eheschließung in bezug auf die Verfolgung definiert sind:

A) Erhaltene Ehen:
Personen, deren Ehe vor der Inhaftierung geschlossen wurde und zum Zeitpunkt der Untersuchung noch besteht (n=27).

B) Zweit-Ehen:
Personen, deren Erst-Ehe (vor der Inhaftierung) durch den Tod eines Partners im KZ aufgelöst wurde, und die nach der Befreiung eine zweite Ehe eingingen (n=37).

C) Erst-Ehen:
Personen, die vor der Inhaftierung ledig waren und nach der Befreiung heirateten (n=101).

In diesem zweiten Abschnitt werden zuerst einige grundsätzliche Unterschiede dieser Gruppe hervorgehoben, die bei der gemeinsamen Untersuchung aller Verheirateten nivelliert wurden. Einer kurzen Charakterisierung der einzelnen Ehegruppen hinsichtlich ihrer soziologischen Zusammensetzung folgt zur Veranschaulichung die Darstellung mehrerer Fallbeispiele. Nachstehende Tabelle gibt zunächst einen Gesamtüberblick über die soziologischen Merkmale der drei Gruppen:

Tabelle 71. *Soziologische Verteilung der 3 Ehegruppen*

Merkmale	A (n=27)	B (n=37)	C (n=101)
Geschlecht:			
männlich	21 (77,8%)	28 (75,7%)	74 (73,3%)
weiblich	6 (22,2%)	9 (24,3%)	27 (26,7%)
Alter 1960:			
bis 50 Jahre	3 (11,1%)	16 (43,2%)	77 (76,2%)
51 Jahre und älter	24 (88,9%)	21 (56,8%)	24 (23,8%)
Verfolgungsgrund und Herkunft:			
deutsche Juden	10 (37,0%)	6 (16,2%)	30 (29,7%)
osteurop. Juden (Polen)	6 (22,3%)	30 (81,1%)	52 (51,5%)
politisch Verfolgte	11 (40,7%)	1 (2,7%)	19 (18,8%)
Aufenthaltsland:			
Deutschland	23 (85,2%)	22 (59,5%)	62 (61,4%)
Israel und USA	4 (14,8%)	15 (40,5%)	39 (38,6%)

Bei der Beschreibung der Ehegruppen werden jeweils nur die charakteristischen Merkmale hervorgehoben. In methodischer Hinsicht sei ferner vermerkt, daß die Geschlechtsunterschiede als einziges Merkmal die Ehegruppen nicht differenzieren, da die Verteilung etwa der Gesamtuntersuchungsstichprobe entspricht. Sie werden der Vollständigkeit halber mit angegeben.

1. Erhalten gebliebene Ehen

Von insgesamt 84 vor der Verfolgung geschlossenen Ehen bestanden nach der Befreiung noch 27 (31%). Wie die Tabelle zeigt, sind hier überwiegend ältere Personen (über 50 Jahre) enthalten, die vor der Verfolgung bereits einen Lebensabschnitt erreicht hatten, in dem eine Eheschließung und die Gründung einer Familie erfolgen konnten.

Die Mehrzahl der Personen aus erhalten gebliebenen Ehen sind politisch und rassisch Verfolgte deutscher Herkunft, wofür wohl in erster Linie die unterschiedlichen Bedingungen der KZ-Belastung in den verschiedenen Verfolgtengruppen verantwortlich zu machen sind.

Im Kapitel „Belastungen der KZ-Haft“ (s. S. 25) wurde bereits erörtert, daß die politisch und rassisch Verfolgten deutscher Herkunft zwar längere Gesamtverfolgungszeiten aufweisen, aber unter leichteren Bedingungen im Konzentrationslager standen als die polnischen Juden. Die erste Verfolgtengruppe war außerdem weniger vom Verlust der Familienangehörigen betroffen.

Bei den politisch Verfolgten kommt hinzu, daß in den meisten Fällen nur ein Ehepartner die Verfolgung erlitt. Dadurch bestand bei diesen Personen eine sehr viel größere Chance, in eine intakte Familie zurückzukehren, was das subjektive Erleben der Verfolgung wesentlich beeinflußte.

Ein weiteres Kennzeichen dieser Gruppe ist das heutige Aufenthaltsland. Die größte Anzahl der hier vertretenen Personen lebt nach der Befreiung in Deutschland. Diese Beobachtung überrascht insofern nicht, als die politisch Verfolgten meist nicht an eine Emigration dachten und die rassisch Verfolgten sich aufgrund ihres höheren Durchschnittsalters weniger leicht zu einem Neubeginn in einem fremden Land entschlossen.

Eine Prüfung der Beziehungen dieser Ehegruppe zu dem geschilderten Faktor „Familienbeziehungen" ergab, daß jeweils 50% der Personen den positiven Pol „harmonisches" bzw. den negativen „disharmonisches Familienleben" repräsentieren.

Ein zusätzlich durchgeführter Vergleich zwischen der ehelichen Beziehung zum Zeitpunkt der Untersuchung und in der Vorverfolgungszeit ergab keine signifikanten Differenzen. Die eheliche Harmonie bzw. Disharmonie erfuhr demnach durch die KZ-Zeit keine spezifische Veränderung, sondern blieb trotz der langen Trennung so, wie sie bereits vor der Verfolgung gewesen ist.

Das ist bemerkenswert im Hinblick auf zwei Vermutungen: Man könnte einerseits annehmen, daß ein so extremes Leid, wie es die KZ-Zeit sowohl für die Inhaftierten als auch für die nicht inhaftierten Partner darstellte, die Eheleute stärker zueinander führte. Jeder Tag nach der Befreiung müßte demnach als Geschenk erlebt worden sein und dem Partner die Fähigkeit gegeben haben, kleine und kleinste alltägliche Differenzen besser zu meistern, nachdem beide die „große Prüfung" überstanden haben. Andererseits kann man vermuten — und diese Ansicht wird auch von den Dichtern und Schriftstellern (Cayrol, 1959) unter den ehemaligen KZ-Häftlingen angedeutet —, daß die brutale Wirklichkeit der Konzentrationslager die mitmenschlichen Intimbeziehungen, insbesondere die der ehelichen Liebesfähigkeit, im weitesten Sinne getötet hätte.

Beide Vermutungen widersprechen der statistischen Realität, sofern man sie an unseren Kriterien der ehelichen Harmonie mißt. Mit anderen Worten: So wie die Eheleute sich vor der KZ-Zeit arrangierten und liebten, taten sie es auch hinterher.

Als ein letzter wesentlicher Aspekt der Ehegemeinschaften werden in diesem Zusammenhang die nach der Befreiung geborenen Kinder betrachtet.

In 18 (67%) der erhalten gebliebenen Ehen wurden keine Kinder mehr geboren; in den restlichen 9 Ehen (33%) kam höchstens noch ein Kind nach der Befreiung zur Welt. Die geringe Anzahl der Kinder ist verständlich, denn die Befragten waren zum Zeitpunkt der Untersuchung durchschnittlich 52 Jahre alt. Da in diesem Alter naturgemäß kaum noch Kinder zu erwarten sind, lassen sich Auswirkungen der KZ-Haft auf die Geburtenrate in dieser Gruppe nicht feststellen.

Die besondere Problematik der erhaltenen Ehe kann am besten am Beispiel der politisch Verfolgten demonstriert werden. Diese sahen in ihrer Verfolgung und Inhaftierung rückblickend eine konsequente Folge ihrer Widerstandshaltung gegenüber den Nazis. Wo immer die politische Aktivität durch Eigenarten einer ideologischen Persönlichkeit wesentlich mitbestimmt war (s. Kapitel „Weltanschauung und KZ-

Haft“, S. 209), stürzte man sich nach der Befreiung hektisch und im Bewußtsein eines historischen Auftrages wieder in die Politik. Somit blieben die von diesen Personen erzielten Erfolge ausschließlich auf den außerfamiliären Bereich beschränkt. Die Ehe trat jetzt ebenso in den Hintergrund wie schon vor der Verfolgung. Ja, die Ehen wurden eigentlich unter der Voraussetzung geschlossen, daß die politische Arbeit den persönlichen Bedürfnissen übergeordnet sei. Oder — im Hinblick auf die Ideologen — genauer ausgedrückt: die Befriedigung einer ideologisch motivierten politischen Arbeit ist das persönlichste Bedürfnis, demgegenüber die üblichen „persönlichen“ Bedürfnisse nebensächlich sind.

Folgendes Fallbeispiel eines aus politischen Gründen verfolgten Ehepaares soll diesen Sachverhalt veranschaulichen:

Herr M. stammt aus einer kinderreichen Familie, die in materiell äußerst beschränkten Verhältnissen lebte. Der Vater — selbst aktiv politisch tätig — verdiente in seinem Beruf als Fabrikarbeiter kaum den nötigen Lebensunterhalt „Knapp ist gar kein Ausdruck“, meint Herr M., „es wurde meist gehungert.“

Rückblickend empfindet Herr M. seine Kindheit als schwer und freudlos. Nur die Ausrichtung auf ein politisches Ziel, nämlich die Klassengegensätze auszurotten, mit denen er bereits in früher Kindheit konfrontiert war, bot ihm Halt. 1919 schloß er sich der Jugendorganisation der unabhängigen sozialdemokratischen Partei an. In dieser Gruppe lernte er auch seine spätere Frau kennen. Dabei bedeutete ihm sehr viel, daß sie die Tochter eines alten Parteigenossen war. Damit war ihm nicht nur die Gewähr einer Gesinnungsgleichheit gegeben, sondern auch die einzige Möglichkeit, eine Beziehung zu seiner Frau zu schaffen, ohne auf ein nahezu ausschließlich der Partei gewidmetes Leben verzichten zu müssen.

Nach einer kurzzeitigen Festnahme als kommunistischer Jugendführer widmete er sich noch intensiver der politischen Idee. Er gönnte sich keine Zeit für sein Privatleben und stellte jede freie Minute der Parteiarbeit zur Verfügung. Gleichzeitig drängte er seine spätere Frau, die bisher einer Entscheidung ausgewichen war, zur Ehe. Auch die Geburt einer Tochter änderte nichts an dem intensiven Einsatz für die Partei, was seine Frau nach Ansicht des Herrn M. auch verstanden habe.

Frau M. bekennt jedoch, daß sie selbst eigentlich keine politische Überzeugung in irgendeiner Richtung gehabt, sondern sich den Ideen ihres Mannes angeschlossen habe. Ihr sei der Verzicht auf das Zusammensein in den freien Stunden nicht leicht gefallen. Ihren Worten zufolge hat sie das eher aus Liebe zu ihrem Mann als aus Liebe zur Idee hingenommen. Sie bewunderte die Konsequenz ihres Mannes, seine Zielstrebigkeit und seinen Mut. Aber nach zweijähriger Ehe wurde für Frau M. die schulmeisterliche Art ihres Mannes, mit der er versuchte, ihr stets seine Meinung aufzudrängen, zu einer Gefahr. Es kam zu Auseinandersetzungen, meist über alltägliche Kleinigkeiten, die ihr Mann wegen seiner Wortgewandtheit für sich entscheiden konnte. Sie fühlte sich schließlich in ihrer Persönlichkeit so sehr beeinträchtigt, daß in gegenseitigem Einverständnis eine vorübergehende Trennung als eine Art Probezeit beschlossen wurde. Als der Mann ihr nach einem Jahr brieflich mitteilte, daß er eine Freundin gefunden habe, wurde die Trennung für sie unerträglich und sie entschloß sich zu einer Rückkehr, obwohl sie keineswegs sicher war, ob die Ehe nun gelingen würde.

Nach einem Schulungskurs in Rußland hatte Herr M. seine ersten Erfolge. Er wurde Landtagsabgeordneter der KPD und übernahm die Redaktion einer Arbeiterzeitung.

Im Januar 1933 wurde er erstmals von den Nazis festgenommen. Obwohl er gewarnt wurde und seine Frau alles zu seiner Flucht vorbereitet hatte, empfand er es als Zumutung, „seine Arbeiter“ gerade jetzt im Stich zu lassen. Im Februar 1933 wurde er inhaftiert. Kurz darauf holte man auch seine Frau ab und hielt sie 4 Monate in Haft. Nach ihrer Entlassung nahm sie sofort Kontakt mit einer Reihe einflußreicher Persönlichkeiten auf, um auch ihren Mann freizubekommen. Bei seiner Entlassung machte Herr M. die Bemerkung, daß er sich auch in der Freiheit bis aufs äußerte für seine inhaftierten Kameraden einsetzen würde. Daraufhin inhaftierte man ihn erneut bis Januar 1940. Wiederum auf Intervention seiner Frau wurde er zur Wehrmacht einberufen. Nach zweijähriger russischer Gefangenschaft konnte er endlich zu seiner Familie zurückkehren.

Nach kurzer Zeit begann er als Schreiner eine selbständige Arbeit. Als der Betrieb aber so groß wurde, daß er fremde Arbeitskräfte hätte einstellen müssen, gab er seine Unabhängigkeit mit der Begründung auf, er wolle niemanden ausbeuten. Bis zu seiner Invalidisierung war er als angestellter Schreiner tätig. Danach wurde Herr M. Vorsitzender verschiedener KZ-Organisationen, für die er nun seine ganze Zeit zur Verfügung stellte. Er ist seiner früheren politischen Überzeugung auch heute noch treu geblieben.

Frau M. schildert ihre jetzige Ehe- und Familiensituation als „harmonische kleine Einheit“, in der man geschützt ist und die Vergangenheit vergessen kann“. Über die Beziehung zu ihrem Mann sagt sie: „Mein Mann und ich haben eine starke kameradschaftliche Bindung, die schließt ja auch die eheliche Beziehung nicht aus.“ Trotzdem fragt sie sich heute: „Haben wir nicht am Leben vorbeigelebt? War unsere Ehe nicht in Wirklichkeit eine Arbeitsgemeinschaft? Hieß es nicht immer: Parteiarbeit statt Feierabend, Parteiarbeit statt Sonntagsspaziergang, Parteiarbeit statt — nun ja, statt Leben?“

Diese Ehe ist beispielhaft für eine durch die gemeinsame Gesinnung getragenen Partnerschaft. Für den Mann steht dabei von Anfang an die parteipolitische Arbeit im Vordergrund. Ehe und Familie sind peripher. Die Ehe wurde in einer Zeit geschlossen, in der Herr M. unter Druck seine politische Arbeit intensivierte und daher kaum in der Lage war, auf die persönlichen Bedürfnisse der Frau einzugehen. Sie ist in erster Linie gleichberechtigter Gesprächspartner und zumindest während der ersten Ehejahre aktivste Mitarbeiterin für die politische Idee. Zu dieser „Arbeitsgemeinschaft“ konnte es jedoch nur kommen, weil die Frau über eine extreme Anpassungsbereitschaft verfügte und sich den Wünschen des Mannes „weniger aus Liebe zur Idee, als aus Liebe zu ihm“ vollkommen unterordnete. Das zeigt bereits den entscheidenden Bruch der inneren Beziehung der beiden Partner zueinander. Frau M. hat auf die Verwirklichung ihrer Wünsche und Bedürfnisse innerhalb der Ehe weitgehend verzichten müssen, während ihr Mann in der nach außen gerichteten Aktivität aufgeht und diese ideologische Einseitigkeit nicht als Mangel empfindet. Die Ehe ist hier vor allem durch die kameradschaftliche Bindung getragen: Der emotionale persönliche Bezug der Partner tritt in den Hintergrund.

Es finden sich in der von uns untersuchten Gruppe aber nicht nur politische Häftlinge, deren Einsatz durch die im nächsten Kapitel zu schildernden Merkmale einer ideologischen Persönlichkeit geprägt ist. Auch ohne Kennzeichen einer solchen Haltung kann es aus anderen Motiven, z. B. beruflichen, zu einer Entfremdung der Eheleute führen, wie folgendes Beispiel illustriert:

Herr C. wurde 1907 als ältester von 4 Geschwistern geboren. In der Familie, im Heimatdorf und später in der Oberschule galt er immer als etwas „Besonderes“. Seine Überlegenheit und seine Intelligenz machten ihn zum eigenwilligen und umworbenen Außenseiter in der Klasse. Aber nicht nur geistig, sondern auch körperlich wußte er seinen Führungsanspruch zu wahren. In der Jugend und später auch als Erwachsener legte er es darauf an, frei und ohne Beeinflussung zu handeln und zu denken. Als der Pfarrer des Dorfes ihm wegen seiner Begabung ein Theologiestudium ermöglichte, nahm er es an. Ein Jahr später entschloß er sich jedoch, Jurist zu werden. Diese Entscheidung habe er nie bereut.

Nach Abschluß des Studiums wurde Herr C. Rechtsanwalt und Mitarbeiter in einem nationalsozialistischen Ministerium, kam aber bald mit der Kirchenpolitik des Regimes in Konflikt. Nach schweren Auseinandersetzungen, bei denen er kein Blatt vor den Mund nahm, ließ man ihn im Jahre 1934 aus dem Ministerialstab ausscheiden. Der Ausschluß aus der Partei gelang ihm erst nach bewußt parteifeindlichen Äußerungen. Trotz Drohungen und Versprechungen habe er sich nicht bewegen lassen, seine Kenntnisse wieder in den Dienst der Nazi-Gewaltpolitik zu stellen. Er nutzte im Gegenteil seine Position als freier Rechtsanwalt aus und übernahm in verschiedenen politischen Prozessen die Verteidigung, um dem

Regime die ganze Ohnmacht und Unfähigkeit vor Augen zu führen. Dabei war er sich bewußt, daß sein Leben auf dem Spiel stand, wenn er sich nur eine einzige Blöße geben würde.

Nach mehrmaligen kurzen Verhaftungen wurde Herr C. in den Jahren 1942/43 fünf Monate lang in Dachau interniert. Aufgrund seiner Wachheit konnte er sich während der Haftzeiten jedesmal geschickt einer Verurteilung entziehen. Er entwickelte eine „Fernwitterung" für Ereignisse wie ein „alter Fuchs". Rückblickend betrachtet er die Haft als eine „Schule des Lebens". Er benutzte die Zeit dazu, um Häftlingen für das Verhalten in lebensbedrohenden Situationen eine juristische Schulung zu geben. Herr C. kann sich an keine Zeit erinnern, in der er seine Initiative und sein Selbstvertrauen verloren habe. Sein religiöser Glaube, die ihn selten verlassende Aktivität und seine Umstellungsfähigkeit hatten ihm das Überleben in den Lagern ermöglicht. Manchmal habe ihm sein Verhalten sogar Sympathie von Gegnern eingetragen. Bei seiner Entlassung besprach er mit einem SS-Mann, wie er sich außerhalb verhalten solle. Herr C. ist heute der Überzeugung, daß dieser SS-Mann ihm das Leben gerettet hat, obwohl er das sicher nicht beabsichtigt habe. Auf seinen Rat hin schloß er seine Kanzlei und tauchte für die letzten 3 Jahre des Krieges als Medizinstudent unter. Erst nach dem Ende der Nazi-Zeit eröffnete Herr C. seine Kanzlei wieder und befaßte sich hauptsächlich mit Wiedergutmachungsangelegenheiten.

Während seiner Haftzeit sei in ihm das Bewußtsein entstanden, daß der Mensch alles aushalten könne, wenn er die richtigen inneren Voraussetzungen mit sich bringe. „Ich möchte Dachau aus meinem Leben nicht missen, das war für mich ein wichtiger und wertvoller Bestandteil meines Lebens. Ich bin dadurch bewußter und selbstkritischer geworden."

Neben der Beschreibung der beruflichen Erfolge, die Herr C. gehabt hat, wirkt die Schilderung des ehelichen Lebens bald blaß. Herr C. erwähnt seine Frau nur nebenbei. Nach der Verfolgung sei er ihr mit Rücksicht, Fürsorge und Mitleid begegnet, um sie für die Belastungen, die sie durch seine Verfolgung erlitten hatte und für die Verzichte, die sein berufliches Leben für sie heute mit sich bringt, zu entschädigen. Gerade aber die rücksichtsvolle Haltung, die Herr C. an den Tag legt, wirkt tyrannisierend. Herr C. meint, seiner Frau gegenüber heute die Rolle des allesverstehenden, schonungsvollen Ehemannes einnehmen zu müssen, weil sie die eigentlich Leidtragende seiner Verfolgung gewesen sei. Sie habe durch seine Inhaftierung mehr gelitten als er. Die extreme Ungewißheit während langer Jahre hätten bei ihr starkes Mißtrauen und ein eigensinniges Beharren, daß alle gegen ihn seien, hervorgerufen. Heute mache sie sich dazu noch Sorgen, er könne sich überarbeiten und gesundheitlich Schaden leiden.

Mit 26 Jahren hatte er seine Frau in einem Nachbardorf kennengelernt und sie kurz darauf geheiratet; es sei „Liebe auf den ersten Blick gewesen". Nach einjähriger Ehe wurde eine Tochter geboren. Sie sei gerade das Gegenteil von seiner Frau und erinnere ihn im Aussehen sehr an seine Mutter, mit der er sich „ohne viel Worte" immer gut verstanden hatte. Er sei sich bewußt, daß er seine Tochter deshalb sehr verwöhne. Weil sie ihm wesensmäßig ähnlich sei, habe er von Anfang an die Erziehung ausschließlich selbst übernommen. Auf seinen Wunsch studierte die Tochter Jura, war im ersten Staatsexamen zum Leidwesen des Vaters durchgefallen, hatte aber beim zweitenmal die Prüfung geschafft. Nach seinen Plänen wird sie einmal die gutgehende Kanzlei des Vaters übernehmen.

Im Beruf, dem bevorzugten Lebensbereich des Befragten, entzieht sich Herr C. heute bewußt dem Einfluß seiner Frau. Ähnlich wie im oben geschilderten Fall stellen die ehelichen Beziehungen des Herrn C. eine sentimentale Reminiszenz an die Vergangenheit dar. In seiner Lebensbeschreibung fällt die berufliche Aktivität auf, mit der er sich auch heute noch stark identifiziert; die Beziehung zur Frau wird fern von den alltäglichen beruflichen Auseinandersetzungen gehalten.

Herr C. hat seine Ehe nach der Verfolgung weit hinter sich gelassen und sich von seiner Frau rücksichtsvoll distanziert. In der Erziehung der Tochter dagegen fühlt er sich heute noch kompetent. So beeinflußt er z. B. entscheidend deren Berufswahl, da sie als Juristin ja einmal seine Nachfolgerin werden könnte.

2. Zweit-Ehen nach der Befreiung

Von den 84 vor der Verfolgung verheirateten Personen verloren 45 (54%) ihren Ehepartner im Konzentrationslager. Davon schlossen 37 (82%) nach der Befreiung eine zweite Ehe.

Verglichen mit der ersten Gruppe sind die Zweit-Ehen durch die größere Anzahl jüngerer Personen gekennzeichnet.

Typisch ist auch hier der Verfolgungsgrund bzw. die Herkunft: Die Hälfte der Personen sind rassisch verfolgte polnische Juden. Sie waren sowohl am schwersten vom Verlust des Ehepartners und der eigenen Kinder als auch dem der elterlichen Familie betroffen (s. Kapitel „Belastung der KZ-Haft", S. 25).

Das erschreckende Ausmaß der Vernichtung tritt in dieser Gruppe am deutlichsten hervor. Daß dennoch die überwiegende Anzahl sich wieder zu einer Heirat entschloß, hängt wohl damit zusammen, daß die zweite Ehe häufig eine Ersatzfunktion für die zerstörten familiären Bindungen darstellt und einem starken Schutz- und Sicherheitsbedürfnis entspricht. Dabei ist die Wahl des Ehepartners deutlich vom Verfolgungsschicksal geprägt:

Im Gegensatz zu rassisch Verfolgten deutscher Herkunft heirateten polnische Juden häufiger einen ebenfalls verfolgten Ehepartner (0,1%-Sign.).

Das gemeinsam erlittene Schicksal wird zur Basis einer ehelichen Bindung. Vom verfolgten Partner, der in gleicher Weise Heimat und Familie verloren hat, wird das meiste Verständnis für die eigenen Probleme erwartet, wie es etwa in folgenden Worten zum Ausdruck kommt:

„Ein Mensch, der im Lager war, kann nur einen ehemaligen Lagerhäftling als Partner ertragen. Niemand anderes versteht sonst, was geschehen ist."

Ein weiteres charakteristisches Merkmal dieser Gruppe ist der im Vergleich zu den erhalten gebliebenen Ehen wesentlich höhere Prozentsatz von Emigranten. Für die polnischen Juden, von denen viele schon vor der Verfolgung einer zionistischen Bewegung angehörten, war Israel das bevorzugte Emigrationsland (s. Kapitel „Emigrationsmotive und Lebensbewältigung", S. 224).

Die Probleme, die aus der Auseinandersetzung mit einer neuen sozio-kulturellen Umgebung resultieren, sind ebenfalls als Motivation für eine zweite Eheschließung wirksam. Man möchte in einem fremden Land nicht völlig allein sein, sondern mit einem gleichgesinnten Partner die Basis für einen Neubeginn schaffen. Obwohl die Zweit-Ehen der Befragten besonders stark durch die Erinnerung an die erste Ehe belastet sind, repräsentieren dennoch 57% der Personen den Pol „harmonisches Familienleben" und 43% den Pol „disharmonisches Familienleben". Zu den Ehe-Beziehungen der erhalten gebliebenen Ehen ergibt sich kein signifikanter Unterschied. Man kann daher sagen: Es ist für das Glücken oder Mißglücken einer Ehe unwesentlich, ob sich eine Ehe über die Zeit des Konzentrationslagers gehalten hat oder durch die Verfolgung zerstört und eine Zweit-Ehe aufgebaut wurde.

In der Zweit-Ehe ist infolge des jüngeren Durchschnittsalters der Befragten der Prozentsatz der Ehepaare, die keine Kinder nach der Befreiung haben, mit 18 (49%) niedriger als in der ersten Gruppe. 19 (51%) der Verfolgten haben ein Kind oder mehrere. Dabei sind die Ehen polnischer Juden, die meist selbst aus großen Familien stammen, mit etwa 2 Kindern im Durchschnitt noch die kinderreichsten.

Das folgende Beispiel eines rassisch verfolgten deutschen Juden ist typisch für eine Zweit-Ehe, in der die Erinnerungen an die erste Frau und an die KZ-Vergangenheit die Wahl des zweiten Ehepartners wesentlich mitbestimmt haben:

Herr B. wurde 1897 in Deutschland geboren. Heute lebt er mit seiner Frau in guten wirtschaftlichen Verhältnissen in den USA.

1935 lernte Herr B. seine erste Frau — eine deutsche Jüdin — kennen. Um sie zu heiraten, gab er zunächst seine damaligen Emigrationspläne auf und blieb in Deutschland. Mit dieser Frau, die als sensibel und geistig differenziert geschildert wird, lebte er in einer ausgesprochen glücklichen Beziehung.

1943 wurde die Familie durch die Verfolgungsmaßnahmen auseinandergerissen und in verschiedene Lager deportiert. Nach der Befreiung versuchte er zunächst, seine Familie wieder zu finden und erfuhr, daß alle Angehörigen umgekommen waren. Über den Tod seiner Frau berichtete ihm eine entfernte Bekannte, die er schon viele Jahre vor der Verfolgung flüchtig kennengelernt hatte. Sie war mit seiner Frau zusammen inhaftiert und hatte miterlebt, wie sie im Lager umkam. Diese Freundin seiner Frau heiratete Herr B. 1946. Sie habe ihm am nächsten gestanden, weil „sie das alles ja miterlebt hat und mit meiner Frau im Lager befreundet war“.

Auch mit seiner zweiten Frau lebt Herr B. in einer relativ harmonischen Ehe. Er gibt jedoch auch zu, daß er an ihr gelegentlich seinen Ärger über andere Leute ausläßt. Seine Frau versteht es, in einer verständnisvollen Weise darüber hinwegzugehen. Er ist ihr dankbar, mit ihr immer wieder auch über die Vergangenheit und insbesondere über die erste Frau sprechen zu können.

Nicht nur die Gemeinsamkeit des Schicksals, sondern auch das Wiederanknüpfen an die erste Ehe durch die frühere Freundschaft der beiden Frauen ist eine wesentliche Voraussetzung für das Zustandekommen dieser zweiten Ehe. Sie ist vor allem dadurch gekennzeichnet, daß die Erinnerungen an die erste Frau wach bleiben und sie in der jetzigen Ehe gewissermaßen noch „mitlebt“.

Eine andere typische Variante der Zweit-Ehen ist um den Verlust eigener Kinder im Konzentrationslager zentriert.

Der nachstehende Fall eines heute in Israel lebenden polnischen Juden soll diese Thematik veranschaulichen.

Der im Jahre 1960 47jährige Verfolgte lernte seine erste Frau während seiner Pharmaziestudien in Warschau kennen. Im Jahr der Geburt seiner Tochter wurde Warschau besetzt und Herr F. mit seiner Frau in ein Ghetto eingewiesen. Um das Kind in Sicherheit zu bringen, hatte er es schon vorher einem Priester anvertraut.

Im Ghetto wurde Herr F. mit anderen Männern dazu abkommandiert, alle kleinen Kinder zu vergiften. Das war für ihn die erste Konfrontation mit der grausigen Wirklichkeit der Judenverfolgung. Nach Auflösung des Ghettos wurden alle Bewohner nach Auschwitz transportiert. Sein eigenes Kind wurde ihm zurückgebracht, und es gelang ihm unter unmenschlichen Qualen, den Säugling mit auf den Transport zu nehmen und im Lager zu verstecken. Kurz darauf wurde er von Frau und Kind getrennt; später erfuhr er, daß beide vergast wurden.

Dieses Erlebnis hat ihn dazu veranlaßt, seinen inneren Halt dadurch zu bewahren, daß er sich der Kinder im Lager annahm und sie schützte, so gut es ihm möglich war.

Nach der Befreiung emigrierte Herr F. nach Israel und war zunächst als Pädagoge in einem Kibbutz tätig. Dort lernte er auch seine zweite Frau kennen, die ebenfalls als Lehrerin beschäftigt war.

Heute führt er zusammen mit seiner Frau ein religiöses Kinderheim, in dem auch in den Nachkriegsjahren eine Reihe von Kindern lebte, die im Lager gewesen waren. In der Erziehung dieser Kinder und Jugendlichen sieht Herr F. seine wichtigste Lebensaufgabe. Das private Familienleben wie auch die Beziehung zur zweiten Frau und zu seinen zwei eigenen Kindern tritt hinter der Arbeit im Kinderheim vollkommen zurück.

Dieser Fall demonstriert den Versuch, die Fixierung an den traumatischen Verlust des eigenen Kindes, der nicht frei von Schuldgefühlen erlebt wird, aktiv in der Fürsorge für andere hilfsbedürftige Kinder und ihre Erziehung zu überwinden. Die eheliche Beziehung wird hauptsächlich durch die gemeinsamen pädagogischen Interessen getragen. Die Ehe erscheint nach außen einigermaßen ungestört, eine echte personenbezogene Partnerschaft aber wird durch die Hingabe an ein Kollektiv ersetzt.

3. Erst-Ehen nach der Befreiung

Von 115 Personen, die vor der Verfolgung ledig waren, heirateten 101 (87,8%) nach der Befreiung. In dieser zahlenmäßig größten Gruppe der Erst-Ehen sind die Verfolgten vertreten, die vor der Inhaftierung noch zu jung waren, eine Ehe einzugehen. Die zum Zeitpunkt der Inhaftierung durchschnittlich 20 Jahre alten Verfolgten lebten zum großen Teil noch im Elternhaus und hatten den Prozeß der Lösung von diesem und der Verselbständigung noch nicht abgeschlossen. Die Verfolgten wurden z. T. aus der beruflichen Ausbildung herausgerissen; war sie bereits abgeschlossen, bestand meist noch keine Möglichkeit, im Berufsleben Erfahrungen zu sammeln und sich zu bewähren.

Nach der Befreiung stellte sich vor allem für die männlichen Befragten das Problem der beruflichen Wiedereingliederung, um die materielle Basis für eine Familiengründung zu schaffen. Daher heirateten sie im allgemeinen erst nach einer längeren Orientierungs- und Aufbauphase.

Bezeichnend für diese Gruppe ist der hohe Prozentsatz der rassisch Verfolgten (polnische Juden 51%, deutsche Juden 29,8%). Auch in dieser Gruppe gilt für die polnischen Juden die bereits genannte Häufigkeit von Ehen zwischen verfolgten Partnern. Bezüglich der Wahl des Ehepartners ergab sich für die jüngeren Personen eine weitere Differenzierung:

Jüngere Verfolgte suchen im Gegensatz zu älteren ihren Ehepartner häufiger in bestimmten Bezugsgruppen (0,1%-Sign.).

Nach der Befreiung suchten diese Verfolgten zunächst in schicksalhaft oder weltanschaulich verbundenen Gruppen — etwa in DP-Lagern, Auswanderungsgemeinschaften oder im Kibbutz — eine erste Orientierung und lernten dort ihre späteren Ehepartner kennen. Die Verbundenheit mit den Leidensgenossen ist verständlich, wenn man bedenkt, daß 62% der Personen im Konzentrationslager die elterliche Familie teilweise oder ganz verloren haben.

Die Verteilung der Erst-Ehen auf den Faktor der „Familienbeziehungen“ entspricht mit 57% „harmonischen“ und 42% „disharmonischen“ Familien genau dem Ergebnis der Zweit-Ehen. Die 3 Ehegruppen unterscheiden sich bezüglich des Gelingens bzw. Mißlingens der Ehe nicht signifikant voneinander. In jeder Gruppe sind etwa gleich viele harmonische und disharmonische Familien enthalten. Das dürfte ein weiterer Beleg gegen die Ansicht sein, daß ehemalige KZ-Häftlinge, insbesondere wenn ihre Haft in relativ junge Jahre fiel, nicht mehr ehe- und liebesfähig seien. In 72 (71%) der Ehen werden durchschnittlich zwei Kinder geboren, 29 (29%) haben keine Kinder. Davon sind 19 (66%) der Verfolgten nicht etwa wegen Sterilität oder wegen ihres Alters kinderlos. Vielmehr ist bei ihnen eine ausgesprochene Ablehnung eigener Kinder zu beobachten. Fragt man nach den Gründen dieser Ablehnung, so läge zunächst die Vermutung nahe, daß diese Verfolgten in ihrer körperlichen oder psychischen Gesundheit oder aber im sozialen Kontakt deutliche Störungen aufweisen. Die Vermutung konnte jedoch auf statistischer Basis nicht bestätigt werden.

Diese verfolgten Personen stellen eine kleine Sondergruppe dar, die anhand von Einzelfällen genauer betrachtet werden soll. Dabei ist zu berücksichtigen, daß die genannten Gründe sicherlich nicht die einzigen und entscheidenden sind, da die Befragten nicht immer bereit oder fähig waren, sich offen zu dieser Frage zu äußern. Es lassen sich dennoch die Motive in zwei Richtungen unterscheiden. Einmal stehen — vor allem bei rassisch Verfolgten — starke Ressentiments gegenüber der Gesellschaft im Vordergrund, in der eine Wiederholung der Verfolgungserlebnisse für möglich gehalten wird und man den Kindern dieses Schicksal ersparen möchte.

Folgende Äußerungen können als beispielhaft betrachtet werden:

Ein polnischer Jude, der heute mit einer nicht-jüdischen Frau verheiratet ist, befürchtet, daß seine Kinder „von den Deutschen als Saujuden, von den Juden dagegen als Deutsche betrachtet werden".

Eine polnische Jüdin meint: „Wir wollen keine jüdischen Kinder, die so etwas erleben müssen."

Auf der anderen Seite liegen die Ursachen der Ablehnung in den Ansprüchen und Bedürfnissen der Verfolgten selbst, bei deren Erfüllung Kinder als störend empfunden werden. Das kommt deutlich in folgenden Zitaten zum Ausdruck:

„Ich will keine Kinder, weil ich meine Frau für mich allein haben möchte. Sie sorgt für mich wie ein Kind, und das ist gerade das Richtige für mich."

„Kinder wären mit lästig und ein Hemmnis in meiner Arbeit als Reise-Prediger."

In der Gruppe der Erst-Ehen treten zwei Aspekte der ehelichen Beziehungen von Verfolgten als besonders typisch hervor:

1. Weibliche Verfolgte neigen häufiger zu „Früh-Ehen",
2. Männliche Verfolgte tendieren eher erst nach dem Versuch einer beruflichen Stabilisierung zur Ehe.

Damit ist schon der oben angedeutete Befund bestätigt, wonach „panikartige" d. h. überstürzte Früh-Ehen überwiegend bei Frauen vorkommen, während sich Männer so verhalten, wie es im allgemeinen auch sonst üblich ist — die Ehe wird meist erst nach der Berufsausbildung eingegangen.

Es wäre aber verkehrt, die Neigung zur Früh-Ehe bei Frauen nur auf die durchgemachte Haft zurückzuführen. Persönlichkeitsspezifische Momente sind ebenfalls von Wichtigkeit, wie aus den auf den Seiten 186 und 187 wiedergegebenen Befunden über die Bedeutung der familiären Situation für die Harmonie des Ehelebens hervorgeht. Auch folgender Fall kann das veranschaulichen:

Frau R., die 1960 34 Jahre alt war, stammt aus einer reichen polnisch-jüdischen Familie.

Das Verhältnis zur Mutter schildert sie als besonders innig und liebevoll. Noch heute verehrt sie die im KZ-Lager umgekommene Mutter in etwas übertriebener Weise. Das einzige, was Frau R. ihr mit einem gewissen Vorwurf anlastet ist, sie nicht auf das Leben vorbereitet und sexuell nicht aufgeklärt zu haben.

Die sieben Kinder genossen eine traditionelle orthodox-religiöse Erziehung. Die Mädchen wurden zu Hause von Gouvernanten behütet. Insbesondere Frau R. wurde von den Eltern und Brüdern sehr verwöhnt. Da sie eine gute Schülerin war, planten die Eltern, sie auf eine Universität zu schicken. Mit 14 Jahren wurde ihre Ausbildung durch die einsetzende Verfolgung unterbrochen.

Während der Inhaftierung kamen alle Familienangehörigen ums Leben. Sie selbst erlitt auf einem Fluchtversuch einen Kopfschuß, wurde dann in ein KZ-Lager gebracht und dort von einer Mitgefangenen vor der Vernichtung gerettet.

Nach der Befreiung schloß sie sich sofort einem von Israel aus organisierten Kibbutz an. 1949 lernte sie dort ihren Mann kennen und heiratete ihn bald darauf, noch vor der gemeinsamen Emigration nach Israel. Frau R. bezeichnet diesen überstürzten Entschluß selbst als „Flucht in die Ehe". Das Hauptmotiv war damals ihre sexuelle Unsicherheit und die Angst, von Männern im DP-Lager mißbraucht zu werden. Ihr Mann sah sehr gut aus und verehrte sie. Geliebt habe sie ihn jedoch niemals.

Trotz der Gemeinsamkeit ihres Schicksals — der Mann ist polnischer Jude, wurde wie sie selbst orthodox-religiös erzogen und war ebenfalls einige Jahre inhaftiert — hat sie nie eine gute Beziehung zu ihm finden können. Sie fühlt sich durch die einfache Herkunft des Mannes aus einer Arbeiterfamilie und durch seine heutige Beschäftigung als Arbeiter in einer Fabrik gesellschaftlich degradiert. Als Tochter einer reichen und vornehmen Familie empfindet sie diese Ehe tief unter ihrem kulturellen und materiellen Stand. Wenn die Mutter noch gelebt hätte und sie selbst nicht so „naiv" ins Leben geworfen worden wäre, wäre diese unglückliche Verbindung nicht zustande gekommen.

Sie schildert den Mann als intellektuell weit unterlegen, als grob, jähzornig, unnachsichtig und rücksichtslos. Er hilft ihr weder im Haushalt, der sie überlastet, noch gönnt er ihr irgendeine Abwechslung. Frau R. sagt, ihm habe die Wärme der Mutter in seiner Kindheit gefehlt, sie aber könne ihm diese Wärme jetzt auch nicht geben. Zudem hat sie die Vermutung, daß ihr Mann geistig gestört sei und an Depressionen leide. Sie kann mit ihm noch nicht einmal über alltägliche Dinge sprechen. Er zieht sich vollkommen zurück und möchte seine Ruhe haben. Er seinerseits macht ihr Vorwürfe wegen ihrer zeitweiligen epileptoiden Anfälle und hält sie für „verrückt".

Ihr erstes Kind, ein Mädchen, das sie sehr liebte, starb unter tragischen Umständen mit 9 Jahren, angeblich wegen ärztlicher Vernachlässigung. Der Tod dieses Kindes bedeutete für sie einen einschneidenden Einschnitt. Sie macht ihrem Mann und auch sich selbst schwere Vorwürfe, am Tod des Mädchens mitschuldig zu sein. Durch dieses Ereignis verschlechterte sich das Verhältnis der Ehepartner zueinander noch mehr. Frau R. begann sich gegen ihren Mann aufzulehnen und sich nicht mehr wie bisher alles von ihm gefallen zu lassen. Sie selbst sagt, sie sei in dieser Zeit frigide geworden, obwohl ihr sexuelles Leben vorher völlig normal gewesen sei.

In der Zwischenzeit wurden noch vier Kinder geboren, die gesund und intelligent sind. Zu ihnen hat Frau R. ein warmes, geduldiges Verhältnis. Ihre Erziehung übernimmt sie allein, da der Mann sich nicht darum kümmert. Selbst wenn es mit einer boshaften Nachbarin wegen der Kinder Streit gibt, verteidigt er niemals seine Frau oder die Kinder, sondern hält immer zur anderen Partei. Er schlägt sogar die Kinder, ohne zu prüfen, ob es wirklich berechtigt ist.

Die heutige Ehesituation ist für Frau R. fast unerträglich. Das Leben erscheint ihr nur noch für die Kinder lebenswert. Frau R. denkt ernsthaft an eine Scheidung, hat aber wegen der Kinder bisher nichts unternommen.

An diesem Fallbeispiel läßt sich nachweisen, daß das Mißlingen der Ehe einerseits mit bestimmten Persönlichkeitsmerkmalen des ehemaligen KZ-Häftlings, andererseits mit bestimmten äußeren Bedingungen zusammenhängt. Bereits die Motive für die Eheschließung lassen erkennen, daß der Ehepartner Ersatzfunktionen zu erfüllen hat. Er wird nicht um seiner Person willen gewählt, sondern befriedigt zunächst ein starkes Schutzbedürfnis. In diesem speziellen Fall einer sexuell unerfahrenen und verunsicherten Verfolgten ist es der Schutz vor anderen Männern, die als Gefahr erlebt werden. Die Gründe für die Wahl gerade dieses Mannes liegen weiterhin in mehr äußeren Gegebenheiten, z. T. in der Gemeinsamkeit des Schicksals und der gleichen weltanschaulich-religiösen Einstellung. Diese Voraussetzungen erweisen sich jedoch als nicht tragfähig. Besonders ungünstig ist in diesem Fall die unterschiedliche soziale Herkunft, die von der verwöhnten und intellektuell anspruchsvollen Frau nicht überwunden werden kann. Das Scheitern der Ehe ist letztlich auf die

Unsicherheit und Unerfahrenheit in der Partnerwahl zurückzuführen, wobei auch die grundsätzlich eingeschränkten Wahlmöglichkeiten innerhalb der Kleingruppe des Kibbutz oder anderer Gemeinschaften eine Rolle spielen.

Das zweite Fallbeispiel ist typisch für die jüngeren männlichen Verfolgten, deren Berufsausbildung durch die Verfolgung unterbrochen und nach der Befreiung wiederaufgenommen bzw. beendet wurde. Die ängstliche Suche nach einem Partner, von dem man sich in erster Linie beschützen läßt, ist nicht zu finden. Die berufliche Rückgliederung steht im Vordergrund und bildet die Basis der Heirat.

Herr Z. wurde 1928 als zweites Kind jüdischer Eltern in Berlin geboren. Den Mittelpunkt der Familie bildete die Mutter. Ihrem aufopfernden Verhalten und ihrem Optimismus sei es zu verdanken, daß alle Familienmitglieder die schwere Verfolgungszeit gemeinsam überleben konnten.

Nach der Befreiung brachte Herr Z. zunächst einige Monate im Krankenhaus zu. Als er wieder gesund war, begann er intensiv zu lernen, um die verlorene Zeit aufzuholen. Er habe damals unmäßig viel gearbeitet, wie später nie wieder in seinem Leben. Trotzdem sei ihm das Gefühl, die Zeit einfach nicht mehr aufholen zu können, bis heute geblieben.

Vor der Auswanderung in die USA legte Herr Z. die Reifeprüfung ab. Nachdem er sein Studium der Nationalökonomie an einem College in den USA erfolgreich abgeschlossen hatte, wurde er als Auslandskaufmann von verschiedenen Firmen in die ganze Welt geschickt. Nach einem längeren Aufenthalt in Indien wurde er plötzlich des Alleinseins überdrüssig. Der Wunsch, irgendwo Wurzeln zu schlagen, sei immer drängender geworden. Während eines Urlaubs lernte er seine jetzige Frau kennen und verlobte sich wenige Wochen später mit ihr.

Frau Z. ist eine weitläufige Verwandte aus Deutschland und stammt aus den „gleichen Kreisen". Sie war mit ihrer Familie schon vor Einsetzen der Verfolgung nach den USA emigriert.

Über seine Frau sagt Herr Z., er habe in ihr einen Partner gefunden, der ihn durch eine ruhige Ausgewogenheit ergänze. Ihre Beständigkeit erlebt Herr Z. als Gegengewicht zu seiner inneren Unruhe, die ihn gelegentlich überfällt, wenn er in seiner Arbeit unter Druck steht. In solchen Zeiten geht es mit ihm durch. Dann aber bewähre sich seine Frau besonders. Sie gleicht bei wichtigen Entscheidungen seine Unruhe mit ihrem abwägenden Urteil aus.

Die Erziehung seiner beiden Töchter gestaltet er absichtlich sehr liberal, obwohl das im Gegensatz zu der Erziehung steht, die er selbst genossen hat und die seiner Meinung nach in Deutschland noch heute üblich ist. Für ihre religiöse Ausbildung habe er nur das übliche getan, weil er glaubt, daß die Kinder später selbst entscheiden müssen, wozu sie sich bekennen wollen.

Dieser Fall veranschaulicht eine Entwicklung, die über eine positive Beziehung zur Mutter und einen gelungenen Berufsaufstieg zu einer harmonischen Ehe führt. Mit einer Heirat soll eine gewisse Beständigkeit erreicht werden, die bisher durch die berufliche Tätigkeit nicht möglich war. Die Zeit der Ausbildung und der Stabilisierung des Berufslebens muß in diesem Fall als positive Voraussetzung für eine geglückte und reife Partnerwahl angesehen werden.

Damit zeigt der Fall, wie ein im Kern gesund gebliebener ehemaliger KZ-Häftling eine beruflich erfolgreiche Aktivität entfaltet. Dies ist keine Flucht vor sich selbst, sondern stellt eine der männlichen Existenz entsprechende Persönlichkeitsentfaltung dar, die selbstverständlich im rechten Augenblick mit dem rechten Partner in die Ehe mündet.

Zusammenfassung

1. Eine Faktorenanalyse solcher Daten, die uns für das Ehe- und Familienleben relevant erscheinen, ergab einen als „Familienbeziehungen nach der Befreiung" gekennzeichneten Faktor. Seine Pole sind „harmonisches" bzw. „disharmonisches Fami-

lienleben". Das harmonische Familienleben ist in erster Linie durch das Vorhandensein von Kindern und durch eine gute Beziehung sowohl der Ehepartner zueinander als auch zu den eigenen Kindern charakterisiert; das disharmonische dagegen durch das Fehlen von Kindern und eine mißglückte Partnerbeziehung.

2. Es ergaben sich keinerlei Beziehungen zwischen diesem Faktor und Alter, Geschlecht, Herkunfts- und Aufenthaltsland. Am überraschendsten — und insofern für unsere Frage am bedeutendsten — ist die Tatsache, daß die Schwere der KZ-Belastung in keiner nachweisbaren Beziehung zur Harmonie bzw. Disharmonie der Ehe steht. Dagegen zeigen sich deutliche Korrelationen zwischen Eheharmonie und familiären Verhältnissen in der Ursprungsfamilie, insbesondere der emotionalen Zuwendung zu der als Vorbild erlebten Mutter.

3. Hinsichtlich der durchgemachten KZ-Haft wurden 3 Gruppen von Ehen unterschieden:

a) Ehen, die die KZ-Zeit überstanden haben (erhalten gebliebene Ehen);

b) Ehen, die nach dem Tode eines früheren Ehepartners im Konzentrationslager nach der Befreiung geschlossen wurden (Zweit-Ehen);

c) Ehen, die nach der Befreiung das erste Mal eingegangen wurden (Erst-Ehen).

Die Eigenarten dieser 3 Ehegruppen werden beschrieben. Als bedeutsam kann hervorgehoben werden, daß bei erhalten gebliebenen Ehen die KZ-Haft keine nachweisbare Rolle spielt. Die Ehen sind im allgemeinen so gut bzw. so schlecht, wie sie vorher gewesen waren.

Bei der Gruppe der Zweit-Ehen, zu der überwiegend politisch Verfolgte gehören, spielt die KZ-Zeit insofern eine Rolle, als die Erinnerung an den ersten Partner bzw. die verlorenen Kinder die zweite Ehe überschattet und die Aufnahme einer neuen partnerhaften Beziehung erschwert.

Bei den Erst-Ehen, die hauptsächlich von jüngeren rassisch Verfolgten repräsentiert werden, ist nur bei Frauen die Tendenz zu einer panikartigen Früh-Ehe nachweisbar.

KAPITEL 9

Weltanschauung und KZ-Haft

Problemstellung

In den bisherigen Kapiteln wurde die Darstellung eines Phänomens vernachlässigt, dessen Bedeutung in der Literatur immer wieder herausgehoben wurde. Es ist die persönliche Weltanschauung. Viele Autoren messen ihr eine entscheidende Bedeutung für das Überstehen und Verarbeiten der Konzentrationslagerhaft bei. FRANKL (1959), der dieses Phänomen aufgrund eigener Erfahrungen beobachten konnte, hebt hervor, daß der „Wille zum Sinn", den er letztlich transzendent versteht, für das Überleben des einzelnen von großer Wichtigkeit war.

Vordergründig und indirekt ist der Wille zur Sinngebung bereits in den vorangegangenen Kapiteln behandelt worden. Man kann sagen, daß die aus politischen und religiösen Gründen Verfolgten wegen irgendeiner persönlich gewählten „sinnvollen" Aktivität verfolgt wurden, während die Juden aufgrund einer sinnlosen, obskuren Rassentheorie mit dem Ziel der Vernichtung in die Konzentrationslager gebracht wurden. Die politisch und religiös Verfolgten hatten dadurch eher eine Chance, ihrer Verfolgung einen Sinn abzugewinnen als die rassisch Verfolgten.

Es ist daher nicht verwunderlich, daß viele Juden, wie BONDY (1963) aufgrund eigener KZ-Erfahrungen feststellte, mit dem Schicksal haderten, als Jude geboren zu sein. Nach ihm bewiesen in der Verfolgungssituation nur solche großen Mut, „welche starke religiöse Bindungen hatten oder etwa die Idee des Zionismus vertraten". Auch KOGON (1954) spricht davon, daß für das Ertragen der KZ-Leiden „Charakterstärke, religiöse, politische oder humanitäre Zielvorstellungen" entscheidend waren und „soziale Korsettstangen sofort geknickt wurden".

Woran aber soll man feststellen, ob in einer Person solche Zielvorstellungen wirksam waren? Wo man dieser Frage nachging, wurde sie mit dem Hinweis auf das Gruppenideal einer bestimmten Weltanschauung beantwortet. Auch wir haben das insofern getan, als wir nach dem Schicksal der rassisch, religiös oder politisch Verfolgten fragen. Die persönliche Einstellung, wie sie in der Formel FRANKLS (1959) zum Vorschein kommt, wurde dabei nicht berücksichtigt.

So untersuchten MÜLLER-HEGEMANN u. SPITZNER (1963) in der DDR 91 aktive Mitglieder der KPD und SPD, die meist Untersuchungshaft, Zuchthaus und Konzentrationslager durchgemacht hatten. Sie fanden, daß gerade diese aktiven Widerstandskämpfer sich „mit außerordentlicher politischer Standhaftigkeit und persönlicher Aktivität den Auswirkungen der Einzelhaft, den meist unmenschlichen Verhören und sonstigen Belastungen" widersetzten. „Durch regelmäßige Gymnastik, durch geistige Selbstbescheidung und durch Aufnahme von Verbindungen zu anderen

Inhaftierten vermochten sie die soziale Isolierung zu durchbrechen und die sehr ungünstigen Auswirkungen auf das Nervensystem weitgehend zu kompensieren." Huk (1955) fand bei einer Untersuchung von 400 ehemaligen Häftlingen in Österreich, daß Juden nach der Befreiung aus dem Konzentrationslager vorwiegend depressiv, Widerstandskämpfer dagegen durchaus „aktiv und lebensfroh" gewesen seien. Huk (1955) führt diesen Befund auf die „ungeheure Kraftquelle" zurück, „die eine ethisch einwandfreie, bewußte Kampfmoral für den Organismus bildet und ihm auch in schwierigsten Situationen eine potenzierte Widerstandskraft verleiht".

Es ist hier allerdings zu fragen, was eine „ethisch einwandfreie Kampfmoral" ist. Der Beantwortung dieser Frage wird im allgemeinen ausgewichen. Das ist insofern verständlich, als es für eine „ethisch einwandfreie Kampfmoral" keine verbindlichen Kriterien gibt.

Man begnügt sich daher im allgemeinen damit, das individuelle Ethos an der Stärke der Identifizierung mit einer Ideologie zu messen. So heben auch v. Baeyer, Häfner u. Kisker (1964) hervor, daß eine „soziale Identifikation, etwa in Gestalt einer gemeinsamen Ideologie", Ich-schwächende Wirkungen der Belastungssituation abfangen könnte.

So sehr aber auch die Identifikation mit einer gemeinsamen Ideologie die Kampfmoral in einer solchen Situation wie der des Konzentrationslagers stärken mag, so different sind auch solche Tendenzen hinsichtlich ihrer ethischen Relevanz. Nicht alle Kommunisten, Christen oder Zeugen Jehovas, die sich zu ihrer Weltanschauung bekennen und aus ihr in extremen Situationen Kraft und Trost schöpfen, verhalten sich intrapsychisch in gleicher Weise zu dieser Weltanschauung.

Eine grobe Unterscheidung der verschiedenen „Benutzung" der eigenen Weltanschauung deutet sich in dem an, was die Psychoanalyse ideologische Haltung nennt. Darunter wird die Tatsache verstanden, daß man die eigene Weltanschauung dazu benutzen kann, um unreife Impulse von der Bewußtwerdung auszuschalten und sie unter „idealen" Gesichtspunkten abzureagieren. Zweifellos kann dieser Mechanismus für den Betreffenden zu einer subjektiv erlebten Stabilisierung der Ich-Struktur führen. Die „ethisch einwandfreie Haltung" aber, auf die Huk (1955) hinweist und die sich nicht zuletzt in der Beziehung zur mitmenschlichen Realität zeigt, kann dabei zu kurz kommen.

Erikson (1966) hält das Phänomen einer ideologischen Haltung als typisch für die Pubertät, die im reifen Erwachsenenalter durch die Haltung eines persönlichen Ethos abgelöst wird. Man könnte daher sagen: Bei der ideologischen Persönlichkeit, die in der älteren Psychiatrie nur in der Extremvariante des fanatischen Psychopathen registriert wurde und in der modernen Sozialpsychologie als „dogmatische Persönlichkeit" gekennzeichnet wird, ist der Übergang zum Ethos nicht geglückt. Hat man weniger den moralischen Aspekt als vielmehr den des Glaubens an eine Weltanschauung im Auge, so kann man auch von einer gläubigen Haltung in dieser Zeit sprechen. Diese wäre dann zu unterscheiden von einer ideologischen Einstellung zur eigenen Weltanschauung. An anderer Stelle ist Matussek (1968) auf diese Unterschiede näher eingegangen. Mit dieser Unterscheidung wird angenommen, daß Vertreter differenter Weltanschauungen in ihrer Haltung gewisse Gemeinsamkeiten haben können. Es ist demnach nicht nur der verschiedene Glaubensinhalt, z. B. bei Juden, Christen oder Kommunisten, in bezug auf ein bestimmtes Verhalten zu erfragen, sondern immer auch die innere Beziehung zu diesem Glauben. Aus dieser Betrachtung heraus können sich zwei Vertreter verschiedener Weltanschauungen stärker ähneln als zwei Angehörige der gleichen Weltanschauung. ROKEACH (1960) hat daher auch mit Recht gegenüber den Untersuchungen von ADORNO u. Mitarb. (1950) über die faschistische Persönlichkeit darauf hingewiesen, daß bei dogmatischen Vertretern (wir würden von ideologischen Vertretern sprechen) divergierender Weltanschauungen bedeutsame Ähnlichkeiten in der Persönlichkeit bestehen. Zwei Vertreter der gleichen Weltanschauung dagegen können ihre Weltanschauung ganz verschieden in ihre Persönlichkeit integrieren.

Das sei an zwei Beispielen demonstriert. Die Beispiele scheinen uns deswegen besonders geeignet, weil es sich um katholische Priester handelt, also um zwei Menschen, die nicht nur die gleiche Weltanschauung, sondern auch den gleichen Beruf haben.

I. Ideologie und Glaube

1. Ein ideologischer Priester

Pater Siegel wurde 1902 in einem Dorf als Sohn eines Postbeamten geboren. Zuhause lebte die Familie einfach und mußte „bitter schuften". Als der Vater im Ersten Weltkrieg einberufen war, setzte sich die Mutter mit ihren vier Kindern, von denen später zwei einen geistlichen Beruf ergriffen, allein durch. Der Vater war ein cholerischer Mann, der zwar nicht in seinem Dienst, aber zuhause „jähzornige Exzesse" zeigte. Die Mutter war der ruhige, ausgleichende Pol in der Familie. Sie verstand es auch, „den Vater zu dämmen". Pater Siegel fühlt sich der Mutter sehr ähnlich, während er meint, den Vater entbehren zu können. „Meine Mutter war mein Schlupfwinkel. Heute predigt sie in mir." Seine Mutter hatte viel gelitten und viel gearbeitet. Sie sei sehr gemütstief gewesen mit einem ausgeprägten Sinn für Schönheit, auch religiöse Schönheit. Von der Mutter sei er auf das Priestertum hingelenkt worden; er trug aber den Plan „als Geheimnis mit sich herum".

Als er die Volksschule verlassen sollte, eröffnete er den überraschten Eltern, er wolle Priester werden. Er nahm bei einem Pfarrer privaten Nachhilfeunterricht. In dieser Zeit traten erstmals „schwere psychische Störungen" bei ihm auf. Eine starke Angst beschäftigte ihn, zu versagen und den Vater dann zu enttäuschen. „Ich arbeitete mich aber hoch und galt schon damals als guter Redner." Auch sein Vater sei dafür bekannt gewesen, nach einem Glas Bier als guter Redner hervorzutreten. Er selber hielt die Abiturientenrede. Nach „einer ungeheuren Angst bei den ersten Sätzen wurde ich wie ein Astronaut frei". Er sah, daß er die Anwesenden mit seiner Rede angesprochen hatte, denn manche weinten. Da war er in seinem Element. Gegen Ende der Oberschulzeit hatte Siegel sich die Alternative gestellt: „Entweder werde ich Offizier oder Ordensmann." 1923 trat er in einen Orden ein. Das Tragen des Priesterkleides gab ihm das Gefühl, von seinen Kommilitonen ernst genommen zu werden. Wurde er durch unerwartete Situationen, wie bei Kontrollen des Studienhauses, überrascht, traten die Angstanfälle wieder auf. Auch heute noch zuckt er erschreckt zusammen, wenn es bei ihm klopft. In seinem 24./25. Lebensjahr, als er das Philosophikum machte, begann er sich seine „eigene Welt" aufzubauen. Er habe damals isoliert und zurückgezogen gelebt. Er flüchtete sich in seine Gebetswelt und las gern mystische Schriften. Seine Kollegen wußten nicht, „welche Welt er in sich trug", obwohl er auch den anderen durch besondere Leistung und Eifer auffiel. Er sympathisierte mit den von den Nazis propagierten Zielen von Ordnung, Zucht und Disziplin, und zwar so stark, daß seine Ordensoberen ihn als anfällig für die Nazi-Ideologie ansahen und ihn versetzten. Auch an seiner neuen Wirkungsstätte zog er sich von seinen Kollegen zurück, die ihm diesmal zu nazifreundlich waren. Auf Drängen seiner Vorgesetzten, die ihn möglichst bald einsetzen wollten, beendete er sein Studium in kürzester Zeit mit einem guten Examen. Glaubenszweifel waren im fremd.

1935 wurde er zum Priester geweiht und in einer kirchlichen Schule eingesetzt. Hier stand er in Opposition zu seinem Schuldirektor, der starker Nazi-Anhänger war. Er selber unterrichtete seine Schüler doppelgleisig. Einerseits vermittelte er ihnen objektives Wissen, andererseits gab er ihnen Hinweise, was sie im Beisein der SS zu äußern hätten. Seine Klassen hätten vor der SS die glänzendsten Examina abgelegt. Als seine Musterung zum Militärdienst bevorstand, kündete er seinen Vorgesetzten an, daß er den Wehrdienst verweigern würde. Er erhielt darauf eine Stellung, in der er als unabkömmlich galt. In den Wochen nach dem 2. Juli 1944 machte er in den Alpen Urlaub und traf einen bekannten Widerstandskämpfer, der sich auf der Flucht befand und ihn um Hilfe bat. Er versteckte ihn bei einem seiner ehemaligen Schüler.

Die SS erfuhr davon und verhaftete den Pater im Oktober 1944. Bis der Versteckte im Januar 1945 gefunden wurde, war Pater Siegel ständigen Verhören ausgesetzt, in denen er nicht gefoltert wurde, sondern „nur demoralisiert und eingeschüchtert" werden sollte. Er verriet aber nichts und fühlte sich als „Sieger". Als sehr belastend empfand er nur die Mitgefangenen. Er wurde von ihnen mißhandelt, verachtet und als „Pope" beschimpft. Erst als er die erbetene Einzelzelle bekam, ging es ihm besser.

Noch im Januar 1945 wurde er zusammen mit 8 Geistlichen ins KZ-Lager Dachau transportiert und einem Kapo unterstellt, der ein bekannter Raubmörder war. Dieser Kapo reagierte die Stockschläge, die er bekam, an den Mithäftlingen ab. Der Mangel an Ernährung machte dem Pater zu schaffen. Er hatte den Eindruck, daß ihn die Macht des Hungers zur Servilität zwang. Noch belastender als der Hunger im KZ-Lager war für ihn, keinen Augenblick allein sein zu können. „Ich hatte keinen Winkel, von dem ich sagen konnte: ‚Da bin ich'. Man wurde in die Masse hineingepreßt. Die Vermassung war total. Ich war jedoch völlig isoliert und allein." Er fühlte sich von seinen Mitgefangenen, seinen Mitbrüdern, auch vom Papst, verlassen. Vor der „Verknäuelung mit den Massen" schützte ihn das Gebet, mit dem er seine „Gespaltenheit" erreichte, bei der er „körperlich nicht in der Situation, sondern nur als Geistwesen anwesend war". Er las im Lager beispielsweise stundenlang die Messe und legte dabei „Hülle um Hülle" um sich, so daß er ganz allein und isoliert war. Durch Kontakt mit Menschen, die ein „Gewissenslicht" besaßen, fühlte er sich in der Lage, „die Massen zu überspringen". Von anderen Geistlichen hielt er sich, soweit es möglich war, fern. Nach 3 Monaten Aufenthalt im KZ-Lager wurde er im April 1945 befreit. Er fuhr mit dem Fahrrad von Dachau nach Straubing und brach dort vor Erschöpfung zusammen. Im Kreise seiner Mitbrüder fand er Aufnahme, kam sich aber dort völlig verlassen vor. In den ersten beiden Nächten wurde er von Weinkrämpfen geschüttelt, weil ihn das Gefühl überkam: „Du kommst nicht hinein, die werden dich nicht verstehen." „Die alle haben sich ja vor den Nazis geduckt, einige sogar mit ihnen sympathisiert." Er empfand sich daher noch stärker von seiner Umgebung verlassen als vorher. Als er von seinem Oberen einen Brief bekam, in dem stand, er müsse nach der vierwöchigen „Urlaubszeit" seinen Dienst antreten, stieg wieder das Gefühl in ihm hoch, nicht verstanden zu werden. Das habe er bei mehreren KZ-Insassen gefunden. „Wir sind ein Stamm für uns." Nur durch tätige seelsorgerische Hilfe erreiche er noch einen beglückenden Kontakt mit anderen Menschen. Allein seine angewandte Erfahrung, Menschen wieder kontaktfähig zu machen, führe ihn zur „Erlösung".

Nach dem Erholungsurlaub unterrichtete er in einer Klosteroberschule. Er fühlte sich dort sterbensunglücklich und geriet in Schwierigkeiten. Wiederum sah er in seinem Vorgesetzten einen Nazi-Anhänger, der während der schwersten Zeit in Rom „überwintert" hatte. Pater Siegel lief einfach von der Schule und dem Kloster fort. Er erhielt daraufhin ein Amt, in dem er viel predigen und belehren konnte. Seine Fähigkeit im Predigen wurde so hoch eingeschätzt, daß man ihn in eine größere Stadt versetzte. Er nahm sich auf der Kanzel kein Blatt vor den Mund. So donnerte er einmal von der Kanzel gegen eine Filmaufführung, weil er sie für obszön hielt. Für ihn kranke die Gesellschaft hauptsächlich an ihrem Hang zur Lust. Es gab in der Presse einen großen Skandal. Auch die Ordensoberen kritisierten ihn wegen seiner unsachlichen Polemik. Er schützte sich gegen diese Vorwürfe und gegen die Zudringlichkeit der anderen mit einem undurchdringlichen Panzer von Gebeten ab. Ärztliche Hilfe lehnt er völlig ab, obwohl er diese wegen eines kurz nach seiner Einlieferung nach Dachau aufgetretenen Ulcus und auch seiner ständigen Beschwerden in den Jahren nach der Befreiung dringend benötigt hätte. Er begründete es damit:

„Wir KZler brauchen eine eigene Welt in allem. Denn die Umwelt erträgt den KZler nicht. Sie lehnt ihn als asozial ab." Pater Siegel lebt streng vegetarisch. In seinem Urlaub geht er zur Fastenkur und anschließend zum Bergsteigen. Sein Magenleiden ist verschwunden. Mitunter erlebt er jedoch Zeiten „depressiver Selbstbemitleidung", während derer er sich zu keinerlei Entschlüssen fähig fühlt und auch nicht arbeiten kann. Seit 8 Jahren praktiziert er Yoga. Yoga sei sein „wertvollster und wirksamster Weg zur inneren Freiheit, Gelöstheit und vor allem Überlegenheit über den Druck der Mittelmäßigkeit der Umgebung". Seine sich immer wiederholenden Träume empfindet er teils als beglückend, teils als quälend. In seinem Glückseligkeitstraum fühlt er sich selig, schwerelos über den Massen schwebend. Dabei ist er unsichtbar für normale Menschen, nur „irgendwie Auserwählte" dürfen ihn sehen. Sie spornen ihn an, noch höher zu schweben. In den quälenden Angstträumen schafft er Termine nicht, wird mit der Mathematik in der Schule nicht fertig, fühlt sich entblößt oder verfolgt.

Eine geldliche Entschädigung für seine Verfolgungszeit lehnt er ab. Es gebe „keine Abfindung, auch nicht in einer KZ-Feier". Das sei eine „Pathetisierung, ein Hohlmachen". Er führt auf das KZ-Lager viele Veränderungen bei sich zurück. Vor allem sei er isolierter geworden. Die Menschen kämen ihm fremd vor. Seine KZ-Zeit werde als „eine Art Makel" betrachtet. Seinen empfindlichen Magen und die körperliche Anfälligkeit führt er ebenfalls auf das KZ-Lager zurück. Die Öffentlichkeit kümmere sich viel zu wenig um die damaligen Geschehnisse. Seine unmittelbaren Verfolger haßt er, er wünscht ihnen eine „rücksichtslose Sühne". Für die Zukunft sieht er schwarz: „Das Böse und Falsche in der Welt wird siegen." Als positive Folge der KZ-Haft betrachtet er seine größere Unabhängigkeit; sein Gewissen sei persönlicher geworden. Was seine Einstellung zum Zölibat anbetrifft, so hätte er nichts gegen dessen Aufhebung als Institution. Für sich selber meint er aber, eine intime Beziehung zu einer Frau könne er nie bejahen, weil das eine „zu große Selbstweggabe" bedeuten würde. „Eine letzte Auflösung in einem menschlichen Du ist bei mir nicht mehr möglich." In seiner Einstellung zur Kirche hat sich seit seiner Kindheit nichts wesentlich geändert, obwohl er manches an ihr, vor allem an der Autorität, auszusetzen habe.

Im Lebensverlauf dieses ehemalig verfolgten Priesters erscheint die weltanschauliche Haltung über das KZ-Schicksal hinaus weitgehend unverändert. Man kann allenfalls von einer Verstärkung der militant-aggressiven Seite seiner weltanschaulichen Einstellung sprechen, die mit einer wachsenden Isolierung einhergeht.

In seiner Ursprungsfamilie, in der nicht nur eine materielle, sondern auch eine allgemeine Lebensunsicherheit bestand, scheint die Vorstellung von einer Lebenssicherung durch den Eintritt in einen kirchlichen Orden im Vordergrund gestanden zu haben. Zwei von vier Geschwistern Pater Siegels ergreifen einen geistlichen Beruf.

Als Kind wurde Pater Siegel durch das cholerisch-unzugängliche Wesen des Vaters in eine ängstliche Verunsicherung und Beziehungslosigkeit zum Vater gestellt. Der Vater wurde in seinen Augen zur problematischen Autoritätsfigur. Erst durch die Übernahme der Rolle eines Kirchenmannes sieht er die Möglichkeit, einen festen Standort zu bekommen. Er versuchte dadurch, den Vater von sich zu überzeugen. Die Mutter dagegen kam ihm wie ein „bergender Winkel" vor. Im Jugendalter übernahm das kirchliche Seminar mit Unterstützung der Mutter deren schützende Funktionen. Nun trat ihm seine Unsicherheit und Minderwertigkeit als Schüler und werdender Mann entgegen. Die Wirklichkeit, besonders wenn sie autoritäre Forderungen erhebt, ruft bei ihm immer wieder heftige Angstanfälle hervor. In der Schilderung, wie er die Angst bei seiner Abiturrede meisterte, wird ein grundlegendes Strukturelement seiner Persönlichkeit sichtbar. Wie ein Astronaut erhebt er sich über die Zuhörer und entrückt so der unmittelbaren Beziehung zu den Anwesenden. Auf diese Weise gelang es ihm, sich frei von Angst zu fühlen und dem Auditorium zu begegnen. Unter dem Examensdruck des Philosophikums isolierte er sich, in dem er zu Gebet und Mystik floh. In der Auseinandersetzung zwischen Kirche und Nationalsozialismus stellte er sich gegen die von oben gewünschte Anpassungspolitik beider Seiten und geriet dadurch mit dem Regime in Konflikt.

Eine zufällige Einzelaktion führte schließlich zu seiner Festnahme. Während der Inhaftierung stellte für ihn „das Gleichmachen und die Vermassung" das größte

Problem dar. Wie früher im Seminar, so gelang ihm auch im Lager kein Kontakt mit seinen Mitgefangenen. Das Gebet diente ihm dazu, „Hülle um Hülle" um sich zu legen. Schließlich verlangte Pater Siegel sogar eine Einzelzelle, um dem Kontakt mit den Mithäftlingen zu entfliehen. Nach der Entlassung aus dem KZ-Lager wird ihm die Bodenlosigkeit und Isoliertheit seiner Existenz offensichtlich. Er beklagt sich darüber, daß sich niemand um ihn kümmert. Allein der Gedanke: „Als KZler bin ich etwas Besonderes", hält ihn aufrecht, obwohl die Dauer und die Schwere der Haft weit unter dem Durchschnitt lagen. Klarsichtig formuliert Pater Siegel sein priesterliches Kommunikationsverhalten, wenn er zum Ausdruck bringt, daß er als Seelsorger, besonders beim Predigen, über eine institutionell gesicherte Kontaktschiene verfüge, die es ihm ermögliche, an den Mitmenschen heranzukommen. Dieser Aussage liegt ein spezifisches Verständnis seiner beruflichen Funktion zugrunde, die zur Folge hat, daß er sich sowohl vor als auch nach dem Konzentrationslager fern vom Mitmenschen stellt. Gegen Kritik, die ihn zutiefst verletzt, schirmt er sich durch einen Panzer aus Besserwisserei, Exklusivität und Dogmatismus ab. Wenn jemand schuldig ist, sind es grundsätzlich die anderen.

Mit zunehmendem Alter findet Pater Siegel in der Religiosität, die ihm vorwiegend schützende Hülle vor den anderen ist, keinen ausreichenden Schutz mehr. Seinem Magenleiden begegnet er mit meditativer und vegetarischer Ideologie. Der Wunsch nach einem mitmenschlichen Dialog wird immer sehnlicher in ihm, bleibt ihm aber letztlich versagt. Die Verfolgung ist für diesen Priester insofern von Bedeutung, als sie ihm eine Rolle anbietet, die seine von ihm gewünschte Exklusivität und Isolierung sozial sanktioniert. Seine ideologische Haltung schützt ihn davor, sich mit der Realität auseinandersetzen zu müssen.

Dieser Fall eines verfolgten ideologischen Priesters macht nicht alle Facetten ideologischer Persönlichkeiten und die Konsequenzen der Verfolgung in aller Breite sichtbar. Er hat neben den typischen auch individuelle Züge. Durch die Gegenüberstellung eines gläubigen Priesters, der längere Zeit inhaftiert war und das Konzentrationslager besser bewältigte, wird jedoch beispielhaft zur Anschauung gebracht, wie verschieden Ideologie und Glaube für die Verfolgten wirksam waren.

2. Ein gläubiger Priester

Pater Gast wurde in einer mittelgroßen Stadt geboren. Den Eltern gehörte eine Schreinerei und eine kleinere Landwirtschaft. Dort waren sie voll beschäftigt. Die Mutter kümmerte sich kaum um Haushalt und Sohn. Das taten die beiden Schwestern. Auf dem bäuerlichen Anwesen seiner Eltern hatte er immer Nachbarskinder um sich, mit denen er die frechsten Lausbubenstreiche unternahm. Mit 12 Jahren geschah es zum ersten- und einzigen Mal, daß er ein Mädchen liebte. Diese Liebe führte jedoch nur zu Blickkontakten. Er verfolgte später den Lebensweg dieses Mädchens wohlwollend aus der Ferne. Als er die Realschule beendet hatte, war es sein Wunsch, Elektroingenieur zu werden. Damals, 1921, war es jedoch für ihn sehr schwer, eine Praktikumsstelle zu bekommen. Sein Onkel vermittelte ihm die Aussicht, in einem Elektrobetrieb anfangen zu können. In Erwartung eines Bescheides von der Firma gelobte er sich, die Absage als Wink zum Priesterberuf anzusehen. Als dann die Absage kam, hatte er allerdings keinen Schneid, diese Entscheidung jemandem mitzuteilen. Seine Schwestern hatten aber ebenfalls den Gedanken, er solle Geistlicher werden und drängten ihn, sich zu entschließen. Seine Eltern schüttelten den Kopf und wollten nicht glauben, daß dieser Lausbub einen solchen Beruf ergreifen wollte. Da griff sein Onkel ein, sprach mit den Eltern und übernahm auch die Ausbildungskosten für seine Priesterausbildung. Nach seiner Priesterweihe wurde er in der Jugenderziehung tätig.

1937 wurde Pater Gast erstmals zur Gestapo vorgeladen. Anlaß dieser Vorladung war eine Predigt von ihm, in der er von den Juden als dem auserwählten Volk gesprochen hatte. Der Gestapo-Mann blätterte in einer dicken Akte über ihn und kennzeichnete ihn als „üblen Patron". Er sei schon seit 1933 als schlechter Patriot und Feind Deutschlands aufgefallen. 1939 wurde er wieder vorgeladen. Er hatte in einer Predigt das Bombenfliegen als Heldentat in Zweifel gezogen und „gegen den Krieg gehetzt". Pater Gast kam bei beiden Verhören noch ungeschoren davon. Anlaß seiner Verhaftung wurde ein Gespräch mit einem protestantischen Religionslehrer, in dem er das eben geschlossene deutsch-russische Bündnis wegen der dadurch erhöhten Kriegsgefahr kritisierte. Er kam zunächst vier Monate in Untersuchungshaft. Danach wurde seine Einweisung in das KZ-Lager Sachsenhausen verfügt. In Sachsenhausen herrschte immer Willkür. Manchmal torkelte die SS betrunken in die Baracke und schoß blind in die Betten hinein. Man konnte sich auch nicht verteidigen und war seines Lebens nie sicher. Er fühlte sich damals noch jung und kräftig und ließ sich — wie er sagt — nicht sehr beeindrucken, obwohl danach für ihn eine schwere Zeit begann. Die Gruppe von Priestern, der er zugeteilt war, unterstand einem Berufsverbrecher. Der ließ die Priester schwerste körperliche Arbeit leisten: Schutt transportieren, Holzstämme laden und Tote aus den Baracken holen. Die zusätzlichen Essensrationen, die für solch schwere Arbeit jedem Häftling zustanden, behielt dieser Kapo für sich. Pater Gast protestierte darauf in der Schreibstube und bekam eine Strafe von 25 Stockhieben zugeteilt. Die Stockhiebe hielt er ohne Schreien aus. Das imponierte seinen Bewachern und Mitgefangenen. Sie beauftragten ihn auch, nachts in der Unterkunft Wache zu halten, um Selbstmorde zu verhindern. Im Dezember 1940 kam er in das KZ-Lager Dachau, wohin die gefangenen Geistlichen aus allen Lagern Deutschlands zusammengezogen wurden. Dachau war für ihn ein „Paradies" im Vergleich zu Sachsenhausen. In Dachau arbeitete er bis 1944 als Pfleger im Revier. Anschließend arbeitete er bis zu seiner Entlassung im April 1945 in einer Gärtnerei, wo er illegal eine Uhrmacherwerkstatt aufbaute. Für seine Arbeit wurde er mit Essen entlohnt. Er bekam viele Aufträge, da man annahm, daß er als Geistlicher keine Uhren stehlen würde. Außerdem konnte er mit seiner Arbeit die SS-Leute in Schach halten, weil sie ihm eine Arbeit gestatteten, die im Grunde ja verboten war.

Auf die Frage, was ihm geholfen habe, auch das Schlimmste durchzustehen, antwortete er selbstsicher: „Wissen Sie, ich hatte immer ein unverschämtes Vertrauen zu Gott und in seinen Willen. Ich betrachtete die Ereignisse als seinen Willen." Zwei Episoden gelten ihm als typisch für seine Art, das KZ-Lager zu überstehen: Einmal drohte ihm ein SS-Mann mit einer entsicherten Pistole. Er hielt sie auf seine Stirn und wartete auf seine Reaktion. Pater Gast blieb jedoch völlig ungerührt und dachte: „Du Elender, wenn du mich erschießt, wirst du nur Gottes Willen ausführen, und wenn das nicht Gottes Wille ist, daß ich sterbe, dann kannst du mir sowieso nichts antun." Ein andermal wurde ein Priester von einem SS-Mann gefragt, was er von einem Sexualverkehr à la Parisienne halte. Der Priester „mit seinem ängstlich verbohrten Beichtgewissen" hielt dem SS-Mann fast eine Predigt, daß das eine schwere Sünde sei. Darauf wandte sich der SS-Mann Pater Gast zu und fragte nach seiner Stellungnahme. Dieser sagte: „Es ist ja bestimmt keine Sünde, aber wissen Sie, es ist halt eine Geschmackssache." Damit hatte er den Respekt des SS-Mannes gewonnen.

Pater Gast wendet sich dagegen, das KZ-Lager mit dem Nimbus des Unerträglichen zu umgeben. Auch lehnt er jegliche allgemeine Verurteilung der SS-Leute ab. Er habe im Lager beobachtet, daß der beste Kamerad auch eine Bestie sein konnte, sobald er Kapo wurde. Er glaubt, daß in jedem Menschen ein Stück Teufel und ein Stück Engel stecke und es lediglich auf die Situation ankomme, ob man moralisch schuldig werde. Man müsse vielmehr fragen: „Was ist schuld" als „Wer ist der Schuldige?"

Nach seiner Entlassung besorgte er sich von den Amerikanern ein Motorrad und fuhr nach K. Dort gab es für ihn viel zu tun. Er wurde überall für praktische Hilfe in Anspruch genommen, so daß ihm keine Zeit zur Seelsorge blieb. 1946 wurde er in eine Dorf-Pfarrei versetzt. 1951 kam er in die Berufsschule einer Großstadt. Der Unterricht an dieser Schule macht ihm viel Freude. In dieser Umgebung kann er eine „derbe, aber klare Sprache" führen, „hier kann man einiges sagen". Vor allem gefällt ihm, daß er freier reden kann als in der Seelsorge. In allen praktischen Fragen des Lebens stellt er sich seinen Mitbrüdern mit Ratschlägen zur Verfügung.

Er hat zwar eine Haftentschädigung bekommen. Einen Antrag auf Entschädigung einer Gesundheitsbeeinträchtigung durch den Lageraufenthalt hat er nicht gestellt. Es wurde bei ihm eine leichte Schädigung des Gehörs diagnostiziert, die aber nicht für eine geldliche Entschädigung ausreicht. Er legt auch keinen Wert darauf und meint, daß er das habe, was er brauche und andere sicher mehr mit dem Geld anfangen könnten als er. Er glaube auch nicht, daß das KZ-Lager seine Lebensmöglichkeiten irgendwie beeinträchtigt habe. Er ist sogar der Meinung, daß es ihn sehr gefördert habe. Durch die Erfahrung stehe er heute fester im Leben, er kenne die Menschen besser und habe auch Verständnis für den charakterlich Armen. Früher sei er viel strenger und lebensfremder gewesen. Daher komme ihm die KZ-Erfahrung besonders in der Seelsorge zugute. Jegliche Heroisierung seiner KZ-Haft lehne er ab. Auch Haß gegenüber seinen ehemaligen Verfolgern sei nicht übriggeblieben. Auch mit den Zeugen Jehovas habe er sich im Lager gut verstanden, obwohl diese religiöse Fanatiker seien. Seine schlimmsten Erfahrungen habe er mit Berufsverbrechern gemacht. Er mache sich keine Illusionen darüber, daß es immer wieder Grausamkeiten geben werde. Er glaube auch, daß jederzeit so etwas wie der nationalsozialistische Terror möglich sei, wenn Menschen zu viel Macht in die Hand bekämen. Für die zukünftige Welt habe er jedoch viel Hoffnung. Die Guten seien in der Überzahl, wenn sie auch etwas feige seien. Man solle es nicht als Resignation mißverstehen, wenn er glaube, daß diese Welt in Gottes Hand liege und man durch allzuviel Sorge den Lauf der Welt nicht ändern könne.

Die Verfolgung erscheint diesem katholischen Priester nicht als eine Zeit, die sein Leben beeinträchtigt hat, sondern eher sogar als eine Lebensperiode, die ihm Gelegenheit gab, aus einer Lebensfremdheit herauszufinden und sich zu größerer Reife zu entwickeln. Er scheint wie ein normaler, wenn auch früh auf sich selbst gestellter Junge aufgewachsen zu sein. Er entscheidet sich ohne eine sichtbare „negative Identität" (Erikson, 1966) für eine Priesterausbildung. An dem Nazi-Regime übte er von Anfang an mutig Kritik. Während der KZ-Haft zeigte sich in dramatisch zugespitzten Situationen sein unerschütterliches Vertrauen zu sich und zu Gott. Seine Einschätzung der Mitgefangenen und Bewacher ist verstehend, akzeptierend, vorurteilslos und dabei realistisch. Den Bewachern und Mitgefangenen imponierte er durch mutiges, charakterstarkes und realistisches Verhalten, das in einer gläubigen Haltung gründete. Wo „verbohrtes Beichtgewissen" eines priesterlichen Mithäftlings sich zum Predigen und Belehren wegen der vermeintlichen Verletzung moralischer Prinzipien veranlaßt fühlte, sah er kein grundsätzliches moralisches Problem, sondern nur eines des persönlichen Geschmacks. Nach fünfjähriger schwerer Haft verließ er das Konzentrationslager ungebrochen und leistete sofort praktische Hilfe für die Notleidenden der Nachkriegszeit. Im Orden erwarb er ohne wesentliche Konflikte mit seinen Vorgesetzten eine innere und äußere Unabhängigkeit. Haß gegenüber den Verfolgern oder weltanschaulichen Gegengruppen verspürt er nicht, genauso wenig wie er sich als etwas Besonderes und Besseres als die anderen erlebt. Es stecke in jedem Menschen etwas Böses. Seine eigene Zukunft und die der Welt betrachtet er nicht illusionistisch rosig, aber mit echtem Gottvertrauen als hoffnungsvoll.

3. Unterscheidungsmerkmale

Vergleicht man beide Fälle hinsichtlich der Beziehung zur eigenen Weltanschauung, so wird deutlich, daß bei Pater Siegel die Religion im Dienste einer Distanzierung vom Mitmenschen steht, während bei Pater Gast eine verständnisvolle, von Liebe getragene Beziehung zu den Mitmenschen zu beobachten ist, auch wenn diese andere moralische oder religiöse Anschauungen vertreten. Der eine lebt somit in einem permanenten und faktisch nicht zu lösenden Widerspruch zu seiner Weltanschauung, deren höchstes Gebot die Nächstenliebe ist, während der andere dieses Gebot als innerste Einstellung in sein Leben integrieren konnte.

Versucht man, die hier sichtbaren differenten Einstellungen, die wir als ideologische und gläubige gekennzeichnet haben, durch bestimmte Merkmale zu charakterisieren, so lassen sich etwa folgende hervorheben:

Ideologie	Glauben
1. Weltanschauung wird missionarisch vertreten — Hang zum Predigen und Belehren.	Weltanschauung wird unaufdringlich gelebt.
2. Intoleranz anderen Weltanschauungen gegenüber.	Toleranz gegenüber anderen Weltanschauungen.
3. Andere Weltanschauungen werden grundsätzlich abgewertet.	Man ist bereit, auch in anderen Weltanschauungen etwas Gutes zu sehen und sogar von ihnen zu lernen.
4. Starres Befolgen äußerer Gesetze und Vorschriften — autoritär bestimmtes Gewissen.	Flexible, von einem verinnerlichten Gewissen getragene Einstellung zu äußeren Geboten.
5. Enge des sittlichen Bewußtseins. Tendenz zum Rigorismus.	Sittliches Bewußtsein ist weiter. Tendenz zur Weitherzigkeit.
6. Überlegenheitsgefühl über andere, besonders über Mitglieder anderer Weltanschauungen.	Gleichheitsgefühl mit anderen, auch solchen anderer Weltanschauungen.
7. Hang zu Besserwisserei und Rechthaberei.	Fähigkeit, auf den anderen zu hören und von ihm zu lernen.
8. Empfindlichkeit gegenüber Kritik an eigener Person.	Bereitschaft zur Einsicht der eigenen Schuld.
9. Tendenz zu Konflikten mit Vorgesetzten.	Vorgesetzte können trotz Fehler akzeptiert werden.
10. Distanzierte Einstellung zum Mitmenschen. Tendenz zum Sonderling.	Mitfühlende Einstellung zum Mitmenschen. Gute Kontaktfähigkeit.
11. Kontakt wird hauptsächlich über die gemeinsame Weltanschauung hergestellt. Hierdurch kann starker Kontakt erreicht werden.	Kontakt wird vorwiegend über konkrete Situationen hergestellt.
12. Schwierigkeiten im emotionalen Nahkontakt (besonders in der Ehe).	Befriedigende Nahkontakte (besonders in der Ehe).

Die Merkmalsliste erhebt keinen Anspruch auf Vollständigkeit. Sie soll auch ferner nicht besagen, daß jeder „Ideologe“ alle Merkmale in gleicher Weise und in vollem Umfang repräsentiert. Die Ausprägung einer ideologischen Haltung ist von vielen individuellen Faktoren mitbestimmt, so daß Abweichungen von den genannten Merkmalen zu erwarten sind. Wir haben uns bei der Merkmalsliste hauptsächlich auf solche Verhaltensweisen konzentriert, die die Beziehung zu anderen Weltanschauungen zum Ausdruck bringen. Damit ist auch ein bestimmtes Kontaktverhalten gegeben, das in den Ziffern 7—12 erscheint.

Daß sich in diesem Kontaktverhalten ein wichtiges Kriterium für die ideologische Einstellung manifestiert, geht schon daraus hervor, daß bei den Extremvarianten solcher Haltungen die klassische Psychiatrie von (fanatischen) Psychopathen sprach. Psychopathen fallen ja gerade durch den defizienten Kontakt aus der Mitwelt heraus. Zweifellos sind die fanatischen Psychopathen unter den Ideologen nur eine extreme

Minorität. Das hier aber offenkundige und auffällige Kontaktverhalten kann man auch bei abgeschwächten Formen einer ideologischen Einstellung konstatieren.

Die Betonung der Kontaktstörungen bei ideologischen Persönlichkeiten kann einer weit verbreiteten, unwissenschaftlichen Vorstellung entgegentreten. Ihr zufolge versteht man unter solchen Menschen vorrangig diejenigen, die sich in besonders starker Weise für ihre Weltanschauung engagieren. Diese Annahme impliziert die weitere Vorstellung, daß der Nicht-Ideologe weniger engagiert und schwächer mit seiner Weltanschauung identifiziert ist.

Das ist ein Mißverständnis. Die aufgeführten Beispiele der beiden Priester zeigen dies. Pater Gast war für seinen Glauben nicht weniger engagiert als Pater Siegel. Im Gegenteil: Man kann sein Engagement als tiefergehend bezeichnen, da er die grundlegende Zielvorstellung seines Glaubens, die Nächstenliebe, wirkungsvoller realisierte als Pater Siegel, für den die vollständige Hingabe an den Mitmenschen eine Unmöglichkeit war. („Eine letzte Auflösung in einem mitmenschlichen Du ist bei mir nicht mehr möglich.") Die unwissenschaftliche Vorstellung übersieht die Nuancen leicht und verwechselt Einsatz mit Fanatismus, Hingabe mit Rücksichtslosigkeit und Überzeugungstreue mit Starrheit und Dogmatismus.

II. Eigenarten ideologischer Persönlichkeiten

Es wäre naheliegend, anhand der genannten Merkmale zwei Gruppen von ehemaligen KZ-Häftlingen zu bilden: Eine ideologische und eine gläubige Gruppe, um sie miteinander statistisch vergleichen zu können. Das ließ sich anhand unseres Materials nicht durchführen. Die Gruppe, die nach den von uns gewählten Kriterien mit Sicherheit als stark ideologisch hätte eingestuft werden können, erwies sich als zu klein. Es sind nur 20 von 219 Häftlingen, also knapp 10%. Den Mangel der geringen Anzahl hätte man dadurch ausgleichen können, daß man dieser eine nach sozialen Kriterien ausgewählte Kontrollgruppe von 20 Gläubigen gegenübergestellt hätte. Die dafür erforderlichen Unterlagen reichen jedoch nicht aus. Das ist insofern verständlich, als die von uns als Glaubenseinstellung charakterisierten Verhaltensweisen relativ unauffällig sind und daher auch schwerer mit ausreichender Sicherheit exploriert werden können. Überdies darf nicht übersehen werden, daß ideologische und gläubige Haltungen keine sich ausschließenden Alternativmerkmale sind. Sie stellen vielmehr die Extreme eines Merkmalkontinuums dar, von denen es mehrere graduelle, schwer faßbare Abstufungen gibt.

Trotz des von uns nicht durchführbaren statistischen Vergleichs hielten wir es für sinnvoll, die Punkte hervorzuheben, die vom klinischen Standpunkt aus bei der Gruppe der stark ideologisierten Persönlichkeiten auffielen. Zu dieser Gruppe gehören:

8 Zeugen Jehovas (von insgesamt 9),
3 katholische Priester (von insgesamt 9),
8 politisch Verfolgte (von insgesamt 36),
1 Jüdin (von insgesamt 154).

Die stärkste geschlossene Gruppe ideologischer Persönlichkeiten mit derselben Weltanschauung bilden die Zeugen Jehovas. Aber auch bei ihnen, die wegen ihres Sektencharakters vorwiegend ideologische Persönlichkeiten anziehen bzw. entwickeln, fanden wir einen, der unserer Definition nach eher zu den Gläubigen als zu den

Ideologen gerechnet werden muß. Die übrigen Mitglieder der ideologischen Gruppe verteilen sich über religiöse Ideologen (3 katholische Priester, 1 orthodoxe Jüdin) und politische Ideologen (Kommunisten, Sozialdemokraten und Parteilose). Schon aus dieser Verteilung läßt sich erkennen, daß der Prozentsatz ideologischer Persönlichkeiten bei dogmatischen Sekten am höchsten ist, daß aber auch unter den „etablierten“ Weltanschauungen Ideologen anzutreffen sind. Das hängt damit zusammen, daß jede Idee, jeder Wert und somit auch jede Weltanschauung ideologisch „mißbraucht“ werden kann.

Es braucht nicht eigens betont zu werden, daß diese „quantitativen“ Auswahlen hinsichtlich ihrer Repräsentanz wenig besagen. Uns kommt es darauf an, mit den Mitteln der klinischen Psychologie festzustellen, welche Eigenarten aus der Zeit vor, während und nach der Haft besonders auffällig sind.

1. Zeit vor der Haft

Für die Zeit vor der Haft fielen bei den Ideologen die durchgehenden Klagen über disharmonische Familienverhältnisse auf. Besonders eindrucksvoll war die immer wiederkehrende Charakterisierung des Vaters als „einseitig, eng, verschlossen, streng und autoritär“. Die Mutter wurde weniger häufig als problematisch beschrieben, obwohl es auch hier nicht an Äußerungen fehlte wie „Mutter war unnahbar oder kalt“. Im ganzen gesehen geben die Ideologen ihre Stimmung während ihrer Kindheit als gedrückt, bestenfalls als wechselhaft an. Da die materiellen Verhältnisse bei allen 20 Ideologen als dürftig zu bezeichnen sind, kann angenommen werden, daß die ungünstige materielle Ausgangssituation in der Verbindung mit einem Vater, an den man nicht herankam, für die Ausbildung der ideologischen Haltung eine gewisse Rolle spielt.

Die Bestätigung dafür finden wir auch in anderen Untersuchungen. Langer u. Michael (1963) fanden bei Vertretern der untersten Gesellschaftsschichten ein deutliches Überwiegen autoritär ideologischer Einstellungen. Die Untersuchungen von Adorno (1950), Frenkel-Brunswick (1950), Fromm (1960), Rokeach (1960) u. a. ergaben, daß ideologische Personen von ihren Eltern gemütskalt und streng erzogen worden sind. Die Auswirkung der nicht liebesorientierten und autoritär unduldsamen elterlichen Erziehungspraktiken führen zu Entscheidungsunsicherheiten, Unaufrichtigkeit in sozialen Beziehungen und Anerkennung irrationaler Autoritäten. Dabei scheint für Männer die einengende Haltung des Vaters, für Frauen die der Mutter eine besonders prägende Rolle zu spielen.

In der Zeit der Pubertät versuchen diese Personen aus der inneren Not ihrer eigenen Familie dadurch herauszugelangen, daß sie Kontakte zu weltanschaulich stark engagierten Gruppen aufnahmen. Sie konnten hier der bedrückenden Familienatmosphäre entfliehen und eine Identität suchen, die stark ideologische Züge aufweist. Da nach Erikson (1961) die Pubertät durch den Hang zu einer ideologischen Haltung gekennzeichnet ist, würde das Verhalten der von uns untersuchten Ideologen zunächst nicht als besonders auffälliger Befund hervortreten. Die von uns untersuchten Fälle stellen jedoch insofern eine Besonderheit dar, als bei diesen Personen, die auch im Erwachsenenalter noch stark ideologische Züge aufweisen, die Identifikation mit einer gemeinsamen Weltanschauung sehr ausgeprägt war.

Man lebte in einer religiös oder politisch ausgerichteten Jugendgruppe und fiel — unter Gleichgesinnten — durch seinen besonderen Einsatz für die gemeinsame

Idee auf. Private Freundschaften und heterosexuelle Kontaktaufnahme unterblieben, sei es, weil es die Weltanschauung nicht zuließ, etwa bei Priestern, oder die Betreffenden ganz von dem Kampf für die Idee absorbiert waren. So findet sich auch die Isolierung, die bei Pater Siegel trotz seiner Einstellung auf ein dem gesamten Orden gemeinsames Ziel schon während der Studienzeit erkennbar ist, in ähnlicher, wenn auch meist weniger stark ausgeprägter Form, bei den übrigen Mitgliedern der ideologischen Gruppe. Dies kann man aus folgenden Bemerkungen ablesen:

„Ich war stärker engagiert als die anderen."

„Ich verachtete die anderen, die sich noch für Mädchen oder Kino interessierten."

„Ich glaube, daß ich auch von den anderen als ein besonders guter Sozialist angesehen und im Stillen beneidet wurde."

Bei den Ideologen, die sich bei Anbruch der Nazi-Herrschaft im späten Pubertätsalter befanden, ging die oben aufgezeigte Kampfphase direkt in den Kampf gegen den Nationalsozialismus über. Während die religiös Verfolgten noch mehr Spielraum hatten, um der Verfolgung zu entgehen — ihnen kam es ja in erster Linie auf die Erhaltung ihrer religiösen Identität an — gerieten die aus politischen Gründen Verfolgten viel eher mit dem Regime in Konflikt und damit auch in Haft. Denn für sie bedeutete der Nationalsozialismus ja nicht nur eine Weltanschauung, die Minoritäten nicht duldete, sondern eine politische Wirklichkeit, die für die gesamte Gesellschaft schädlich und daher zu beseitigen war.

Bei den politischen Ideologen war der Kampf gegen die Nazis konsequenter, jedoch nicht frei von Konflikten mit den Autoritäten der eigenen Gruppe. Denn diese hielten ihnen nicht selten unkluges oder naives Verhalten vor. Der ideologische Kämpfer fand nicht immer den ungeteilten Beifall seiner Mitstreiter, vor allen Dingen nicht den seiner Vorgesetzten. Diese bemängelten sein Vorgehen oft als Rücksichtslosigkeit oder Sucht nach Märtyrertum. Es ist deshalb nicht verwunderlich, daß politische Ideologen oft im Alleingang ins Konzentrationslager kamen ohne die gerade bei den Kommunisten charakteristische Abstimmung gemeinsamer Taktiken. Mit anderen Worten: Trotz der „Richtigkeit der Idee" und der Notwendigkeit des Einsatzes für diese zeigten sich bei den ideologisch Verfolgten mehr oder weniger starke Kontaktstörungen, die nicht zuletzt in Unstimmigkeiten mit der Autorität begründet waren.

Der gestörte Kontakt brauchte jedoch keineswegs immer aus Konflikten mit der Autorität zu resultieren. Das war insbesondere dann nicht der Fall, wenn die Identität mit der eigenen Gruppe das Gefühl, etwas Besonderes zu sein, genügend sicherte. Diese Sicherheit findet sich vor allem bei kleineren Gruppen von Ideologen, wie etwa den Zeugen Jehovas. Die quantitative Minorität bietet genügend Ansatzpunkte, sich durch die Zugehörigkeit zu einer „exzeptionellen Weltanschauung" als etwas Besonderes zu erleben. Diese Dynamik sorgt auch dafür, daß man konsequent und ohne jeden Zweifel an die Überlegenheit und Richtigkeit der eigenen Weltanschauung glaubt. Dadurch hebt man sich von der Masse der „falschen Propheten" ab.

2. Inhaftierungszeit

In den vorhergehenden Kapiteln schilderten wir die Abhängigkeit des Erlebens und Verhaltens während der KZ-Zeit sowohl von äußeren Gegebenheiten als auch von einer Reihe von Persönlichkeitsfaktoren, die sich schon vor der Inhaftierung in irgendeiner Weise andeuteten. Es ist daher nicht abwegig anzunehmen, daß bei ideologischen Persönlichkeiten nicht nur in der Zeit ihrer Entwicklung, sondern auch während ihres Aufenthaltes im KZ-Lager Besonderheiten auffielen.

In der vorhandenen Literatur, die dieses Phänomen beschreibt, wird meistens die Tatsache betont, daß der Glaube an eine Idee in einer extremen Belastungssituation inneren Halt zu geben vermochte. Auch wir fanden hierfür insofern eine Bestätigung, als ein Teil der von uns Befragten religiösen Glauben als Grund für das Überleben angab (s. a. Tabelle 12). Dieser Eindruck muß jedoch genauer untersucht werden. Denn bei dem Gros der KZ-Häftlinge konnte beispielsweise ein expliziter Glaube an eine Idee oder Weltanschauung als Grundlage für eine größere Leidensfähigkeit nicht festgestellt werden. Zudem können wir den geschilderten Einzelfällen der beiden Priester Siegel und Gast entnehmen, daß nicht nur Angehörige ein und desselben Glaubens, sondern auch desselben Berufes ihren Glauben während der Haft ganz verschieden gelebt haben. Für Pater Siegel bedeutete die Religion ein Mittel, die mitmenschliche Realität im Konzentrationslager nicht an sich heranzulassen, während sie für Pater Gast eine Überzeugung darstellte, die ihm die Mitmenschen näherbrachte. Der eine verschanzte sich hinter rituellen Gebräuchen, der andere benutzte diese im Dienst am Mitmenschen, so fremd und brutal dieser ihm in der KZ-Situation auch erschienen sein mag.

Die differenzierte Bedeutung der Weltanschauung bei Ideologen und Gläubigen, die an diesem Beispiel deutlich wird, zeigt sich auch an der Gruppe von Ideologen, die dieser klinischen Prüfung zugrunde liegen. Generell kann man feststellen: Bei den Ideologen wurde durch den Panzer der Ideologie insbesondere die mitmenschliche Realität abgeschirmt.

Die einzige orthodoxe Jüdin unserer Ideologengruppe versuchte ihre moralischen Abwehrkräfte durch strenge Erfüllung der Gesetze zu stärken. So suchte sie alle Schweinefleischstücke aus der ohnehin kalorienarmen Suppe heraus, um nicht gegen die rituellen Vorschriften zu verstoßen. Der Gedanke aber, die Gesetze auch in dieser unmenschlichen Situation erfüllt zu haben, gab ihr die Kraft zum Durchhalten und zu der Überzeugung, das KZ-Lager zu überstehen. „Alles, was um mich herum geschah, drang nicht in mein Bewußtsein."

Ein Zeuge Jehovas sagte Bibelsprüche vor sich hin, wenn ihm andere zu lästig wurden.

Ein anderer Zeuge Jehovas meint: „Ich habe mich mit dem Bibelbild eines gepanzerten Kämpfers versehen, der den Glauben als Schild, die Bibel als Schwert und einen Helm auf dem Kopf hat. Dadurch prallte an mir jedes Unrecht automatisch ab. Gefühle werden nicht herangelassen. Jegliche Zuleitung, jegliche Kabel, die zu meinem Herzen führen, also die Nachrichtenverbindung zwischen mir und dem Schlechten in der Welt, habe ich eben abgebunden ... Auch heute noch betrachte ich die Geschehnisse draußen wie ein Theater. Ich weiß immer, wie es ausgeht. Das Ende ist mir schon bekannt."

Solche Erlebnisberichte sind unter den Ideologen nicht nur in Ausnahmefällen anzutreffen, vor allem im Hinblick auf das Geständnis, daß man mit rituellen Gedanken und Handlungen das Leid von sich fernhalten wollte. Die aus diesen Berichten deutlich sichtbare Einengung des Kontaktes wurde bei ideologischen Persönlichkeiten häufig auch daran abgelesen, daß sie sich nur Mitgliedern der eigenen Weltanschauungsgruppe anschlossen. Die schon in der Entwicklungszeit erkennbare starke Identität mit der eigenen Gruppe wurde hier noch verschärft.

Das trifft besonders für politische Ideologen zu. Die Solidarität innerhalb dieser Gruppe war bei ihnen besonders stark ausgeprägt. Ihr hohes Selbstwertgefühl aus der Zeit vor der Verfolgung wurde in die KZ-Zeit tradiert. Stolz und Selbstachtung konnten sie sich durch die Gruppenbindungen bewahren. Allerdings verstärkte sich dadurch der Gegensatz zu den anderen Weltanschauungsgruppen. So kann man sagen, daß bei den Ideologen die extreme Belastungssituation die Kluft zu anderen Glaubenssystemen vertiefte, die Gläubigen jedoch unter derselben schweren Belastung in der Lage waren, die Gleichheit aller Menschen besser zu verstehen oder zu lernen. Man kann bei den Ideologen von einem gewissen Gruppenegoismus im Konzentrationslager sprechen. Kogon (1954) beschreibt das für die Kommunisten, die ihn beinahe umbrachten, als er ihnen — zu Unrecht — gefährlich erschien. Bondy (1943) schildert eine Gruppe jugendlicher Juden, die er auf die Emigration vorbereitete und die durch den rücksichtslosen Einsatz ihrer Gruppe das Konzentrationslager unangefochten überstanden. Von den Zeugen Jehovas berichtet ein ehemaliger Häftling:

„Sie haben untereinander vorbildlich zusammengehalten, aber zu den übrigen Häftlingen keine gute Kameradschaft gehabt.“ Empört berichtet er, wie der Block der Zeugen Jehovas eine zeitlang durch ein Versehen der Verwaltung viel zu viel Essen erhielt. Sie seien jedoch nicht bereit gewesen, etwas davon an die übrigen Häftlinge abzugeben. Da seien sogar noch die Berufsverbrecher kameradschaftlicher gewesen. Außerdem seien die Zeugen Jehovas dadurch unangenehm gewesen, daß sie jedem ihre Glaubenswahrheiten „aufzuschwatzen“ versuchten.

In Anbetracht dieses Befundes, der die enge Zugehörigkeit zur eigenen Gruppe und die starke Distanzierung von der anderen Gruppe hervorhebt, überrascht es, daß die von uns untersuchten Ideologen weniger über ein schlechtes Verhältnis zu den Wachmannschaften klagten als die anderen. Manche bezeichneten die Beziehungen zu der SS sogar als gut. So etwa ein Zeuge Jehovas:

„Ich war bei dem Hauptsturmführer ... der Hahn im Korb.“

Eine andere Zeugin Jehovas: „Eigenartig, ich habe festgestellt, daß die SS ein hörendes Ohr für die Botschaft gehabt hat.“

Ein Kommunist erklärte: „Mit der SS wurde ich ganz gut fertig.“

Diese Berichte besagen nicht, daß die schroffe Abgrenzung zwischen der eigenen Weltanschauung und der der Nazis weniger deutlich zum Ausdruck kam als gegenüber den verschiedenen Weltanschauungen der Mithäftlinge. Keiner der von uns befragten Ideologen wurde in seiner Weltanschauung korrumpiert. Im Gegenteil: Sie alle waren stolz darauf, daß sie ihren Glauben nicht nur unversehrt, sondern auch gestärkt aus der KZ-Zeit herausbrachten.

Man kann die relativ guten Beziehungen zu den Wachmannschaften als Zufallsbefund werten, der keiner besonderen Beachtung bedarf. Man kann aber auch an folgendes denken: Zunächst einmal handelte es sich mit Ausnahme einer Jüdin bei den Ideologen um deutsche Häftlinge, die aus religiösen oder politischen Gründen verfolgt wurden. Dadurch war schon aus sprachlichen Gründen, wie bereits hervorgehoben, ein besserer Kontakt mit den SS-Mannschaften möglich. Tiefergehend scheint folgende Überlegung: Die Inhaftierung politischer und religiöser Gegner war rationaler und provozierte bei der SS eine weniger schuldbewußte Einstellung gegenüber den ideologischen Häftlingen. Die Quälereien der nicht-ideologischen, meist jüdischen Verfolgten mußten selbst bei dem gewaltigen Propagandaaufwand des Regimes bei den Exekutoren ein Gefühl der Schuldverstrickung hinterlassen. Während die ideologisch Verfolgten zwar „von der anderen Seite“ waren, aber gerade dadurch doch irgendwie als Partner fungieren konnten, mußte sich die SS durch Treten und Verachten der Juden immer wieder deren Minderwertigkeit und Verfolgungswürdigkeit bestätigen. Die dadurch entstandenen unbewußten Schuldgefühle mußten erneut abreagiert werden, und zwar gerade an den Opfern, bei denen ein einigermaßen rationaler Schuldgrund nicht vorlag.

Eine weitere Überlegung knüpft an das an, was im Vorangegangenen schon über die Autoritätsbeziehungen der Ideologen gesagt wurde. Die ideologischen Personen hatten in ihrer Kindheit lernen müssen, sich an einen kalten, harten, unnahbaren Vater zu gewöhnen. Diese Eigenart kam ihnen im Konzentrationslager insofern zugute, als sie es hier mit einer irrationalen und unberechenbaren Autorität zu tun hatten. Sie konnten sich unterordnen. Diese Annahme wird auch dadurch bestätigt, daß bei ideologischen Persönlichkeiten der mehr oder weniger unbewußte Hang zur Auslieferung an brutale, starre Autorität zu beobachten ist. Von daher wird auch eine Art von Bewunderung verständlich, wie sie der Auschwitz-Kommandant Höss (1963) ausdrückt: „Willig nahmen die Zeugen Jehovas alle Unerträglichkeiten auf sich. Rührend waren sie in der geschwisterlichen Nächstenliebe umeinander besorgt und halfen, wo es nur nötig war.“ Nach Höss soll sich Himmler folgendermaßen geäußert haben: „Erst wenn die SS-Männer solche gläubigen Fanatiker ihrer Weltanschauung geworden wären, wäre der Staat Hitlers auf die Dauer gesichert.“

3. Zeit nach der Befreiung

Die Bewältigung des KZ-Schicksals hängt nicht nur von den persönlichen Lebens- und Leidensschicksalen ab, sondern auch von der Umwelt, in die man hinein entlassen wird. Bei Pater Siegel zeigt sich deutlich, daß er sich von seinen Mitbrüdern nicht verstanden fühlte. Er bekam in den ersten Nächten nach der Befreiung Weinkrämpfe, als er wieder in dem ihm vertrauten Ordensmilieu war. „Du kommst nicht hinein, die verstehen dich hier nicht.“ Ihm erschienen die Menschen, die das Konzentrationslager nicht erlebt hatten, fremd.

Auf eine allgemeinere Ebene, auf die Gesellschaft, bezieht sich das Gefühl, von der Umwelt als ehemaliger KZler nicht verstanden zu werden. Hierauf hat Matussek (1963) hingewiesen. Bei der von uns untersuchten Gruppe von Ideologen konnten die Zeugen Jehovas noch am ehesten die Gesellschaft ertragen, da sie von ihr ohnehin nichts Positives erwarteten. Erst wenn der Messias kommt, wird die Welt akzeptabel.

Sie fühlen sich daher in der Gesellschaft gleich wohl bzw. unwohl: „Verfolgung und Ablehnung macht uns nichts aus. Wir brauchen die Verfolgung wie den Wind, der uns ins Gesicht bläst.“

Weitaus abhängiger von den gesellschaftlichen Institutionen, die sie antrafen, waren die Mitglieder der etablierten Religionen und die politischen Ideologen. Bei Pater Siegel zeigte sich das deutlich. Er überwarf sich nicht nur mit seinen Ordensbrüdern und Ordensoberen, sondern klagte auch heftig über die Gesellschaft, die sich zu wenig um die ehemaligen KZ-Häftlinge kümmere, dafür aber um so mehr der eigenen Lust nachgehe. Den moralischen, d. h. sexuellen Verfall der Gesellschaft hält er für das Bedenklichste. Die Obrigkeit müßte viel strenger gegen unsittliche Filme und Theateraufführungen vorgehen.

Politische Ideologen erlebten kurz nach der Befreiung einen starken Auftrieb, weil sie hofften, sie würden nach der Zerschlagung des Nazi-Regimes zum Aufbau einer neuen Gesellschaft hinzugezogen. Sie fühlten sich zunächst nicht mit der „alten

Gesellschaft" konfrontiert, wie es bei Pater Siegel in seinem unveränderten Orden der Fall war. Während die nicht-ideologischen politischen KZ-Häftlinge damit fertig wurden, daß die „neue Gesellschaft" nicht nur aus leiderprobten Antifaschisten gebildet wurde, scheiterten manche Ideologen an dieser Erfahrung. Sie konnten ein demokratisches Staatsgebilde mit den zahlreichen Interessengruppen und bürokratischen Entscheidungswegen, vor allen Dingen aber mit dem Unter- und Auftauchen alter Nazis, schwerer verkraften als die ehemaligen Verfolgten, die die Welt realistischer sahen. Für kommunistische Ideologen war daher die soziale Reintegration in einem sozialistischen Land leichter, wie es Müller-Hegemann u. Spitzner (1963) beschreiben:

„Für die ehemaligen Verfolgten des Nazi-Regimes der DDR ist es grundlegend wichtig zu wissen, daß sie der Gefahr antisemitischer und neofaschistischer Kundgebungen nicht mehr ausgesetzt sind, und daß ihr Kampf und ihr Leiden in der Vergangenheit nicht vergeblich gewesen sind. Unter diesen Umständen und nach all den für sie aufgewandten Hilfsmaßnahmen medizinischer und sozialer Art ist es für sie leichter geworden, die Möglichkeiten der vollen (beruflichen und sonstigen) Wiedereingliederung in das Leben zu ergreifen als in den Ländern, wo die Verfolgten des Nazi-Regimes Verdächtigungen und Beleidigungen durch neofaschistische Elemente oder gar neuen Verfolgungen ausgesetzt sind."

„Die im Jahre 1945 befreiten Häftlinge berichten fast ausnahmslos, daß sie trotz großer Schwäche (Körpergewicht 40 bis 50 kg) sogleich in die politisch-administrative Arbeit gegangen seien. Sinngemäß äußerten sie: ‚Wir wurden gebraucht, wir hatten keine Zeit, krank zu sein'. Oft hätten sie 14—16 Stunden täglich gearbeitet und seien dennoch allmählich wieder zu Kräften gekommen. Hervorzuheben ist, daß 91 der Untersuchten (von 96) nach 1945 einen bedeutenden sozialen Aufstieg genommen haben. Sie sind nach ihrer Entlassung als Bürgermeister, Polizeichefs, leitende Angestellte, als Schulräte, Redakteure, als Handelsrat im diplomatischen Dienst und als führende Wissenschaftler tätig." Sie vermochten „mit wenigen Ausnahmen, bis in die Gegenwart hinein eine große Arbeitslast zu bewältigen".

Müller-Hegemann u. Spitzner (1963) sind daher der Meinung, daß der Ruf nach Pensionen als „seelische Hilfe" für die ehemaligen Verfolgten in kapitalistischen, nicht aber in kommunistischen Ländern berechtigt sei.

Verschwiegen wird in diesen Arbeiten das Schicksal der Nicht-Kommunisten, insbesondere der Juden. So stellt die Interpretation der genannten Autoren, daß nur in kommunistischen Ländern der ehemalige Widerstandskämpfer eine günstige Atmospäre vorfindet, insofern eine ideologische Rechtfertigung der eigenen Ergebnisse dar, als das Schicksal der nicht-kommunistischen Verfolgten nicht berücksichtigt wird.

Ferner erscheint es aufgrund der bisherigen wissenschaftlichen Arbeiten unwahrscheinlich, daß fast 100% von 96 ehemaligen KZ-Häftlingen eine große Arbeitslast (oft 14—16 Stunden am Tag) zu bewältigen vermochten. Auch die Literatur aus den Ostblockländern weist auf schwere Arbeitsstörungen bei einem großen Teil der ehemaligen Inhaftierten hin.

Trotz der wissenschaftlichen Bedenken gegenüber solchen und ähnlichen Arbeiten, die die Untersuchung an KZ-Häftlingen für ideologische Zwecke ausnutzen, wird hier indirekt ein Wesenszug deutlich, der für den Ideologen der Post-KZ-Zeit typisch ist: Er braucht eine möglichst homogene Gruppe, die die Welt aus der gleichen Sicht wie er interpretiert. Für andere gesellschaftliche Modellvorstellungen hat der Ideologe kein Verständnis, im Gegensatz zu den nicht-ideologischen ehemaligen KZ-Häftlingen, deren Leidenserfahrungen zu einem größeren Verständnis für die Mitglieder anderer Weltanschauungen beitrug. Für Ideologen sind daher folgende Bemerkungen typisch:

„In der Welt herrscht Ungerechtigkeit."
„Die Nazis sitzen wieder an den Schalthebeln der Macht."
„Die Öffentlichkeit hat zu wenig Interesse am KZ."

Die Möglichkeiten, Bestätigung, Antrieb und Sinnerfüllung zu erhalten, beschränkt sich somit infolge der Einengung durch die Gesellschaft auf ihre weltanschauliche Bezugsgruppe. Das sich daraus nährende positive Selbstbild („Wir sind etwas Besonderes") bedarf jedoch ständig seiner Abstützung durch eine Verachtung des „anderen". Diese Tatsache liegt nicht allein in den sozialen Verhältnissen, sondern ebenso in der Persönlichkeitsgeschichte dieser Verfolgten begründet. Die Auffassung der Umwelt und des Lebens als schlechthin bedrohlich und unerfreulich konnte FRENKEL-BRUNSWICK (1950) als Persönlichkeitseigenart autoritär-ideologischer Personen aufweisen. Ähnlich fand auch TAUSCH (1965), daß autoritäre und pessimistische Haltungen korrelieren.

Nicht-ideologische Kommunisten und Priester nehmen dagegen die Erfahrungen im Konzentrationslager als gutes Beispiel dafür, daß echtes Menschentum jenseits sozialer Etiketten wie „Der Bibelforscher", „Der Sozialist", „Der Priester", „Der Kriminelle", „Der SS-Soldat" erkennbar wird. Ihre heutige egalitäre Einstellung zum Menschen, die ihnen eine echte dialogische Begegnung ermöglicht, begründen sie häufig mit der Erfahrung der Verinnerlichung und Besinnung auf die wahren Werte des Menschen, die sie im KZ-Lager gemacht haben. Im Gegensatz zu den pessimistischen Lebenserwartungen ideologischer Verfolgter (ein eklatantes Beispiel ist die immerwährende Weltuntergangsstimmung der Zeugen Jehovas) stehen die Hoffnungen der gläubigen Verfolgten, die vom Leben nicht nur Unheil erwarten.

Die extreme Gruppenidentifikation der Ideologen, die die Entwicklung eines für das Erwachsenenalter typischen, persönlichen und verinnerlichten Ethos erschwerte, zeigt sich auch in der Weise der Anklage gegen die Gesellschaft. MATUSSEK (1961) hat schon in einer früheren Arbeit auf die existentielle Anklägerrolle der ehemaligen KZ-Häftlinge hingewiesen. Es braucht hier nicht wiederholt zu werden. In diesem Zusammenhang ist nur die Art der Anklage bei Ideologen und Nicht-Ideologen wichtig. Die Anklage ideologischer Verfolgter ist häufig sehr extrem formuliert, wie aus folgenden Zitaten hervorgeht:

„Wenn ich einem Aufseher begegnete, wüßte ich nicht, ob ich ihn zusammenschlagen würde." (Aggression gegen Verfolger.)

„Die Behörden sitzen voller Nazis." (Aggression gegen Behörden und Institutionen.)

„Kameradschaft im KZ gab es nicht. Die meisten waren Schweine." (Aggression gegen Verfolgte.)

„Die Mehrheit der Menschen ist ja mit Haß erfüllt. Wenn sie dazu Gelegenheit erhalten, dann leben sie ihn aus, man kann sich auf niemanden verlassen. (Aggression gegen Mitmenschen.)

Qualitativ sind diese Aggressionsäußerungen für die ideologischen Verfolgten insofern spezifisch, als sie meist mehr allgemein als persönlich und konkret sind. Das zeigt sich auch daran, daß von ihnen eher anonyme Machthaber oder das System angeklagt werden, während bei nicht-ideologischen Verfolgten eher konkrete

Menschen Ziel feindseliger Äußerungen sind. Hierin drückt sich auch wieder die Einstellung ideologischer Personen aus: Sie vernachlässigen die Beschäftigung mit empirischen, konkreten und nachweisbaren Verhältnissen zugunsten von abstrakten, nicht nachweisbaren Ganzheiten. Sie selber begründen diese Haltung damit, daß sie „den Blick für das Ganze" nicht verlieren wollen.

Die Eigenart, „allgemein" zu hassen, läßt außerdem die häufig geäußerte Unzufriedenheit mit dem Schicksal verständlich werden. Besonders ideologische Priester und Zeugen Jehovas klagen, es schwer in dieser Welt zu haben, wie aus folgenden Bemerkungen hervorgeht:

„Ich habe schon immer kämpfen müssen." (Priester.)
„Wir werden von der ganzen Welt verfolgt." (Zeuge Jehovas.)
„Nicht die Leute herrschen, sondern das Böse. Das Böse herrscht durch die Leute." (Kommunist.)

Man muß diese Aggressionsformen religiös-ideologischer Verfolgter auch als Resultat einer fortwährenden Verpflichtung durch ihre Lehre sehen, den Mitmenschen unbedingt zu lieben. Da sie innerlich diesem Imperativ jedoch nicht echt nachkommen können, klagen sie häufiger als nicht-ideologische Verfolgte das Schicksal, die Umstände, die ungünstigen Bedingungen als Schuldige dafür an, daß ihr Leben nicht den Verlauf genommen hat, den sie sich gewünscht hatten. Wenn man dem zustimmt, daß ideologische Persönlichkeiten spüren, wie sehr ihr Lebenslauf von Anfang an determiniert ist und ihnen somit das Verfehlen einer freien Lebensgestaltung bewußt wird, wird auch ihr Haß auf ihr Schicksal verständlich. Die bei ideologischen Verfolgten besonders häufig anzutreffenden Klagen gegen Behörden, Institutionen und die Menschheit allgemein unterstreichen die bereits beschriebenen Kontakt-Modalitäten, die durch Vertrauensverlust zur Mitwelt und Abkapselung von einer offenen Gemeinschaft gekennzeichnet sind.

Es ist daher nicht verwunderlich, daß diese Personen am öffentlichen Geschehen tatsächlich weniger aktiv Anteil nehmen, als es von ihrem bekundeten Engagement her zu erwarten wäre. Sie halten außerordentlich vieles für verbesserungswürdig, ihr effektiver Einsatz bleibt jedoch häufig in der Demonstration einer „guten" und einer „bösen" Welt stecken. Die politische oder kirchliche Aktivität wird heute vielfach durch Lesen und Nachsinnen über weltanschauliche Probleme ersetzt.

Endlich wollen wir einen letzten klinischen Eindruck über die Ideologen in der Nach-KZ-Zeit wiedergeben. Wir erwähnten eingangs, daß bei den Ideologen der Einsatz für die Idee in der Entwicklungszeit wichtiger war als der mitmenschliche Nahkontakt. Das Heiratsalter lag bei den von uns untersuchten 20 Ideologen im Durchschnitt relativ hoch (31 Jahre). Die emotionale Fremdheit hat sich bei den Ideologen in den Ehen auch in der Nach-KZ-Zeit gezeigt. Ein ideologischer Kommunist oder Zeuge Jehovas vernachlässigt über dem Einsatz für Heilsverkündigung und Weltverbesserung leicht den Allernächsten. Den Ehepartner kann er oft nur als Gefährten im Kampf um die Ziele der „Bewegung" wahrnehmen und akzeptieren. Seine Zuwendung zum Partner ist von der Bedingung abhängig, daß er ihn als Teil einer ideologischen Gemeinschaft sehen kann, die sich beispielsweise für die größere Anerkennung der Naziopfer, gegen das Wiedererstehen des Faschismus für soziale Gerechtigkeit oder die Zukunft der ganzen Menschheit einsetzt.

Wo dem Verfolgten diese Ziele aber schal geworden sind oder vom Partner nicht mehr für wesentlich erachtet werden, zerbröckelt auch das Band der ehelichen Kommunikation. Die Ehepartner leben gleichgültig nebeneinander her oder stehen sogar gegeneinander. Den Kindern wird die Möglichkeit genommen, am Modell der Eltern ein liebendes Miteinander zu lernen.

Zusammenfassung

1. Die in der Literatur immer wieder betonte Bedeutung der persönlichen Weltanschauung für das Ertragen der KZ-Leiden wurde im vorangegangenen Kapitel zu differenzieren versucht. Dabei standen weder die Art der Weltanschauung noch der Grad der Identifikation mit einer religiösen oder politischen Idee im Vordergrund der Betrachtung, sondern die innere Einstellung zu dieser Weltanschauung.

2. Bei zwei Vertretern derselben Weltanschauung und desselben Berufes (katholische Geistliche) wurden beispielhaft zwei verschiedene Haltungen zur Weltanschauung demonstriert. Wir nannten die eine die „ideologische", die andere die „gläubige" und versuchten, die Verhaltensweisen sichtbar zu machen, durch welche sich beide Haltungen unterscheiden.

Obwohl die Gläubigen wie auch die Ideologen in ihrer Weltanschauung eine wichtige Kraftquelle während der KZ-Situation fanden, gelang den Ideologen dieser Kraftzuwachs nur mit Hilfe einer Kontakteinengung, im Gegensatz zu den Gläubigen, deren Kontakt konkreter und umfassender war. Man kann daraus schließen, daß der innere Halt, den der Ideologe aus seinem Glauben bezieht, auf Kosten der mitmenschlichen Offenheit erreicht wird.

3. Dieses an zwei Einzelfällen demonstrierte Phänomen konnte statistisch nicht geprüft werden, da die Interviewunterlagen für die einwandfreie Einstufung von 20 Gläubigen nicht ausreichten. Statt dessen wurden bei 20 Untersuchten, die sichtbare Merkmale einer ideologischen Persönlichkeit aufwiesen, auch bestimmte Eigenarten der Prä-KZ-Zeit, der Zeit während des KZ-Aufenthaltes und der Zeit danach beschrieben, soweit sie an unserem Material als klinisch relevant betrachtet werden konnten. Ähnlich wie in den vorangegangenen Kapiteln zeigte sich auch hier eine durchgehende Linie von der Vorverfolgungszeit bis in die Gegenwart, auch wenn diese aus den genannten Gründen statistisch nicht zu belegen war.

Als zusammenfassende Interpretation läßt sich diese Linie vielleicht folgendermaßen beschreiben: Die z. T. durch die materiell dürftigen Verhältnisse bedingte Kälte und Distanziertheit von Vater oder Mutter führten zu einem Unterlegenheitsgefühl des Kindes, das in der Pubertät durch den Anschluß an eine stark weltanschaulich orientierte Gruppe ausgeglichen werden konnte. Hier gehörte man zu einer Gemeinschaft, die besser war als die anderen. Die in der Kindheit nicht adäquat verarbeiteten Aggressionen konnten in der Ablehnung bzw. im Kampf gegen andere Weltanschauungen sozialisiert, ja idealisiert werden. Erst recht gewährte das Gefühl der Überlegenheit der eigenen Gruppe während der KZ-Zeit das Gefühl der Stärke und Sicherheit, das viel zu der beachtenswerten Leidensfähigkeit der Ideologen beitrug.

Nach der Befreiung blieb die Welt gespalten in Gut und Böse, Freund und Feind. Man fühlte sich geborgen nur in einer Umgebung die der eigenen Weltanschauung entsprach. In Extremfällen wie etwa bei Pater Siegel, reichte aber auch die Zugehörigkeit zu einer bestimmten Gruppe nicht dazu aus, das Gefühl der Isolation zu überwinden. Kontakt war nur über Predigen, Belehren und häufig auch in einem

Haß gegen anonyme Mächte möglich. Man kann daher folgern: So kraftspendend auch eine ideologische Identifizierung in der Belastungssituation war, so erschwerte sie doch den Weg zu einem reifen Ethos bzw. einem reifen Glauben, der eine größere Offenheit für das menschliche Du beinhalte. Das letztere konnte von den gläubigen Vertretern einer religiösen oder politischen Weltanschauung eher erreicht werden als von den ideologischen Persönlichkeiten.

KAPITEL 10

Emigrationsmotivation und Lebensbewältigung bei jüdischen Verfolgten

Problemstellung

Nachdem im vorangegangenen Kapitel Besonderheiten der politisch und religiös Verfolgten dargestellt worden sind, sollen abschließend auch die jüdischen Befragten einer gesonderten Analyse unterzogen werden.

Die Notwendigkeit hierzu ergibt sich aus zweierlei Gründen. Zum einen sind in der Zusammensetzung der jüdischen Befragtengruppe Fragestellungen enthalten, die bisher unbeantwortet geblieben sind. Zum anderen weist eine Vielzahl bereits dargestellter Befunde auf die Ausnahmesituation der rassisch Verfolgten hin. Wir fassen zunächst diejenigen Befunde kurz zusammen, die das Spezifische des Verfolgungsschicksals und des heutigen psychischen und sozialen Zustandes von jüdischen Befragten charakterisieren:

1. Die Juden wurden wegen ihrer sog. „rassischen" Zugehörigkeit verfolgt und damit wegen eines Merkmals, das nichts mit einer bestimmten Einstellung oder Tätigkeit in bezug auf das NS-Regime zu tun hatte.

2. Das Ziel der Judenverfolgung war die vollständige Vernichtung ihres Daseins als Volk, Religion und Kultur. Diese Drohung stellte für jeden einzelnen ein Ausmaß an Belastung dar, das sich mit dem anderer Verfolgtengruppen nicht vergleichen läßt.

3. Innerhalb unserer Befragtengruppe läßt sich nachweisen, daß rassisch Verfolgte häufiger in den schwersten KZ-Lagern untergebracht, innerhalb dieser Lager den schwersten Arbeitsbelastungen ausgesetzt und als Gesamtgruppe am häufigsten von dem Verlust von Angehörigen betroffen waren.

4. Ihre Reintegration in die Gesellschaft nach der Befreiung war schwieriger als bei anderen ehemaligen KZ-Häftlingen. Sie waren durch die Verfolgung in höherem Maße als alle anderen „heimatlos" geworden, und es gab in den ersten Jahren nach dem Krieg kein Land, das sie bereitwillig aufgenommen hätte.

5. Hinsichtlich ihrer körperlichen Verfassung leiden rassisch Verfolgte heute häufiger unter Erschöpfungszuständen („Psychophysisches Syndrom") als andere Verfolgtengruppen.

6. Der psychische Zustand ist bei Juden häufiger als bei anderen Verfolgtengruppen durch den Faktor IV „Resignation und Verzweiflung" gekennzeichnet.

Die stärkere Belastung durch die Verfolgung wie auch die stärkeren körperlichen und seelischen Beeinträchtigungen sind innerhalb der jüdischen Befragtengruppe bei Personen polnischer Herkunft noch stärker ausgeprägt als bei Personen deutscher

Herkunft. Diese Differenzen machen darauf aufmerksam, daß auch die jüdischen Befragten keine völlig einheitliche Untersuchungsgruppe darstellen. Damit ergibt sich die Frage, welche anderen Unterschiede sich bei der gesonderten Betrachtung der rassisch Verfolgten feststellen lassen. Denn es kann sein, daß durch die von uns gewählte Methode des Gruppenvergleiches wichtige Unterschiede, die innerhalb der polnischen oder der deutschen Juden bestehen, nivelliert worden sind.

Weitere Gründe für die Heraushebung jüdischer Verfolgter liegen in dem Stichprobencharakter dieser Befragtengruppe. Sie können kurz folgendermaßen zusammengefaßt werden:

1. Die jüdischen Befragten sind bei weitem die zahlenmäßig größte Einheit innerhalb der gesamten Untersuchungsgruppe. Es ist daher gerechtfertigt, sie einer gesonderten Analyse zu unterziehen.

2. Die rassisch Verfolgten stellen — im Gegensatz zu den politisch und religiös Verfolgten — eine weitgehend repräsentative Zufallsstichprobe aus ihren Geburtsländern (Deutschland und Polen) dar. Dieser Sachverhalt erlaubt es, für die Beobachtungen und Befunde, die an dieser Befragtengruppe gewonnen werden, eine allgemeinere Gültigkeit zu beanspruchen.

3. Da innerhalb unserer Untersuchungsgruppe nur rassisch Verfolgte heute außerhalb Deutschland leben (Israel, New York), kann anhand dieser Stichprobe nach Emigrationsmotiven und der Wahl des jeweiligen Aufenthaltslandes gefragt werden.

Aus den genannten besonderen Bedingungen der rassisch verfolgten Untersuchungsgruppe ergeben sich somit die 2 Problemstellungen des Kapitels:

Zum einen soll geklärt werden, welche Gründe die verfolgten Juden nach ihrer Befreiung zur Wahl des jeweiligen Aufenthaltslandes veranlaßt haben. Zum anderen stellt sich die Frage, welche Formen der „Lebensbewältigung" sich nach der Befreiung speziell bei jüdischen Befragten nachweisen lassen. In diesem Zusammenhang soll vor allem auch den Differenzen innerhalb dieser Befragtengruppe nachgegangen werden. Darüber hinaus wird darauf zu achten sein, ob sich aus dieser gesonderten Analyse der jüdischen Befragten irgendwelche Korrekturen oder Ergänzungen zu den bisher mitgeteilten Befunden ergeben.

I. Motivation für die Wahl des Aufenthaltslandes

Man kann die Umstände und Motive, die dazu geführt haben, daß die Überlebenden der Konzentrationslager heute über die ganze Welt verstreut leben, nicht untersuchen, ohne die politischen, ökonomischen, sozialen und psychologischen Zusammenhänge in der Welt, besonders in Europa und dem Nahen Osten, während der ersten Nachkriegsjahre wenigstens kurz in Erinnerung zu rufen.

Am Ende des Zweiten Weltkrieges atmete die Welt erleichtert auf. Für einen Überlebenden der Konzentrationslager dauerte diese Zeit der Erleichterung nicht sehr lange. Gerettet vor dem sicheren Tod im Konzentrationslager wurde er mit einer neuen Gefahr konfrontiert — den verheerenden Folgen des letzten Krieges. Jetzt wurde ihm schmerzlich bewußt, daß die Welt, in der er aufgewachsen war, sein Zuhause, Nachbarschaft, Freunde und Familie, alles, was er besessen hatte und der Platz, den er in der Gesellschaft eingenommen hatte, zerstört war. Alles Bekannte und Vertraute war verschwunden. Er war jetzt kein Gefangener mehr. Die Welt hatte einen neuen Namen für ihn gefunden: er war eine sog. „displaced person“, ein Heimatloser. Der Überlebende war krank, verwirrt und einsam. Die Schrecken der Konzentrationslager wurden durch die neuen Schrecken der Unsicherheit und Furcht abgelöst, der Unsicherheit, wohin er gehen und was er tun sollte, der Furcht, der einzige Überlebende seiner Familie zu sein.

Die Regierungen in Europa wurden mit einem ungeheuren menschlichen Problem konfrontiert, für dessen Lösung sie keine adäquaten Institutionen besaßen. Die Weltmächte wollten ihre Position in Europa festigen; der „Kalte Krieg“ begann, kommunistische Revolutionen wurden geplant und ausgeführt; quer durch Europa zogen Massen von Menschen, die entweder in die Heimat zurückkehrten oder vor neuen und drohenden Verfolgungen flohen. Der rassisch Verfolgte war nur einer unter vielen verschiedenen Heimatlosen und war unter den letzten, denen geholfen wurde. Vor 1948 war es fast unmöglich, in das jetzige Israel auszuwandern. Die Engländer blieben bei ihrer Politik der Vorkriegsjahre, indem sie die Juden daran hinderten, nach Israel zu kommen. Wer versuchte, illegal einzuwandern, riskierte sein Leben. Flüchtlinge wurden auf Zypern in sog. „Durchgangslagern“ 3 Jahre lang hinter Stacheldraht interniert. Die Vereinigten Staaten hielten wie in der Vorkriegszeit die Einwanderungsbeschränkungen aufrecht und verweigerten all denen die Einreise, die krank oder mittellos waren oder keine Angehörigen in den USA hatten, was natürlich fast alle Verfolgten betraf.

In Polen kam es zu einer Reihe von antisemitischen Aktionen, sowohl von seiten der Bevölkerung als auch der Regierung. Deutschland war zerstört. Es herrschten große Wohnungsnot und Arbeitslosigkeit. Millionen von Menschen deutscher Abstammung strömten aus der Tschechoslowakei, Polen, Rumänien und den östlichen Teilen des ehemaligen Deutschen Reiches in die westlichen Zonen. Sie wollten der Empörung gegen alle „Volksdeutschen“ entgehen, die sich unter der Bevölkerung dieser Länder erhob und flohen vor den anrückenden russischen Truppen. In diesem politisch-ökonomischen und sozialen Klima wurde dem Juden immer wieder die eine Information vermittelt: er war unerwünscht. Er war unerwünscht, wenn er versuchte, nach Hause zurückzukehren, er war unerwünscht, wenn er in ein Land einwandern wollte, und er durfte nicht nach Israel emigrieren.

1948 wurde der Staat Israel durch die Vereinten Nationen proklamiert. Er nahm alle Menschen mit offenen Armen auf, die in das Land kommen wollten. Dennoch war die Emigration nach Israel für viele Flüchtlinge keine attraktive Lösung, weil das Klima dort sehr heiß, das Land arm und unterentwickelt war. Während Israel den Heimatlosen eine Zuflucht bieten wollte, stellte sich bald heraus, daß hier den Überlebenden der Konzentrationslager eine neue Gefahr drohte. Das Leben in Israel würde hart sein. Würden sie stark genug sein, um alle Mühen zu ertragen? Israel besaß keine Industrie. Würden sie Arbeit finden? Es gab keine Wohnungen. Wo sollten sie wohnen? Vor allem aber hatten die arabischen Nachbarländer dem Staat Israel noch am selben Tage, als er unabhängig wurde, den Krieg erklärt. Hatten die Verfolgten die Konzentrationslager nur überlebt, um danach in einem anderen Teil der Welt niedergemetzelt zu werden, und sei es auch in Israel? Die jüdischen Flüchtlinge befanden sich in einem großen Dilemma. Manche konnten in den ersten Nachkriegsjahren in Deutschland Fuß fassen. Andere kehrten in ihre Heimat nach Polen, Rumänien oder in die Tschechoslowakei zurück, um ihre Angehörigen, Freunde oder Spuren ihres früheren Lebens zu suchen. Viele blieben dort. Über ihre Gründe können wir nur Vermutungen anstellen, weil wir darüber in dieser Untersuchung kein Material besitzen. Andere verließen ihre alte Heimat später wieder, teils weil sie keine Angehörigen oder Freunde fanden, teils wegen neuer Wellen von Antisemitismus oder wegen der Machtübernahme durch die Kommunisten.

Zur Untersuchung der Frage nach der Emigrationsmotivation wurde die Einteilung der als Juden Verfolgten nach den drei heutigen Aufenthaltsländern aus den anderen Kapiteln übernommen: Israel (n=42), USA (n=26) und Deutschland (n=97). Die Befragten, die zunächst nach Israel bzw. in die USA ausgewandert, dann aber nach Deutschland zurückgekommen sind, wurden für die Untersuchung der Emigrationsmotivation in die israelitische bzw. amerikanische Untergruppe aufgenommen. Die Gruppe Israel enthält daher hier 47 statt 42 und die Gruppe USA 29 statt 26 Befragte. Die 12 Befragten, die andere Länder als Israel und die USA als erstes Aufenthaltsland gewählt hatten und erst später nach München gekommen sind, wurden der Einfachheit halber für diese Untersuchung in die deutsche Untergruppe aufgenommen. Zur Klassifizierung der Hauptmotive für die Wahl des Aufenthaltslandes bei diesen Heimatlosen wurden 10 Kategorien verwendet. Bei der Bildung dieser Kategorien wurden die Gründe berücksichtigt, die die Befragten selbst für ihre Wahl nannten. Wo solche Angaben fehlten, wurden Informationen über die äußeren Umstände, unter denen die Wahl getroffen wurde, herangezogen. Nicht immer war nur ein Motiv für die Wahl des Aufenthaltslandes sichtbar. Wir haben dann diese Fälle unter der Kategorie eingeordnet, die offenbar die ausschlaggebende war.

Tabelle 72 zeigt die 10 Motivationskategorien und die Häufigkeit, mit der sie vertreten sind. In 146 Fällen (89%) wurde das Interview-Material für ausreichend angesehen, um die Frage der Motivation beantworten zu können. Für die restlichen 19 Fälle (11%) wurde die Kategorie „unklar“ verwendet.

Tabelle 72. *Motivationskategorien für die Wahl des Aufenthaltslandes nach der Befreiung (n=165)*

Kategorie	Anzahl
1. Zionismus	32 (20%)
2. Interkonfessionelle Ehen	31 (19%)
3. Traumatische Entwurzelung	19 (12%)
4. Rückkehr zur Familie	18 (11%)
5. Christen	12 (7%)
6. Ablehnung der Deutschen	12 (7%)
7. Krankheit	11 (6%)
8. Beruflich-wirtschaftliche Gründe	8 (5%)
9. Wiedergutmachung	3 (2%)
10. Unklar	19 (11%)
Gesamt	165 (100%)

Im folgenden soll jede Kategorie zusammen mit der Wahl des jeweiligen Aufenthaltslandes und einigen anderen Daten besprochen werden.

a) Zionismus

Die 32 Befragten in dieser Kategorie gehörten entweder vor, während oder nach ihrer Inhaftierung zionistischen Organisationen an. Alle waren — wenigstens für einige Jahre — in Israel, der größte Teil (27) lebt heute noch dort. Für diese Befragten war der Zionismus der eigentliche Beweggrund für die Wahl Israels als Aufenthaltsort.

Nur 5 Zionisten wählten nach einigen Jahren Israelaufenthaltes München (4) bzw. New York (1) als ihren Wohnort, weil sie sich an den genannten Orten eine bessere berufliche Entwicklung versprachen. Sie unterstützen heute den Zionismus.

Schon vor den Judenverfolgungen im Dritten Reich wurde der Zusammenhalt der jüdischen Gemeinden und des jüdischen Kulturlebens geringer. Das Judentum hatte sich in verschiedene ideologische Richtungen zersplittert. Nach BLOCH (1966) lassen sich für die Zeit vor dem Einsetzen der Verfolgungen folgende Tendenzen unterscheiden: Beteiligung an sozialistischen Bewegungen; Beteiligung an konservativ-nationalistischen Bewegungen; Festhalten an der traditionell-jüdischen Lebensweise; Orientierung an zionistischen Gedanken mit dem Plan einer Auswanderung nach Israel.

Angesichts der vielen ideologischen Richtungen, die im europäischen Judentum vertreten waren, ist der Befund nicht verwunderlich, daß die Mehrzahl der Verfolgten, die nach Israel ausgewandert sind, sich entweder aktiv an zionistischen Bewegungen beteiligt hat oder in Kontakt mit ihnen stand. Die Verfolgung machte die Juden in Europa heimatlos und hat damit die Auswanderung nach Israel auf tragische Art und Weise ermöglicht und beschleunigt.

Die Beteiligung an zionistischen Bewegungen beschränkt sich nicht nur auf die in Israel lebenden Personen. Mehrere zur Zeit der Untersuchung in München lebende Befragte berichten von ihrer früheren Aktivität in zionistischen Organisationen. Sie interessieren sich auch heute noch dafür. Einige unter ihnen, wie auch manche Befragte in den USA, planen für später eine Auswanderung nach Israel. Es ist offensichtlich, daß Kontakt zu zionistischen Bewegungen nicht immer zu einer Auswanderung führen mußte. Was jeweils den Ausschlag gegeben hat, daß es tatsächlich zu einer Auswanderung kam, konnten wir nicht eindeutig feststellen. Es ist wahrscheinlich, daß andere Momente, wie überlebende Angehörige, Krankheit und der Aufbau einer wirtschaftlichen Existenz, in den ersten Nachkriegsjahren in Europa eine zionistisch motivierte Emigration verhindern konnten.

b) Interkonfessionelle Ehen

Die 31 Vertreter dieser Gruppe leben heute alle in München. Der entscheidende Grund dafür dürfte die Ehe mit einem nicht-jüdischen Deutschen sein. Die Tatsache der interkonfessionellen Ehe geht häufig mit einer mehr oder weniger deutlichen Distanzierung zum Judentum einher.

Alle Vertreter dieser Gruppe zeigen kein Interesse am Judentum, an Israel oder am Zionismus. Obwohl in manchen Fällen nach der Befreiung die Ehen mit deutschen Christen anscheinend zustandegekommen waren, weil beide Teile sich einsam fühlten, wurde doch mit diesen Eheschließungen ein Prozeß kultureller und religiöser Assimilierung fortgesetzt, der schon vor der Zeit der Verfolgung begonnen hatte. Das war besonders in der Lebensgeschichte der 10 deutschen Juden offensichtlich, die schon vor Beginn der Verfolgung mit deutschen Christen verheiratet waren. Zwar ist keiner von ihnen bei der ersten Eheschließung zum Christentum übergetreten, aber alle bemühen sich, ihr Deutschtum zu betonen, selbst die 5 Personen (4 Frauen und 1 Mann), von denen sich die nichtjüdischen Ehepartner während des Dritten Reiches trennten. Keiner von ihnen zeigte auch nur ein vorübergehendes Interesse am Judentum. Sie haben sich vor der Verfolgung als Deutsche betrachtet und tun das heute noch. Das Judentum ist für sie eine Angelegenheit, mit der sie abgeschlossen haben und die nicht mehr diskutiert wird.

Die restlichen 22 Vertreter dieser Gruppe heirateten nach dem Krieg deutsche Christen. In keinem Fall war einer der beiden Ehepartner zum Glauben des anderen übergetreten. 11 stammen aus Deutschland, 10 aus Polen und einer aus Ungarn.

Die 11 deutschen Juden hatten einen halbassimilierten Familienhintergrund und zeigen wenig Interesse am Judentum. Weder vor noch nach dem Zweiten Weltkrieg war einer von ihnen Zionist. In den Ehen dominiert der christliche Partner; die wenigen Kinder aus diesen Ehen sind getauft. Die Personen, die sich ein privates Interesse am Judentum bewahrt haben oder sich als „bewußte Juden" bezeichnen, betonen, daß sie in erster Linie Deutsche sind.

Alle 10 polnischen Juden — 8 davon sind Männer — sind zum zweitenmal verheiratet. Sie waren alle in erster Ehe mit einem jüdischen Partner verheiratet und haben sowohl ihn als auch ihre Kinder im Konzentrationslager verloren. Die meisten von ihnen halten sich für zu alt und zu krank, um an eine Emigration zu denken. Sie sind in Deutschland sozial isoliert und emotional abhängig von ihren Ehepartnern. Viele dieser Befragten sind finanziell auf ihre Ehefrauen angewiesen. Einige wenige haben sich in München ein kleines Geschäft aufgebaut, das ihnen ein ausreichendes Einkommen bietet. Die polnischen Juden betrachten sich in keiner Weise als Deutsche, da sie als Emigranten nach Deutschland gekommen sind.

Die mit Christen verheirateten deutschen Juden empfinden sich nicht als „Juden". Diese Bezeichnung widerspricht ihren persönlichen Gefühlen und ihrer Identifikation. Dagegen halten die polnischen Juden, die mit Christen verheiratet sind, ein gewisses Maß an jüdischer Identität aufrecht. Zwar gehen sie nicht in die Synagoge, feiern keine jüdischen Feiertage und nehmen nicht am jüdischen Gemeindeleben teil, bezeichnen sich aber trotzdem, wenn sie danach gefragt werden, als Juden.

c) Traumatische Entwurzelung

Die seelische Verfassung, die wir bei den 19 Befragten in dieser Kategorie gefunden haben, kann man als „traumatische Entwurzelung" bezeichnen. Diese Menschen wissen nicht, warum sie eigentlich noch leben. Apathie und Einsamkeit, Krankheit und Desorientierung treten in den Interviews als hervorstechende Merkmale dieser Personen hervor. Auf diesem Hintergrund ist die „Wahl" des Aufenthaltsortes zu verstehen (14 in München, 4 in New York, 1 in Israel).

9 Befragte der Münchner Untergruppe sind in Polen geboren und aufgewachsen, 3 in der Tschechoslowakei, einer in Rumänien und 2 in Deutschland. Nach der Befreiung kehrten sie als erstes in die Heimatgemeinden zurück, um nach Freunden und Verwandten zu suchen. Nur 2 Befragte konnten noch überlebende Angehörige finden. Der eine fand einen Bruder in Polen, der andere erfuhr von der Existenz entfernter Verwandter in Israel. Die meisten Vertreter dieser Gruppe fühlten sich nicht in der Lage, nach der Zerstörung und dem Tod ihrer Familien in ihren Gemeinden zu leben. Viele berichteten außerdem, daß die Menschen ihnen dort feindselig begegnet seien.

Alle kamen während der Suche nach Angehörigen nach München. Das erklärt sich wahrscheinlich daraus, daß München ein Zentrum aller Hilfs- und Flüchtlingsorganisationen geworden war. Die meisten Befragten heirateten hier jüdische Partner und wurden kleine Geschäftsleute, Angestellte oder Hausfrauen. Obwohl sie in religiösen Familien aufgewachsen waren, haben sie ihre Religion nie praktiziert und leben ohne Verbindung zur jüdischen Gemeinde in München. Keiner von ihnen konnte genau angeben, warum er in München geblieben war. Gelegentlich, wenn ein Freund oder die Ehefrau nach Israel fährt, haben sie den starken Wunsch, dorthin zu emigrieren. Diese Begeisterung verfliegt aber jedesmal schnell. Keiner aus der Gruppe gehörte je vor oder nach der Verfolgung zionistischen oder sozialistischen Gruppen an oder interessierte sich dafür. Sie sind in keinem Land wirklich verwurzelt und empfinden ihr Leben als völlig sinnlos, obwohl einige von ihnen erfolgreich als Arzt, Geschäftsmann oder Hausfrau tätig sind.

Die 5 in den USA oder in Israel Lebenden unterscheiden sich in ihrer seelischen Verfassung nicht von den Münchner Befragten. Sie wissen ebenso wenig wie diese, warum sie in die USA oder nach Israel emigriert sind. Ihr Leben ist ebenso inhaltslos.

d) Rückkehr zur Familie

Das Hauptmotiv für die Wahl des Aufenthaltslandes war bei den 18 Vertretern dieser Gruppe der Wunsch, zu Verwandten in dem betreffenden Land zu ziehen.

USA: 5 der 8 heute in den USA lebenden Emigranten sind in Deutschland geboren, 3 in Osteuropa. Die 5 Juden deutscher Abstammung kommen aus Familien, die sich innerhalb der Gesellschaft, in der sie lebten, keiner bestimmten Gruppe anschlossen. Das Familienleben war nicht religiös, noch interessierte man sich für das Judentum. Auf der anderen Seite war es den Familien nicht geglückt, sich der deutschen Gesellschaft völlig zu assimilieren. Sie hatten alle schon vor dem Krieg vergeblich versucht, in die USA auszuwandern. Nach dem Krieg haben Verwandte und Freunde ihnen bei der Emigration geholfen. In den Berichten dieser 5 Befragten tauchte das Wort „Judentum" niemals auf, außer in einem sozialen Zusammenhang, gewöhnlich in Verbindung mit Antisemitismus. Man kann sagen, wenn auch vielleicht vereinfachend, daß die Menschen in die USA emigrierten, weil sie in Deutschland unerwünscht waren. Ihr Judentum ist für sie ein soziales Stigma.

Die 3 zu dieser Gruppe gehörenden Juden aus Osteuropa wuchsen in religiösen Familien auf, in denen die Ausübung der jüdischen Religion zum täglichen Leben gehörte. Sie verloren ihre ganze Familie mit Ausnahme einer Schwester oder eines Bruders, die nach New York fliehen konnten. Diesen Überlebenden schlossen sie sich bei Kriegsende in New York an, nachdem sie vom Tod aller übrigen Familienangehörigen erfahren hatten.

Von den 10 Befragten, die nach Israel zu Familienangehörigen auswanderten, stammen 8 aus Polen und 2 aus Deutschland. Der Familienhintergrund variierte von religiös oder halb-religiös zu assimiliert. Einige hatten sich vor dem Krieg lose an jüdische Organisationen angeschlossen, gehörten aber selbst keiner zionistischen, kommunistischen oder sozialistischen Organisation an. Der Hauptgrund für ihre Emigration nach Israel war, daß sie dort Verwandte hatten oder kurz nach dem Krieg einen Partner heirateten, der auf dem Weg nach Israel war. Die Vertreter dieser Gruppe scheinen keinerlei bestimmte Überzeugung zu haben und sind mit dem Leben in Israel nicht besonders zufrieden. Da sie ein primär familiäres Motiv für die Wahl ihres Aufenthaltslandes hatten, verließen sie Israel und die USA, um nach München zu gehen, sobald die familiären Bindungen schwächer wurden.

e) Christen

In unserer Untersuchungsgruppe der „rassisch Verfolgten" sind 12 Personen, die aus einem christlichen Elternhaus kommen. Alle sind christlich getauft und erzogen worden. Sie haben nie Interesse am Judentum als Religion, Kultur oder Nation gezeigt. Die einzige Verbindung zum Judentum bestand für sie darin, daß sie jüdische Vorfahren hatten. Um aber von ihrer Umwelt nicht als „Juden" betrachtet zu werden, bemühten sie sich, ihre „jüdische Abstammung" möglichst geheim zu halten. Alle lebten zur Zeit der Untersuchung in München. Keiner von ihnen hat die Absicht, in irgendein anderes Land zu emigrieren. Daß diese Menschen verfolgt wurden, weil sie angeblich Juden waren, ist eine der historischen Tragödien des Dritten Reiches. Diese Vorkommnisse voll bitterer Ironie beruhen u. a. auf der Neigung sehr vieler Menschen, auch heute noch anthropologische und biologische Begriffe fälschlicherweise zur Klassifizierung von Nationen, von religiösen, kulturellen und ethnischen Gruppen zu verwenden.

f) Ablehnung der Deutschen

Die 12 Vertreter dieser Gruppe leben heute in New York. Sie geben an, daß sie Deutschland verlassen hätten, weil sie nicht täglich Kontakt mit Deutschen haben wollten. „Ich sehe in jedem Menschen den Mörder meiner Familie" oder „Wer weiß, wer meine Schwester und meine Tante ermordet hat" sind typische Äußerungen.

Ein ehemaliger Berliner Rechtsanwalt und Richter drückte es so aus: „1945 bin ich zurück nach Berlin gegangen und setzte mich für die Rückführung der Berliner Juden nach Berlin ein. Der Widerstand offizieller Stellen gegen diese Rückführung und ähnliche Erfahrungen haben zu meinem Entschluß geführt, auszuwandern. Für Juden ist kein Platz in Deutschland. Es gibt bestimmte Kräfte in Verwaltung und Politik, die nicht verstanden haben, was die jüdischen Menschen unter den Nazis erlebt haben. Deshalb bin ich der Ansicht, daß für Juden in Deutschland keine Lebensmöglichkeit besteht."

Einer der Polen stammt aus Posen. Seine Familie hat, wie er sagt, immer deutsch gefühlt. Er studierte nach dem Krieg an der Universität Erlangen und beklagte sich über Antisemitismus an der Hochschule. Er beendete dann sein Studium in den USA und ist jetzt Professor an einer bekannten amerikanischen Universität.

9 der 12 Befragten dieser Gruppe sind in Deutschland, 3 in Polen geboren. Die meisten dieser Gruppe haben Verwandte in England, Schweden, den USA und Israel. Sie schildern einen religiösen Familienhintergrund, aber mit Ausnahme des amerikanischen Professors erwähnt keiner irgendwelche zionistischen oder sozialistischen Erfahrungen. Auffallend ist, daß gerade bei Vertretern dieser Gruppe trotz der geschilderten Emigrationsmotivation eine deutliche Anhänglichkeit an Deutschland festzustellen ist.

g) Krankheit

Alle 11 Befragten dieser Gruppe leben in München. Sie sind hauptsächlich aufgrund ihres schlechten Gesundheitszustandes in Deutschland geblieben. 9 von ihnen stammen aus Polen, 2 aus Deutschland. Alle wuchsen in religiösen Familien auf und waren selbst vor dem Krieg religiös. Zum größten Teil sind sie aktive Mitglieder der heutigen jüdischen Gemeinde in München. Alle wollten nach dem Krieg emigrieren, die meisten nach Israel, nur 2 in die USA. Ihr schlechter Gesundheitszustand und die Einwanderungsquoten vereitelten diese Pläne. Es läßt sich nicht befriedigend klären, wieweit dieser Grund nur vorgeschoben wird und wieweit er tatsächlich zutrifft. Da sie keine Verwandten im Ausland haben, liegt die Vermutung nahe, daß sie sich der Herausforderung einer Emigration nicht gewachsen fühlten.

h) Beruflich-wirtschaftliche Gründe

8 Befragte, die alle in München wohnen, erklären ihren Aufenthalt in Deutschland mit finanziellen und beruflichen Gründen. 6 von ihnen stammen aus Polen, einer aus Deutschland und einer aus Ungarn. Einer dieser Befragten ist Arzt mit eigener Praxis, ein anderer besitzt eine gut gehende Textilfabrik, andere sind einfache Angestellte. 5 Vertreter dieser Gruppe sind Frauen, deren Ehemänner Geschäftsleute sind. In dieser Gruppe kommen die meisten Befragten aus religiösen Familien und verkehren nur mit Juden in München. Einige unter ihnen beklagen sich über Antisemitismus und erwägen, ob sie später einmal nach Israel auswandern sollen.

i) Wiedergutmachung

In diese Kategorie fallen 3 Männer. Sie haben alle als Kinder jüdische Konfessionsschulen besucht, 2 in Ungarn, einer in Polen. In den Jahren 1948—49 sind sie nach Israel ausgewandert. Als sie dort krank wurden, kamen sie nach München, weil sie meinten, von hier aus ihre Berentung aktiver betreiben zu können.

k) Unklar

Bei 19 Personen reichte das Interview-Material nicht aus, um die Frage nach den Motiven für die Wahl eines bestimmten Aufenthaltslandes zu beantworten. 13 dieser Befragten waren in Polen geboren, 3 in Deutschland und je einer in Rußland, Griechenland und der Tschechoslowakei. 5 leben in den USA, 10 in Deutschland, 4 in Israel. Weitaus die meisten kommen aus religiösen Familien, alle gebürtigen Polen haben jüdische Schulen besucht. Keiner von ihnen erwähnte Verwandte in dem gewählten Aufenthaltsland oder gab an, in zionistischen Gruppen mitgearbeitet zu haben oder mit entsprechenden Ideen in Berührung gekommen zu sein. Keiner erlebte nach 1945 antisemitische Aktionen. Fast alle sind die letzten Überlebenden ihrer Familie.

Faßt man die hier dargestellten Emigrationsmotive unter den 3 Aufenthaltsländern zusammen, ergibt sich die in Tabelle 73 dargestellte Übersicht.

Diese Tabelle läßt erkennen, daß zwischen den 3 Emigrationsgruppen klare Unterschiede bestehen. Für jedes der 3 Aufenthaltsländer sind andere Emigrationsmotive charakteristisch. Im folgenden stellen wir diese Unterschiede zusammen und ergänzen sie durch Angaben über die soziologische Struktur der Emigrationsgruppen.

Israel: Die israelischen Befragten wanderten in den Jahren 1945 bis 1954 aus Europa in Israel ein. Die Mehrzahl wohnt und arbeitet in Städten. Einige leben in Kibbutzim, landwirtschaftlichen und industriellen Siedlungskommunen mit sozialistischer Arbeits- und Lohnstruktur, deren Mitgliedschaft freiwillig ist.

Die Mehrzahl der nach Israel Emigrierten war vor oder während der Verfolgung mit zionistischen Ideen in Berührung gekommen. Zionismus als Emigrationsmoti-

Tabelle 73. *Hauptmotive für die Wahl des Aufenthaltslandes nach der Befreiung aus dem KZ (n=165)*

Israel	Anzahl	USA	Anzahl	Deutschland	Anzahl
Zionismus	32 (68%)	Ablehnung der Deutschen	12 (41%)	inter-konfessionelle Ehen	31 (34%)
Rückkehr zur Familie	10 (21%)	Rückkehr zur Familie	8 (28%)	traumatische Entwurzelung	14 (16%)
traumatische Entwurzelung	1 (2%)	traumatische Entwurzelung	4 (14%)	Christen	12 (14%)
unklar	4 (9%)	unklar	5 (17%)	Krankheit	11 (12%)
				beruflich-wirtschaftliche Gründe	8 (9%)
				Wieder-gutmachung	3 (4%)
				unklar	10 (11%)
Gesamt	47 (100%)	Gesamt	29 (100%)	Gesamt	89 (100%)

vation verbindet sich ausschließlich mit dem Aufenthaltsland Israel. Inhaltlich ist diese Motivation als positiv und zukunftsorientiert zu bezeichnen. Mit ihr verbindet sich die Hoffnung auf ein neues Leben in einem neuen Land, das gleichzeitig auch das Wiederanknüpfen an die jahrtausende alte Kultur- und Volksgeschichte der Juden einschließt. Die israelische Befragtengruppe ist durchschnittlich am jüngsten. 75% von ihnen sind zum Zeitpunkt des Interviews unter 50 Jahre. Sie unterscheiden sich in dieser Hinsicht deutlich von der amerikanischen Emigrantengruppe. Mit dem geringeren Durchschnittsalter hängt zusammen, daß sich unter den Israelis die größte Anzahl derer befindet, die nach der Befreiung zum ersten Mal geheiratet haben. Auch die Kinderanzahl ist bei israelischen Emigranten durchschnittlich höher als in den Vergleichsgruppen. In Israel finden sich pro Familie 1,8 Kinder, in Deutschland 0,9 und in den USA 0,7.

Bei der Analyse der Berufstruktur fällt auf, daß Israelis vergleichsweise häufig körperliche Tätigkeiten ausführen:

In Israel leisten 57% der Befragten irgendeine Art körperlicher Tätigkeit, in den USA 27%, in Deutschland nur 6%. Geschäftsleute finden sich dagegen in unserer israelischen Stichprobe gar nicht. Außerdem lebt in Israel der vergleichsweise größte Prozentsatz von ehemaligen Verfolgten mit gutem Lebensstandard.

USA: Die amerikanischen Befragten emigrierten ebenfalls im Zeitraum zwischen 1945 und 1954 aus Europa. Sie wohnen alle in New York City, dem größten jüdischen Ballungszentrum der Welt mit annähernd 3 Millionen Juden. Dieser Anteil entspricht ungefähr 22% der Bevölkerung dieser Stadt. Als charakteristische Motivation für die Auswanderung in die USA läßt sich die Ablehnung der Deutschen feststellen. Diese Ablehnung ist z. T. Ausdruck einer tiefen Enttäuschung. Die Betreffenden fühlten sich früher stark an Deutschland gebunden, mußten nach der Befreiung aus dem Konzentrationslager aber feststellen, daß es ihnen unmöglich war, sich in

Deutschland heimisch zu fühlen. Die Tatsache, daß Amerika und nicht Israel als neues Aufenthaltsland gewählt wurde, scheint auch mit auf die Verwurzelung in der deutschen und europäischen Kultur hinzuweisen. Die USA wird von diesen Befragten als europaähnlicher empfunden als Israel. Außerdem versprach Amerika mit seiner großen jüdischen Minderheit diesen Befragten noch am ehesten, den Wunsch nach Sicherheit und Ruhe zu erfüllen. Die soziologische Struktur der USA-Emigranten ähnelt weitgehend der heute in Deutschland Lebenden. Sie sind durchschnittlich älter als die Israelis, häufiger unverheiratet oder kinderlos verheiratet und gehören heute jeweils zur Hälfte der oberen und unteren Mittelschicht an.

Deutschland: Ein Teil der heute in Deutschland lebenden ehemaligen KZ-Häftlinge war während der ersten Nachkriegsjahre in Flüchtlingslagern im Raum München interniert. Sobald sie diese Lager verlassen konnten, kamen sie nach München und ließen sich hier nieder. Ein anderer Teil dieser Gruppe wurde in verschiedenen europäischen Ländern aus dem Konzentrationslager befreit und hielt sich danach mehrere Jahre lang außerhalb Deutschlands auf. In den Jahren 1947 bis 1956 kamen sie dann nach München, um hier zu wohnen und zu arbeiten. Die meisten von ihnen stammen nicht aus Deutschland. Ihr Aufenthalt in München ist angeblich nur als vorübergehend gedacht. Sie planen, später nach Israel oder in die USA auszuwandern.

Die größte Gruppe der in Deutschland gebliebenen ehemaligen KZ-Häftlinge ist mit einem nicht-jüdischen Partner verheiratet. Bei denjenigen dieser Befragten, die auch in Deutschland geboren sind, entspricht diese Partnerwahl einer schon vor der Verfolgung vorhandenen Tendenz zur Assimilierung. Bei in Polen gebürtigen Juden muß die Wahl eines nicht-jüdischen Partners und die damit einhergehende Distanzierung vom Judentum eher als eine spezifische KZ-Folge interpretiert werden. Diese Form einer Verfolgungsschädigung kann als „kultureller Identitätsverlust" bezeichnet werden. Das resignative Moment, das in diesem Begriff angedeutet ist, trifft mehr oder weniger auf den größten Teil dieser Personengruppe zu.

Die Streuung des Alters ist bei den in Deutschland lebenden Juden größer als in den beiden Vergleichsgruppen. Durchschnittlich sind sie aber doch älter als die heute in Israel Lebenden. Sie weisen den höchsten Prozentsatz an Zweitehen auf. Häufig bleiben diese Ehen kinderlos.

Im Unterschied zu den Israel- und den USA-Emigranten findet sich in Deutschland ein höherer Prozentsatz von Geschäftsleuten und Rentnern. Die Geschäftsleute sind in der Regel Juden polnischer Herkunft. Juden deutscher Herkunft, die heute auch in Deutschland leben, arbeiten dagegen häufig als Angestellte oder sind freiberuflich tätig.

II. Allgemeine Lebensbewältigung

1. Unterschiedliche Formen der Lebensbewältigung

Nachdem die Gründe für die Wahl des jeweiligen Aufenthalts untersucht worden sind, kann jetzt der Frage nachgegangen werden, in welcher Weise jüdische KZ-Häftlinge ihr Schicksal bewältigt haben.

Mit dieser Problemstellung soll die eingangs aufgeworfene Frage beantwortet werden, wieweit sich innerhalb der jüdischen Verfolgtengruppe bedeutsame Unterschiede nachweisen lassen, die bei dem bisherigen Vorgehen möglicherweise nivelliert worden sind. Zu diesem Zweck ist eine komplexe Kategorie der „Allgemeinen Lebensbewältigung" entwickelt worden. Diese Kategorie berücksichtigt Daten aus folgenden Lebensbereichen: Mitmenschlicher Kontakt, Beruf, Ehe und Familie sowie die Verarbeitung der KZ-Erfahrungen. Einzelheiten über die Entstehung der Kategorie „Allgemeine Lebensbewältigung" finden sich im Anhang (s. S. 263).

In der folgenden Tabelle sind die korrelativen Beziehungen zwischen den einzelnen Lebensbereichen und der zusammenfassenden Kategorie „Allgemeine Lebensbewältigung" dargestellt:

Tabelle 74. *Interkorrelationen der 4 Lebensbereiche und der Gesamtkategorie „Allgemeine Lebensbewältigung" (n=165)*

	Ehe und Familie	Kontakt	Beruf	Verarbeitung	Gesamt
Ehe und Familie	—	0.38	0.19	0.36	0.53
Kontakt		—	0.29	0.50	0.66
Beruf			—	0.19	0.60
Verarbeitung				—	0.66
Gesamt					—

Sämtliche Korrelationen sind statistisch signifikant oder sehr signifikant. Die engste Beziehung besteht zwischen den Bereichen mitmenschlicher Kontakt und der inneren Verarbeitung der KZ-Erfahrungen. Die geringste Beziehung besteht zwischen den Bereichen Ehe-Familie und Beruf. Höhe und Unterschiede der einzelnen Korrelationskoeffizienten sollen im einzelnen nicht interpretiert werden. Wichtig ist in diesem Zusammenhang lediglich die Feststellung, daß jeder Einzelbereich am höchsten mit der Gesamtkategorie der „Allgemeinen Lebensbewältigung" korreliert. Diese Gesamtkategorie kann also als bestmögliche Repräsentation aller Unterkategorien betrachtet werden. Deshalb soll im folgenden ausschließlich mit der Gesamtkategorie weitergearbeitet werden. Anhand der Merkmale, die in der „Allgemeinen Lebensbewältigung" zusammengefaßt sind, können 3 unterschiedliche Personengruppen definiert werden (s. auch Anhang, S. 263):

A: Personen mit geglückter Lebensbewältigung;
B: Personen mit teilweise geglückter Lebensbewältigung;
C: Personen mit mißglückter Lebensbewältigung.

Für die weitere Untersuchung werden wir uns im wesentlichen auf die Extremgruppen A und C beschränken. Diese beiden Gruppen sollen im folgenden ausführlicher beschrieben werden.

Personen mit geglückter Lebensbewältigung (A):

Eine geglückte Lebensbewältigung kann bei ehemaligen KZ-Häftlingen selbstverständlich nicht dem Ideal eines völlig konflikt- und problemfreien Lebens entsprechen. Auf die vorliegende Untersuchungsgruppe bezogen besagt dieser Terminus, daß eine Reihe von Bedingungen für die einzelnen Lebensbereiche erfüllt sein müssen:

Mitmenschlicher Kontakt: Der Befragte hat persönliche Bekannte. Er interessiert sich für die Menschen seiner Umwelt und kann gegebenenfalls Kontakt zu ihnen herstellen. Er verfolgt die Vorgänge des gesellschaftlich-politischen Lebens in seiner weiteren Umgebung.

Beruf (nur Männer): Der Befragte ist in der Lage, durch seine Berufstätigkeit sich und seine Familie zu ernähren. Seine berufliche Entwicklung seit der Befreiung verläuft weitgehend kontinuierlich. Stellungswechsel werden auf eigenen Wunsch und mit dem Ziel einer beruflichen Verbesserung vorgenommen. Der Befragte ist im großen und ganzen mit seinem Beruf zufrieden.

Ehe: Die Ehepartner bemühen sich um gegenseitige Rücksichtnahme und Verständnis. Sie empfinden Zuneigung zueinander. Das eheliche Zusammenleben bereitet ihnen Befriedigung. Die Bindung ist relativ stabil. Auftauchende Konflikte können meist allein oder gemeinsam gemeistert werden.

Verarbeitung der KZ-Erfahrung: Der Befragte wird durch die auftauchenden Erinnerungen an die KZ-Zeit nicht mehr daran gehindert, sich seiner Familie, seinen Freunden und seinem Beruf zuzuwenden. Er ist weder vollständig von den KZ-Erfahrungen „blockiert" noch verdrängt er sie.

Personen mit mißglückter Lebensbewältigung (C):

Diese Gruppe bietet — wie die Gruppe A — auch ein einheitliches Bild, allerdings das Bild eines weitgehend zerstörten Lebens.

Mitmenschlicher Kontakt: Der Befragte ist vereinsamt und sozial völlig isoliert. Er hat keinen Freund und keinen Vertrauten. Bestenfalls kennt er einige ehemalige Leidensgenossen, die auch im Konzentrationslager waren. Diese Menschen sind die einzigen, die für ihn als Gesprächspartner in Frage kommen. An der weiteren sozialen Umwelt nimmt der Befragte keinen Anteil. Häufig lehnt er jede Beschäftigung mit Problemen, die über seinen eigenen Lebensbereich hinausgehen, nachdrücklich ab.

Beruf (nur Männer): Der Befragte dieser Gruppe ist entweder vorzeitig aus dem Arbeitsprozeß ausgeschieden oder er hat wiederholt erfolglos versucht, einen Beruf auszuüben. Wenn er arbeitet, ist er mit seiner Beschäftigung unzufrieden, wechselt häufig den Arbeitsplatz und verdient wenig Geld.

Ehe: Das familiäre Zusammenleben ist unharmonisch. Die Ehepartner leiden unter der konflikthaften Beziehung. In der Regel sind sie sich entfremdet und leben unbezogen nebeneinander her.

Verarbeitung der KZ-Erfahrungen: Der Befragte hat sich innerlich von den Erlebnissen der Verfolgung nicht distanzieren können. Seine Erinnerungen und seine Träume konfrontieren ihn immer wieder mit den Schrecken und Ängsten dieser Zeit. Obwohl sich die äußeren Bedingungen seines Lebens seit der Befreiung verändert haben, kommt er innerlich nicht über die Erfahrungen im Konzentrationslager hinweg.

Personen mit teilweise geglückter Lebensbewältigung (B):

Für ehemalige KZ-Häftlinge dieser Gruppe ist kennzeichnend, daß sie in den verschiedenen Lebensbereichen ganz uneinheitliche Bewältigungsformen aufweisen. So führen z. B. einige von ihnen eine relativ harmonische Ehe, versagen aber völlig bei der beruflichen Reintegration. Andere weisen heute einen gewissen Berufserfolg auf, finden auch Anschluß an die sie umgebende soziale Umwelt, sind aber gleichzeitig innerlich von den immer wieder aufsteigenden Erinnerungen an die KZ-Zeit völlig blockiert. Innerhalb dieser Personengruppe läßt sich eine Vielzahl von Kombinationen einer gelungenen oder mißlungenen Bewältigung verschiedener Lebensbereiche aufzeigen.

Wichtig ist, daß diese Mittelgruppe insgesamt eine größere Ähnlichkeit mit der Gruppe der mißlungenen Lebensbewältigung aufweist. Rein quantitativ konnte festgestellt werden, daß die Bewertung „mißglückt" in der Gruppe B zweimal so häufig vorkommt wie die Bewertung „geglückt".

Die quantitative Verteilung der 165 hier erfaßten jüdischen Befragten auf die 3 Bewältigungsgruppen ist in folgender Abbildung wiedergegeben:

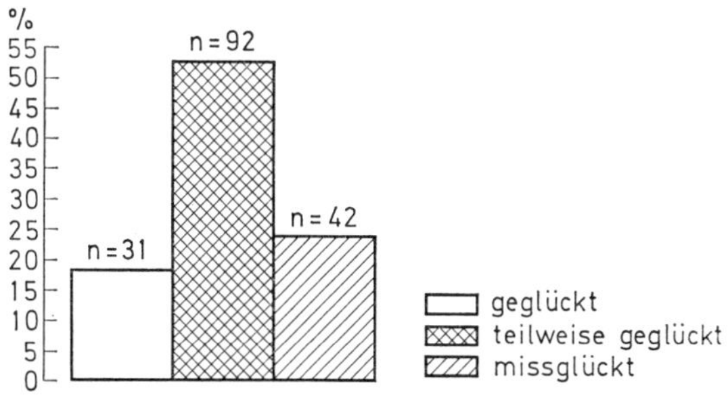

Abb. 19. Verteilung der Befragten auf die 3 Lebensbewältigungsgruppen (n=165)

Diese Verteilung macht deutlich, daß den meisten jüdischen Verfolgten die Lebensbewältigung nach der Befreiung nur teilweise (57%) oder auch gar nicht (25%) geglückt ist. 31 Personen (18%) der Gesamtgruppe weisen die Merkmale einer geglückten Lebensbewältigung auf.

Damit zeigt sich, daß auch innerhalb der jüdischen Befragtengruppe deutliche Unterschiede in der Bewältigung ihres Schicksals bestehen. Wenn auch eine starke Tendenz zur mißglückten Lebensbewältigung vorhanden ist, können die jüdischen Befragten in dieser Hinsicht nicht als homogene Gruppe betrachtet werden.

Für die Frage nach den Ursachen der unterschiedlichen Lebensbewältigung prüfen wir zunächst den Einfluß einiger soziologischer Gruppenmerkmale. Dabei läßt sich feststellen, daß sich für folgende Merkmale *keine* statistisch bedeutsamen Zusammenhänge ergeben:

Geschlecht,
Lebensalter,
Herkunftsland,
Aufenthaltsland.

Dieser Befund besagt, daß sich in allen Untergruppen der jüdischen Verfolgten zu etwa gleichen Teilen Personen mit geglückter und Personen mit mißglückter Lebensbewältigung finden lassen. Damit kann die in verschiedenen Zusammenhängen dieser Untersuchung gemachte Beobachtung, nach der Juden polnischer Herkunft stärker unter Verfolgungsschäden leiden als Juden deutscher Herkunft, für die zusammenfassende Beurteilung der Lebensbewältigung nicht bestätigt werden. Auch unter polnischen Juden gibt es eine Anzahl von Personen, denen es gelungen ist, ihre KZ-Vergangenheit so zu bewältigen, daß sie heute ein relativ erfolgreiches und glückliches Leben führen können.

Bezüglich des psychischen Gesundheitszustandes bestehen deutliche Unterschiede bei Personen der Gruppe A und der Gruppe C. Für alle 3 Grundformen psychischer Störungen (s. S. 99) sind diese Unterschiede statistisch hochsignifikant:

Personen mit mißglückter Lebensbewältigung weisen häufiger Merkmale der „Resignation und Verzweiflung", der „Apathie und Hemmung" und der „Aggressiv-gereizten Verstimmung" auf, als Personen mit geglückter Lebensbewältigung (jeweils 0,1%-Sign.).

Dieser Befund bestätigt, daß der enge Zusammenhang zwischen der äußeren Lebensgestaltung und dem innerpsychischen Zustand, auf den in dieser Untersuchung immer wieder hingewiesen worden ist, auch für den Vergleich von Extremgruppen jüdischer Verfolgter zutrifft. Die mißlungene Gestaltung des mitmenschlichen Kontaktes, des Berufes und der Ehe sowie die unverarbeiteten Erinnerungen an die KZ-Erlebnisse, gehen mit einer Vielzahl psychischer Symptome einher. Dabei scheint die Frage nach der kausalen Beeinflussung dieser Störungen untereinander wenig sinnvoll zu sein, da sie sich zu dem komplexen Bild eines zerstörten, unglücklichen Lebens zusammenschließen. Dagegen ist es aber wichtig, nach Merkmalen der Kindheitsentwicklung und der Verfolgungsbelastung zu suchen, die zur Erklärung der Unterschiede in der Lebensbewältigung herangezogen werden können.

2. Einflüsse der Kindheit und Jugend

Die jüdischen Befragten beider Extremgruppen haben insgesamt eher wenig, inhaltlich aber vorwiegend Positives über ihre Kindheit berichtet. Sie beschreiben das Familienleben in der Regel als harmonisch und die wirtschaftlichen Verhältnisse in der elterlichen Familie als gesichert. Beide Extremgruppen sind dadurch gekennzeichnet, daß die Elternteile in gleichem Maße aktiv auf das Familiengeschehen einwirkten. Die Beziehung der Befragten zum Vater und zu den Geschwistern wiesen keine Störungen auf. Auch aus dem Minoritätsstatus der Eltern in einer überwiegend nichtjüdischen Umwelt ergaben sich keine nennenswerten Konflikte.

Lediglich im Hinblick auf die Beziehung der Befragten zur Mutter läßt sich folgende signifikante Differenz zwischen beiden Extremgruppen feststellen:

Verfolgte mit mißglückter Lebensbewältigung berichten häufiger über eine schlechte emotionale Beziehung zur Mutter als Personen mit geglückter Lebensbewältigung (5%-Sign.).

Inhaltlich bedeutet dieser Befund, daß die Befragten der Gruppe A das Verhältnis zur Mutter überwiegend mit Gefühlen der Achtung, Zuneigung und Anerkennung, manchmal auch mit Ehrerbietung, beschrieben haben, während die Beziehung zur Mutter in der Gruppe C nicht selten durch Konflikte sowie Gefühle des Zurückgewiesenseins und der Fremdheit gekennzeichnet ist.

Abgesehen von diesen Unterschieden wurden bei beiden Extremgruppen bezüglich ihrer Kindheit keine Anhaltspunkte gefunden, die auf eine besonders schwierige oder problematische Entwicklung hinweisen könnten. Die Kindheitsentwicklung der jüdischen Befragten verlief in den weitaus meisten Fällen relativ harmonisch und geborgen.

Dieser Sachverhalt unterscheidet sich erheblich von den Ergebnissen der Kindheitsanalyse „ideologisierter Persönlichkeiten" (s. S. 210). Die für diese Gruppe besonders kennzeichnenden Merkmale der Kindheit — die emotionale Kälte und Distanziertheit der Eltern gegenüber den Kindern, die eingeengten und strengen Verhaltensweisen des Vaters sowie die mit diesem in Zusammenhang stehenden Autoritätsprobleme — konnten bei den Befragten der beiden jüdischen Extremgruppen nicht gefunden werden.

Wenn in jüdischen Familien Schwierigkeiten auftauchen — und dies ist in größerer Anzahl nur bei Vertretern der Gruppe C der Fall —, so sind diese um die Figur der Mutter zentriert. Hierbei muß allerdings berücksichtigt werden, daß diese Schwierigkeiten in ihrem Ausmaß und in ihrer Intensität bei weitem nicht so stark waren wie die um den Vater zentrierten Schwierigkeiten der ideologischen Personen.

Zusammenfassend lassen sich die Einflüsse in der Kindheit bei den jüdischen und ideologisierten Befragten folgendermaßen gegenüberstellen:

Das Familienleben der ideologisierten Personen wurde von einem strengen und autoritären Vater beherrscht. Alle Konflikte und Spannungen innerhalb der Familie zentrierten sich auf ihn. Die Mutter trat dagegen in den Hintergrund. Sie spielt in der Erinnerung der betreffenden Befragten eine untergeordnete Rolle.

Bei den jüdischen Vertretern der beiden hier diskutierten Extremgruppen sind die familiären Verhältnisse der frühen Kindheit eher umgekehrt. Sie sprechen von einem harmonischen Elternhaus. Beide Elternteile wirkten kooperativ auf das Familiengeschehen. Konflikthafte Auseinandersetzungen entzündeten sich, wenn überhaupt, an der Mutter. Diese konflikthaften Auseinandersetzungen lassen sich innerhalb der jüdischen Gruppe häufiger bei Personen mit mißglückter Lebensbewältigung nachweisen (Gruppe C). Außer dieser Problematik im Umgang mit der Mutter konnten aus der frühen Kindheit keine Gesichtspunkte gewonnen werden, die zur Erklärung der Unterschiede in der späteren Lebensbewältigung jüdischer Befragter beitragen könnten. Wir wenden uns deshalb den Einflüssen der Jugendzeit zu.

Bei dem Vergleich der beiden jüdischen Extremgruppen bezüglich ihrer psychischen Entwicklung in der Jugend soll vor allem der Aspekt der sozialen Beziehungen berücksichtigt werden. Dabei zeigt sich erneut, daß sich beide Befragtengruppen bei einer Reihe von Merkmalen nicht unterscheiden. So ergeben sich für folgende Variablen *keine* statistisch bedeutungsvollen Differenzen:

Stimmungslage in der Jugend,
Beziehung zu Gleichgeschlechtlichen und Gleichaltrigen,
Interesse an der Umwelt.

In beiden Extremgruppen berichten jeweils 85% der Befragten von einer vertrauensvollen, zufriedenen und eher gehobenen Stimmungslage. Ebenso viele Personen bewiesen die Fähigkeit, zu Gleichgeschlechtlichen und Gleichaltrigen Kontakt aufzunehmen und sich mehr oder weniger aktiv an der Umwelt zu beteiligen.

Obwohl auch die folgenden zwei Merkmale in beiden Extremgruppen noch keine statistisch bedeutsamen Unterschiede aufweisen, deuten sich doch mindest inhaltliche Differenzen an. Es handelt sich um die beiden Merkmale:

Kontakt zu gegengeschlechtlichen Partnern,
Loslösung vom Elternhaus.

Personen der Gruppe A, Befragte also, denen die Lebensbewältigung nach der Verfolgung gelungen ist, haben in ihrer Jugend häufiger Kontakt auch zu gegengeschlechtlichen Partnern gefunden. Meistens entwickelten sie bei der Suche nach einem geeigneten Partner Eigeninitiative, seltener fanden sie ihn in festorganisierten Jugendgruppen. Im Vergleich dazu hatten Personen der Gruppe C seltener gegengeschlechtliche Kontakte. Wenn sie einen Partner suchten, waren sie fast immer auf organisierte Gruppen angewiesen. Bezüglich der Loslösung vom Elternhaus läßt sich ebenfalls feststellen, daß Personen der Gruppe A entschlossener und initiativereicher vorgehen. Es gelingt ihnen häufiger als den Personen der Gruppe C, sich eine unabhängige berufliche Existenz aufzubauen und sich auch räumlich von der elterlichen

Familie zu trennen. Wegen der mangelnden statistischen Signifikanz wollen wir dieser Beobachtung aber nicht weiter nachgehen.

Stärker treten die Unterschiede zwischen den beiden Vergleichsgruppen zutage, wenn man die gesamte psycho-soziale Situation der Jugendentwicklung betrachtet:

Verfolgte mit mißglückter Lebensbewältigung berichten häufiger über Auffälligkeiten in der psychischen und sozialen Entwicklung als Personen mit geglückter Lebensbewältigung (5%-Sign.).

Zum besseren Verständnis dieser Merkmale fassen wir die Auffälligkeiten zusammen, die in diesem Zusammenhang am häufigsten in Erscheinung getreten sind:

Anpassungsschwierigkeiten in der Schule,
Unsicherheiten in der Berufswahl und Berufsausbildung,
Einzelgängertum,
angstbesetzte Beziehungen im Umgang mit anderen Menschen,
mangelnde Spontaneität im Erleben und im Handeln,
hypochondrische Beschwerden.

Im Zusammenhang mit diesen Auffälligkeiten muß auch folgender Befund gesehen werden:

Verfolgte mit mißglückter Lebensbewältigung hatten häufiger schlechte Beziehungen zu außerfamiliären Autoritätspersonen als Befragte mit geglückter Lebensbewältigung (1%-Sign.).

Dieser Befund besagt, daß Personen der Gruppe C im Umgang mit Lehrern, Vorgesetzten und Repräsentanten des Staates häufiger Schwierigkeiten hatten als Personen der Gruppe A. Es fällt auf, daß sich diese Autoritätsproblematik in der Auseinandersetzung mit dem Vater nicht nachweisen läßt. Dieser Widerspruch kann möglicherweise im Sinne einer Konfliktverschiebung verstanden werden: Die stabile familiäre Situation, vor allem die Einigkeit zwischen Vater und Mutter, ließ bei Personen der Gruppe C eine direkte Auseinandersetzung mit dem Vater nicht zu. Die nicht ausgetragenen Konflikte entluden sich z. T. in der Auseinandersetzung mit der Mutter, z. T. an den vaterähnlichen Autoritätspersonen außerhalb der Familie. Für die Gruppe A muß angenommen werden, daß — bei sonst gleicher Familienstruktur — keine ins Gewicht fallende und erinnernte Konfliktsituation im Umgang mit dem Vater vorlag.

Es soll an dieser Stelle betont werden, daß die psychischen und sozialen Auffälligkeiten, die bei den Befragten der Gruppe C in der Kindheit und Jugend festgestellt wurden, als auch sonst in der Pubertät nicht selten anzutreffende Probleme anzusehen sind. Sie sind bei den von uns Untersuchten aber nur bei Vertretern der Gruppe C in dieser Häufigkeit festzustellen.

3. Verfolgungsbelastung und Verhalten im Konzentrationslager

Bei der Suche nach weiteren für das Gelingen der späteren Lebensbewältigung verantwortlichen Faktoren soll zunächst der Einfluß der objektiv vergleichbaren Belastungsmerkmale geprüft werden. Folgende zwei Merkmale differenzieren die beiden Vergleichsgruppen *nicht:*

Inhaftierungsdauer,
Verlust von Familienangehörigen.

Die Dauer der KZ-Haft und der Verlust der Eltern, Ehepartner oder Kinder kann also nicht zur Erklärung der Unterschiede in der späteren Lebensbewältigung herangezogen werden. Von diesen zwei Belastungsformen sind die Vertreter der beiden Extremgruppen in etwa gleicher Weise betroffen worden. Unterschiede ergeben sich aber für zwei andere Belastungsmerkmale:

Verfolgte mit mißglückter Lebensbewältigung standen im Konzentrationslager häufiger unter schwerer Arbeitsbelastung (1%-Sign.), dagegen waren sie häufiger in leichteren Lagern als Befragte mit geglückter Lebensbewältigung (5%-Sign.).

Diese Kombination, daß eine bestimmte Untersuchungsgruppe einerseits unter schwerer Arbeitsbelastung stand, andererseits aber in leichteren Lagern untergebracht war, tritt an dieser Stelle zum ersten Mal in Erscheinung. In den meisten anderen Fällen, in denen der Einfluß der Belastung festgestellt wurde, traten Arbeitsschwere und Lagerschwere gleichzeitig oder unabhängig voneinander auf. Für den Zusammenhang mit der Lebensbewältigung ist für diesen Befund an folgende Interpretation zu denken: Extrem schwere Arbeitsbedingungen im Konzentrationslager haben wesentlich dazu beigetragen, daß die betreffenden Personen bei der Resozialisierung nach der Befreiung versagten. Befragte, die im Konzentrationslager in geringerem Maße psychisch und körperlich ausgebeutet worden waren, hatten dagegen nach der Befreiung die besseren Startmöglichkeiten. Diese Überlegung entspricht den Zusammenhängen mit fast allen anderen Spätschäden, die in diesem Buch diskutiert worden sind.

Die Tatsache, daß Personen, denen die Lebensbewältigung nicht geglückt ist, gleichzeitig durch schwere Arbeitsbelastung und relativ leichtere Lagerbelastung gekennzeichnet sind, spricht wohl dafür, daß Juden, die gleichzeitig unter beiden Belastungsformen in extremer Form zu leiden hatten, in der Regel das Konzentrationslager *nicht* überlebten.

Mit dieser Interpretation ist aber noch nicht geklärt, in welcher Weise die Persönlichkeit des Verfolgten selbst an der Ausgestaltung seines Verfolgungsschicksals beteiligt war.

Im Laufe der Untersuchung konnte in den verschiedensten Zusammenhängen immer wieder festgestellt werden, daß die Häftlinge selbst einen gewissen Einfluß auf die Art der ihnen auferlegten Arbeit und damit auch auf ihren psychischen und physischen Zustand, d. h. also auf ihre Überlebenschancen nehmen konnten. Diese Zusammenhänge sollen auch für die beiden hier diskutierten Extremgruppen jüdischer Verfolgter überprüft werden. Zu diesem Zweck vergleichen wir die Verhaltensvariablen im Konzentrationslager für die Gruppe A und für die Gruppe C. Um ein differenziertes Bild zu gewinnen, verwenden wir dabei nicht den Faktor „Anpassung im Konzentrationslager“ (s. S. 32), sondern getrennt alle vier in diesen eingehenden Variablen. Danach läßt sich folgendes Bild zeichnen:

Verfolgte mit mißglückter Lebensbewältigung kennzeichnet häufiger ein passives Durchkommen als Verfolgte mit geglückter Lebensbewältigung (0,1%-Sign.);
im Umgang mit Mithäftlingen zeigten sie häufiger Kontaktschwäche (0,1%-Sign.);
ihre Einstellung zu Mithäftlingen war häufiger durch Teilnahmslosigkeit gekennzeichnet (1%-Sign.);
sie zeigen häufiger keine Anpassung an die Wachmannschaften (5%-Sign.).

Dieses Bild ist in sich sehr geschlossen und ohne Widersprüche. Der Vollständigkeit halber soll auch das hierzu kontrastierende Bild der Gruppe A kurz skizziert werden:

Verfolgte mit geglückter Lebensbewältigung kennzeichnet häufiger ein aktives Durchkommen als Verfolgte mit mißglückter Lebensbewältigung;
im Umgang mit Mithäftlingen zeigten sie häufiger Kontaktinitiative;
ihre Einstellung zu Mithäftlingen war häufiger durch Kameradschaftlichkeit gekennzeichnet;
sie zeigen häufiger Anpassung an die Wachmannschaften.

Diese Gegenüberstellung zeigt die extrem unterschiedlichen Reaktionsformen auf die KZ-Haft bei Vertretern der Gruppe A und der Gruppe C. Dabei ist allerdings zu bedenken, daß die Belastungseinwirkungen bei diesen beiden Gruppen ebenfalls unterschiedlich waren. Zwar haben alle Befragten Verhaltensweisen gefunden, die sie vor der Vernichtung bewahrten, die Art dieser Verhaltensweisen und die dadurch bedingten KZ-Erfahrungen sind aber sehr verschieden.

Personen, denen die Lebensbewältigung nach der Befreiung gelingt, zeichnen sich während der gesamten Verfolgungszeit und in allen Bereichen der Auseinandersetzung als aktionsbereit und initiativereich aus. Sie haben in den Konzentrationslagern Pläne zur Flucht oder zumindest doch zur Verbesserung ihrer Lage geschmiedet. Zur Durchführung dieser Pläne haben sie die Unterstützung von Mithäftlingen in Anspruch genommen oder anderen selbst solche Hilfe angeboten. Nicht selten haben sie sogar ihr Leben riskiert, um ihre Lage oder die eines Kameraden zu verbessern. Personen, denen die Lebensbewältigung nach der Befreiung nicht gelingt, versuchten dagegen, den KZ-Terror durch passives und konformistisches Verhalten zu überleben. Meist befolgten sie ganz genau alle Anordnungen der Wachmannschaften, um nicht aufzufallen. Sie glichen sich der großen Masse der Häftlinge an und suchten in der völligen Anonymität Sicherheit und Schutz.

Diese Haltung machte es vollkommen unmöglich, sich auch für das Wohlergehen der Mithäftlinge verantwortlich zu fühlen. In der Einstellung zu den Leidensgenossen zeigten sich bei Personen der Gruppe C nicht selten sogar ausgesprochen ablehnende und feindselige Züge. Feste Freundschaften hatten sie fast nie; z. T. waren sie selbst unter den Häftlingen kontaktlose Außenseiter.

Die Personen der Gruppe A zeigten im Gegensatz dazu emotionale Aufgeschlossenheit und Kooperationsbereitschaft ihren Mithäftlingen gegenüber. Sie waren durchaus in der Lage, auch die Bedürfnisse der anderen wahrzunehmen und darauf einzugehen. In einigen Fällen wurden im Konzentrationslager Freundschaften geschlossen, die auch die Befreiung überdauerten und selbst heute noch bestehen.

Von besonderer Bedeutung sind die Unterschiede, die sich in der Einstellung gegenüber den Wachmannschaften nachweisen lassen. Zu diesem Problem muß man sich folgendes vergegenwärtigen: Die größte Zahl der KZ-Wächter ließ sich in keiner Weise durch das Leid der Häftlinge rühren. Im Gegenteil: Sie fanden eine sadistische Freude daran, anderen Schmerzen zuzufügen und diese dabei zu beobachten. Diese Menschen waren für das Schicksal der Häftlinge verantwortlich. Sie teilten u. a. die Arbeit ein und hatten allein schon dadurch die Möglichkeit, den einzelnen Häftling zugrunde zu richten oder ihm eine Tätigkeit zu vermitteln, die weniger zermürbend und weniger gefährlich war. Außerdem bestimmten die Bewacher, wie oft und auf welche Weise ein Häftling bestraft wurde.

Auf der anderen Seite aber waren selbst die SS-Wachen bestechlich. Für irgendwelche Gegenleistungen konnten sie dem Häftling bessere Arbeitsmöglichkeiten verschaffen, sie konnten ihn vor der Gaskammer schützen, Extra-Essensrationen besorgen oder einen Aufenthalt im Krankenrevier arrangieren. Mit diesen Beispielen soll demonstriert werden, daß in den Händen der Bewacher weitgehend die Entscheidung über Leben und Tod der Häftlinge lag. Es war damit eine Frage des Überlebens, wieweit man imstande war, sich auf die Mentalität und die Methoden der Bewacher einzustellen. Anhand unseres Extremgruppenvergleiches zeigte sich, daß nicht alle jüdischen Häftlinge in der Lage waren, diese Anpassungsleistung zu vollbringen.

Die Personen der Gruppe A berichten häufiger über bessere Kontakte zu den Bewachern. Diese Kontakte, die in keinem Fall über die gesamte Inhaftierungszeit dauerten, sondern stets situationsabhängig waren, müssen im Zusammenhang mit der besseren Kontaktfähigkeit auch den Mithäftlingen gegenüber gesehen werden. Die Befähigung zum persönlichen Arrangement sowie das Vermögen, sich auch auf die Bedürfnisse und Eigenarten anderer einzustellen, muß als ein Faktor bezeichnet werden, der wesentlich darüber mitbestimmte, wie jemand die KZ-Inhaftierung überlebte.

Darüber hinaus muß auf die grundsätzliche Bedeutung der Fähigkeit zur Aktivitätsentfaltung unter bedrohlichen und belastenden Situationen hingewiesen werden. Personen der Gruppe A versuchten in allen Verfolgungssituationen, aktiv auf ihre Umwelt einzuwirken. So reagierten sie bereits beim Einsetzen der Verfolgung aktiv auf die drohende Gefahr. Sie versuchten zu fliehen, zu emigrieren oder sich zu verstecken. Einige leisteten sogar direkten Widerstand bei der Verhaftung. Diese Haltung bewahrten sie sich auch während des KZ-Aufenthaltes. Mit den ihnen zur Verfügung stehenden Mitteln suchten sie, sich zur Wehr zu setzen oder ihre Lage zu verbessern. Sie lehnten es ab, sich passiv und widerstandslos in eine ihnen aufgezwungene Lage zu schicken.

Genau diese Haltung aber war für die Personen der Gruppe C typisch, also für diejenigen Verfolgten, denen die Bewältigung des KZ-Schicksals nicht geglückt ist. Sie zeigten bereits beim Einsetzen der Verfolgung eine Haltung, die sie während der gesamten Haftzeit beibehielten: Passivität, Ausweichen, Eintauchen in die anonyme Masse der Leidensgenossen. Sie verzichteten freiwillig auf den Versuch der aktiven Mitgestaltung ihres furchtbaren Schicksals.

Es erscheint sinnvoll, die hier diskutierten Befunde mit denen der anderen Kapitel kurz zu vergleichen:

a) Wie für die Gesamtgruppe aller Befragten, so gilt auch für die 2 Extremgruppen jüdischer Häftlinge, daß Eigenaktivität häufig zu leichterer Arbeitsbelastung führte.

b) Im Gegensatz zu der Tendenz in der Gesamtgruppe konnte für die Extremgruppen jüdischer Befragter eine positive Korrelation zwischen leichterer Arbeitsbelastung, Kameradschaftlichkeit und Kontaktinitiative nachgewiesen werden. Es waren die kameradschaftlichen und kontaktwilligen jüdischen Häftlinge der Gruppe A, die eine schwerere Arbeitsbelastung vermeiden konnten.

c) Auch bezüglich des Zusammenhangs zwischen Kameradschaftlichkeit und Lagerbelastung ergibt sich für die Extremgruppen jüdischer Befragter ein von der Gesamttendenz abweichender Befund. In der Gesamtgruppe korrelieren Kameradschaftlichkeit und leichtere Lagerbelastung. Befragte der Gruppe A aber waren kameradschaftlicher, obwohl sie in der Regel in schwereren Lagern inhaftiert waren. Befragte der Gruppe C waren dagegen weniger kameradschaftlich, obwohl sie in leichteren Lagern lebten. Zur Interpretation dieses Unterschieds muß daran gedacht werden, daß die jüdischen Befragten der Gruppe A bereits vor der Verfolgung kontaktfähiger und kameradschaftlicher waren als Personen der Gruppe C. Vermutlich handelt es sich bei den Personen beider Gruppen um Fähigkeiten oder Eigenschaften, die sie bereits in die Lagersituation mitbrachten und die sich nicht erst während der Haft entwickelten.

a) Die am häufigsten genannten Überlebensgründe waren für die Gesamtgruppe:

Disziplin und Selbstbeherrschung,
Zufall oder Glück,
Kameradschaft mit Lagergenossen.

Diese Überlebensgründe werden von jüdischen Befragten nicht in der gleichen Häufigkeit genannt. So werden „Disziplin und Selbstbeherrschung" von ihnen nur selten angegeben. „Kameradschaftlichkeit mit Lagergenossen" erwähnen vor allem jüdische Befragte der Gruppe A.

Die Tatsache, daß „Disziplin und Selbstbeherrschung" von jüdischen Häftlingen nur selten als Überlebensgrund genannt wurde, mag daran liegen, daß sie der KZ-Belastung grundsätzlich viel hilfloser ausgeliefert waren als etwa die aus politischen oder religiösen Gründen Verfolgten. Die Totalität und die Übermächtigkeit des Verfolgungsapparates wurde von den Juden so nachdrücklich erlebt, daß sie heute kaum in der Lage sind, ihr Überleben auf die eigene Haltung und auf den persönlichen Widerstand zurückzuführen. Typisch scheint dagegen für jüdische Befragte zu sein, daß sie ihr Überleben als Zufall oder Glück bezeichnen (vor allem Gruppe C). Die Kameradschaft mit den Lagergenossen, die vor allem von Gruppe A erwähnt wurde, stellt demgegenüber bereits ein hohes Maß an selbständiger Gestaltung der KZ-Haft dar.

4. Ursachen der unterschiedlichen Lebensbewältigung

Als wichtiges Ergebnis konnte in diesem Kapitel auf die Kontinuität des Verhaltens in den verschiedenen Lebensabschnitten hingewiesen werden. In einem Extremgruppenvergleich jüdischer Verfolgter wurde die generelle Tendenz aufgezeigt, nach der Einstellungen und Verhalten, wie sie sich bereits in Kindheit und Jugend manifestieren, die Einstellungen und das Verhalten während der KZ-Haft wesentlich mitbestimmen und sich bis in die heutigen Formen der Lebensbewältigung auswirken.

Für Verfolgte, deren Lebensbewältigung heute als mißglückt bezeichnet werden muß, lassen sich diese Zusammenhänge folgendermaßen darstellen:

Die Kindheit und Jugend dieser Personen war durch die konflikthafte Beziehung zur Mutter und durch eine Bedürfnisabhängigkeit von der Familie gekennzeichnet. Bei vielen von ihnen bestanden Spannungen im Umgang mit außerhäuslichen Autoritätspersonen. Außerdem ließen sich Störungen auf dem Gebiet der gegengeschlechtlichen Kontakte nachweisen. Vor diesem Hintergrund müssen auch die vorwiegend „guten" Beziehungen zu Gleichgeschlechtlichen und Gleichaltrigen, von denen diese Befragten berichten, kritisch betrachtet werden.

Man kann annehmen, daß die elterliche Familie mit zunehmendem Alter der Befragten nicht mehr bereit und fähig war, alle emotionalen und sozialen Bedürfnisse der Heranwachsenden zu befriedigen. Damit standen sie vor der Forderung, für sich selber zu sorgen. Die Lockerung der familiären Bindungen machte es notwendig, auch außerhalb der Familie Kontakte zu finden. Wie sich zeigte, waren die Betreffenden häufig nicht in der Lage, stabile Beziehungen zu Lehrern oder Lehrherren u. ä. aufzubauen; auch konnten viele von ihnen keine Beziehungen zu gegengeschlechtlichen Partnern herstellen. Am unproblematischsten war es für sie, sich einer Gruppe von Gleichaltrigen in einem religiösen, politischen oder sportlichen Verein anzuschließen. Auf die Dauer aber blieb der Kontakt zu den Altersgenossen des gleichen Geschlechtes enttäuschend, weil sich nur ein Teil der starken emotionalen und sozialen Bedürfnisse, die die Betreffenden mitbrachten, befriedigen ließ. Aus dieser Frustration resultierte eine intensive Beschäftigung mit den eigenen Problemen und eine weitgehende Uninteressiertheit an den Problemen anderer. Genau diese Konstellation war aber auch für die Einstellung und das Verhalten der Betreffenden im Konzentrationslager charakteristisch.

Die einsetzende Verfolgung zerschnitt meistens auch die letzten Bindungen, die noch an die Familie bestanden. So waren die Befragten in dieser äußerst schweren und belastenden Zeit ganz auf sich selbst angewiesen. Die einzige Möglichkeit der Unterstützung und Hilfe waren in dieser Situation die Mithäftlinge. Diese Möglichkeit konnten die Betreffenden aber nicht nutzen, weil sie die dazu erforderlichen kooperativen Einstellungen und Verhaltensweisen nicht gelernt hatten. Es konnte gezeigt werden, daß diese ungünstigen Bedingungen nun ihrerseits wieder die Voraussetzung für erhebliche Mehrbelastungen während der Haftzeit waren. Die extremen Belastungen während der Haft müssen dafür verantwortlich gemacht werden, daß es diesen Personen nicht gelang, ihr Leben nach der Befreiung neu und erfolgreich zu gestalten. Die Pubertätsprobleme können nicht für die mißlungene Lebensbewältigung verantwortlich gemacht werden. Vielmehr kann angenommen werden, daß diese Pubertätsprobleme unter schwerer Belastung verschärft wurden und diese weniger widerstandsfähigen Menschen unter einer wesentlich härteren Belastung völlig zusammenbrachen und sich davon nicht erholen konnten.

In deutlichem Kontrast hierzu stehen die Einstellungs- und Verhaltenskontinuitäten der Personen mit geglückter Lebensbewältigung. Die Befragten dieser Gruppe waren bereits vor dem Einsetzen der Verfolgung aktiv. Diese Haltung zeigte sich sowohl im Umgang mit außerhäuslichen Autoritätspersonen wie auch in den Beziehungen zu gegengeschlechtlichen Partnern. Diese positiven Anpassungs- und Durchsetzungsfähigkeiten konnten sie sich auch unter den extrem belastenden Bedingungen der Verfolgung bewahren. Die Fähigkeit, schnell und mühelos Kontakt herzustellen, sowie auch das Bemühen, aktiv und gestaltend in die Umwelt einzugreifen, waren die wichtigsten Voraussetzungen, die unerträglichen KZ-Bedingungen von sich abzuwenden.

Im Zusammenhang mit den Befunden über den Symptomreichtum der KZ-Verarbeitung (s. S. 233) kann angenommen werden, daß die aktiven Befragten der Gruppe A die Verfolgungszeit äußerlich und innerlich weniger gebrochen überstanden haben. Bei der Befreiung verfügten sie über genügend funktionsfähige Verhaltensweisen, die ihnen einen neuen Lebensstart ermöglichten. In der Folgezeit bewies es sich dann tatsächlich, daß sie im Bereich des mitmenschlichen Kontaktes, des Berufes und der Ehe ein Mindestmaß an Erfolg und Harmonie erreichen konnten. Darüber hinaus ist es ihnen auch gelungen, die grausamen Erlebnisse der Verfolgungszeit besser zu verarbeiten.

Zusammenfassung

1. Da sich die aus rassischen Gründen Verfolgten sowohl quantitativ (Anteil an unserer Stichprobe) als auch qualitativ (Besonderheit der Befunde) von den politisch und religiös Verfolgten unserer Stichprobe unterscheiden, wurden diese Personen einer gesonderten Untersuchung unterzogen. Dabei sollte geklärt werden, welche Gesichtspunkte für die Wahl des heutigen Aufenthaltslandes bestimmend waren und ob und wie verschieden das Leben in der Nach-Verfolgungs-Zeit bewältigt wurde.

2. Als bestimmende Motivation für die Wahl des heutigen Aufenthaltslandes konnten 9 Kategorien entwickelt werden, die sich allerdings nicht immer streng voneinander abheben lassen. Häufig waren mehrere Motive ausschlaggebend. Für die Wahl Israels als Aufenthaltsland war der „Zionismus" das am häufigsten festzustellende Motiv. Daneben spielt für diese Gruppe nur noch die „Rückkehr zur Familie" eine größere Rolle. Die hauptsächlichen Emigrationsmotive für die heute in New York lebenden Juden waren „Ablehnung der Deutschen" und ebenfalls „Rückkehr zur Familie". Bei den in Deutschland gebliebenen Verfolgten standen folgende Motive im Vordergrund: „Interkonfessionelle Ehen", „Traumatische Entwurzelungen", „Krankheit". Bei 12 dieser Befragten handelt es sich um „Christen", die trotz der Verfolgung als „rassisch Verfolgte" keine Identifikation mit dem Judentum aufweisen.

3. Anhand einer Vielzahl von Einzelmerkmalen, die die Bereiche mitmenschlicher Kontakt, Beruf, Ehe u. Familie und Verarbeitung der KZ-Erfahrungen umfassen, konnte für die jüdische Befragtengruppe eine komplexe Kategorie der „Allgemeinen Lebensbewältigung" herausgearbeitet werden. Gemessen an dieser Kategorie wurden 3 Untergruppen definiert:

Verfolgte mit geglückter Lebensbewältigung,
Verfolgte mit teilweise geglückter Lebensbewältigung,
Verfolgte mit mißglückter Lebensbewältigung.

Die weitaus meisten jüdischen Befragten (62%) wiesen Merkmale einer mißglückten oder nur teilweise geglückten Bewältigung ihres heutigen Lebens auf. Der Anteil derjenigen jüdischen Befragten, bei denen man von einer verhältnismäßig geglückten Lebensbewältigung sprechen kann, ist sehr gering (18%).

4. Die Gegenüberstellung der beiden Extremgruppen zeigt, daß soziologische Merkmale wie Geschlecht, Lebensalter, Herkunftsland oder heutiges Aufenthaltsland wenig oder gar nichts zur Erklärung der unterschiedlichen Lebensbewältigung beitrugen. Hohe Korrelationen lassen sich dagegen zu den Grundformen psychischer Störungen feststellen. Danach sind Befragte mit mißlungener Lebensbewältigung viel häufiger resigniert und verzweifelt, apathisch und gehemmt, aggressiv-gereizt.

5. Personen mit mißglückter Lebensbewältigung berichten aus ihrer Kindheit und Jugend einige Auffälligkeiten, die sich in der Kontrastgruppe nicht finden. So finden sich bei ihnen häufiger schlechte emotionale Beziehungen zur Mutter und in der Pubertät, Kontaktschwierigkeiten mit gegengeschlechtlichen Altersgenossen und konflikthafte Beziehungen zu außerfamiliären Autoritätspersonen.

Personen mit geglückter Lebensbewältigung sind dagegen insgesamt problemloser, in der Auseinandersetzung mit der Umwelt aktiver und entschlossener.

6. Im Hinblick auf die Verfolgungsbelastung unterscheiden sich die beiden Gruppen bezüglich der Dauer der KZ-Haft und des Verlustes an Familienangehörigen

nicht. Dagegen waren die Personen mit mißglückter Lebensbewältigung häufiger in leichteren Lagern, hatten aber eine bedeutend schwerere Arbeitsbelastung zu ertragen.

7. Die schwerere Arbeitsbelastung während der Haft muß mit den vorwiegend passiven Anpassungs- und Durchkommenstechniken dieser Personen in Zusammenhang gebracht werden. Im Unterschied zu den Personen, die heute eine geglückte Lebensbewältigung aufweisen, war ihre Einstellung zu den Mithäftlingen häufiger durch Teilnahmslosigkeit gekennzeichnet. Eine sinnvolle Anpassung an die Mentalität und Methoden der Wachmannschaften gelang ihnen selten. Ihr Überleben führen sie selbst heute häufig auf „Zufall oder Glück" zurück.

8. Die Gruppe mit geglückter Lebensbewältigung führt ihr Überleben dagegen häufiger auf die gelebte „Kameradschaft mit Lagergenossen" zurück. Diese Gruppe bediente sich viel mehr aktiver Techniken zur Veränderung der eigenen Lage. Im Umgang mit den Mithäftlingen zeigten sie häufiger Kontaktinitiative. Ihre Einstellung zu den Mithäftlingen war kameradschaftlich. Außerdem zeigten sie sich im Umgang mit den Wachmannschaften geschickter. Diese aktive und umstellungsfähige Haltung hat wesentlich zur Reduktion der Arbeitsbelastung beigetragen.

9. Mit diesem Ansatz konnte nachgewiesen werden, daß Verhaltensweisen und Einstellungen, die bereits in der früheren Entwicklungszeit gelernt wurden, Art und Grad der KZ-Belastung mitbestimmten. Das Mißlingen der heutigen Lebensbewältigung kann im wesentlichen auf die stärkere Arbeitsbelastung während der Lagerhaft zurückgeführt werden.

Schluß

Abschließend seien noch einmal einige wichtige Schwerpunkte, Ergebnisse und theoretische Implikationen unserer Arbeit zusammengestellt.

1. In methodischer Hinsicht unterscheidet sich die vorliegende Untersuchung von den meisten bisherigen Publikationen hauptsächlich durch folgende Eigenarten:

a) Die Materialauswahl ist nicht durch ein ärztliches Auswahlprinzip und damit auf Personen beschränkt, die der Untersucher wegen einer Konsultation bzw. der Erstellung eines Gutachtens kennenlernte. Unser weitgehend nach statistischen Prinzipien durchgeführtes Auswahlsystem ermöglichte auch die Erfassung von solchen Personen, die keinen Antrag auf Berentung eines Gesundheitsschadens gestellt hatten. Insbesondere konnte bei der von einer gutachterlichen Fragestellung unabhängigen Untersuchungssituation der Frage nachgegangen werden, inwieweit sich die genannten Beschwerden von denen unterscheiden, die dem begutachtenden Arzt gegenüber geäußert wurden.

b) Die Befunderhebung berücksichtigte nicht allein die klinisch relevanten Beschwerden und Diagnosen. Es werden darüber hinaus mittels längerer Interviews auch solche Merkmale erfaßt, die die Entwicklungsgeschichte bis zur Inhaftierung, die Belastungen im Konzentrationslager und die nach der Haft aufgetretenen Störungsmöglichkeiten im Kontakt, der Ehe, des Berufs und der Weltanschauung beinhalten. Die gesonderte Untersuchung einzelner Lebensbereiche konnte einerseits die jeweils unterschiedliche Betroffenheit derselben aufweisen wie andererseits die Gestörtheit ehemaliger Häftlinge unabhängig von der Frage ihrer klinischen Symptomatik prüfen.

c) Um über das Registrieren von unverbunden und unverbindlich nebeneinander stehenden Merkmalen (z. B. klinischen Symptomen) hinauszugelangen, wurden die einzelnen Merkmale der verschiedenen Lebensbereiche faktorenanalysiert. Mit Hilfe dieser statistischen Methode war es möglich, eine große Anzahl spezifischer Daten auf ihren inneren Zusammenhang hin zu prüfen. Die Faktoren konnten als in sich geschlossene Krankheits-(Beschwerden-, Einstellungs- o. ä.)Dimensionen interpretiert werden. Sie markieren gleichsam die Einbruchstellen der KZ-Belastung in die Persönlichkeit.

2. Der Prozentsatz Gesundgebliebener ist bei dem von uns erfaßten Personenkreis sehr gering. Da diese Befragten unter besonders günstigen Verhältnissen im Lager lebten, kann die Vermutung ausgesprochen werden, daß nur unter bestimmten Voraussetzungen ein auf die Dauer beschwerdefreies Überleben der Konzentrationslagerhaft möglich war.

3. Im Gegensatz zu einer geläufigen Auffassung, die einen speziellen Spätschaden der Konzentrationslagerhaft annimmt, ergab unser Material ein breites Spektrum körperlicher und seelischer Beschwerden längere Zeit nach der Befreiung. Allerdings

zeigte sich bei keiner Einzelbeschwerde ein signifikanter Zusammenhang zur KZ-Belastung. Erst die faktorenanalytische Verrechnung zeigte Beschwerde-Dimensionen, die in deutlichem Zusammenhang mit der Konzentrationslagerhaft stehen.

Von den 4 gefundenen Faktoren erwies sich der von uns als „Psychophysisches Syndrom" gekennzeichnete als besonders bedeutsam. Dieses Syndrom vereinigt in sich sowohl körperliche wie auch seelische Beschwerden, die als Hinweis auf einen allgemeinen Erschöpfungszustand interpretiert werden können. Es entspricht annähernd dem in der Literatur häufig, aber nicht immer einheitlich beschriebenen „KZ-Syndrom", dessen „obligates" Vorkommen bei allen ehemaligen KZ-Häftlingen gelegentlich geäußert wurde.

Unsere Befunde zeigen, daß der „psychophysische Erschöpfungszustand" eine, aber durchaus nicht die *einzige* Reaktion auf die KZ-Belastung darstellt.

Neben den zwei rein körperlichen Krankheits-Dimensionen („Innere Erkrankungen" und „Gynäkologische Beschwerden") setzte sich ein aus rein psychischen Merkmalen bestehender Faktor durch. Er faßt die Merkmale Mißtrauen, Gefühl der Isoliertheit und paranoide Ideen zu einer als „Soziale Erkrankung" zu bezeichnenden Dimension zusammen. Für eine Theorie der KZ-Belastung und ihrer Folgen kommt diesem Faktor insofern eine zentrale Bedeutung zu, als er darauf hinweist, daß auch beim Fehlen bzw. nach dem Abklingen klinisch relevanter körperlicher und seelischer Beschwerden der sozialkommunikative Bereich gestört sein kann. Diese Schädigung ist in der ärztlichen Gutachter-Praxis bisher wenig beachtet worden.

Die Unklarheit in der Diagnostik und Berentung psychosozialer KZ-Schäden zeigt sich auch in dem relativ undifferenzierten Instrumentarium, mit dem gerade diese Störungen vom Arzt erfaßt und benannt werden. Die psychiatrischen Diagnosen bei den von uns untersuchten Fällen sind in ihrer Vielfalt unverbindlich und verwirrend. Für theoretische Schlußfolgerungen über die Folgen der Konzentrationslagerhaft eignen sie sich daher schlecht. Aus diesem Grund wurden die Spätschäden im psychischen wie im sozialkommunikativen Bereich unabhängig von der klinischen Diagnose erarbeitet.

4. Danach konnte zunächst die psychische Befindlichkeit ehemaliger KZ-Häftlinge durch drei unterschiedliche Grundstörungen faktorenanalytisch charakterisiert werden. Als schwerwiegendste muß die „Resignation und Verzweiflung" genannte angesehen werden. Dieser Faktor bezeichnet den Zustand eines sinnlos gewordenen Lebens, das keine erstrebenswerte Zukunft kennt. Es ähnelt dem in der Literatur beschriebenen Depressionsbild.

Bei der als „Apathie und Hemmung" gekennzeichneten Reaktionsform (Faktor) steht das Gefühl des eigenen Versagens, der persönlichen Wertlosigkeit und einer allgemeinen Passivität im Vordergrund. Es entspricht noch am ehesten den in der Literatur beschriebenen asthenischen Versagenszuständen.

Die dritte, als „aggressiv-gereizte Verstimmung" bezeichnete Dimension der psychischen Befindlichkeit wurde in der bisherigen Literatur nur wenig berücksichtigt. Sie zeigt sich vor allem in einer unverarbeiteten Aggressivität. Feindselige Impulse entladen sich unkontrolliert auf die Umwelt oder richten sich hypochondrisch gegen den eigenen Körper.

Erwartungsgemäß sind die Grundstörungen der psychischen Befindlichkeit mit mehr oder weniger deutlichen sozialkommunikativen Schwierigkeiten gekoppelt. So wird z. B. das eheliche Zusammenleben von dem jeweiligen psychischen Zustand mitbestimmt. Das bedeutet allerdings nicht, daß die Ehen der psychisch Gestörten stets um die gleichen Probleme zentriert sind. Die Ehe mit einem resigniert-verzweifelten Partner hat z. B. ein anderes Gepräge als die mit einem Menschen, der unter einer aggressiv-gereizten Verstimmung leidet. Darüber hinaus lassen sich aber auch Formen ehelichen Zusammenlebens beobachten, bei denen gerade aus dem psychischen Leiden eines oder beider Partner eine gewisse innere oder äußere Geschlossenheit und Stabilität der Ehe resultiert. In ähnlicher Weise lassen sich die Zusammenhänge zwischen den psychischen Grundstörungen der ehemaligen KZ-Häftlinge und ihrem Erfolg bei der beruflichen Rückgliederung differenzieren. Grundsätzlich gilt auch für diesen Zusammenhang, daß eine stärker ausgeprägte psychische Gestörtheit den Berufserfolg negativ beeinflußt. Es lassen sich aber auch Fälle aufweisen, bei denen schwere psychische Probleme durch eine gesteigerte — und nach außen auch erfolgreiche — Berufsaktivität überspielt werden. Gerade die berufliche Tätigkeit kann dem ehemaligen KZ-Häftling helfen, sich trotz eines psychisch hoffnungslosen Zustandes ein gewisses Maß an sozialkommunikativer Funktionsfähigkeit zu erhalten.

5. Die Unterscheidung in eine äußere Funktionsfähigkeit und in eine davon weitgehend unabhängige innere Befindlichkeit erweist sich bei der Betrachtung der sozialkommunikativen Störungen ehemaliger KZ-Häftlinge als sehr aufschlußreich. Eine gesonderte faktorenanalytische Verrechnung von Merkmalen, die ausschließlich die heutigen Kontaktmodalitäten der Verfolgten erfassen, differenziert diesen Komplex in einen Faktor „Auseinandersetzung mit der Umwelt" und in einen Faktor „Zuwendung zum Mitmenschen". Das soziale Leben ist bei allen ehemaligen KZ-Häftlingen problematisch. Die Problematik wird paradoxerweise am eindringlichsten bei den Verfolgten sichtbar, die sich heute jeder aktiven Auseinandersetzung mit der Umwelt strikt entziehen. Für sie existiert die mitmenschliche Welt nicht mehr. Sie leben in einer sozialen Isolation, die mit wachsendem zeitlichen Abstand vom Konzentrationslager sogar größer statt geringer wird. An dieser Not der ehemaligen KZ-Häftlinge ist die heutige soziale Umwelt der Betroffenen nicht unbeteiligt. Aus verborgenen Schuldgefühlen und heimlichen Aggressionen schwankt sie in ihrem Verhalten dem Verfolgten gegenüber nicht selten zwischen übertriebener Zuwendung und kühler Distanzierung, zwischen Überschätzung und Mißachtung. Typische Reaktionsweisen auf diese Situation sind in den Versuchen einiger Verfolgter zu sehen, ihre KZ-Vergangenheit zu verheimlichen und zu verleugnen oder sie ganz bewußt als Kontaktbrücke im Sinne eines festgelegten Rollenspiels zu benutzen.

Weitgehend unabhängig von diesem Faktor der „Auseinandersetzung mit der Umwelt" ist eine andere soziale Schädigung der Konzentrationslagerhaft: die gestörte oder zerstörte Zuwendungsfähigkeit zum konkreten Mitmenschen. Durch die in der Verfolgung gemachte Erfahrung blieb „der andere" für manchen ehemaligen KZ-Häftling der Feind und potentielle Mörder.

6. Für die genannten Störungen der körperlichen Gesundheit, der seelischen Befindlichkeit und des sozialen Umweltbezuges sind Art und Ausmaß der KZ-Belastung ausschlaggebend. Die erzählende Literatur, die weitgehend von Personen geschrieben wurde, die die Konzentrationslager aus eigenem Erleben kennen, hat diese von Menschen für Menschen eingerichteten Höllen in allen ihren furchtbaren Details dargestellt. In der wissenschaftlichen KZ-Literatur ist es bisher aber gar nicht oder nur unzureichend versucht worden, die einzelnen Belastungsfaktoren und ihre spezifische Wirksamkeit zu isolieren. Dieses Versäumnis wurde von den einzelnen

Autoren nicht selten damit begründet, daß die Anwendung rationaler und quantifizierender Methoden für die Erfassung menschlicher Extremerfahrungen „fragwürdig“ und deshalb abzulehnen sei.

Uns schien es für eine empirische Kontrolle der stets behaupteten Abhängigkeit der Schädigung von der Konzentrationslagerhaft unumgänglich, den komplexen Begriff der Belastung aufzuschlüsseln und nach verschiedenen Schweregraden zu unterscheiden.

Bei Anwendung dieses Verfahrens zeigt sich der in der Untersuchung vielfach erhärtete Befund, daß weder die Dauer der Haft noch die Art des Konzentrationslagers für die späteren Schäden verantwortlich zu machen sind, sondern in erster Linie die während der Haft zu verrichtende Arbeit und die damit zusammenhängenden Erlebnisse. Die Arbeitssituation kennzeichnet am eindeutigsten das individuelle Belastungsschicksal jedes einzelnen Häftlings. Wenn diese kurzfristig oder langdauernd die Widerstandskraft des Häftlings überstieg, war es für die Ausbildung der späteren Schädigungen weitgehend unerheblich, ob er in einem leichteren oder in einem schwereren Lager, und ob er insgesamt lange oder kurz inhaftiert war.

Um die eminente Bedeutung der Arbeitsbelastung sowohl für die Chance des Überlebens als auch für die Schwere der KZ-spezifischen Schädigung zu verstehen, muß man bedenken, daß die Art der Arbeit im Konzentrationslager mit einer Vielzahl anderer belastender oder entlastender Bedingungen verknüpft war. Ähnlich wie im normalen Leben markierte die konkret zu verrichtende Arbeit auch im Konzentrationslager die soziale Position jedes einzelnen Häftlings. Höhe und Tiefe dieser sozialen Position in der grausamen Hierarchie der KZ-Welt entschied letzten Endes über das Ausmaß an Hunger, Krankheit, Schlägen und Entwürdigung, wie andererseits auch an Unterstützung, Hilfe, Sicherheit und Schutz. Die Arbeitsbelastung darf für eine rekonstruierende Analyse der Konzentrationslagerhaft als der sicherste Index dafür angesehen werden, bis zu welchem Ausmaß der einzelne auch in seiner „menschlichen Substanz“, d. h. in seiner Identifikation mit der menschlichen Welt und ihren Werten, angegriffen und geschädigt worden ist.

7. Der methodische Ansatz, einzelne Belastungsmerkmale zu diskriminieren und zu quantifizieren, um so ihre Beziehungen zueinander als auch zu anderen Daten der Vor- und Nachhaftzeit zu errechnen, hat eine weitere wichtige Einsicht vermittelt. Es ließ sich nachweisen, daß die Persönlichkeit des Häftlings eine Variable darstellt, die Art und Ausmaß der KZ-Belastung mit beeinflußte.

Die in diesem Zusammenhang relevanten Persönlichkeitsmerkmale ließen sich faktorenanalytisch als eine Dimension der Kontaktfähigkeit bestimmen. Sie bezeichnet in ihrer positiven Ausprägung ein aktives, kameradschaftliches und initiativereiches Verhalten, mit dem es gelang, sich sogar auf die Methoden und Mentalität der KZ-Bewacher einzustellen. Häftlinge, die über Verhaltensmuster dieser Art verfügten, hatten einen gewissen Spielraum, auf ihre Lagersituation, und damit indirekt auch auf ihre Überlebenschance Einfluß zu nehmen. Passive, kontaktunfähige Häftlinge mußten es sich dagegen gefallen lassen, in die ungünstigsten Lebensbedingungen abgeschoben zu werden.

Die korrelative Beziehung zwischen dieser Verhaltensdimension und der Arbeitsbelastung ist hoch und inhaltlich eindeutig: Häftlinge mit optimalen Kontaktfähigkeiten hatten leichtere Arbeit zu verrichten als solche, die im Lager Kontaktstörungen aufwiesen. Entsprechende Beziehungen bestehen zwischen der Anpassungsfähigkeit im Lager und dem Ausmaß an heute festzustellenden KZ-abhängigen Spätschäden.

Diese unterschiedlichen Kontaktmodalitäten, die sich für das Überleben und für die ganze weitere Lebensgestaltung von so großer Bedeutung erwiesen haben, wurden weitgehend bereits mit in das Lager hineingebracht. Eine Möglichkeit, sich positive Kontaktformen und Anpassungstechniken in langwierigen Lernprozessen erst im Lager anzueignen, bestand in der Regel nicht. Es handelt sich nämlich um solche Merkmale des Kontaktes, die in der Kindheit geprägt und daher vom Willen nicht oder nur geringfügig beeinflußt werden können.

9. Bei der Rekonstruktion des lebensgeschichtlichen Hintergrundes aus der Kindheit und Jugend waren wir auf die Daten angewiesen, die der ehemalige KZ-Häftling heute noch erinnert und auch mitzuteilen bereit ist. Es scheint deshalb angezeigt, nur diejenigen Zusammenhänge besonders hervorzuheben, die sich mehrfach und auch im Rahmen verschiedener Fragestellungen zeigen.

Ein markantes Phänomen, das als relativ gut gesicherter Befund angesehen werden darf, ist die Tendenz zur lebensgeschichtlichen Kontinuität früh in Erscheinung tretender Verhaltensmuster und Einstellungen. So läßt sich z. B. nachweisen, daß bestimmte Formen der Aktivitätsentfaltung und der Kontaktfähigkeit oft schon in der späten Kindheit, zumindest aber in der Pubertät sichtbar werden und sich, in mehr oder weniger veränderter Gestalt, auch unter den extremen Umweltbedingungen der Konzentrationslagerhaft und nach der Befreiung bis heute verfolgen lassen.

Eine zentrale Rolle bei diesen Prägungs- und Lernvorgängen spielt die Mutter, besonders für die später in Erscheinung tretende Fähigkeit, zu anderen Menschen einen Zugang zu finden und sich unter ihnen wohl zu fühlen. Soweit an unserem Material festgestellt werden kann, hängt eine gestörte Mutter-Beziehung mit einer sich später entwickelnden passiven Haltung zusammen, die sich u. a. in folgenden Befunden zeigt: Passive Reaktion auf das Einsetzen der Verfolgung, Unkameradschaftlichkeit im Konzentrationslager, schwererer Belastungsgrad im Konzentrationslager und als Folge eine mißglückte Lebensbewältigung nach dem Konzentrationslager.

Die bereits in früher Kindheit gewonnenen Prägungen scheinen besonders tief in der Person verankert zu sein und auch gegen einen extrem starken Deformationsdruck, wie ihn die Konzentrationslagerhaft darstellt, resistent zu sein. Diese Beobachtung bestätigt sich an zwei weiteren Verhaltensformen: an dem ehelichen Partnerbezug und an der weltanschaulichen Haltung. Die Fähigkeit, einen geeigneten Ehepartner zu finden und mit ihm zusammen ein den Umständen entsprechendes harmonisches Leben zu führen, scheint in entscheidendem Maße davon abzuhängen, welche Erfahrungen die Betreffenden in und mit der elterlichen Ehe gemacht haben. Die KZ-Belastung beeinflußt diese Fähigkeit wenig.

Entsprechendes gilt für die weltanschauliche Haltung, zumindest in den Fällen, in denen sie früh eine gewisse Bewußtheit und Prägnanz erreicht. Die Identifikation mit einer Weltanschauung erfolgt in der Regel lebensgeschichtlich früh und spiegelt häufig die positiv oder negativ verlaufene Auseinandersetzung mit den elterlichen Autoritätsfiguren wider. Besonders deutlich wird das bei einer ideologisch gelebten Weltanschauung. Hinter einer in diesem Sinne ideologischen Haltung läßt sich fast immer eine konflikthafte und unaufgelöste Vaterproblematik aufweisen. Die Ideologie dient dann als Stütze und Ich-Panzerung im Kampf mit einer als feindlich und übermächtig erlebten Welt. Eine solche Ich-Panzerung kann den betreffenden „Ideologen“ oft ein erstaunliches Maß an innerer Festigkeit und äußerer Widerstandsfähigkeit geben, die ihn auch schwerste Belastungssituationen anscheinend unbeschadet überstehen lassen. Diese Form der Ich-Stärke muß aber fast immer mit dem Verzicht auf eine offene und freie Kommunikationsfähigkeit bezahlt werden.

10. An mehreren Stellen der Untersuchung zeigt sich die Sonderstellung der Juden gegenüber den aus religiösen und politischen Gründen Verfolgten. Diese Gruppe wurde daher einer gesonderten Analyse unterzogen. Als Index ihres heutigen Zustandes wurde das komplexe Merkmal „Allgemeine Lebensbewältigung“ gewählt. Es setzt sich zusammen aus den Erfolgen im Beruf, der Ehe, des Kontaktes und der Verarbeitung des KZ-Schicksals. An diesem Maßstab gemessen ist der weitaus größte Anteil der Juden als mehr oder weniger geschädigt zu bezeichnen. Nur ein kleiner Teil hat das Lager relativ ungeschädigt überstanden, wobei nicht nur die Belastung, sondern auch gewisse Faktoren der Lebensentwicklung mit verantwortlich zu machen sind. Diese quantitative Verteilung zwischen geglückter und mißglückter Lebensbewältigung war eine Bestätigung für die in den verschiedenen Kapiteln nachgewiesenen Zusammenhänge zwischen den Spätschäden und dem Ausmaß der Belastung. Die Persönlichkeitsentwicklung, die für die Ausbildung bestimmter „Anpassungsmerkmale“ verantwortlich zu machen ist, spielt eine sekundäre Rolle. Von nicht unerheblicher Bedeutung ist bei den Juden die „doppelte Entwurzelung“. Sie waren nicht nur den schlechtesten Lagerbedingungen ausgesetzt, sondern konnten auch nach der Befreiung nicht in ihre vertraute Umwelt zurückkehren. Selbst wo noch einige Familienmitglieder überlebten und als „positive Empfangswelt“ fungierten, war doch eine Rückkehr in die alte Umwelt aus inneren und/oder äußeren Gründen unmöglich. Man mußte sich ein neues Aufenthaltsland suchen. Die hierbei maßgebenden Motive sind weit gestreut und deuten auf eine Verschiedenartigkeit des Schicksals und der persönlichen Lebensentwicklung hin. Dieser Befund zeigt noch einmal die in der Untersuchung immer wieder in die Augen springende Erkenntnis: So wenig wie die Konzentrationslagerhaft als einheitliche Belastungsgröße aufgefaßt werden kann, so unterschiedlich ist auch die Reaktion auf ihre Belastung. Äußere und innere Lebensgeschichte, individuelle Disposition wie gesellschaftliche Verhältnisse bilden ein eng miteinander verflochtenes Bedingungsgefüge für die Verschiedenartigkeit der Bewältigung des KZ-Terrors.

Conclusion

In the summary, we will present some of the most important issues, findings and theoretical implications of this work.

1. Methodologically, this investigation can be distinguished from earlier works through three characteristics:

a) The samples used in earlier investigations were obtained primarily through referrals from doctors who were seeing their patients in connection with indemnification procedures. In the present study, a random sample technique was used. This insured the inclusion of many people who had made no claim for indemnification. In this way, it was possible to compare the complaints found among those who had made claims for indemnification with those of the people who had made no claim.

b) The data collection included not only the clinically relevant complaints and diagnoses. With the aid of extensive interviews it was also possible to examine the developmental history until the moment of incarceration, the many different kinds of stresses in the Concentration Camps, as well as the onset of psychological disturbances during the post-War period in the areas of interpersonal relationships, marital life, employment, and "Weltanschauung". The separate investigation of each of the above mentioned areas permitted us to examine both the variability and comprehensiveness of the psychological disturbances among former concentration-camp prisoners and to do this independently of the question of their clinical relevance.

c) In order to progress beyond a descriptive registration of clinical symptoms, the individual variables were factor analysed. With the aid of this technique it was possible to ascertain the internal connections or dimensionality of the variables. The resulting factors can be viewed as independent illness- (complaint, attitude, etc.) dimensions. They simultaneously mark the points of intrusion of the concentration-camp after-effects in the personality.

2. The percentage of psychologically "healthy" survivors is very small in our sample. These people also tended to have experienced relatively more favorable concentration-camp conditions. It therefore seems certain that a disturbance-free survival occurs only after a mild stress experience.

3. In contrast to the postulation of a single, special, long-term illness-reaction to the concentration-camp incarceration, our material exposed a broad spectrum of somatic and psychological complaints at a considerably late date after the liberation. However, it is important to note that not a single one of the somatic or psychological complaints bore a systematic relationship to the concentration-camp stress. It was the illness or complaint dimensions resulting from the factor analysis which showed clear-cut relationships to the measures of concentration-camp stress.

Of the 4 factors, the factor which we called "psychophysical syndrome" proved to be especially significant. This factor is composed of both psychological and somatic complaints and can be interpreted as a general state of exhaustion. It corresponds roughly to the frequently cited and variously described "KZ-Syndrome", the occurrence of which is seen by some researchers as being "obligatory" for all former concentration-camp prisoners. Our data show this condition to be only one of several frequently appearing reactions to the stresses of the incarceration.

Along with two purely somatic illness dimensions, "Internal Illnesses" and "Gynacological Complaints", a third and purely psychological illness dimension was found. It includes such variables as mistrust, a feeling of being socially isolated and paranoid ideation. We have viewed this dimension as representing a "social illness", not greatly different from the modern conceptualization of "anomie". This social illness dimension is of central importance for the theory of concentration-camp stress and its consequences. It shows that even when clinically relevant somatic complaints are not present or have begun to dissipate, the social-communicative functions can be and remain disturbed. To date this injury has received little attention in the medical practice surrounding former concentration-camp prisoners.

The lack of clarity in both the diagnosis and compensation of this social-psychological injury is also reflected in the relatively undifferentiated manner in which these disturbances have been registered and named by doctors. The psychiatric diagnoses of those of our interviewees who were seen by psychiatrists, either in regard to compensation-claims or for private treatment, are confusing and given their inconsistency, these diagnoses can only be regarded as provisional. It follows, that these diagnoses cannot be viewed as adequate for theoretical conclusions concerning the consequences of concentration-camp incarceration. For these reasons, the psychic and social-communicative late-injuries were analysed independently of the clinical diagnoses.

4. The psychological condition of former concentration-camp inmates can be characterized by three basic disturbance factors.

The most serious of these we named "Resignation and Desperation". This factor designates a condition in which the individual finds his life to have become meaningless and senseless and sees no future goals for which it is worth striving. This condition resembles the "deep depression" described in the clinical literature.

The reaction which we named "Apathy and Inhibition" is characterized by a feeling of personal failure, personal worthlessness, and general passivity. This factor resembles the clinically described "asthenic failure".

The third factor, named "Aggressive-Exciteable Moodiness" represents a psychological condition which has been frequently overlooked in the concentration-camp literature. It is reflected clinically in aggressivity which has not been "worked through". Hostile impulses are released uncontrollably against the environment or directed hypochondriacally against the person's own body.

As is to be expected, the basic psychic disturbances are also coupled with visable social-communicative difficulties. For example, the marital situation is partly determined by the illness dimensions found in its members. This does not mean that the marital lives of psychologically disturbed people always center around the same problem areas, but rather that the marital situation of a person characterized by "resignation and desperation" has a recognizeably different tone than that of a person who is suffering from "aggressive-excitable moodiness". Moreover, it is also possible to observe forms of marital life which have drawn stability, both internally and externally, from the suffering of one or both of its members.

Similarly, there is also a relationship between the psychic disturbances of the former prisoners and their success in reestablishing themselves occupationally. Most basically, the greater the psychic disturbance, the poorer are the chances for occupational success. There are cases, however, in which serious psychic problems lead to increased occupational activity and the status symbols of success. Especially the occupational activity of a former concentration-camp prisoner can help him to maintain functioning avenues of social communication despite his otherwise hopeless psychological condition.

5. In connection with the social-communicative disturbances, the examination of the external ability to function and the internal psychic condition proved rewarding. A separate factor analysis differentiated two modes of current social contact. One mode was labeled "Engagement with one's Environment" and the other "Concern for one's fellow Man". The social life of all former concentration-camp inmates is problematical. Paradoxically, this is most apparent and penetrating among those persecutees who strictly avoid every active engagement with their environment. For them, the interpersonal world has ceased to exist. They live in a social isolation which, with the passing time, steadily intensifies. Their surrounding environment is not, however, inactive in the face of their plight. Because of hidden guilt and deep resentments and aggressivity, the environment varies considerably in its attitudes and behavior. Not seldom, exaggerated concern contrasts with a cool disinterest and high esteem is followed by scorn. Typical forms of reaction to these situations are the attempts to be secretive about or to deny one's past or to use one's fate quite consciously as a means of establishing contacts by playing the "role" of a former concentration-camp inmate.

Another social injury resulting from the incarceration is the disturbed or destroyed capacity to turn towards and be concerned about one's fellow man. Through the experience of the persecution "the other" has remained an enemy or potential murderer for many former prisoners.

6. Of central significance for the etiology of the above mentioned somatic, psychic and social-communicative disturbances are the kind and intensity of stresses experienced during the concentration-camp incarceration. The more literary concentration-camp reports, which have been written largely by persons who experienced the camps themselves, have described the hellish conditions in all of their tragic and terrible detail. In the scientific literature, there have been only few mostly inadequate attempts to define the specific stress factors and to identify their pathogenic character. This omission is due to the view of many authors that the application of rational and quantifying methods to assess the torture of human beings is both morally and scientifically questionable and hence objectionable.

In our view, it appeared necessary and desireable to differentiate the complex "stress concept" into its components and to distinguish intensity levels. This was done in order to empirically investigate the postulate that the incarceration is respondible for the illnesses found among the survivors. The application of this procedure demonstrated repeatedly that neither the duration of the incarceration nor the kind of camp, but rather the kind of work situation in which the prisoner found himself, and through this, the work-related conditions he experienced, are primarily responsible for the late injuries discussed above. The work situation, more than any other single stress variable, characterizes most clearly the stress conditions each person experienced. Whether long or short term, once the work-related stress overcame the resistence of the prisoner, it was irrelevant for the development of illness whether the prisoner had a long or short incarceration or whether he was placed in an extermination or work camp.

In order to understand the meaning of the work stress in determining survival chances as well as causing long-term injury to the prisoner, it is necessary to realize that the work situation in the concentration-camps was also closely associated with many other stressful or relieving conditions. Similar to life under normal circumstances, the nature of one's work and one's social status are closely related. One's position in the cruel social status hierarchy in the concentration-camp world determined in the end the intensity of hunger, sickness, torture and humiliation as well as support, help, security and protection. For these reasons, the work stress may be viewed as the most secure index for assessing the extent to which these survivors were robbed of their human substance, attacked and injured in their identification with the human world and its values.

7. The discrimination and quantification of the stress variables and the computation of their relationships to one another as well as to variables of the pre- and post-incarceration periods, provided an additional, important insight. It could be shown that the prisoners personality also played a role in determining the nature and intensity of the stresses he experienced.

In this connection, it was factor analytically possible to identify a personality dimension which we labeled "Capacity for Interpersonal Contact". The positive pole is characterized by active, cooperative, initiating behavior. Such persons were better able to cope with the mentality and methods of the camp guards and indirectly influence the work situation they received, and through this, their chances for survival. Passive, uncooperative, shyer persons more frequently found themselves in the most abject conditions.

The statistical correlation between this personality pattern and the work stress is clear cut. Prisoners high on "Capacity for Interpersonal Contact" had lighter work stress in comparison to those who were low. Corresponding correlations were also found between the adjustment capacity within the camps and the presence and intensity of late injury as a consequence of the incarceration.

These different modes of interpersonal contact, which were of large importance in the determination of a person's survival and his subsequent life, were largely formed at the time the prisoners entered the concentration-camps. The possibility of acquiring more adequate coping methods and forms of interpersonal contact once in the camps, was in the rule, not feasible. These personality characteristics had already begun forming in early childhood and were rarely susceptible to change. Moreover, it should also be realized that the individual prisoner was most likely completely unaware of any relationship between his personality, in the sense we have been discussing it here, and his fate.

9. In the longitudinal reconstruction of the survivors' developmental histories, their childhood and adolescent years, we were forced to rely on their own retrospective reports and on what they could remember and were willing to reveal. It seems therefore appropriate to report only those results which were repeatedly confirmed in different contexts.

One remarkable phenomenon is the continuity of behavior and attitude from childhood through to the present time. Particular forms of activity and capacity for establishing interpersonal contact which were already visible in late childhood or at puberty, were maintained subsequently, without substantial change, through the years of persecution, incarceration and liberation.

The mother played a central role in the learning histories of the survivors and was particularly influential in the determination of their capacity to establish interpersonal relations and to feel socially comfortable. In our material, a disturbed mother-child relationship is related to a later developing, passive behavioral pattern, which in turn was reflected in the following findings: a passive reaction to the onset of the persecution, uncooperativeness and disinterest towards fellow-prisoners, a more severe stress situation in the camps, and as a consequence, an unsuccessful adjustment after the liberation.

The personality characteristics which were formed in the childhood appear to have been deeply anchored and resistent to the deformation pressures of the incarceration. This observation was confirmed in the case of two additional behavioral patterns: the manner and choice of marital partner and "Weltanschauung". The capacity to find a suitable marital partner and to lead a harmonious marital life appears to depend to a great degree on the experience of the survivors with their own parents and the parental marriage. The concentration-camp stresses had little influence on this. The same may be said for the "Weltanschauung", at least in those cases in which the "Weltanschauung" attained awareness very early. The identification with a "Weltanschauung" occurs chronologically early and frequently reflects the either negative or positive outcome of the child's engagement with the parental authority figures. This is particularly apparent with ideologically lived "Weltanschauungen". Behind the ideological posture, an unresolved conflict with the father can nearly always be found. The ideology serves the person as a crutch and ego-fortification with the environment, which he experiences as hostile and all-powerful. Such an ego-fortification often provides the "ideologist" with an astoundingly large measure of internal firmness and external resistence with which he can withstand the pressures and stresses seemingly unscathed. This form of ego-strength, however, is almost always accompanied by deficiencies, inhibitions, and restrictions in interpersonal relationships.

10. The special position of the "racially persecuted" in contrast to the religiously and politically persecuted was noted at several points in our exploration. For this reason, this group was analyzed separately. A complex category which we called "General Life Mastery" was developed as an index for their present condition. This category is composed of individual variables representing the relative success in occupation, marriage, social contact, and coping with the former concentration-camp experiences. Measured in this way, the overwhelming majority of Jewish survivors appear moderately or severely injured. Only a small minority were able to survive the camps essentially uninjured and in these cases the preconditions seemed to be not only their relatively lighter work stress but also particular characteristics in their developmental histories. The quantitative distribution between successful and unsuccessful "General Life Mastery" represented a further confirmation for the relationship between late injury and degree of stress experienced in the camps. The personality development, which was important in the development of

adequate "coping patterns" in the camps, was only of secondary importance in the causation of late injury. Of considerable significance among the Jewish survivors was the issue of their "double uprooting". They were not only exposed to the most stressful camp conditions, but once liberated, they were unable to return to their old and familiar environments. Even in those cases where family members also survived, and would have gladly received them, both internal and external problems made a return impossible. These people had to search for another country in which to live. The motives for the choice of a particular country are very heterogeneous and reflect the diversity of the survivor's personal fate and personality development. This result also reconfirms an overall and striking finding: just as the concentration-camp incarceration cannot be conceptualized as a uniform stress experience, neither are the reactions to the incarceration uniform. The internal and external life history, individual dispositions as well as social conditions form an intertwining network which influences and determines the variability in the overcoming of the concentration-camp terror.

Anhang

Im Anhang werden die Merkmale, die in die Faktorenanalysen eingegangen sind, das Verfahren zur Gewinnung der „Lebensbewältigungs"-Formen, die verwendeten Rorschach-Kategorien und ein Überblick über die Sonderstichproben dargestellt. Durch die Merkmalslisten soll vor allem die qualitative Grundlage der Faktorenanalysen durchsichtig gemacht werden. Häufigkeitsunterschiede von Merkmalen in verschiedenen Gruppen und Interkorrelationsberechnungen relevanter Merkmale wurden schon im Text dargestellt und diskutiert. Auch sind aus dem Text die Faktorenladungen der Merkmale auf dem jeweils behandelten Faktor zu ersehen. Ihre Kommunalitäten und Varianzanteile mitzuteilen, wäre nur in Zusammenhang mit den gesamten Faktorenmatrizen sinnvoll gewesen. Diese hätten jedoch zuviel irrelevante und uninterpretierte Information enthalten. Obwohl die Phi-Korrelationen, auf denen die Faktorenanalysen basieren, im allgemeinen sehr niedrig waren, wurden von uns nur solche Faktoren interpretiert, die statistisch vertretbare Anteile der Gesamtvarianz aufklärten. Schließlich sei noch angemerkt, daß wir es entsprechend den Merkmalsdefinitionen manchmal mit künstlich überhöhten Korrelationen zu tun hatten. Dies wurde jedoch im Text diskutiert bzw. in den Interpretationen berücksichtigt.

Auf die Ausbreitung des gesamten Zahlenmaterials samt seiner Kommentierung und auf eine detailliertere Darstellung der Kategorienbildung mußte verzichtet werden. Der Umfang des Buches würde sich dadurch um mehr als ein Drittel vergrößern. Die Unterlagen können jedoch in der Forschungsstelle für Psychopathologie und Psychotherapie in der Max-Planck-Gesellschaft, 8 München 23, Montsalvatstraße 19, eingesehen werden.

I. 23 Merkmale, die in die Faktorenanalyse des Kap. „Belastungen der KZ-Haft" eingegangen sind:

1. Reaktionen bei Einsetzen der Verfolgung	Aktive Reaktionen Passivität
2. Schutzreaktion bei Einsetzen der Verfolgung	Vorwiegend Selbstschutz Vorwiegend Gemeinschaftsschutz
3. Verfolgungsbedingte Eingriffe in den familiären Kontaktbereich vor der Inhaftierung	Schwere Eingriffe Leichte Eingriffe
4. Verfolgungsbedingte Eingriffe in den beruflich-materiellen Bereich vor der Inhaftierung	Schwere Eingriffe Leichte Eingriffe
5. Aktivitätsentfaltung während der Haftzeit	Aktives Durchkommen Passives Durchkommen
6. Einstellung zu den Mithäftlingen	Kameradschaftlichkeit Teilnahmslosigkeit

7. Kontaktverhalten gegenüber Mithäftlingen	Kontaktinitiative Kontaktschwäche
8. Beziehungen zu Wachmannschaften	Angepaßt gegenüber den Wachmannschaften Keine Anpassung an die Wachmannschaften
9. Lebensbedrohung während der Haft	Berichtete Lebensbedrohung Keine Lebensbedrohung berichtet
10. Schwere des Lagers	Längere Zeit in mäßig schweren Lagern Längere Zeit in schwereren Lagern
11. Dauer der Inhaftierung	Zwischen 3 und 48 Monaten Zwischen 49 und 96 Monaten
12. Vorhaft-Stress	ja nein
13. Arbeitsbelastung im KZ	Längere Zeit leichtere oder mäßig schwere Arbeit Längere Zeit schwere oder schwerste Arbeit
14. Geschlecht	männlich weiblich
15. Herkunftsland	Deutschland Osteuropa
16. Verfolgungsgrund	rassisch politisch oder religiös
17. Alter bei Beginn der Verfolgung	bis zu 30 Jahren älter als 30 Jahre
18. Dauer der Gesamtverfolgungszeit	Zwischen 3 und 72 Monaten Zwischen 73 und 144 Monaten
19. Familienstand vor der Inhaftierung	Ledig, verwitwet oder geschieden Verheiratet
20. Familienstand heute	Ledig, verwitwet oder geschieden Verheiratet
21. Heutiges Aufenthaltsland	Deutschland USA und Israel
22. Elternverlust Geschwisterverlust	ja — nein
23. Verlust des Ehepartners Verlust der Kinder	ja — nein

II. 23 Merkmale, die in die Faktorenanalyse des Kap. „Gesundheitliche Schäden" eingegangen sind (die Alternativausprägungen der Beschwerden sind jeweils im Sinne von „vorhanden — nicht vorhanden" zu verstehen):

1. Alter bei Beginn der Verfolgung
2. Geschlecht
3. Vegetative Beschwerden
4. Rheumatische Beschwerden
5. Kopfbeschwerden
6. Gehör- und Sehbeschwerden
7. Zahnbeschwerden
8. Lungen-Bronchial-Beschwerden
9. Herz-Kreislauf-Beschwerden
10. Magenbeschwerden
11. Darmbeschwerden
12. Leber-Gallen-Beschwerden
13. Gynäkologische Beschwerden
14. Urologische Beschwerden
15. Wirbelsäulenbeschwerden
16. Beschwerden nach Extremitäten-Verletzungen
17. Angstträume
18. Depressive Verstimmungszustände
19. Innere Unruhe, Reizbarkeit
20. Gedächtnis- und Konzentrationsstörungen
21. Schlafstörungen
22. Mißtrauen
23. Angstzustände
24. Müdigkeit
25. Gefühl der Isoliertheit
26. Paranoide Ideen
27. Haßgefühle
28. Vitalstörungen (Appetitlosigkeit, Druckgefühl im Kopf und auf der Brust, schlechter Stuhlgang)

III. 13 Merkmale, die die Faktorenanalyse des Kap. „Psychiatrische Diagnostik" eingegangen sind (die Alternativausprägungen der Beschwerden sind jeweils im Sinne von „vorhanden — nicht vorhanden" zu verstehen):

1. Angstträume
2. Angstzustände
3. Paranoide Ideen
4. Haßgefühle
5. Innere Unruhe, Reizbarkeit
6. Gedächtnis- und Konzentrationsstörungen
7. Mißtrauen
8. Gefühl der Isoliertheit
9. Depressive Verstimmungszustände
10. Schlafstörungen
11. Vitalstörungen
12. Müdigkeit
13. Suicidgedanken

(Die Merkmale 1—12 sind identisch mit Merkmalen, die in die Faktorenanalyse des Kap. „Gesundheitliche Spätschäden" eingegangen sind.)

IV. 35 Merkmale, die in die Faktorenanalyse des Kap. „Grundformen psychischer Störungen" eingegangen sind:

1. Depressive Zustände	ausgeprägt nicht ausgeprägt
2. Unruhe	ausgeprägt nicht ausgeprägt
3. Störbarkeit	ausgeprägt nicht ausgeprägt
4. Ermüdbarkeit	ausgeprägt nicht ausgeprägt
5. Reizbarkeit	ausgeprägt nicht ausgeprägt
6. Feindseligkeit	ausgeprägt nicht ausgeprägt
7. Sexuelle Störungen	erschließbar nicht feststellbar
8. „Reifen" am KZ-Schicksal	sichtbar nicht sichtbar
9 Verzweifeln am KZ-Schicksal	sichtbar nicht sichtbar
10. Demonstration des KZ-Schicksals	sichtbar nicht sichtbar
11. Heutige Stimmungslage	eher gehobene Stimmung eher gedrückte Stimmung
12. Heutige Einstellung zur KZ-Zeit	Der KZ-Zeit werden auch positive Aspekte abgewonnen Die KZ-Zeit war sinnlos und lebenszerstörend
13. Klagsamkeit	vorhanden nicht vorhanden
14. Stimmungslabilität	vorhanden nicht vorhanden
15. Hypochondrische Beschwerden	ausgeprägt nicht ausgeprägt
16. Schuldgefühle	ausgeprägt nicht ausgeprägt
17. Selbstmitleid	ausgeprägt nicht ausgeprägt
18. Unzufriedenheit	ausgeprägt nicht ausgeprägt
19. Schlafstörungen	vorhanden nicht vorhanden
20. Antrieb	vorhanden nicht vorhanden

21. Mutlosigkeit	ausgeprägt
	nicht ausgeprägt
22. Verstiegenheit	vorhanden
	nicht vorhanden
23. Distanziertheit	ausgeprägt
	nicht ausgeprägt
24. Gefühlsansprechbarkeit	vorhanden
	nicht vorhanden
25. Eindeutigkeit des Symptombildes	diffus
	eindeutig
26. Stabilität der Symptome	Veränderungen
	keine Veränderungen
27. Verdrängungstendenz	ausgeprägt
	nicht ausgeprägt
28. Angstträume	vorhanden
	nicht vorhanden
29. Verleugnen	sichtbar
	nicht sichtbar
30. Ideologische Verarbeitung des KZ-Schicksals	sichtbar
	nicht sichtbar
31. Geschlecht	männlich
	weiblich
32. Alter bei Beginn der Verfolgung	bis zu 30 Jahren
	älter als 30 Jahre
33. Verfolgungsgrund	rassisch
	politisch und religiös
34. Herkunftsland	Deutschland
	Osteuropa
35. Aufenthaltsland	Deutschland
	USA und Israel

V. 25 Merkmale, die in die 1. Faktorenanalyse des Kap. „Kontakt zum Mitmenschen und zur Gesellschaft“ eingegangen sind:

1. Vorwurf und Anklage	sichtbar
	nicht sichtbar
2. Oberflächliche Anpassung	sichtbar
	nicht sichtbar
3. Isolierung und Abwendung	sichtbar
	nicht sichtbar
4. Heutige persönliche Kontakte	Kontakte auch außerhalb der Familie
	vorwiegend Vereinsamung
5. Heutige Beteiligung am Leben der Öffentlichkeit	Teilnahme am öffentlichen Geschehen
	Desinteresse am öffentlichen Geschehen
6. Heutige Einstellung zum Mitmenschen	vorherrschend Vertrauen
	vorherrschend Mißtrauen
7. Heutiger Lebensstandard	materielles Wohlergehen
	materielle Bedürftigkeit
8. Heutige weltanschauliche Orientierung	weltanschauliche Orientierung vorhanden
	weltanschauliche Orientierung fehlt
9. Heutige Beeinflussung des Handelns durch eine Weltanschauung	Beeinflussung der Lebensführung
	keine Beeinflussung der Lebensführung
10. Heutiges Interesse an der Umwelt	Aufgeschlossenheit, Offenheit
	Verschlossenheit, Eingeengtheit
11. Umweltanpassung bis 1949/50	Bemühen um eine Umweltanpassung
	Störungen in der Umweltanpassung
12. Heutige Durchsetzungsfähigkeit außerhalb der Familie	Aktives, expansives Verhalten
	Passives, ausweichendes Verhalten

13. Erste Reaktionen nach der Befreiung	Orientierungsversuche Zusammenbruch
14. Bemühen um Verstehen und Verzeihen	sichtbar nicht sichtbar
15. Verhalten während der Befreiung	Aktivität Passivität
16. Berufsverläufe nach der Befreiung	aufsteigender Verlauf Auf- und Abstieg oder kein Aufstieg
17. Ortsveränderungen nach der Befreiung	frühes Seßhaftwerden spätes Seßhaftwerden
18. Heutige Aggressionsform	geäußerte Aggressivität Aggressionshemmung
19. Feindseligkeit	ausgeprägt nicht ausgeprägt
20. Vorurteile gegenüber Mitmenschen	ausgeprägt nicht ausgeprägt
21. Geschlecht	männlich weiblich
22. Alter bei Beginn der Verfolgung	bis zu 30 Jahren älter als 30 Jahre
23. Verfolgungsgrund	rassisch politisch und religiös
24. Herkunftsland	Deutschland Osteuropa
25. Aufenthaltsland	Deutschland USA und Israel

7 Rorschach-Ratings (1—7) und 19 Fragebogen-Items (8—26), die in die 2. Faktorenanalyse des Kap. „Kontakt zum Mitmenschen und zur Gesellschaft" eingegangen sind:

1. Affektive Angepaßtheit.
2. Affektive Labilität.
3. Kontaktfähigkeit.
4. Kontaktwünsche.
5. Innengerichtete Aggression.
6. Explosive außengerichtete Aggression.
7. Aggressionshemmung oder -verdrängung.
8. Werden Sie als ehemaliger KZ-Häftling von Ihren Mitmenschen geachtet?
9. Sind Sie der Ansicht, daß Sie aufgrund der im KZ durchgemachten Leiden eine größere Anerkennung durch Ihre Mitmenschen verdienen?
10. Empfinden Sie sich durch die KZ-Inhaftierung anders als die anderen?
11. Sind Ihnen Ihre Mitmenschen durch Ihre Erlebnisse fremd geworden?
12. Meinen Sie, daß es Ihnen in irgendeiner Beziehung besser geht als den meisten Menschen?
13. Fühlen Sie sich heute anderen gegenüber benachteiligt?
14. Glauben Sie, daß in der Welt die Bösen herrschen?
15. Glauben Sie, daß das, was Sie mitgemacht haben, Ihnen den Anschluß an die Menschen erschwert?
16. Kann man sich auf die Freundlichkeit der Mitmenschen verlassen?
17. Schließen Sie auch manchmal Bekanntschaften durch Ihr Dazutun?
18. Sind Sie durch das, was Sie mitgemacht haben, zurückhaltender im Umgang mit Menschen geworden?
19. Geben Sie auch manchmal den Ton in einer Gruppe an?
20. Gibt es einen Menschen, mit dem Sie über alles reden können, was Ihnen am Herzen liegt?
21. Halten Sie sich lieber im Familienkreis (Freundeskreis) auf oder gehen Sie lieber aus?
22. Gibt es Menschen, die Ihnen so viel bedeuten, daß Sie sie vermissen würden, wenn Sie abwesend sind?
23. Wenn Sie jemand ärgert, was machen Sie?

24. Was tun Sie, wenn jemand Sie kränkt?
25. Angenommen, Sie stehen in einer Schlange und warten. Plötzlich drängt sich jemand vor. Wie verhalten Sie sich und was denken Sie sich dabei?
26. Kommt es vor, daß Sie Ihren berechtigten Zorn auf jemanden zum Ausdruck bringen? Bedauern Sie das nachher?

Die Merkmale 8—22 sind Fragebogen-Fragen, die bei positiver oder negativer Beantwortung als einfache Merkmale in alternativer Ausprägung verwendet wurden.

Die Merkmale 23—26 stellen Fragebogen-Fragen dar, deren Antworten durch ein Rating-Verfahren bezüglich Art und Häufigkeit von Aggressionsäußerungen der Befragten eingeschätzt wurden.

VI. 16 Merkmale, die in die Faktorenanalyse des Kap. „Berufliche Rückgliederung nach der KZ-Haft" eingegangen sind:

1. Schulbildung vor der Verfolgung	Mittel- und höhere Schule Volksschule
2. Berufsverläufe nach der Befreiung	aufsteigender Verlauf Auf- und Abstieg oder kein Aufstieg
3. Berufseinstieg	spätestens ein Jahr nach der Befreiung später als ein Jahr nach der Befreiung
4. Berufliche Tätigkeit während der Haft	vorwiegend im eigenen Beruf tätig vorwiegend nicht im eigenen Beruf tätig
5. Arbeitssituation im KZ wird als Überlebensgrund angegeben	ja nein
6. Arbeitsbelastung im KZ	längere Zeit leicht oder mäßig schwere Arbeit längere Zeit schwere oder schwerste Arbeit
7. Lebensstandard der elterlichen Familie	materielles Wohlergehen materielle Bedürftigkeit
8. Berufsausbildung vor der Verfolgung	abgeschlossene Berufsausbildung nicht abgeschlossene Berufsausbildung
9. Berufserfolg vor der Verfolgung	erfolgreiche Berufstätigkeit fehlender Berufserfolg
10. Berufsrückgliederung nach der Befreiung	geglückte Rückgliederung in einen Beruf Schwierigkeiten bei der Rückgliederung in einen Beruf
11. Heutiges Berufsniveau im Vergleich zur Vorverfolgungszeit	gleiches oder höheres Berufsniveau niedrigeres Berufsniveau
12. Heutiger Lebensstandard	materielles Wohlergehen materielle Bedürftigkeit
13. Herkunftsland	Deutschland Osteuropa
14. Aufenthaltsland	Deutschland USA und Israel
15. Verfolgungsgrund	rassisch politisch und religiös
16. Alter bei Beginn der Verfolgung	bis zu 30 Jahren älter als 30 Jahre

VII. 42 Merkmale, die in die Faktorenanalyse des Kap. „Ehe und Familie" eingegangen sind:

1. Depressive Zustände	ausgeprägt nicht ausgeprägt
2. Unruhe	ausgeprägt nicht ausgeprägt
3. Störbarkeit	ausgeprägt nicht ausgeprägt

4. Ermüdbarkeit	ausgeprägt nicht ausgeprägt
5. Reizbarkeit	ausgeprägt nicht ausgeprägt
6. Feindseligkeit	ausgeprägt nicht ausgeprägt
7. Sexuelle Störungen	erschließbar nicht feststellbar
8. „Reifen" am KZ-Schicksal	sichtbar nicht sichtbar
9. Verzweifeln am KZ-Schicksal	sichtbar nicht sichtbar
10. Demonstration des KZ-Schicksals	sichtbar nicht sichtbar
11. Heutige Stimmungslage	eher gehobene Stimmung eher gedrückte Stimmung
12. Heutige Einstellung zur KZ-Zeit	Der KZ-Zeit werden auch positive Aspekte abgewonnen Die KZ-Zeit war sinnlos und lebenszerstörend
13. Vorwurf und Anklage	sichtbar nicht sichtbar
14. Oberflächliche Anpassung	sichtbar nicht sichtbar
15. Isolierung und Abwendung	sichtbar nicht sichtbar
16. Heutige persönliche Kontakte	Kontakte auch außerhalb der Familie vorwiegend Vereinsamung
17. Heutige Beteiligung am Leben der Öffentlichkeit	Teilnahme am öffentlichen Geschehen Desinteresse am öffentlichen Geschehen
18. Heutige Einstellung zum Mitmenschen	vorherrschend Vertrauen vorherrschend Mißtrauen
19. Heutiger Lebensstandard	materielles Wohlergehen materielle Bedürftigkeit
20. Heutige weltanschauliche Orientierung	weltanschauliche Orientierung vorhanden weltanschauliche Orientierung fehlt
21. Heutige Beeinflussung des Handelns durch eine Weltanschauung	Beeinflussung der Lebensführung keine Beeinflussung der Lebensführung
22. Heutiges Interesse an der Umwelt	Aufgeschlossenheit, Offenheit Verschlossenheit, Eingeengtheit
23. Umweltanpassung bis 1949/50	Bemühen um eine Umweltanpassung Störungen in der Umweltanpassung
24. Heutige Durchsetzungsfähigkeit außerhalb der Familie	Aktives, expansives Verhalten Passives, ausweichendes Verhalten
25. Erste Reaktionen nach der Befreiung	Orientierungsversuche Zusammenbruch
26. Mißtrauen	vorhanden nicht vorhanden
27. Geschlecht	männlich weiblich
28. Verfolgungsgrund	rassisch politisch und religiös
29. Dauer der Gesamtverfolgungszeit	zwischen 3 und 72 Monaten zwischen 73 und 144 Monaten
30. Elternverlust	ja nein
31. Partnerwahl nach der Befreiung	Verfolgter Nichtverfolgter

32. Stimmungslage vor der Verfolgung	eher gehobene Stimmung eher gedrückte Stimmung
33. Heutige Beziehung der Ehepartner zueinander	gelungene Partnerschaft mißlungene Partnerschaft
34. Eheliche Partnersuche nach der Befreiung	unauffällige Partnersuche auffällige Partnersuche
35. Wahl des ersten Ehepartners vor der Verfolgung	Wahl innerhalb einer Bezugsgruppe Wahl unabhängig von einer Bezugsgruppe
36. Bezogenheit des heutigen Familienlebens auf die Vergangenheit oder Zukunft	vorwiegend gegenwarts- und zukunftsbezogen vorwiegend vergangenheitsbezogen
37. Heutiges Familienleben	eher harmonisch eher disharmonisch
38. Kinderzahl nach der Befreiung	Ehen vorwiegend mit Kindern Ehen vorwiegend ohne Kinder
39. Heutige Beziehung zu den eigenen Kindern	ungestörte Beziehung gestörte Beziehung
40. Heutige Erziehungshaltung	autoritär cooperativ
41. Pflegesituation nach der Befreiung	persönliche Pflege institutionalisierte Pflege
42. Heutiges Rollenverhalten in der Familie	bestimmendes Verhalten unterordnendes Verhalten

(Die Merkmale 1—12 sind identisch mit den Merkmalen 1—12 der Faktorenanalyse „Grundformen psychischer Störungen". Die Merkmale 13—25 sind identisch mit den Merkmalen 1—13 der Faktorenanalyse „Kontakt zum Mitmenschen und zur Gesellschaft".)

VIII. 17 Merkmale, anhand derer die „Allgemeine Lebensbewältigung" ehemaliger Verfolgter definiert ist. Die Merkmale sind in vier verschiedene Lebensbereiche aufgeschlüsselt:

Lebensbereich: Ehe und Familie

1. Heutige Beziehung der Ehepartner zueinander	gelungene Partnerschaft mißlungene Partnerschaft
2. Bezogenheit des heutigen Familienlebens auf die Vergangenheit oder Zukunft	vorwiegend gegenwarts- und zukunftsbezogen vorwiegend vergangenheitsbezogen
3. Heutiges Familienleben	eher harmonisch eher disharmonisch

Lebensbereich: Kontakt

4. Heutige persönliche Kontakte	sichtbar nicht sichtbar
5. Heutige Beteiligung am Leben der Öffentlichkeit	Kontakte auch außerhalb der Familie vorwiegend Vereinsamung
6. Heutige Einstellung zum Mitmenschen	Teilnahme am öffentlichen Geschehen Desinteresse am öffentlichen Geschehen
7. Heutige Aggressionsform	geäußerte Aggressivität Aggressionshemmung
8. Heutige Durchsetzungsfähigkeit außerhalb der Familie	Aktives, expansives Verhalten Passives, ausweichendes Verhalten

Lebensbereich: Beruf

9. Berufsverläufe nach der Befreiung	aufsteigender Verlauf Auf- und Abstieg oder kein Aufstieg
10. Berufsrückgliederung nach der Befreiung	geglückte Rückgliederung in einen Beruf Schwierigkeiten bei der Rückgliederung in einen Beruf

11. Heutiges Berufsniveau im Vergleich zur Vorverfolgungszeit	gleiches oder höheres Berufsniveau niedrigeres Berufsniveau
12. Heutiger Lebensstandard	materielles Wohlergehen materielle Bedürftigkeit

Lebensbereich: Verarbeitung der KZ-Haft

13. Heutige Einstellung zur KZ-Zeit	der KZ-Zeit werden auch positive Aspekte abgewonnen die KZ-Zeit war sinnlos und lebenszerstörend
14. „Reifen" am KZ-Schicksal	sichtbar nicht sichtbar
15. Bemühen um Verstehen und Verzeihen	sichtbar nicht sichtbar
16. Verzweifeln am KZ-Schicksal	sichtbar nicht sichtbar
17. Vorwurf und Anklage	sichtbar nicht sichtbar

Die drei Formen der Lebensbewältigung, nämlich
A: geglückte Lebensbewältigung,
B: teilweise geglückte Lebensbewältigung,
C: mißglückte Lebensbewältigung,
wurden durch die Scores in den 4 Lebensbereichen Ehe, Beruf, Kontakt, Verarbeitung der KZ-Haft summativ berechnet: Jeder Lebensbereich und die in ihm enthaltenen Merkmale gingen gleichwertig in den Endwert der „Allgemeinen Lebensbewältigung" ein.

Die Bestimmung des endgültigen Lebensbewältigungs-Scores erfolgte in 3 Schritten. Zunächst erhielt jede Person ein Rating für jedes Merkmal innerhalb von jedem der 4 Lebensbereiche. Diese Ratings konnten entweder 0=geglückt, 1=teilweise geglückt, 2=mißglückt sein. Da jeder Lebensbereich 3 bis 5 Merkmale enthielt, wurden in Schritt II die einzelnen Scores summiert und die daraus folgende Verteilung wiederum in 3 Kategorien geteilt. Dadurch erhielt jede Person ein allgemeines Rating von 0, 1 oder 2 in jedem Lebensbereich. Im dritten Schritt wurden diese Ratings nochmals summiert und die daraus folgende Verteilung wurde in 3 Kategorien aufgeteilt. Damit erhielten die Personen, die einen Gesamtwert von 0 bis 2 hatten, die Bezeichnung A: „Geglückte Lebensbewältigung", Personen mit einem Gesamtwert von 3 bis 6 die Bezeichnung B: „Teilweise geglückte Lebensbewältigung" und Personen mit einem Gesamtwert von 7 bis 8 die Bezeichnung C: „Mißglückte Lebensbewältigung".

IX. Die aus dem Rorschach-Test gewonnenen Ratings entsprechen folgenden Deutungsvorgängen bzw. Signierungen (nach Bohm und Holtzmann):

1. Affektive Angepaßtheit:
   Formscharfe Wahrnehmung; primär von der Form bestimmte Farbwahrnehmung; scharfe Wahrnehmung von Körper- und Objektgrenzen. (Hoher F + % — linker Farbtypus — hohes Barriere-% — guter Realitätsindex.)
2. Affektive Labilität:
   Wenig Tierdeutungen; wenig stereotype Deutungen; häufig diffuser Gesamteindruck von Hell-Dunkel-Werten; Farbwahrnehmungen ohne Berücksichtigung der Form. (Niedriges T-% — niedriges V-% — hohes Hd-% — rechter Farbtypus.)
3. Kontaktfähigkeit:
   Viele Deutungen von Menschen in Bewegung; häufiger formscharf gesehene originelle Deutungen als verschwommen gesehene; formscharfe Wahrnehmung; scharfe Wahrnehmung von Körper- und Objektgrenzen. (Hohes B-% — $0_+ > 0$ — hohes F + % — hohes Barriere-% — guter Realitätsindex.).
4. Kontaktwünsche:
   Viele Menschendeutungen; überdurchschnittlich hohe Antworthäufigkeit; Farbwahrnehmungen ohne Berücksichtigung der Form. (Hohes M-% — hohes Antworten-% — rechter Farbtypus.)

5. Innengerichtete Aggression:
Deutungen wie „Explosion“, „Wolkenbruch“, „Vulkanausbruch“; Anzeichen von Irritation bei roten bzw. farbigen Farbklecksen; viele Menschdeutungen; viele Deutungen von Menschen in Bewegung; Deutungen von Hintergrundreizen an Stelle der Vordergrund-Figuren zusammen mit Deutungen von Menschen in Bewegung; Kritik an der eigenen Deutung. (Hohes Dyn% — viele Rot- und Farbschocks — hohes M% — viele Feindseligkeitsinhalte — relativ hohes B% — Dzw + B — Subjektkritik.)
6. Explosive außengerichtete Aggression:
Deutungen von durchlässigen Körper- und Objektgrenzen; viele Farbdeutungen; viele originelle Antworten; wenig formscharfe Wahrnehmungen. (Hohes Penetration% — hohes Farb% — hohes O% — niedriges F + % — kurze Reaktionszeit.)
7. Aggressionshemmung:
Primär von der Form bestimmte Farbwahrnehmung; Anzeichen von Irritation bei roten bzw. farbigen Farbklecksen; Anzeichen von Irritation bei sehr dunklen Farbklecksen. (Linker Farbtypus — viele Rot- und Farbschocks — viele Dunkelschocks).
8. Ängstlichkeit im Kontakt:
Mehr Menschdetaildeutungen als ganze Menschendeutungen; Farbwahrnehmung ohne Berücksichtigung der Form; Irritation bei roter bzw. farbigen Farbklecksen. (Md > M — rechter Farbtypus — viele Rot- und Farbschocks.)
9. Rationale Angepaßtheit:
Viele stereotype Deutungen; durchschnittliche Häufigkeit von Deutungen; primär von der Form bestimmte Farbwahrnehmungen. (Hohes V% — mittleres Antworten% — linker Farbtypus.)
10. Rationale Kontrolle:
Viele von der Form bestimmte Deutungen; wenig Farbdeutungen; mehr Detail- als Ganzantworten. (Hohes F%, wenig Fb — hohes D%.)
11. Verarbeitungs- und Introversionsfähigkeit:
Viele Deutungen von Menschen in Bewegung; mehr formscharf gesehene originelle Deutungen als verschwommen gesehene; gute Übereinstimmung von Form- und Farbdeterminanten bei Deutungen. (Hohes B% — O+ > O— — mittlerer Farbtypus.)

X. Repräsentativität der Sonderstichproben in bezug auf die Gesamtstichprobe (Angabe in Prozenten).

(Kap. „Gesundheitliche Spätschäden“ (A), „Kontakt zum Mitmenschen und zur Gesellschaft“ (B), „Ehe und Familie“ (C), „Emigrationsmotivation und Lebensbewältigung jüdischer Verfolgter“ (D).)

		Gesamt-Stichprobe n=219 %	A n=144 %	B n=82 %	C n=165 %	D n=165 %
Geschlecht	männlich	71	74	71	74	63
	weiblich	29	26	29	26	37
Alter 1960	bis 50 Jahre	51	44	53	58	65
	50 Jahre und älter	49	56	47	42	35
Verfolgungs-grund	rassisch	76	72	68	81	—
	politisch und religiös	24	28	32	19	—
Herkunfts-land	Deutschland	53	51	70	47	52
	Osteuropa	47	49	30	53	48
Aufenthalts-land	Deutschland	69	82	62	65	46
	USA und Israel	31	18	38	35	54

Literatur

ADORNO, T. W., FRENKEL-BRUNSWIK, E., LEVINSON, D. J., SANFORD, R. N.: The authoritarian personality. New York 1950.

v. BAEYER, W.: Erschöpfung und Erschöpftsein. Nervenarzt **32**, 193 (1961).

— Erlebnisbedingte Verfolgungsschäden. Nervenarzt **32**, 534 (1961).

— HÄFNER, H., KISKER, K. P.: Psychiatrie der Verfolgten. Berlin-Göttingen-Heidelberg 1964.

BASTIAANS, J.: Psychosomatische gevolgen von onderdrukking en verzet. Amsterdam 1957.

BENSHEIM, H.: Die KZ-Neurose rassisch Verfolgter. Nervenarzt **31**, 462 (1960).

BETTELHEIM, B.: The informed heart; autonomy in mass age. New York 1960.

BLOCH, J., Judentum in der Krise. Göttingen 1966.

BOHM, E.: Lehrbuch der Rorschach-Psychodiagnostik. Bern-Stuttgart 1957.

BONDY, C.: Problems of internment camps. J. abnorm. soc. Psychol. **38**, 453 (1943).

BONHOEFFER, K.: Über die Bedeutung der Kriegserfahrungen für die allgemeine Psychopathologie und Ätiologie der Geisteskrankheiten. In: Hdb. d. ärztl. Erfahrungen im Weltkriege 1914/18, Bd. 4. Leipzig 1922.

— Vergleichende psychopathologische Erfahrungen aus den beiden Weltkriegen. Nervenarzt **18**, 1 (1947).

BRADY, J. V.: Ulcers in „executive“ monkeys. Scient. Amer. **199**, 4 (1958).

BÜRGER-PRINZ, H.: Probleme der Psychiatrie und Umwelt. Stud. Gen. **4**, 227 (1951).

CAYROL, J.: Lazarus unter uns. Stuttgart 1959.

CHODOFF, P.: Late effects of the concentration camp syndrome. Arch. gen. Psychiat. **8**, 323 (1963).

DÖRING, G. K.: Spezifische Spätschäden der weiblichen Psyche durch die politische Verfolgung. In: Psychische Spätschäden nach politischer Verfolgung. Hrsg.: H. PAUL und H.-J. HERBERG. Basel 1963.

DOLLARD, J., DOOB, L. W., MILLER, N. E., MOWRER, O. H., SEARS, R. R.: Frustration and aggression. New Haven 1939.

EISENSTADT, S. N.: The process of absorption of new immigrants in Israel. Hum. Relat. **5**, 223 (1952).

EITINGER, L.: Pathology of the concentration camp syndrome, Preliminary report. Arch. gen. Psychiat. **5**, 371 (1961).

— Examination of Norwegian ex-concentration-camp prisoners II. Psychiatric post-conditions in former concentration camp inmates. Kongr. Den Haag 1961.

— Concentration Camp Survivors in Norway and Israel. London 1964.

ENGESET, A.: Examination of Norwegian ex-concentration-camp prisoners IV.: Pneumoencephalographic findings in ex-concentration-camp inmates. Kongr. Den Haag 1961.

ERIKSON, E. H.: Identität und Lebenszyklus. Frankfurt 1966.

— Kindheit und Gesellschaft. Stuttgart 1961.

FICHEZ, L., KLOTZ, A.: Die vorzeitige Vergreisung und ihre Behandlung. (An Hand von Beobachtungen an ehemaligen Deportierten und KZ-Häftlingen). Wien 1961.

FRANKL, V. E.: Psychohygienische Erfahrungen im Konzentrationslager. In: Hdb. d. Psychother. u. Neurosenlehre, Bd. 4. München-Berlin 1959.

— Psychologie und Psychiatrie des Konzentrationslagers. In: Psychiatrie der Gegenwart, Bd. III. Berlin-Göttingen-Heidelberg 1961.

FRENKEL-BRUNSWIK, E.: In The authoritarian personality. Hrsg.: T. W. ADORNO, E. FRENKEL-BRUNSWIK, D. J. LEVINSON and R. N. SANFORD. New York 1950.

FREUD, S.: Über den psychischen Mechanismus hysterischer Phänomene. Wien 1892.

FROMM, E.: Die Furcht vor der Freiheit. Frankfurt 1966.

GRÖNVIK, O., LÖNNUM, A.: Examination of Norwegian ex-concentration-camp prisoners III. The neurological condition of ex-prisoners from concentrations-camps. Kongr. Den Haag 1961.

HARMAN, H. H.: Modern Factor Analysis, Chicago 1960.

HELWEG-LARSEN, P., HOFFMEYER, H., KIELER, J., HESS THAYSEN, E., HESS THAYSEN, J., THYGESEN, P., HERTEL WULF, M.: Famine disease in german concentration-camps. Copenhagen 1952.

— — — — — — — Die Hungerkrankheit in den deutschen Konzentrationslagern. In: Gesundheitsschäden durch Verfolgung und Gefangenschaft und ihre Spätfolgen. Hrsg.: M. MICHEL. Frankfurt 1955.

HERMANN, K.: Die psychischen Symptome des KZ-Syndroms. In: Gesundheitsschäden durch Verfolgung und Gefangenschaft und ihre Spätfolgen. Hrsg.: M. MICHEL. Frankfurt 1955.

— THYGESEN, P.: KZ-syndromet. Kopenhagen 1954.

— — Die Wirkungen des KZ-Syndroms 19 Jahre danach — eine medico-soziale Analyse. Kongr. Bukarest 1964.

HOCHREIN, M., SCHLEICHER, J.: Die vegetative Dystonie beim Spätheimkehrer. Med. Klin. **50**, 2017 u. 2057 (1955).

HÖSS, R.: Kommandant in Auschwitz. München 1963.

HOLTZMAN, W. H. u. a.: Inkblot Perception and personality. Austin 1961.

HOPPE, K. D.: Verfolgung, Aggression und Depression. Psyche **16**, 521 (1962).

HUK, B.: Reihenuntersuchung ehemaliger KZler. In: Gesundheitsschäden durch Verfolgung und Gefangenschaft und ihre Spätfolgen. Hrsg.: M. MICHEL. Frankfurt 1955.

KLEIN, H., ZELLERMAYER, J., SHANAN, J.: Former concentration camp inmates on a psychiatric ward. Arch. gen. Psychiat. **8**, 334 (1963).

KLIMKOVA-DEUTSCHOVA, E.: Neurologische Beiträge zur Diagnostik und Therapie der Folgezustände des Krieges. Kongr. Lüttich 1961.

KOGON, E.: Der SS-Staat — Das System der deutschen Konzentrationslager. 5. Aufl. Berlin 1955.

KOLLE, K.: Die Opfer der nationalsozialistischen Verfolgung in psychiatrischer Sicht. Nervenarzt **29**, 148 (1958).

KRAL, V. A.: Psychiatric observations under severe chronic stress. Amer. J. Psychiat. **108**, 185 (1951).

KRYSTAL, H., NIEDERLAND, W. G.: Psychic sequelae in concentration camp survivors. Kongr. New York 1965, zit. aus PAUL, H.: „Neuere Studien zum Thema." In: Psychische Spätschäden nach politischer Verfolgung. Hrsg.: H. PAUL und H.-J. HERBERG. 2. Aufl. Basel 1967.

LANGNER, F. S., MICHAEL, S. T.: Life Stress and Mental Health. London 1963.

LESNIAK, R., ORWID, M., SZYMUSIK, A., TEUTSCH, A.: Psychiatric studies of former prisoners of the Auschwitz concentration-camp. International Congress of social Psychiatric. London 1964.

LEVINGER, L.: Psychiatrische Untersuchungen in Israel an 800 Fällen mit Gesundheitsschaden-Forderungen wegen Nazi-Verfolgung. Nervenarzt **33**, 75 (1962).

LIENERT, G. A.: Verteilungsfreie Methoden in der Biostatistik. Meisenheim 1962.

LÖNNUM, A.: An analytical survey of the literature published on delayed effects of internment in concentration camps and their possible relation to the nervous system. Kongr. Oslo 1960.

MATUSSEK, P.: Die Konzentrationslagerhaft als Belastungssituation. Nervenarzt **32**, 538 (1961).

— Die Rückgliederung von Verfolgten — die Bewältigung ihres Schicksals. Therapiewoche, Bd. 13, Heft 22, 1109 (1963).

— Ideologie als Faktor der Persönlichkeit. Mitteilungen aus der Max-Planck-Gesellschaft z. F. d. W. Heft 2, 93 (1968).

MICHEL, M.: Gesundheitsschäden durch Verfolgung und Gefangenschaft und ihre Spätfolgen. Frankfurt 1955.

MINKOWSKI, E.: L'anaesthésie affective. Ann. méd.-psychol. **104**, 80 (1946).

Müller-Hegemann, D., Spitzner, G.: Reihenuntersuchungen bei Verfolgten des Naziregimes — mit besonderer Berücksichtigung von Einzelhaftfolgen. Dtsch. Gesundh.-Wes. **18,** 107 (1963).

Paul, H.: Psychologische Untersuchungsergebnisse 15 Jahre nach der Verfolgung. In: Psychische Spätschäden nach politischer Verfolgung. Hrsg.: H. Paul und H.-J. Herberg. Basel 1963.

— Herberg, H.-J.: Psychische Spätschäden nach politischer Verfolgung. Basel 1963.

Pfister-Amende, M.: Zur Psychopathologie der Entwurzelung. Bull. schweiz. Akad. med. Wiss. **8,** 338 (1952).

Rauschning, H.: Gespräche mit Hitler. Zürich-Wien-New York 1940.

Richet, Ch., Dreyfus, G., Fichez, L.-F., Uzan, H.: Die Folgeerscheinungen des physiologischen Elendszustandes. In: Gesundheitsschäden durch Verfolgung und Gefangenschaft und ihre Spätfolgen. Hrsg.: M. Michel. Frankfurt 1955.

— Mans, A.: Pathologie de la Déportation. Cannes 1958.

Rokeach, M.: The open and closed mind. New York 1960.

Rosen, B. C.: Race, ethnicity, and the achievement syndrome. Amer. soc. Rev. **24,** 47 (1959), zit. nach Heckhausen, H.: Hoffnung und Furcht in der Leistungsmotivation. Meisenheim 1963.

Segelle, P., Ellenbogen, R.: Fréquence et gravité des differentes affections et infirmités rencontrés chez les survivants des camps de concentration. Kopenhagen 1954.

Selye, H.: Einführung in die Lehre vom Adaptationssyndrom. Stuttgart 1953.

Shuval, J. T.: Some persistent effects of Trauma: Five years after the Nazi Concentration Camps. Social Problems **5,** 230 (1957/58).

Spitz, R.: Die Entstehung der ersten Objektbeziehungen. Stuttgart 1960.

Statist. Jahrbuch f. d. Bundesrepublik Deutschland.

Straus, E.: Diskussionsbemerkungen zu vorstehenden Beiträgen von W. v. Baeyer, P. Matussek u. W. Jacob. Nervenarzt **32,** 551 (1961).

Strauss, H.: Besonderheiten der nichtpsychotischen Störungen bei Opfern der nationalsozialistischen Verfolgung und ihre Bedeutung bei der Begutachtung. Nervenarzt **28,** 344 (1957).

— Psychiatric disturbances in victims of racial persecution. In: Proc. of the Third World Congr. of Psychiatry. Montreal 1961.

Ström, A., Eitinger, L., Grönvik, O., Lönnum, A., Engeset, A., Osvik, K., Rogan, B.: Untersuchungen an norwegischen ehemaligen Konzentrationslagergefangenen. T. norske Lœgeforen 13 (1961).

Tanner, J. M., Maxwell, J.: The psychological symptoms and the physiological response to exercise of repatriated prisoners of war with neurosis. J. Neurol. Neurosurg. Psychiat. **2,** 233 (1948).

Targowla, R.: Syndrom der Asthenie der Deportierten. In: Gesundheitsschäden durch Verfolgung und Gefangenschaft und ihre Spätschäden. Hrsg.: M. Michel. Frankfurt 1955.

Tausch, R., Tausch, A.: Pädagogische Psychologie. Göttingen 1965.

Thaysen, E. H., Thaysen, J. H.: Medizinische Probleme bei ehemaligen Gefangenen deutscher Konzentrationslager. In: Gesundheitsschäden durch Verfolgung und Gefangenschaft und ihre Spätschäden. Hrsg.: M. Michel. Frankfurt 1955.

Trautmann, E. C.: Psychiatrische Untersuchungen an Überlebenden der nationalsozialistischen Vernichtungslager 15 Jahre nach der Befreiung. Nervenarzt **32,** 545 (1961).

Utitz, E.: Psychologie des Lebens im Konzentrationslager Theresienstadt. Wien 1948.

Venzlaff, U.: Die psychoreaktiven Störungen nach entschädigungspflichtigen Ereignissen. (D. sog. Unfallneurosen.) Berlin-Göttingen-Heidelberg 1958.

— Grundsätzliche Betrachtungen über die Begutachtung erlebnisbedingter seelischer Störungen nach rassischer und politischer Verfolgung. Wiedergutm. Beil. d. allg. Wochenzeitung der Juden in Deutschland (1960).

Veroff, J., Feld, Sh. C,. Gurin, G.: Achievement motivation and religious background. Amer. sociol. Rev. **27,** 205 (1962).

Vic Dupont, Fichez, L.-F., Weinstein, S.: Die Tuberkulose bei den Deportierten. In: Gesundheitsschäden durch Verfolgung und Gefangenschaft und ihre Spätschäden. Hrsg.: M. Michel. Frankfurt 1955.

Zerbin-Rüdin, E.: Endogene Psychosen. In: Hdb. d. Humangenetik, Bd. V. Hrsg.: P. E. Becker. Stuttgart 1967.

Sachverzeichnis